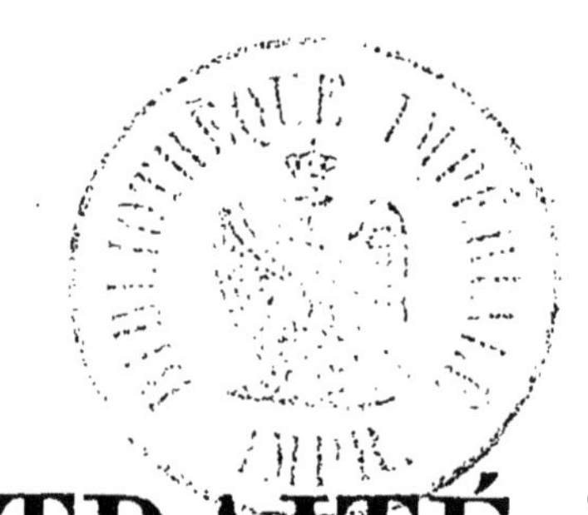

TRAITÉ DU FROID

INTUS ET EXTRA

BLOIS. — IMPRIMRIE LECESNE.

TRAITÉ DU FROID

DE SON ACTION ET DE SON EMPLOI

INTUS ET EXTRA

EN HYGIÈNE EN MÉDECINE ET EN CHIRURGIE

par le Docteur la CORBIÈRE (Beunaiche de)

MEMBRE DE LA LÉGION-D'HONNEUR, ETC.,

Membre de Académie nationale et agricole, manufacturière et commerciale de France, de l'Académie de médecine et de chirurgie de Madrid, de la Société médicale d'émulation de Paris, de la Société des sciences médicales de Lisbonne, de la Société des sciences médicales et naturelles de Bruxelles, de la Société des sciences naturelles et médicales de Dresde, de la Société médicale de Leipsick, de la Société de médecine de Gand, de la Société medico-chirurgicale de Turin, de la Société nationale d'agriculture, sciences et arts de la Sarthe, de la Société des sciences et des lettres et de la Société médicale de Blois, de la Société des médecins de Hambourg, de l'Institut historique de France, ancien président de la Société phrénologique de Paris, etc.

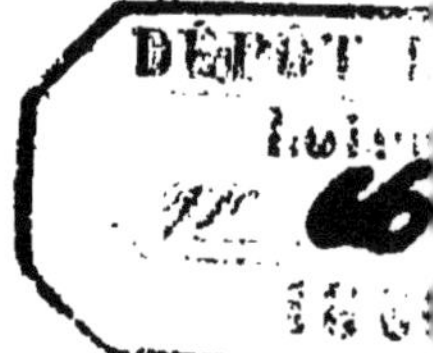

« Lorsque les faits annoncent de nouvelles décou-
« vertes, ou que les anciennes observations deman-
« dent à être rectifiées, il devient nécessaire de cor-
« riger la théorie actuelle, et de subordonner la
« science aux principes qui sont la conséquence de
« de ces nouveaux faits. »

SCUDÉRI, *Histoire de la médecine*, ép. IX

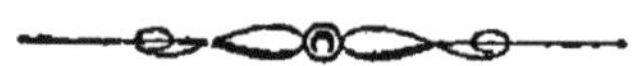

PARIS

VICTOR MASSON ET FILS, LIBRAIRES-ÉDITEURS,

17, PLACE DE L'ÉCOLE DE MÉDECINE, 17

1866.

A MON ILLUSTRE MAITRE ET AMI

F.-J.-V. BROUSSAIS,

Membre de l'Institut,
Professeur à la Faculté de Médecine,
Commandeur de la Légion-d'Honneur,
Inspecteur du service de santé des armées,
Membre titulaire de l'Académie de Médecine,
Président de la Société phrénologique
de Paris, etc., etc.

A MON EXCELLENT BEAU-PÈRE,

H.-J. MERCK,

Sénateur de la ville libre de Hambourg :

HOMMAGE DE GRATITUDE, D'ATTACHEMENT,
DE VÉNÉRATION !

la CORBIÈRE.

PRÉFACE [1].

Frappé, dès mes premiers pas dans la carrière médicale, et de la profondeur et de l'importance immenses de ces deux propositions formulées ou adoptées par les pères de de l'art : *Principiis obsta, serò medicina paratur, — Contraria contrariis curantur...*, propositions si admirablement fécondées par le fondateur de la médecine française, je tournai toutes les forces de mon attention vers l'étude des *remèdes héroïques.* De plus, M. Broussais, en expliquant le *pourquoi* de la double sentence des anciens, ayant été conduit à cette induction non moins précieuse : *Que l'irritation, que l'inflammation même préside à la très-grande majorité des maladies,* les remèdes héroïques durent être pour moi, non plus ces *poisons* ou ces *arcanes* plus ou moins incendiaires ou ridicules, que proclamèrent à toutes les époques, et même de notre temps, l'ignorance et la cupidité, mais bien les ANTIPHLOGISTIQUES... ; moyens simples et faciles que la nature prodigue a mis également à la disposition de tous ses enfants souffrants, pauvres ou riches, et qui consistent tout simplement dans la satisfaction de

---

(1) En publiant aujourd'hui la seconde édition de mon *Traité du Froid*, je crois devoir rappeler ici cette pensée d'un sage : « Pour « juger sainement des idées comme des sentiments d'un auteur, il faut « se reporter aux temps où il a produit son œuvre... »

La Rozelle, près BLOIS, 1er octobre 1865.

besoins qu'elle indique et qu'elle satisfait elle-même, lorsqu'elle en a la puissance. Je veux dire d'abord l'*observation du repos et de la diète*, puis *l'emploi du froid ou du chaud* selon la nature de la maladie, la constitution du sujet, le climat qu'il habite, etc., puis enfin les *émissions sanguines*. Non pas toutefois que je nie, comme on l'a injustement reproché à l'école physiologique, Dieu m'en garde! l'influence des modificateurs *spécialement pharmaceutiques :* je la reconnais GRANDE, au contraire, cette influence, lorsqu'elle est convenablement dirigée (§ 4 (1)); mais incontestablement elle n'est que *secondaire*, et c'est dans les moyens de la première série, dans les *moyens naturels,* que le praticien doit avant tout chercher l'accomplissement des intentions de la nature et des lois thérapeutiques des législateurs de la médecine.....

L'émission du sang et *la soustraction du calorique,* ainsi que je le dirai bientôt (§ 3 (2)), devaient donc devenir, en thérapeutique, l'objet principal de mes méditations. Plusieurs bons esprits avaient, à la vérité, fort avancé ces deux questions. Pour ne parler que de celle qui nous occupe en ce moment, le nombre assez grand d'auteurs ou de praticiens que je citerai (§ 8 (1-2)), fait foi qu'elle fut souvent agitée. Cependant, tout en profitant de ce qu'ont dit et fait les MAÎTRES sur ce point important de la science, j'y trouvai beaucoup de lacunes ; et la pensée me vint, pensée de témérité, je l'avoue, mais aussi de dévouement, que ce pouvait être chose bonne et utile de les combler... Trop heureux si je ne me suis point fait illusion, et si je n'ai point failli à ma tâche, doublement pénible.... A part, en effet, les difficultés inouïes du sujet, difficultés telles que nul auteur encore n'avait osé tenter de les vaincre toutes, alors que j'avais grand besoin d'encouragement et de sympathie, j'ai rencontré sur mon chemin des hommes se disant chargés de cette mission sainte de sympathie et d'encouragement aux travailleurs intellectuels : hommes étroits et passionnés, qui, n'ayant pas le courage de leur opinion, ont, après de coupables lenteurs et sur de vains prétextes, décliné leur mandat. En échange de mes efforts et de ma loyauté, je n'ai reçu que dégoût et déception !....

Un tel *déni de justice* est un attentat à la dignité de l'écrivain comme à la propriété littéraire. Il sera de mon devoir de le dénoncer en temps et lieu ; aujourd'hui, je me bornerai seulement à l'indiquer, afin de justifier l'apparition tardive d'un travail qui eût dû, selon ses désirs, paraître sous les auspices du maître illustre et cher que la mort vient de nous ravir, et qui en avait accueilli la dédicace avec un si touchant intérêt ! (1)

---

(1) Si « la nuit porte conseil, » l'âge, le temps, l'expérience, sont de bien meilleurs conseillers encore... Loin donc de vouloir ici vainement récriminer contre des hommes que Dieu, du reste, a *frappés*, je crois bien plus convenable et plus utile à la vérité comme à la charité, de me renfermer dans les faits purement scientifiques : constatant les progrès accomplis depuis l'apparition de ce travail, c'est-à-dire depuis plus de vingt-cinq ans, et citant les faits positifs et les noms recommandables des savants et des praticiens qui les ont affirmés.... Entre tous, je devrai surtout honorer celui de notre illustre maître, le vénéré baron LARREY, qui, au moment même où il m'exprimait sa propre indignation dans la circonstance délicate à laquelle je fais plus haut allusion, me disait avec bonté : « Pour moi, cher confrère, qui n'ai que les nuits pour étudier, j'ai voulu cependant prendre connaissance de votre travail ; je l'ai lu avec un vif intérêt, et je vous le prouve en vous remettant aujourd'hui mes *remarques critiques* sur chacun de ses chapitres..... » C'est donc avec une profonde gratitude et un légitime orgueil, que je publie en note, et à leur place, ces réflexions du cher et noble MAITRE.

INTRODUCTION.

§ 1. Elles ne sauraient être indifférentes ni faciles, l'étude et la justification d'un moyen thérapeutique à qui, considéré comme agent naturel, Sydenham reprochait « d'avoir causé « plus de maux que la peste, la guerre et la famine ensem- « ble... »

Certes, un tel reproche ne pouvait toutefois s'adresser qu'à l'un des modificateurs principaux de la nature, et cet anathème, qui n'est que trop justifié par l'histoire de l'hygiène publique des peuples, du Nord surtout, indique suffisamment l'importance de son action en médecine.

Ce modificateur, je le désignerai sous le nom de FROID; sans néanmoins perdre de vue que, loin d'être un agent distinct de la nature, comme le sont la lumière, l'électricité, etc., il n'est autre chose qu'une *sensation* produite en nous, sous l'influence de l'abaissement de la température au-dessous de certaines limites thermométriques.

§ 2. L'étude du froid est immense et du plus haut intérêt.

Quel est, en effet, dans la nature, le corps qui ne soit continuellement soumis à des variations plus ou moins grandes de température, soit en recevant des corps environnants, soit en leur cédant une certaine quantité de calorique? Est-il possible de concevoir la plupart des phénomènes du monde physique, sans admettre la diminution ou l'augmentation du calorique dans les corps, comme base fondamentale ou comme double cause de ces phénomènes? N'est-ce pas à l'état d'équilibre qui s'établit dans les corps entre l'attraction moléculaire et la force répulsive du calorique, qu'est due la permanence de solidité, de liquidité, de gazéité des différents corps? Ne voyons-nous pas ces trois états se modifier, suivant que la quantité de calorique croît ou décroît?

Pour revenir au modificateur qui fait l'objet de notre étude spéciale, au *froid*, quel est le point du globe où ses effets ne se manifestent d'une manière incessante? D'un pôle à l'autre, tous les corps vivants ou anorganiques se trouvent soumis à son empire : aussi, depuis le plus simple produit de la création jusqu'à l'homme, jusqu'à l'homme moral et intellectuel, le *froid*, en imposant à chaque être un caractère propre, lui imprime-t-il le sceau de sa puissance.

§ 3. Les travaux des Haller, des Bichat, des Broussais, etc., ont établi que c'est à l'*irritation des solides animés* qu'est due la production de cet ensemble de symptômes qui a reçu, dès la plus haute antiquité, le nom collectif d'INFLAMMATION, d'après l'un de ces symptômes inséparable de l'irritation sanguine, savoir : d'après le dégagement d'une plus grande quantité de calorique dans la partie congestée, rouge et douloureuse. D'un autre côté, ce qui est plus contesté et cependant non moins incontestable, l'inflammation est le cachet ou primitif ou secondaire de presque toutes les maladies.

Enfin, les physiologues modernes confirment tous avec éclat la profonde pensée des anciens : *Principiis obsta, serò medicina paratur* (1). Or, ces trois propositions étant démontrées, si l'on prouvait, en outre, qu'un excès de calorique est l'aliment

---

(1) *Medicina brevem occasionem habet, et qui hæc novit, illa stata ac certa habet, et scit quæ bona sint et quæ non bona* : HIPP. *de locis*, etc., cap. XV. « On ne saurait donc trop se hâter d'attaquer une inflammation : » BROUSSAIS, *Comment. des propositions, CCXII.*

de l'inflammation, il s'ensuivrait que la soustraction du calorique dans la partie affectée, l'*application du froid*, serait le meilleur antidote de la phlegmasie (1).

On concevrait sans peine alors l'importance du modificateur que nous allons étudier, la confiance qu'il mérite et le rang distingué que je réclame définitivement pour lui en thérapeutique comme en hygiène.

§ 4. Je suis d'ailleurs convaincu que la nature, cette bonne et féconde mère, offre à l'homme, dans le lieu qui l'a vu naî-

---

(1) Il n'est peut-être pas inutile de dire ici que ce n'est pas à la légère que j'ai fait de l'étude du froid l'occupation d'une partie de ma vie : c'est la même conviction qui me porta, il y a plus de douze ans, à choisir pour sujet de ma thèse inaugurale (*), et plus tard d'un mémoire inséré aux *Annales de la médecine physiologique* (**) : LES ÉMISSIONS SANGUINES, sujet depuis approfondi, et formulé en loi par le professeur Bouillaud. Quand j'eus appris, au flambeau de la doctrine de l'irritation, le grand phénomène de l'inflammation, et ses terribles conséquences pour l'homme soumis à l'ontologie médicale et à la poly-pharmacie, je crus de mon devoir de consacrer désormais tous mes instants à connaître et à vérifier les meilleurs moyens de le combattre. Et en est-il de plus puissant que le froid et la saignée? Non assurément, et si on leur adjoint toujours la *diète*, souvent le *repos*, et quelquefois le *chaud*, lorsque la nature de la maladie exclut le froid : alors, avec l'un ou plusieurs de ces moyens combinés, on peut arrêter à leur début presque toutes les maladies; car je suppose, pour cette conséquence, notre prémisse (§ 3) sur leur nature admise. Je sais bien qu'on pourra me faire beaucoup d'objections, me citer beaucoup de cas en apparence exceptionnels; mais, ne pouvant les prévenir ou les réfuter tous ici, faute de temps, et sous peine de sortir de mon sujet, j'y réponds en somme, en osant avancer : *que, sans parler de l'immense série des maladies qui reconnaissent l'irritation comme cause immédiate, c'est-à-dire les neuf cent quatre-vingt-dix centièmes, le reste, quand elles persistent, la subit bientôt comme effet; et que, pour les unes comme pour les autres, celui qui sait physiologiquement s'observer en est toujours, grâce aux lois conservatrices de son* MICROCOSME, *longtemps averti d'avance par des manifestations organiques quelconques, qui rentrent ordinairement dans l'exaltation, dans la surexcitation vitale; et qui, partant, peuvent être calmées par les antiphlogistiques.*

(*) *Dissertation sur les émissions sanguines dans les phlegmasies*, Paris, 31 mai 1826.
(**) *Des émissions sanguines dans les phlegmasies, et de la nécessité d'insister sur leur emploi dans les phlegmasies aiguës* (Annales de la médecine physiologique, mars et avril 1832.)

tre, toutes les ressources nécessaires à sa vie de tous les jours, comme à sa santé et à sa conservation. D'un autre côté, je pense que, même de nos jours, où cependant, en médecine pharmaceutique, le praticien ne pèche plus autant, soit par excès, soit par défaut (1), l'on peut encore à juste titre adresser à beaucoup de nos confrères le reproche que Giannini, touchant le traitement des fièvres, faisait à ses contemporains (2).

Cette double considération ne m'a point permis de douter qu'un modificateur aussi universel, et qui bien dirigé se montre constamment favorable, jamais nuisible, n'eût dans la nature une haute destinée providentielle, et pour l'homme sain et pour l'homme malade.

---

(1) En effet, ainsi qu'il est dans la nature de l'esprit humain qui, dans les sciences comme en morale et en politique, agit toujours, de prime abord, d'après la loi des *extrêmes* ou des *contraires*, à peine échappées au creuset et au poison des *drogueurs*, la société et la médecine elle-même, se jetant dans l'excès opposé, ont pendant quelque temps peut-être un peu trop négligé la véritable matière médicale : *La Pharmacologie soumise à la loi d'irritabilité des organes et de l'estomac surtout*, qu'il n'est plus permis, de nos jours, de considérer comme une cornue inerte.

(2) « La médecine a semblé réussir, ou moins nuire, lorsque la simplicité de ses moyens ou des remèdes qui n'avaient que peu ou point d'action, ont laissé le champ libre à la nature, ou plutôt lorsqu'ils ne l'ont point troublée assez pour l'empêcher d'achever son travail. En effet, les boissons aqueuses simples comptent peut-être dans les campagnes autant de cures heureuses que les remèdes les plus vantés. » *Mutinæ in triennali illa peticularum grassatione optima omnium medicina fuit paucissimis uti medicamentis et sinere ut morbus sua stadia decurreret absolveretque.* TAURINI *quoque ut peticula asseverat, transactis primis diebus nihil utilius visum est quam abstinere à remediis, et prudenter cunctari et expectare. Nec minùs utilitatis perceptum est Viennæ Austriæ ex simplicissimâ medicandi ratione; nam in peticulis anni* 1758, *non modo complures solo sero lactis vinoso feliciter curatos fuisse narrat* STORKIUS, *sed etiam candide confitetur quibus serum lactis non sufficit ne alia quidem quæcumquæ remedia suffecisse; quod documento esse debet iis qui numquam dirimunt suos ægros medicamentis aliis atque aliis opprimere... Anno* 1784, *in montechianis peticulis post sanguinis missionem initio*

§ 5. D'où vient cependant la dissidence soit sur l'influence, soit sur l'utilité, si faciles d'alleurs à constater, de l'application du froid? Dissidence qui a placé en deux camps ennemis des hommes du plus haut mérite.

L'histoire de toutes les innovations (1) utiles, de toutes les découvertes importantes, nous l'apprendra, la phrénologie (2) nous le démontrera. Chez le rustre en effet, aussi bien que chez le savant soumis, à quelques modifications près, comme le premier, à l'empire de sa nature, la science de Gall nous signalera en action d'abord les inctincts d'égoïsme et d'aversion, poussant l'homme à s'opposer contre tout ce qui, par l'élévation d'un émule ou par toute autre atteinte portée à son orgueil, à sa vanité, tend à l'affaiblir dans sa propre estime

---

institutam decoctum cichorici solum curationem omnem absolvere visum est. Pinarolicis solo sero lactis sine ulla sanguinis missione, quam plurimos peticulis affectos, feliciter ab orci faucibus eripuit. Nec minori felicitate CAMBERIUS *simplicissimam adhibuit curationem quâ omnes ægros suos servavit. Ego quoque pluries in hujusmodi morbo naturæ efficacitatem admiratus sum, vidique plus prudenter cunctando quam agendo profecturus esse, id et præsertim pauperibus usu venit, qui rarius et visuntur à medicis et paucissimis uti solent remediis.* » BORSIERI, p. 353; GIANNINI : *de la nature des fièvres*, etc., traduction de N. Heurteloup, Paris, 1808, tome II, p. 221). — Que d'utiles enseignements dans ce peu de mots!

(1) Sans doute l'emploi du froid, en thérapeuthique, n'est pas et ne peut pas être nouveau (§ 8). Mais, bien que préconisé de tout temps par quelques bons esprits, ce moyen ne fut guère apprécié que vers la fin du siècle dernier, et ce n'est même que depuis quelques années, grâce au talent et à la persévérance de quelques bons observateurs tant nationaux qu'étrangers, qu'il a définitivement pris place en matière médicale.

(2) Oui, la phrénologie, dédaignée de la médiocrité et calomniée des hypocrites, peut ici fournir de précieux enseignements, appelée qu'elle est, en médecine comme en philosophie, en morale comme en politique, à d'importantes réformes ou à d'utiles perfectionnements. Quel médecin tant soit peu initié aux premiers éléments de la phrénologie ne voit tout d'abord l'influence qu'elle est capable d'exercer sur l'art de combattre les maladies, par les ressources inépuisables qu'elle peut offrir pour l'étiologie, dès lors pour le traitement des affections en général et de celles des centres nerveux en particulier?....

ou dans celle du public. Puis, sans parler de cette absence funeste de moralité, la phrénologie nous expliquera comment sont si nombreux les esprits de travers ou incomplets qui dénaturent toutes les questions ou ne les voient que sous un faux jour. Enfin, elle nous dira pourquoi est si grand encore de nos jours, surtout en médecine, où il est facile d'en abuser, l'empire de l'imitation, du merveilleux et du ridicule (1); sources fécondes de préjugés parmi les masses, sur la nature des remèdes et de leur amour pour les choses extraordinaires (2). D'ailleurs, la médecine si simple pour celui qui la réduit à de la mnémonique et se borne à mettre en regard, à l'exemple des homœopathes (3), une série de symptômes ou de

---

(1) Le ridicule... car que ne frapperait de mort, surtout en France, le ridicule! Il doit être noté comme l'une des causes les plus puissantes du mépris ou du délaissement du froid de la part du public comme de la part des médecins. Certes, on peut à cet égard demander un compte sévère à la mémoire de RABELAIS et de LESAGE des résultats funestes de cette verve comique qui a fait passer à la postérité, après avoir égayé leurs contemporains, sous les traits les plus grotesques, deux médecins distingués de leur époque, RONDELET ou le docteur *Rondibilis*, et HECQUET ou le docteur *Sangrado*, praticiens qui avaient apprécié et appliqué avec intelligence la doctrine du froid.

(2) « L'eau, comme moyen thérapeutique, inspire peu de confiance aux malades. La plupart des hommes, et un grand nombre de médecins, regardent ce liquide comme incapable de produire aucune cure, ou de prévenir aucune maladie. Il en est même qui le croient contraire à la santé. Sans doute, cette erreur vient de ce que l'eau est aussi simple que facile à se procurer : l'homme est avide de ce qui est difficile et rare, principalement en médecine où l'on voit des remèdes cachés faire fortune, guérir toutes sortes de maux, et tomber tout d'un coup, dès qu'on en dévoile le mystère au public. » (SMITH, *Traité des vertus médicales de l'eau commune*, Paris, 1730; JOSSE FILS : *Mélanges de chirurgie pratique*, etc., Paris, 1835.

(3) Je ne veux point ici blâmer ou attaquer ouvertement l'homéopathie : indépendamment de ce que je n'ai pas le sot orgueil de nier ou de condamner ce que je ne comprends pas, je l'ai vu adopter par quelques hommes que je sais trop sensés et que je crois trop honnêtes, pour ne pas humilier ma raison et suspendre mon jugement... Toutefois, jusqu'ici ma conviction inébranlable est que cette pratique, salutaire dans certaines irritations chroniques, dont le temps et l'hygiène peuvent seuls triompher, et chez certains *croyants* à imagination

maladies, d'une autre série de médicaments, la médecine n'est-elle pas toujours, malgré sa réforme contemporaine et même à raison de cette réforme, un sujet inépuisable de méditations? L'appréciation des divers modificateurs de l'homme civilisé et celle du froid en particulier, est-elle donc si facile, lorsqu'on réfléchit aux variations infinies qu'ils subissent selon les situations ou les conditions diverses de l'individu, et suivant leur propre nature? Elles se comptent rares dans les générations, ces nobles organisations de praticiens parfaits, au cœur dévoué, à l'âme ardente, au tact fin, à la décision prudente, qui, n'abaissant pas leur pieuse mission à une pratique routinière, *à Juvantibus et Lædentibus*, ont su connaître et éviter les écueils de l'art; obtenir cette estime sentie, cette haute considération que commandent les talents et la vertu, et cette douce sécurité que donnent seuls les principes fixes, les doctrines positives; c'est-à-dire en médecine, la solution de cette vaste synthèse qui résume tout entier l'homme sain ou malade, en rapport avec les divers modificateurs de la nature. Qu'à tant de difficultés, qu'à tant de causes de passions et d'erreurs pour le médecin, l'on ajoute les vices des institutions, l'égoïsme, l'ingratitude de la société envers lui, et que l'on s'étonne ensuite de trouver parfois sous sa robe moins de bienveillance, de dignité, de justice, de capacité que n'en commande son saint ministère!... (1).

---

exaltée, où le *merveilleux*, *l'espérance* et la *vénération* jouent un grand rôle, est dangereuse, *homicide* dans les maladies aiguës intenses, dans les phlegmasies des viscères parenchymateux surtout, qui exigent d'abondantes et promptes évacuations sanguines...

(1) Mais pour imprimer au corps médical et par conséquent aux individualités qui le composent, le caractère d'indépendance, de dignité, de haute moralité qui lui convient si éminemment, et pour lui rendre son ancienne et légitime considération, il doit subir avant tout, dans son organisation, d'importantes réformes; il doit surtout être élevé au rang de la magistrature, le seul qui convienne à son noble sacerdoce! (*Voir* mon article RÉFORME MÉDICALE; *Gazette des Hôpitaux*, du 9 août 1836).

Ainsi donc, pour rentrer dans notre sujet, il ne suffit pas, même quand on cherche à se rendre compte de l'action d'un modificateur quelconque sur notre économie, de le faire avec de louables intentions, sans passion comme sans préjugé; il faut encore être organisé intellectuellement et perfectionné par de solides études, de manière à voir ce modificateur sous son véritable jour, en lui-même et par rapport à nous. Il ne faut, en un mot, jamais oublier dans l'étude de ce qui agit sur l'homme, le précepte de Cabanis (1) sur l'étude de l'homme lui-même.

§ 6. Aussi, tout en confessant notre faiblesse, guidé par les principes des Descartes, des Bâcon, des Broussais (2), nous sommes-nous tracé une voie sûre, un cadre complet, une formule générale, en un mot, une définition qui, embrassant tous les faits particuliers, les pose en prémisses à une rigoureuse conséquence.

---

(1) « Quand on étudie l'homme, dit ce grand physiologiste, il faut le considérer dans une vue générale et commune qui embrasse, comme dans un point unique et sous un seul regard, toutes les propriétés et toutes les opérations qui constituent son existence, afin de saisir leurs rapports mutuels et l'action simultanée dont résulte chacun des phénomènes que l'on soumet à l'observation... Mais cela ne suffit pas : après ce premier coup d'œil, qui fixe l'objet tout entier dans son cadre, l'étude détaillée de chaque ordre de phénomènes sans laquelle celle de leur ensemble systématique est nécessairement imparfaite, demande que l'observation l'isole et le considère à part. La sévérité des procédés analytiques est surtout nécessaire dans l'étude d'objets si diversifiés, si mobiles et si délicats. » (CABANIS : *Traité du physique et du moral de l'homme;* Paris, 1802, in-8.)

(2) « Si les innombrables faits dont se compose la médecine ne peuvent encore former un enchaînement parfaitement logique, naturel et régulier; si l'on ne peut encore les ramener à une grande loi, à un grand fait primitif et générique, d'où l'on puisse nécessairement les déduire et formuler rigoureusement un système qui les embrasse tous, etc.. » (*) je crois que *la loi de l'irritation* est celle qui s'en rapproche le plus, qui a, la première, appliqué à la médecine en la fondant, la belle sentence de Bâcon : *Non excogitandum est quid natura faciat aut sentiat, sed inveniendum...*, et qui devra désormais guider tout médecin consciencieux dans la recherche de la vérité, comme dans sa pratique.

(*) Sens d'nn passage de la *Clinique médicale* de M. ANDRAL. (Préface, 3e édit.,

Adoptant la division du froid, établie par les anciens, en *froid atmosphérique prophylactique*, et en *froid atmosphérique curatif*, nous allons étudier les effets de la diminution plus ou moins considérable de la chaleur sur les êtres vivants, spécialement sur l'homme, objet de toutes nos méditations.

Nous le prendrons, lui, dans les entrailles de sa mère, au moment de l'animation, pour le suivre, dès le berceau, dans son évolution graduée, dans son développement physique, intellectuel et moral; à tous les âges, dans toutes les situations, dans tous les climats, dans l'isolement et le dénûment du désert, comme aussi au milieu des délices et de l'énervation de la civilisation (1); faible ou vigoureux, esclave ou despote, calme ou passionné, sain ou malade.

§ 7. Pour accomplir cette tâche, il a fallu me livrer à un long et fatigant travail. J'ai dû scruter et répéter les expériences de Grégory, de Wright, de Giannini, etc., des anciens et des contemporains, en tenant compte et des latitudes et des individus où et sur lesquels ils expérimentaient, etc. C'est un devoir et un besoin en effet pour tout homme de cœur qui veut consacrer ses veilles à la défense et à la propagation d'une vérité nouvelle ou méconnue, de ne se mettre à l'œuvre qu'après l'avoir constatée autant qu'il est en lui et *par lui-même*. Ce n'est qu'ainsi qu'il pourra réduire ses préceptes à de justes principes, les présenter avec clarté, les confirmer par des preuves évidentes et directes.

Je sens que les sciences n'ont de terme que celui des li-

(1) Non pas que je prétende avec J.-J. Rousseau que la civilisation soit de sa nature corruptrice au moral et dégradante au physique; sophisme qui équivaut à la négation de l'immense influence de la *lettre moulée* pour le perfectionnement social...; j'entends la civilisation des sociétés mal constituées qui, presque toutes, dans les siècles passés comme de nos jours *inclusivement*, ont été réglées par des institutions formulées en dépit du bon sens, des principes de morale et d'équité, comme aussi de l'hygiène.

mites de l'esprit humain (1), et que ces limites sont encore loin d'avoir été atteintes en médecine, où l'analyse mathématique, qui seule peut rendre le raisonnement infaillible, ne sera pas de longtemps applicable, surtout au point de vue de la question dont je me suis emparé; je sais aussi que je ne rencontrerai pas aujourd'hui sur mon chemin tous les obstacles qui s'opposaient à la marche des hommes distingués qui m'y ont précédé: leurs travaux m'en ont aplani les aspérités; la parole puissante du réformateur français, en soumettant le *sédatif par excellence* (2) à la loi fondamentale de la doctrine physiologique, m'a souvent rallié.

J'ai aussi consulté avec fruit plusieurs travaux de ses élèves les plus distingués, ainsi que bon nombre de monographies publiées depuis quarante ou cinquante ans sur ce sujet (3).

Toutefois, il me restera beaucoup de préjugés à vaincre, de préventions à combattre, d'erreurs à rectifier. Eh! chaque jour, ne suis-je pas péniblement ému en constatant dans la pratique, dans les écrits périodiques et près des ARCHIATRES eux-mêmes, combien les vérités nouvelles s'accréditent difficilement, et combien en particulier l'emploi du froid, ce moyen *tout-puissant* dans des mains habiles, est encore peu connu, même en France, et par des médecins physiologistes! C'est tout à la fois la conviction acquise à l'évidence des faits, le vif désir d'être utile à l'art de combattre les maladies (4)

---

(1) *Multùm restat adhùc operis, multùmque restabit, nec ulli nato post mille sæcula præcludetur occasio aliud adjiciendi.* (SÉNÈQUE). — CUVIER a dit aussi : *Nos sciences ne consistent encore que dans des faits très-généraux rapprochés les uns des autres...* Paroles remarquables qui, tout en l'invitant au travail, au *labor improbus*, doit singulièrement refroidir l'enthousiasme et la vanité d'un auteur...

(2) BROUSSAIS : *Examen des doctrines médicales.*

(3) Travaux auxquels je me plairai, autant par gratitude que par esprit de justice, mais aussi pour faciliter les recherches de mes successeurs, à rendre hommage dans le cours de ce traité (§ 8).

(4) Je croirai ne lui avoir pas été tout à fait inutile, si j'ai convenablement accompli ma tâche. L'opposition que la question du froid

et à l'humanité souffrante, qui m'ont porté à élever ma faible voix. Puissé-je ne pas me montrer trop indigne de cette noble tâche !

Quoi qu'il en soit, fort de mes intentions, après avoir indiqué mon but et mes moyens, je me hâte d'entrer en matière (1).

---

avait souvent soulevée, n'avait encore produit aucun travail d'ensemble, tandis que les *plaidoyers* en sa faveur, les faits eux-mêmes ne lui manquaient pas (§ 8). L'analyse sur ce point de la science m'a paru assez avancée pour réclamer des efforts de coordination, et la voix de l'illustre Morgagni semblait redire : *disposez ces faits nombreux d'après leurs degrés d'analogie, en les faisant converger au même foyer d'observation; forcez-les à se prêter une lumière mutuelle ,et préparez* L'INDUCTION ; *formulez nettement et clairement cette induction; enfin, pour que vos idées pénètrent dans les masses, après avoir été logicien, soyez éloquent si vous le pouvez, et revêtez-les d'une forme vive et saisissante.*

(1) Depuis plus de six années, sous l'influence des impressions que je viens de signaler, j'accumulais chaque jour en silence (*) des matériaux pour cet ouvrage, que je me proposais toutefois de ne publier que plus tard, lorsqu'une circonstance que je ferai connaître ailleurs, me détermina brusquement à le rédiger.

(*) Ce silence je ne l'ai qu'une seule fois rompu, en juillet 1832, pour l'insertion, dans les *Annales de la médecine physiologique*, d'une lettre qu'il n'est peut-être pas inutile de reproduire ici, et comme témoignage et comme complément de cette exposition. Cette publication, au reste, fut inspirée par le désir que j'avais d'appeler l'attention de nos confrères sur un moyen qui nous fournissait alors, je veux dire au temps du choléra, à mes *coréligionnaires en médecine* et à moi, de si importants résultats !

DE L'EMPLOI

EXTÉRIEUR ET INTÉRIEUR DU FROID,

PAR M. LA CORBIÈRE,

Docteur en médecine de la Faculté de Paris, etc.

(Extrait des *Annales de la médecine physiologique*, juillet 1832) : « Médecin physiologiste, l'étude des modificateurs divers et de leur action sur l'économie humaine, comme l'étude des lois de son irritabilité, est pour moi un devoir et un besoin de tous les jours ; je n'ai donc pu négliger l'influence de l'un des plus puissants antiphlogistiques, du seul *sédatif direct*, du *froid* enfin : (glace, glace fondante, etc.) Aussi avais-je souvent été frappé de cette influence sur la marche des maladies, de la gastro-entérite surtout, lorsque dans ces derniers temps, les expériences et les travaux de célèbres confrères, tant nationaux qu'étrangers, entre lesquels je dois citer particulièrement MM. Treille, Sophianopoulo, Broussais, Bouillaud, etc., etc., fixèrent sur elle toute mon attention. Depuis cette époque, marquée par l'invasion du

DU FROID CONSIDÉRÉ EN GÉNÉRAL.

§ 8. Le besoin précédant toujours la notion, l'homme, comme pour tout ce qui sert à son existence ou à sa satisfaction, fit usage du froid avant d'en connaître la véritable influence. On sent bien que l'emploi d'un modificateur aussi répandu et aussi énergique, dut être un de ses premiers moyens hygiéniques, comme un de ses premiers éléments

---

choléra-morbus en Europe, j'ai à mon tour recueilli tant de faits qui confirment et dépassent peut-être les espérances de ces honorables confrères sur l'emploi de la glace, soit dans le traitement palliatif ou curatif du choléra, soit dans celui de la gastro-entérite aiguë ou chronique, etc., que dans l'intérêt de la science et de l'humanité, je crois de mon devoir d'élever aujourd'hui la voix en faveur de l'un des plus puissants modificateurs thérapeutiques que nous possédions ; alors surtout qu'il vient d'être discrédité, ou du moins attaqué par des médecins, dont je ne conteste du reste nullement ni les lumières, ni les nobles intentions ; mais à coup sûr, abusés ou prévenus.

« Sans doute, pour son administration, ce médicament doit, ainsi que tous les autres, être soumis à des règles déduites et de sa propre nature, et de celle de la maladie et de la constitution du malade, etc. ; mais avec le temps ces règles pourront être facilement posées. Pour y parvenir, je fournirai incessamment mon faible tribut dans un mémoire (*de l'influence du froid* INTUS ET EXTRA *en médecine et en chirurgie*), que je m'occupe à rédiger maintenant. Je me bornerai donc aujourd'hui à dire 1° que, à l'*extérieur* l'emploi du froid, quoique assez délicat, est utile dans une foule d'affections; et que, pour ne parler que des bains frais, *surtout par immersions répétées*, on peut en retirer un immense avantage ; 2° que, à l'*intérieur*, le froid est d'une utilité bien autrement générale encore, puisqu'il n'est guère que les inflammations du poumon qui le proscrivent, tandis que presque toutes les autres en emportent avec elles l'indication, soit que l'irritation siége primitivement dans le canal digestif, soit qu'elle tende à l'envahir, ou qu'elle s'y soit propagée secondairement : complication *fatale* de presque toutes les phlegmasies extra gastro-intestinales, pour peu qu'elles se prolongent ; 3° que les individus robustes ou irritables, chez lesquels l'absorption est très-active, les *entrailles chaudes*, comme on le dit, la constipation habituelle, peuvent retirer le plus grand avantage de l'emploi de la glace ; et que, pour elles, il n'est point de plus puissant anti-cholérique; 4° enfin, que les seules précautions à prendre pour l'usage de la glace consistent, 1° à ce que l'atmosphère ambiant soit (pour les malades et sous notre latitude, s'entend) au moins à plus de 15° Réaumur ; 2° à n'être pas dans un état d'émotion ou de sueur excessive, après une réaction morale une fatigue extrême, une marche accélérée ; 3° à ce que la digestion, stomacale du moins, soit achevée, c'est-à-dire qu'il se soit écoulé quatre ou cinq heures depuis le dernier repas.

« *N. B.* Lorsque la glace ne doit pas être *simple* (ce qui est indispensable dans le traitement du choléra et de la gastro-entérite aiguë), mais comme *palliatif* ou de pur agrément, la manière tout à la fois la plus simple, la plus convenable et la moins dispendieuse de la préparer, c'est de la faire piler jusqu'à consistance d'une sorte de pâte, sur laquelle on verse dans une proportion indéterminée un sirop de son goût. »

dans l'art de guérir. C'est en effet ce que l'histoire atteste : aussi loin qu'on peut en remonter le cours, on voit l'usage du froid assez nettement indiqué, et ses règles thérapeutiques assez sagement formulées. Néanmoins, ce n'est qu'à Hippocrate (1) que doit commencer cette investigation.

Depuis cette époque, et daus la succession des siècles, plu-

---

(1) Pour concourir à l'ordre et à l'ensemble de mon travail; pour donner une indication sommaire mais précise des auteurs consultés, et surtout dans la vue de faciliter les recherches ultérieures à ceux qui, persuadés de l'importance du sujet, voudraient un jour perfectionner ou refaire ce travail, j'ai fait ici, aussi complète que je l'ai pu, une table *chronologique*, et pour ainsi dire *synoptique*, de tous les travaux sur cette matière, utiles à connaître, soit comme spéciaux, soit comme renfermant des faits intéressants ou des opinions favorables. Ces travaux, je les ai moi-même, directement ou indirectement, compulsés et mis à profit.

HIPPOCRATE, contemporain de Socrate, d'Euripide, de Thucydide, de Phidias, etc., 460 ans avant J.-C. : *De aeris aquis et locis, — et opera granda;* Venise, 1526, in-folio; Paris, de Mercy, 1808-24, 10 vol. in-12.

PARMÉNIDE d'Élée, 435 ans avant J.-C. : *Fragments*, traduction de L. Estienne, — *poesis philosophica.*

MUSA (Antonius), ami d'Horace et de Virgile, quelques années avant J.-C. : *Fragments*, par Floriano Caldani; Bassano, 1800, in-8.

CELSE (Aurelius-Cornelius), contemporain d'Auguste, de Tibère, de Caligula et de J.-C. : *De Medicinâ*, trad. de Khrause; Leipsick, 1766, in-8.

GALIEN (Claude), contemporain de Marc-Aurèle, 131 ans de l'ère chrétienne : *de usu partium et opera magna*, édit. de Genusacus, de L. Trischs et de J. Camerarius; Bâle, 1538, 5 vol. in-folio; *voir* les édit. contemp.

AGATHUS de Sparte : *Des bains froids;* 807 ans de l'ère chrétienne.

RHAZÈS (Mohammed-Abou-Beckr-Ibn-Zacaria : *De la petite vérole et de la rougeole;* IXe siècle, trad. de *seb* Colin; Poitiers, 1556.

GUY DE CHAULIAC : *chirurgiæ magnæ;* Venet, 1499, in-fol.

BLONDUS (M.-A.) : *De partib. ictu sectis citiss. sanand.;* Venet, 1542, in-8.

AVICENNE, et mieux ABOU-IBN-SINA, médecin et philosophe arabe, imprimé à Venise en 1483; *voir* les édit. contemp.

LANGIUS (Johanni) : *de Symr. et rat. purg. per vomit. ex Ægypts. invent, et formulâ;* Paris, 1572, in-8.

RONDELET (Guill.), ou le docteur RONDIBILIS, de Rabelais : *Meth. Curand. omnium morb.;* Lugdun, 1583, 5 vol. in-8, — *et opera omnia medica*, édit. de Genève, Craquer; Genève, 1628, in-8.

TELESIO (Bernardin), de Cosenza : *De rerum naturâ juxtà prop. prin-*

sieurs hommes illustres, grecs, arabes, romains, français, soit philosophes, soit médecins, tous doués du génie de l'observation, employèrent ou conseillèrent successivement le froid

---

cip.; Genève, 1588, in-fol.— *Variet. de naturalib. libelli;* Venise, 1590, in-4.

Martianus (Prosper) : *magn. hipp. cons. natationib. explicatus, sive Hipp. op. interpret. latinè;* Rome, 1626-28, in-folio; Venise, 1652; Pavie, 1718, in-fol.

Sanchez (François) : *op. med. his functi sunt tractatus quidam philos. non insubtiles;* Toulouse, 1636, in-4.

Paladius : *de febrili*, gr., lat., édit. de Chartier; Paris, 1546, in-4.

Herman van der heiden : *Discursus aqu. frig. pot. doloris sistensis, etc.;* Gandoni, 1649, in-8.

Chardin : *Voyages;* édit. de Londres, 1686, et édit. de Rouen, 1723, t. IX, p. 300.

Paullini (Christ.-Franç.), ou Paulinus : *Observations médicales;* Francfort, 1689, in-4.

Galen (Ab. Haan van) : *Methodus medendi, de marcore*, LX, c. 10; Amsterdam, 1660.

Schrader (Fréd.) : *Programma Hipp. de prognostic. sign.;* Helmstadt, 1693, in-4.

Floyer (John) : *An enquiry the right use of Baths;* London, 1697, in-8.

Lahire (J.-Nicol. de) : *Plantes dessinées au naturel, etc.* (Recueil de); Paris, 1707.

Geoffroy (Ét.-François) : *An aqua sæviente peste eximium prophylacticum, etc.;* Paris, 1721, *thèse.*

Hecquet (Philipp.), ou le docteur Sangrado de Lesage : *De la digestion et des maladies de l'estomac;* Paris, 1622, 2 vol. in-12.

Hancock (J.), ou Hancockius : *Febrifugum magn. of common water the best use of feavers;* London, 1723-24.

Rovida : *Ragionamenti interno alla nuova med. dell'aqua, ecc.*, édit. de Crescenzo; Naples, 1727.

Cirillo (Nicol.) : *Philosophical transact. for the years*, 1729-30, vol. 36, p. 142, — et *Abrégé des Transactions philosophiques de la Société royale de Londres;* Paris, 1791, in-8.

Smith : *Traité des vertus méd. de l'eau commune;* Paris, 1730, 2 vol. in-8.

Brown (John) : *Cures faites par les bains froids;* Edimburg, 1736-38, —*Elementa medicinæ*, 1780, in-8.

Hahnn (J.-G.) : *Epidemia verna quæ Wratislaviam afflixit anno* 1737, dans les *Acta germanica;* vol. 10, *appendix.*

Hoffmann (Fréd.) : *De aquâ med. universal. et de aquâ frigid. potend. salut.;* Halle, 1740.

Dortous de Mairan (J.-J.) *Dissertation sur la glace;* Paris, 1740.

sous diverses formes. C'est ainsi que Parménide d'Élée, Antonius Musa, Celse, Galien, Agathus, de Sparte, Rhazès, Avicenne (1483), Guy de Chauliac, Blondus, Langius (1572), l'indi-

---

Boyle (Robert); London, 1744, 5 vol. in-folio. et 1772, 6 vol. in-4.

Pomme (M.) : *Réfutation de la doctrine méd. de Brow, etc.*, — et *Traité des aff. vapor. des deux sexes, etc.*; Paris et Arles, 1760 et 1806.

Gérard (Louis) : *Mémoires divers* insérés dans le *Journal du Var* et dans le *Magasin encyclop.*, en 1761, réimpr. en 1822, dans la *Bibliog. de France*, 4 vol. in-12.

Maret (Hugues) : *Sur la manière d'agir des bains d'eau douce et d'eau de mer;* Paris, 1765, in-8.

Gilchrist (Ebeners) : *Utilité des Voyages sur mer*, avec *Appendice sur l'usage des bains dans les fièvres*, trad. de Bourru; Paris, 1770.

Gregory : *Medical facts and observat.;* Clinique d'Edimb., 7e vol., p. 2, 1775.

Wilmer's : *Cases and remarks in surgery;* London, 1779.

Theden : *Progrès de la chirurgie, etc.*, traduction de Clairon Hamilton, 1777, in-8, sect. 15 et 22, et en allemand; Berlin et Stettin, 1782.

Samoïlowitz (M.) : *Mémoire sur la peste qui, en 1777, ravagea l'empire de Russie, et surtout Moscou sa capitale.*

Macquart (L.-Ch.-Henri) : *Man. sur les prop. de l'eau, particulièrement dans l'art de guérir;* Paris, 1783, in-8.

Wrigth : *London med. journal for the years*, 1786.

Savary (Nicol.) : *Lettres sur l'Egypte*, 3 vol. in-8; Paris, 1788-89 et 98.

Bruce (Jacq.) : (*Relation des Voyages de*); Edimbourg, 1790, 5 vol. in-4, trad. par Castéra et Henry, 1791-99, mais surtout *Bruce's travels*, vol. 3, p. 33.

Russel : *Avis sur le traitement de la peste d'Alep;* Hovard : *On Lazarethos*, p. 39, 1790.

Menderer (J.-M.) : *Additions ultérieures à la connaissance et au traitement de la peste*, en allemand; Riga, 1790.

Neubeck (Gal.) : *Diss. med. de nat. frigid;* Genève, 1790.

Jackson (Rob.) : *A treatise on the fever of Jamaïka Nort omm., observat. on the intermitt. fever of America, etc.;* London, 1791.

Brandreth : *Letter from of Liverpool giving an account of the benef. of Washingwith col. water and vinegé in typhus fever. Med. comment. for the year*, 1791; Bythe Doct. Duncan.

Percy (le baron P.-F.) : *Manuel du chirurgien d'armée;* Paris, 1792, in-12. — D'autres ouvrages et de nombreux articles dans divers recueils.

Rumpelt (A.-L.) : *De lavationis in fluvium salubritate, præside* C. F. Ludwich; Leipsig, 1792.

Lombard (Cl.-Ant.) *Clinique des plaies récentes*, etc.; Strasbourg, 1779, in-8. — *Clinique chirurgicale*, Lyon, 1804, in-8.

quèrent positivement dans certaines affections, soit à l'intérieur, soit à l'extérieur, ou lui consacrèrent spécialement quelques écrits. Mais ce ne fut guère qu'à notre compatriote

---

Mac Lean (D) : *An inquiry the natura and causes of the great mortality among the troops in St-Domingo;* London, 1797.

Currie (James) : *Medical repòrts on the effects of water cold and devarin as remedy in fever and other discurs, etc.;* Liverpoòl, 1798.

Martins (Honoris-Martins de Silva) : *Disput. med. inaugural de externâ, præcipuè in febril. aq. frigidæ applicatione;* Edimburg, 1799.

Desgenettes : *Histoire médicale de l'armée d'Orient;* Paris, 1802, 2e partie, p. 50, Doct. Corezale.

Larrey (le baron) : *Relation historique et chirurgicale de l'expédition de l'armée d'Orient;* Paris, 1803, p. 123.

Laurin (N.-Ph.-Alex.) : *Application de la méthode analytique à la recherche des effcts du froid sur l'homme en santé et en maladie;* Paris, an 11, (1803), *thèse.*

Belost (Stanisl.) : *Considération sur les quatre principaux états de l'atmosphère, ou sur le froid, le sec, le chaud et l'humide;* Paris, an 12, (1804), *thèse.*

Pugnet (G.-F.-X.) : *Mémoires sur les fièvres de mauvais caractère du Levant et des Antilles, etc.;* Lyon, 1804.

Lagorce (J.-B.) : *Essai sur les effets généraux du froid, etc.;* Paris, an 12, (1804), *thèse.*

Rozière (M.) : *Traité sur le mode d'action du froid et du calorique appliqué à l'économie animale;* Paris, 1804.

Minot (J.) : *Dissertation sur le mode d'action du calorique et du froid appliqué à l'économie animale;* Paris, 1805-13, *thèse.*

Planchon : *Observations,* journal de médecine, t. 30, p. 127.

Lamarque (M.-J.) : *Observations sur l'usage de l'eau à la glace dans le traitement d'une fièvre bilieuse-putride-miliaire, etc.;* Journal de Médecine, t. 66, p. 460, et t. 67, p. 63.

Giannini (Joseph) : *De la nature des fièvres et de la meilleure méthode de les traiter, avec quelques corollaires, etc.;* Milan, 1805, — Traduction de N. Heurteloup, avec des notes et des additions; Paris, 1808, 2 vol. in-8.

Bally : *Journal des officiers de santé de St-Domingue,* n° 1, p. 60 et suivantes.

Bécourt (Ant.-Jos.) : *Essai sur l'usage médical du froid;* Paris, 1805, *thèse.*

Dufour (J.-Cl.) : *Considérations physiques et médicales sur le froid;* Paris, 1806, *thèse.*

Broussais (F.-G.-V.) : *De la fièvre hectique;* Paris, 1802. — *Histoire des phlegmasies chroniques; etc.;* Paris, 1808-22. — *Examen des doctrines médicales;* Paris, 1829-34. — *Annales de la médecine physiologique;* Paris, de 1820 à 1832. — *Du choléra épidémique;* Paris, 1832, — *Cours de Pathologie générale;* Paris, 1832-33-36.

Roubaud (P.-D.) : *Dissertation médico-chirurgicale sur l'utilité de*

Rondelet (1583), que commença l'ère nouvelle qui consacra en médecine la soustraction du calorique. Après lui, Télésio, Martianus, Sanchez, Paladius, Hermann van der Heiden, (1649),

---

l'application du froid dans les plaies pénétrantes, etc.; Paris, 1808, *thèse.*

Ravet-Duvigneaux (J.-C.) : *Considérations générales sur l'action du froid et sur l'asphyxie déterminée par cet agent;* Paris, 1810, *thèse.*

Kolbany (Paul). *Beobachtungen über den Nutzen des lauen und Kalten wassers un Scharlach fieber;* Presburg, 1804.

Benit (P.-L) : *Du froid considéré dans ses rapports avec l'économie animale;* Paris, 1812, *thèse.*

Treille (Maurice) : *Propositions médico-chirurgicales pratiques, thèse,* janvier 1816, n° 21. — *Considérations et observations sur le cancer; Annales de la médecine physiologique,* 1822. — *Conversations sur le choléra-morbus observé à Paris en* 1831-32; Paris, 1832, — *et divers articles insérés aux Annales de la médecine physiologique.*

Pfeufer (Christian). *Das schaslach, sein wesen und seine Behandlung;* Bamberg, 1819.

Moricheau-Beaupré : *Des effets et des propriétés du froid avec un aperçu historique et médical sur la campagne de Russie;* Montpellier, 1817.

Bigueur (Etienne-Philippe) : *De l'apoplexie occasionnée par le froid, et de la gangrène par congélation;* Paris, 1817, *thèse.*

Maurial-Griffoul (J.-B.) : *Influence du froid sur l'économie animale;* Paris, 1817, *thèse.*

Jacoby (Clark) : *De frigoris effectibus in corpus vivum;* Edimburgi, 1817.

Chermfide (sir Robert) : *De aquæ frigidæ in febribus usu;* Edimburg, 1817.

Aubray (Jules) : *Effets du froid sur le physique et le moral de l'homme;* Paris, 1820, *thèse.*

Speier : *Ueber das Heilverfahren in Fieberhaften und entzund lichenkrankteiu,* 1820.

Guersent (J.-B.) : art. Affusion. *Abrégé du Dictionnaire des Sciences médicales,* en 21 vol., 1821-24, — et *Clinique inédite.*

Jauffret (Jos.-Stanisl.) : *Essai sur le froid et ses effets sur l'homme en particulier;* Paris, 1821, *thèse.*

Gall (Jean) : *Sur les fonctions du cerveau;* Paris, 1822.

Rostan (Louis) : *Cours élémentaire d'hygiène,* 2 vol. in-8, Paris, 1822. — *Divers articles du Dictionnaire* en 21 vol., 1831-34.

Frôlich (Anton.).
Reuss (J.-J.).
Pitschaft (J.-A.). } *Abhandlung über die aussertiche Anwendung des kalten wassers zur massigung des friebers,* Berlin, 1823.

Galen, Chardin, Paullini, Schrader, Floyer, Lahire, Geoffroy, Hecquet et Hancok (1723), en éclairèrent de plus en plus l'application.

Rovida, Cirillo, Smith et Brown (1736), en jugèrent mieux la théorie. Ce fut toutefois le docteur Hahnn (1737), qui, lors de l'épidémie de Breslaw, en Silésie, attira sur l'action du froid, définitivement l'attention des médecins. Profitant de l'exemple de ce praticien distingué, Hoffmann, Dortous de Mairan, Robert Boyle, Pomme, Gérard, Maret, Gilchrist et Grégory (1775), prêtèrent à la cause vivement débattue l'appui de leur plume et de leur autorité. Wilmer's, Théden, Samoïlowitz, lors de la fameuse peste de Moscou, Macquart (1783), lui furent d'utiles auxiliaires. Wiright, entre tous (1786), fit une grande sensation, lors de sa publication, également importante par les faits et par la discussion. Savary,

---

ORFILA (M.) : *Eléments de chimie appliquée à la médecine et aux arts*, 2 vol. in-8; Paris, 1824.

TANCHOU (S.) : *Du froid et de son application dans les maladies*, Paris, 1824.

BOUILLAUD (Jean) : *Traité clinique et physiologique de l'encéphalite; — Traité des fièvres, etc.; — Traité pratique, etc., du choléra-morbus; — Dissertation sur les généralités de la clinique, etc.;* Paris, 1825-26-31-32-35.

GOURDIN (Adolphe) : *Essai sur l'influence du froid humide;* Paris, 1827, *thèse.*

STRAMBIO (Nel *Giornale analitico di medicina del Doct.*) ; Milan, 1828, et années suivantes.

GERDY (P.-N.) : *De l'influence du froid sur l'économie animale;* Paris, 1828.

MOJON (B.) : *Considérations sur un nouveau moyen proposé par le docteur Mojon, pour l'extraction du placenta,* par le docteur CALDERONI; Gênes, 1828. — *Lois physiologiques*; Paris, 1834, et *divers Mémoires* et *articles* de journaux.

BRANDIS (J.-O.) : *Erfahrungen über die Anwendlung der Kälte in Krankheiten*; Berlin, 1833.

SOPHIANOPOULO : *Relation des épidémies du choléra-morbus observées en Hongrie, etc.;* Paris, 1832.

JOSSE fils : *Mélanges de chirurgie pratique; Emploi de l'eau par le moyen des affusions, etc.;* Paris, 1835.

BRESCHET (Gilbert) : *Bulletin thérapeutique*, 3e année, t. 6, 30 mars 1834, et autres numéros postérieurs où sont consignées plusieurs ob-

Bruce, Russel, Menderer, Neubeck, Jackson, Brandreth, Percy, Rumpelt, Baader, Mac-Lean (1797), soutinrent avec distinction l'attention publique, désormais active. Mais c'était à Currie, leur contemporain, qu'était réservé l'honneur de marquer dans la science la place du froid. Depuis, Lombard, Martins, Desgenettes, Larrey, Laurain, Belost, Lagorce, Rozière (1804), etc., fournirent aussi des faits précieux, et même plusieurs d'entre eux, des travaux spéciaux fort estimables. Giannini (1805), par l'importance de son ouvrage enrichi, lors de sa traduction, des notes de M. Heurteloup, Giannini surtout, fit faire un grand pas à la question du froid. Bally, Vaïdy (1), Bécourt, Dufour (1806), etc., soutenaient la marche, quand arriva M. Broussais (1808). Dès lors l'action de ce moyen, soumise aux principes de sa doctrine, fut irrévocablement fixée.

Sans se livrer à un travail particulier sur cette question, ce grand homme a signalé dans tous ses écrits, à partir de ses

---

servations remarquables sur l'action du froid en chirurgie, publiées par le docetur Rognetta.

Bérard jeune (Auguste) : *Sur l'emploi de l'eau froide comme antiphlogistique dans le traitement des maladies chirurgicales;* Paris, 1835.

Guerard (Alph.) : Art. *eau et froid du Dictionnaire de médecine*, en 25 vol., *sur les accidents qui peuvent succéder à l'ingestion des boissons froides lorsque le corps est échauffé;* Paris, 1842, J.-B. Baillière.

Wertheim (O.) : *De l'éau froide appliquée au traitement des maladies, ou de l'hydrothérapeutique, etc;* Cousin, Paris, 1840.

Philips (Ch.) : *Traitement des plaies après les opérations chirurgicales, etc.;* Bruxelles, 1839.

Lamé (G.) : *Cours de physique de l'école polytechnique;* Paris, 1836.

Priessnitz (O.) ; Un petit ouvrage du plus haut intérêt par les faits et les inductions qu'il contient, bien que rédigé par un homme absolument étranger à la médecine, mais avec cette précision et cette simplicité qui caractérisent les bons esprits ; un petit ouvrage, dis-je, *les résultats obtenus par l'eau froide et par la transpiration*, ou l'hydrosudopathie, a paru l'an dernier chez Mansut, rue des Mathurins-Saint-Jacques, et mérite, au point de vue qui nous occupe, l'attention des médecins.

(1) Vaïdy : *Dictionnaire des Sciences médicales*, art. Glace.

Phlegmasies chroniques jusqu'à son *Cours de pathologie*, l'immense utilité du froid, tout en en restreignant, à mon avis, un peu trop les indications.

Enfin, depuis et concurremment avec cet illustre auteur, plusieurs médecins distingués (§ 8 (1)), entre lesquels je dois particulièrement citer MM. Roubaud, Kolbany, Horn, Hufeland, Treille, Pfeufer, Moricheau-Beaupré, Bigueur, Maurial-Griffoul, Jacoby, Aubray, Speier, Guersent, Jauffret, Frölich, Reuss, Pitschaft, Tanchou, Strambio, Gerdy, Mojon, Brandis, Josse père et fils, Breschet, Bérard jeune, Ch. Philips, et Wertheim (1), soit dans leurs thèses inaugurales, soit dans divers cours, ouvrages, mémoires, brochures ou articles de dictionnaires et de journaux, ont encore prêté au froid l'autorité de leur nom. Cependant, personne encore n'avait approfondi cette grave question ; les uns ayant péché en théorie, les autres en pratique, et tous par insuffisance.

§ 9. Ainsi, dans l'origine de la science, ne voyant que les

---

(1) Bien qu'ils n'aient pas fait une étude aussi spéciale du moyen thérapeutique qui nous occupe que les praticiens que nous venons de citer, la justice ne nous fait pas moins un devoir de signaler à la reconnaissance publique les noms de savants médecins, nationaux ou étrangers, qui, à notre connaissance, ont employé et conseillé avec persévérance et sagacité le froid dans diverses affections médicales ou chirurgicales. Tels sont incontestablement Bartholin, Marcus, Moneta, Tossi à Serra, Ackermann, Müller, Loebenstein, etc.; MM. Schmucker, Stieglitz, Hirch, Reich, Heim, Hegewisch, Lehmann, Batemann, Koreff, Greiner, Pfeufer, Volfart, Milius, Formey, Albers, etc., Récamier, Capuron, Husson, Lisfranc, Rostan, Bouillaud, Andral fils, Gendrin, Roche, Maunoir, Mayor, Frike, Dieffenbach, Campagnano, Londe, Raige-Delorme, Gerson, Damiron, Gasc, Bellair, Clerc, Casimir et François Broussais, Sarlandière, Gaubert aîné, Charbonnier, Dannecy, Labat, Leriverend, Sanson aîné, Roux, Berard aîné, Assalini, Clot Bey, Vassal, Stromeyer, Briquet, Velpeau, Amussat, Civiale, Blandin, Sentin, Alquier, Jobert, Baudens, Rognetta, Sichel, Carron du Villard, Michel Lévy, Brierre de Boismont, Trousseau, Nélaton, Amussat fils, L. Legouest, Henry Vaillant et quelques autres encore, qui seront particulièrement mentionnés dans le cours de cet ouvrage, les ayant largement mis à contribution, ainsi que presque tous ceux que je viens de nommer.

phénomènes produits par la réaction de l'organisme, on prétendit que le froid était *stimulant*. Quelque temps après, la théorie étant éclairée des lumières de la physique et de la physiologie, ce moyen fut proclamé *débilitant*... Plus tard, et même sous le règne alternatif de ces deux opinions absolues, il y en eut une *mixte*, étayée des phénomènes, tantôt d'excitation et tantôt de débilité, qui s'offraient à l'observateur... Il fut alors admis que le froid participait et de la débilitation et de la surexcitation, selon des circonstances données, non toujours appréciables. Mais, chose digne de remarque! cette diversité d'opinion en théorie, n'excluait pas en pratique l'unité de croyance sur le résultat incontestablement favorable du modificateur: tant ce résultat était évident. Disons-le, si les hommes réussissent à faire plier les faits à leurs convictions opposées, il n'en est pas moins constant que l'expérience ne peut servir qu'à ceux qui, doués d'une heureuse organisation cérébrale, ont assis leurs principes sur la vérité, sur la nature elle-même.

§ 10. Quoi qu'il en puisse être, il importe de préciser ce qu'il faut entendre par *froid*.

Sous cette dénomination, concevrons-nous avec Aristote « une qualité qui réunit indistinctement les choses homo- « gènes et hétérogènes? » — Avec Lucrèce et Epicure « un « être formé de corpuscules frigorifiques?...»

Réduits à la seule induction, n'ayant aucun moyen de la rectifier, ces philosophes furent naturellement conduits à admettre une cause matérielle de l'effet si direct qu'ils constataient.

Les modernes, plus heureux que ces grands hommes de l'antiquité, aidés d'ailleurs de bons instruments d'expérimentation, ont démontré *que le froid n'est qu'une absence relative de la chaleur déterminant sur nos sens une impression opposée à celle que produit cette dernière* (§ 1), d'où l'on doit inférer *qu'il n'est point de froid comme de chaleur absolus*.

En effet, il n'existe pas de corps qui ne contienne de calorique. En conséquence, on ne connaît pas de *0* absolu de chaleur dans les corps : on sait que le *0* du thermomètre n'est qu'un point conventionnel qui indique la température de la glace fondante, et non l'absence totale de calorique. Le froid n'est donc ni un être jouissant d'une existence independante, ni une propriété de la matière : c'est simplement une diminution *relative* du calorique.

Une autre loi de physique importante à mentionner ici, c'est que ce fluide impondérable, en pénétrant les corps solides, liquides ou gazeux, les raréfie, augmente leur volume, et, constamment en lutte avec l'attraction moléculaire, il s'oppose au contact immédiat (§ 2) des dernières particules de la matière.

On conçoit dès lors que par suite de la diminution plus ou moins considérable de la quantité de calorique ou, comme on le dit, *sous l'influence du froid*, les corps diminuent nécessairement de volume, la cohésion l'emportant sur la force expansive de son antagoniste : aussi deviennent-ils plus compacts (1) et spécifiquement plus pesants.

L'eau et un petit nombre de liquides semblent cependant faire exception à cette règle générale. En effet, et c'est probablement par une nouvelle disposition de leurs molécules, ces corps, à l'approche de leur solidification, augmentent de volume et diminuent de densité, depuis une certaine température jusqu'au moment de leur congélation. Les phénomènes de condensation physique et de contractilité organique, qui avaient pu donner l'idée de la force astringente du froid, ne sont pas un effet direct de la diminution du calorique. Ces phénomènes ne dépendent directement que de la cohé-

---

(1) « Que l'on me donne, dit ingénieusement ROZIÈRE, se rappelant les paroles d'enthousiasme d'Archimède développant sa théorie du levier, que l'on me donne le moyen d'enlever à volonté le calorique, et je solidifierai tout l'univers... »

sion pour les corps anorganiques, et de la réaction vitale, pour les êtres qui en jouissent. Celle-ci, l'observation le prouve, est toujours en raison de la somme de vie que l'individu a reçue en partage, et de la quantité de calorique qu'il a perdue. Or, nous savons que le calorique et la lumière sont des excitants. Donc, par suite de leur absence plus ou moins marquée, ou sous l'influence du froid et de l'obscurité, l'économie vivante doit nécessairement subir une modification diamétralement opposée à l'excitation, savoir, la débilité. En conséquence, la propriété excitante du froid, sur les mammifères, ne peut pas être directe ; en d'autres termes, cette propriété ne lui appartient pas : elle est exclusivement le produit de la réaction vitale. Le calorique, en effet, étant comme l'oxygène et comme la matière nutritive, l'un des principaux éléments de l'existence active, on conçoit combien était nécessaire la réaction de la vie, son surcroît, pour suppléer à la diminution d'un principe, dont une quantité déterminée est indispensable à la conservation de la partie vivante, de l'individu tout entier. Qui ne sait que par une très-basse température le mouvement organique est entravé, la vitalité énervée ou détruite? Assurément, le repos et la mort ne peuvent caractériser une cause active et stimulante !

Nous concluons donc que le modificateur qui nous occupe est *directement* débilitant, qu'il est essentiellement destructeur des êtres vivants, s'ils sont incapables de réagir contre la soustraction de leur chaleur, c'est-à-dire de former dans leur économie assez de calorique pour réparer la perte de celui qui leur est enlevé par les corps environnants.

§ 11. Sans parler des êtres inorganiques, qui sous l'influence du froid, passent presque tous de l'état aériforme à l'état liquide, et de ce dernier état à l'état solide, nous voyons dans nos climats que les végétaux commencent, dès l'automne, à perdre une partie notable des forces qui les animent. Une gelée prématurée de cette saison suffit pour moissonner en une seule nuit des plantes qui, la veille, brillaient encore de beauté. Au printemps, ces gelées perfides, restes d'un hiver rigoureux, privent en quelques heures tout un pays des espérances qu'il fondait sur des récoltes déjà épanouies aux premiers rayons d'un soleil précoce et infidèle. Que si, pour passer aux extrêmes de la température, nous parcourons des pôles à l'équateur le sphéroïde terrestre, quelle différence énorme ne trouvons-nous pas dans la force végétative ! Certes, sous le rapport de la vigueur et de la richesse, nulle comparaison à établir entre le *sideroxylon*, l'*ipe*, le *guramirin*, la *sucupira* qui croissent sur les côtes des Amazones, le *baobab* du Sénégal, le *buis*, le *chêne*, le *châtaignier*, le *pin* des rives du Dniéper, ou le grêle *bouleau* des régions polaires.

Pourquoi, vers le midi, cette étonnante profusion d'insectes, de reptiles, animaux à sang froid, qui ne naissent, ne se meuvent et ne sentent que par la chaleur, tandis que dans les contrées glaciales, ils sont à peine connus? Et ces essaims d'oiseaux au gosier mobile et harmonieux, au plumage émaillé des couleurs les plus brillantes comme les plus variées : hôtes joyeux que ne recueillirent jamais les sombres forêts des régions hyperboréennes. Le cheval sauvage, le lion et le tigre des plaines du Zahra, quelle immense supériorité n'ont-ils pas sur le cheval, le loup et l'ours de Sibérie? L'homme resterait-il étranger au mouvement d'élévation et d'abaissement successif de ce *virimètre* (1), que mettent en jeu les diverses températures du globe? Non assurément ! sous leur influence, motilité, sensibilité, organisation phrénologique, en un mot, tout est puissamment modifié chez lui.

---

(1) N'est-il pas chez lui comme le tournesol, Hélianthème, de nos jardins, qui ne peut vivre qu'en présence du soleil, qu'il regarde et suit constamment dans sa marche diurne?

Je pense même, avec Laurain, qu'on devrait bien mettre certaines restrictions à un axiome trop répété par les médecins : l'*homme vit dans tous les climats et dans toutes les températures, son corps se prête au froid excessif comme à une chaleur extrême*... En effet, ce n'est pas sans souffrances que l'homme *se façonne ainsi*. Ce n'est que dans certaines conditions atmosphériques, que dans certains climats qu'il peut acquérir son parfait développement, jouir de toute la plénitude de ses facultés. Celle qu'il a de vivre dans toutes les latitudes, à toutes les températures, appartient plutôt à l'espèce qu'aux individus. Montesquieu, tout en donnant une fausse explication de l'influence du climat sur l'homme, l'avait également admise quand il formula cette sentence : *Comme on distingue les climats par les degrés de latitude, on pourrait les distinguer par leur degré de sensibilité* (1).

Pour rendre cette vérité plus évidente, ne mettons pas en parallèle les nations civilisées. Tout en offrant une différence relative, un cachet spécial dépendant du degré de latitude, elles n'en sont pas moins très-rapprochées les unes des autres, presque confondues par la mollesse de l'éducation et les vices du luxe; mais que l'on compare entre eux les divers peuples sauvages : l'indien d'Ouctakase, par exemple, né sous l'équateur, à l'Esquimaux de la zône glaciale du nord de l'Amérique : quelle différence ne trouve-t-on pas dans l'ensemble respectif des deux individus, principalement sous le rapport phrénologique? Combien celui-là semble fort, courageux, invincible, et combien celui-ci paraît faible, timide, lâche aux combats. Comparez encore le Kamtchadale des glaces perpé-

(1) C'est en raison de cette sensibilité, de sa puissance d'innervation que l'habitant des pays chauds, malgré l'habitude d'une température contraire, supporte mieux les changements de climats, le froid excessif, que l'habitant du Nord. L'histoire des guerres, celle de nos campagnes, surtout de notre funeste expédition de Russie, en fournissent la preuve irrécusable.

tuelles de l'Asie, à l'indigène d'Ou-hy-é, île de la mer du Sud : tandis que le premier pâlit au moindre danger, l'autre affronte la mort contre l'artillerie anglaise, et mange tranquillement, au milieu des balles ennemies, le malheureux Cook qu'il vient d'égorger ! Voyez le nègre du Sénégal élancé sur le lion féroce, et ce Lapon du Groënland à peine en état de mouvoir ses membres engourdis... (1).

§ 12. Ces rapprochements sont loin d'être de pure curiosité. Il est certain que les divers climats impriment à l'organisme des modifications particulières : de là, sans doute, les variétés dans les espèces.

Il est également vrai de dire que dans les variétés de l'espèce humaine, ces modifications font que les troubles fonctionnels présentent des caractères spéciaux aussi. Elles fournissent dès lors, pour les moyens thérapeutiques (2), et pour

---

(1) *At verò nùm putas proptereà eum caput dimittere ut solent hic sontes? minime vero id quidem. Quin contrà incredibili audacià res suas gestas, apud eos à quibus constrictus delinetur, enumerat his verbis : Ego, ego, ipse fortissimus sic olim vestros cognatos vinxi. Tunc se laudibus magìs ac magìs evehens, modò in hanc, modò in illam conversus partem, alium quidem ità compellat ! Heus tu ! patrem tuum ego voravi; alium vero : O bone, fratres tuos mactavi et boucanavi; tot denique viros, fœminas, puerulosque ex vobis Tononpinamboultiis bello à me captos devoravi, ut numerum assequi non possim. Cœterùm ne ignorate populares meos margajates tot in posterum mactaturos esse quot vobis intercipere potero, atque ità mortem ulciscentur meam* (STADIUS, part. 2, chap. 29 : *Réfutation du système de Montesquieu, par* JOSE JOACHIM DA CUNHA DE AZEREDO DE COUTINHO, *décade philosophique*, onzième année, n° 22) V. S. — « En premier lieu donc, les sauvages de l'Amérique, habitants en la terre du Brésil, avec lesquels j'ai demeuré et fréquenté familièrement environ un an, n'étaient point plus grands, plus gros ou plus petits de stature que nous sommes en Europe, n'ont le corps ni monstrueux ni prodigieux à notre égard. Bien sont-ils plus forts, plus robustes et replets, plus dispos, moins sujets à maladie, et même il n'y a presque point de boiteux, de borgnes, de contrefaits, ni maléficiers entre eux. Davantage combien que plusieurs parviennent jusqu'à l'âge de cent et cent vingt ans (car ils savent bien retenir leurs âges par lunes); peu il y en a qui, en leur vieillesse, aient les cheveux ni blancs ni gris. » LERY, chap. 8, pag. 84).

(2) Cela est incontestable : la médecine comme la législation, tout en étant soumise à des principes généraux, immuables, pour tous les

l'usage du froid en particulier, des indications relatives à chacune d'elles. Ainsi, dans les climats septentrionaux, sur les organisations pâles et chétives qu'ils produisent, la soustraction du calorique est souvent nuisible, tandis qu'elle est toujours utile sur les complexions vibratiles et irritables que fournit la zone torride.

S'agit-il des constitutions mixtes qu'enfantent les régions tempérées? L'application du froid présente des indications complexes et difficiles. La forme sous laquelle il est administré, le degré auquel on l'emploie font aussi varier son action. Celle-ci varie encore, suivant que l'application de ce moyen est locale ou générale, extérieure ou interne, prolongée ou momentanée, etc.; circonstances qui feront autant de têtes de chapitre, où elles seront assez longuement discutées pour qu'il soit inutile de s'en occuper dans cet aperçu général.

§ 13. Il n'y a pas longtemps que l'on a commencé à raisonner physiologiquement l'action du froid. Brown, peu physiologiste, malgré le mal qu'il a fait en médecine, mérite après le blâme, l'éloge du bien que nous lui devons. C'est à Brown, en effet, qu'appartient l'honneur d'avoir débrouillé le chaos où se trouvait encore de son époque, la question qui nous occupe : il a prouvé que le froid, loin d'être un *corroborant*, est le *débilitant* le plus parfait; qu'il ne *tonifie* que *secondairement*,

---

pays et pour tous les peuples, puisque ces principes reposent sur des conditions dynamiques ou géologiques qui leur sont communes; la médecine comme la législation varie dans les préceptes et les applications secondaires, en raison directe des variations ou changements imprimés à l'homme par les latitudes qu'il habite et leurs *nécessités :* tant il est vrai de dire avec les phrénologistes, *que les lois et les institutions de toutes sortes qui le régissent, doivent être fondées sur son organisation, sur ses besoins !* Ainsi la médecine ne saurait être faite absolument sous les tropiques comme à Saint-Pétersbourg et à Paris; mais ceci, loin d'impliquer contradiction avec la doctrine de l'irritation, la confirme au contraire, ainsi que nous le verrons plus tard.

par la réaction qu'il provoque dans l'économie. Peut-être cet auteur fut-il sur ce sujet, comme en tout, fanatique et absolu; c'est ce que nous examinerons ailleurs.

L'opinion que le froid est directement fortifiant repose sans doute sur quelque chose, mais ce quelque chose n'est pas une théorie, ce n'est que l'expression empirique d'un fait. Ainsi, très-souvent à la sortie d'un bain froid, l'homme à l'état normal se sent plus vigoureux, et le malade moins agité, moins débile. La tête ou le corps tout entier, affaiblis par un excès de travail, par une forte insolation, reprennent leur énergie sous l'influence d'une affusion d'eau fraîche, d'un bain frais. Ces faits sont incontestables; mais l'explication en était fausse dans l'ancienne théorie. C'est autant dire que l'obscurité est un fortifiant direct, parce que l'œil irrité, trop sensible pour supporter sans douleur l'impression excitante du fluide lumineux, retrouve après le repos des ténèbres, la possibilité de se mettre impunément en rapport avec cet agent impondérable.

La vie, a très-bien dit Brown, *l'économie comme chacune de ses parties, chacun de ses organes, ne peut exister, se soutenir que par les stimulants...* Cependant cette proposition exclusive et incomplète, avait produit de bien funestes conséquences, lorsque M. Broussais, paraissant sur la scène médicale, s'empressa d'y ajouter celle-ci : *La stimulation doit être renfermée dans de certaines limites, mesurées suivant l'énergie, la force de résistance, de réaction de l'organisme ou des tissus stimulés...*

D'un autre côté, le repos, l'intermittence d'action, est aussi une loi de la nature. Si donc la mesure de la stimulation est dépassée, si la force de réaction et de résistance de l'économie est vaincue et ne rentre promptement dans la loi de sa création, de sa conservation, la vie, en d'autres termes, la machine qui en est la cause ou l'effet, s'affaiblit, s'altère, se désorganise (§ 77). Eh bien ! dans les exemples précités, le repos relatif ou l'action momentanée du froid, ont rempli les intentions de cette loi providentielle et rétabli l'équilibre détruit. C'est ainsi que dans une apoplexie ou dans une violente phlegmasie viscérale, les saignées multipliées, *coup sur coup* (§ 3), restituent l'activité musculaire et la chaleur au malade qui, par un excès de force, venait d'en être privé. Et cette action du froid dans de certaines limites, est si évidente, que dans ces cas-là même où elle est favorable, si cette action avait dépassé ces limites, elle eût produit un effet tout contraire, elle eût surexcité, si toutefois elle n'eût brisé les tissus et amené la mort (1).

C'est positivement cette triple condition de l'action directe du froid, de la force relative de réaction que lui opposent les corps vivants, et de la mesure de l'influence proportionnelle de ce modificateur sur ces êtres, qu'est fondée sa véritable théorie, au point de vue tout à la fois physique, physiologique et médical sous lequel nous l'avons envisagé.

---

(1) « C'est toujours en détruisant une réaction trop impétueuse qui menace de briser les tissus des viscères, et qui, par l'excès de la douleur qu'elle y cause, produit les symptômes ataxiques les plus effrayants, que le froid rend à la vie les malheureux contagiés, et non par une vertu tonique analogue à celle du vin et du quinquina. Il ne saurait agir autrement puisqu'il ne peut fortifier qu'après avoir affaibli, en provoquant la réaction. Comment la réaction aurait-elle lieu chez un adynamique presque sans pouls? Aussi ne s'avise-t-on point de le fomenter avec de l'eau à la glace. C'est aussi par la propriété qu'il a d'éteindre, en quelque sorte, l'action des capillaires sanguins, que le froid sera utile dans la gastrite. » (Broussais : *Phlegmasies chroniques*, tom. 3, p. 100. — M. le professeur Boyer dit aussi dans son *Traité des maladies chirurgicales :* « On a cru que le froid n'agissait, pour éteindre l'action vitale, qu'en coagulant les liquides; mais les phénomènes qui accompagnent la congélation annoncent que le froid porte aussi son action sur les solides, et notamment sur les vaisseaux et sur les nerfs. Il agit sur les premiers en diminuant et en éteignant même leur action organique, sur les seconds, en émoussant leur sensibilité et s'opposant ainsi à l'exercice de leurs fonctions. »

TRAITÉ DU FROID

DE SON ACTION ET DE SON EMPLOI,

INTUS ET EXTRA,

EN HYGIÈNE, EN MÉDECINE ET EN CHIRURGIE.

DU FROID

CONSIDÉRÉ COMME MODIFICATEUR GÉNÉRAL AMBIANT; DE SES INFLUENCES PHYSIQUES, PHYSIOLOGIQUES ET PATHOLOGIQUES DANS L'UNIVERS.

§ 14. Cette première partie a pour objet d'envisager l'atmosphère pénétrée d'une plus ou moins grande quantité de calorique, et chargée d'une plus ou moins grande quantité de vapeur aqueuse; ou en d'autres termes, d'étudier le froid dans ses diverses modifications et dans son action générale sur tout le globe, comme modificateur universel, commun et nécessaire à toute la création; mais seulement sous le point de vue physique, physiologique et pathologique, et sans application intentionnelle ou systématique à l'économie vivante.

PREMIÈRE SECTION.

DE LA TEMPÉRATURE ATMOSPHÉRIQUE.

§ 15. On a donné le nom d'*atmosphère* au mélange des divers gaz qui enveloppent le globe terrestre, azote, oxygène, acide carbonique, vapeur d'eau, etc., et on a appelé *air pur*, le mélange des deux premiers de ces gaz, qui constituent la presque totalité de l'atmosphère.

L'air est d'un bleu peu intense ; encore faut-il que pour être aperçu, il soit en grande masse. C'est alors qu'en l'absence des nuages il forme cet espace immense qu'une illusion d'optique a fait considérer comme la VOUTE CÉLESTE. Bien que l'habitude ait émoussé les impressions qu'il détermine sur le goût et sur l'odorat, l'air est sans doute doué d'odeur et de saveur. Ainsi, beaucoup de personnes distinguent facilement, par l'odorat, ses nuances diverses, depuis son état de pureté jusqu'à son extrême impureté, et prononcent au premier *dégusté* si l'eau en contient ou n'en contient pas. Quoique mobile à l'excès, on a pu constater que l'air, à l'égal des corps solides et liquides, est impénétrable. Comme eux aussi, il est soumis à l'attraction générale qui tend, par la loi de gravitation, à faire tomber tous les corps vers le centre de la terre, et comme eux il est doué de la force centrifuge que sa rotation lui imprime ; force toutefois dont l'intensité est ici très-faible, et dont on fait ordinairement abstraction.

Mais à ces propriétés diverses de l'air, il s'en joint une plus remarquable, et qui dans son histoire joue un rôle très-important ; c'est celle de la pesanteur. En effet elle est considérable, puisque le poids de la colonne d'air qui enveloppe un homme de moyenne taille, est de 16,500 kilogrammes... ; poids énorme dont l'idée ne serait pas conciliable avec celle de la vie, si on n'apprenait que cette pression extérieure est en même temps balancée par la présence des gaz et des liquides renfermés dans les cavités et les tissus du corps humain, qui s'équilibrent avec elle.

Cette pression de l'air varie sans cesse en chaque point du globe. Cependant, vers l'équateur, les variations du baromètre sont tellement régulières, qu'à la hauteur de cet instrument on peut dire l'heure (1).

La pression de l'air est en général augmentée par les vents froids. Elle est encore augmentée, suivant qu'il y a dans l'atmosphère une plus grande quantité de vapeur d'eau.

---

(1) Nous entendons parler, comme on voit, des variations horaires et non point des variations accidentelles du baromètre.

§ 16. Considéré sous le point de vue de l'influence qu'il exerce sur la température qui règne à la surface de la terre, l'air ne laisse pas que de jouer un rôle important, puisqu'il tend constamment à régulariser cette température. Ne s'emparant, en effet, que d'une faible fraction de la chaleur solaire, et mauvais conducteur du calorique comme tous les fluides aériformes, il permet difficilement à la chaleur du sol de rayonner librement dans l'espace, ce qui fait que pendant le séjour du soleil, sous notre horizon, la surface du globe se refroidit plus lentement qu'elle ne le ferait sans la couche gazeuse qui l'enveloppe.

De plus, l'air, dont la température s'est élevée pendant le jour, par suite de son contact avec le sol, en cédant, durant la nuit, une portion de sa chaleur au sphéroïde terrestre, tend continuellement à maintenir l'équilibre de température du sol.

Enfin, les courants perpétuels de l'air sont encore une cause d'uniformité dans les températures du globe, ces courants portant sans cesse de l'air froid là où il y avait de l'air chaud, et réciproquement (1).

---

(1). ACADÉMIE DES SCIENCES.

RAFRAICHISSEMENT DE L'AIR.

Dans la séance du 31 juillet 1865, M. le général Morin a lu un mémoire sur « le rafraîchissement de l'air et les moyens de combattre l'élévation de la température dans les lieux habités. » Il a rappelé cette propriété qu'ont les toitures de verre : de laisser entrer la chaleur et de ne pas la laisser sortir, propriété que M. Babinet a signalée il y a quelque temps et sur laquelle nous nous sommes arrêtés avec lui. Cet effet de toitures de verre se fait sentir dans les gares de chemins de fer, bien qu'elles soient largement ouvertes et qu'elles paraissent ventilées autant que possible; au chemin de fer de Lyon, on a constaté une température de 40 degrés; à celui de l'Est, de 46; à celui de Strasbourg, de 48. Mais toutes les toitures, de quelque nature qu'elles soient, s'échauffent sous l'influence des rayons directs du soleil.

On a fait de nombreuses expériences au Conservatoire, a dit M. le général Morin, pour remédier à cette élévation de température; on a cherché à refroidir l'air introduit dans les ventilateurs, tantôt en le faisant passer à travers de l'eau réduite en poussière fine, tantôt en le mettant en contact avec des plaques métalliques incessamment re-

CHAPITRE PREMIER.

De l'air froid et sec.

§ 17. Composé de 0,79 d'azote, de 0,21 d'oxygène, et d'une trace d'acide carbonique qui varie suivant les saisons et l'état hygrométrique de l'atmosphère, l'air n'est jamais sans humidité. Le plus sec à + 15° R. contient, ainsi que l'a démontré de Saussure, 10 à 12 grains d'eau par pied ou 36 décimètres cubes. L'augmentation de température fait augmenter aussi la

---

froidies elles-mêmes par de la glace ou un courant d'eau; enfin on a eu recours à l'arrosage des toitures, à des cheminées d'appel, à des ouvertures latérales, etc.

L'honorable académicien s'est élevé avec raison contre certains errements des architectes actuels, notamment contre la suppression des greniers. L'avidité des propriétaires fait monter les logements jusqu'à la dernière extrémité des constructions, dont les couvertures sont presque toujours en métal.

A ce sujet, M. Regnault a fait observer que, en 1855, lors de la grande Exposition, on avait, sur ses indications, ventilé la partie des bâtiments consacrés aux beaux-arts, en établissant de doubles toitures formant cheminées d'appel, et en prenant l'air extérieur à l'ombre des bâtiments. Cet air, incessamment attiré dans les salles, sortait à la hauteur de la tête des spectateurs à travers des ouvertures ménagées dans des colonnes autour desquelles étaient disposées des banquettes ou des piédestaux supportant des objets d'art.

M. le général Morin fait remarquer que les circonstances dans lesquelles a été consulté M. Regnault étaient exceptionnelles; mais qu'on ne peut proposer d'établir des toitures doubles partout à cause des dépenses considérables que cette installation entraînerait. En somme, les mesures qui paraissent le plus pratiques à M. le général Morin, sont l'établissement de greniers inhabités au-dessus de toutes les maisons; l'ouverture des portes et des fenêtres, et, enfin, l'arrosage des toitures que rendra facile dans quelque temps la nouvelle distribution d'eaux dans Paris.

Quant à ce qui a été fait pour les salles des séances, nous le déclarons très-inefficace. L'air, avant d'entrer, lèche des plaques métalliques refroidies. Nous demandons simplement qu'on ouvre largement une porte ou deux, en attendant qu'on ait trouvé mieux.

Dr Maximin LEGRAND.

(l'*Union médicale du* 12 *août* 1865).

capacité de l'air pour l'humidité, et peut en permettre une plus grande quantité sans que pour cela elle soit sensible à l'hygromètre. Mais la capacité de ce fluide élastique, pour l'eau, variant avec la température, aussitôt que celle-ci s'abaisse, l'air qui était saturé de vapeur d'eau, en laisse déposer d'autant plus que la température s'abaisse davantage. Or, tant que l'air ne contient pas plus d'humidité que sa capacité n'en comporte, il doit être considéré comme sec. L'air est d'autant plus sec qu'on s'éloigne davantage de l'équateur. Cependant, il est de notables exceptions à cet égard : quelques contrées africaines, la Basse-Egypte par exemple; ce qui tient sans doute à la nature sablonneuse du terrain, qui s'échauffe beaucoup par la chaleur solaire et s'oppose à la précipitation des nuages.

Toutefois, si l'air est en général d'autant moins sec que l'on se rapproche davantage de l'équateur; si par une intensité presque permanente, la chaleur extrême de cette zone préside sans relâche à la formation continuelle d'une grande quantité de vapeur aqueuse, il n'en est pas moins vrai que cette même chaleur, toujours en lutte contre les effets nuisibles de l'humidité qu'elle produit, balance continuellement ces effets par l'influence opposée que l'élévation de température exerce sur le domaine de la nature vivante, spécialement sur l'homme. Ce n'est donc point dans les régions brûlées, c'est dans les latitudes tempérées du globe terrestre, qu'un air tenant en dissolution une grande masse d'eau, peut devenir un obstacle plus ou moins puissant à l'exercice normal de nos fonctions, notamment près du littoral des mers, comme aussi dans les parties couvertes de lacs ou sillonnées par des fleuves nombreux.

Pour ce qui en est de l'influence que l'air exempt d'humidité exerce sur nous, lors d'un abaissement de la température de — 20° à — 30° R., elle ne peut être étudiée que sur nos hautes montagnes, ou mieux encore dans les contrées voisines du pôle arctique : dans les plaines de la Russie septentrionale, dans les vastes steppes de la Sibérie, au Kamtschaka, en Laponie, en Islande, au Spitzberg, etc.; régions malheureuses, plongées au milieu d'une atmosphère glacée, mais dont la voûte céleste presque toujours sans nuages, rappelle au voyageur le beau ciel de l'Italie et de la Grèce.

CHAPITRE II.

De l'air froid et humide.

§ 18. L'air, avons nous dit (§ 17), n'étant jamais parfaitement sec, contient toujours plus ou moins de vapeur d'eau; vapeur dont la proportion est constamment relative au degré de la température. C'est en effet à la double action de la diminution de la chaleur et de l'augmentation de la pression atmosphérique, que l'air doit sa condensation : propriété en vertu de laquelle, par cela même qu'elle diminue la capacité de ce fluide élastique pour l'eau, l'humidité est toujours plus sensible. Or, il est facile de concevoir que les phénomènes d'hygrométrie doivent prédominer aux points du globe où la chaleur, à raison de l'obliquité ou de l'éloignement du soleil, n'est pas assez forte pour activer la vaporisation, ni assez faible pour favoriser la condensation ou la congélation de la vapeur d'eau.

Aussi est-ce dans la zone moyenne, entre les 40° et 60° de latitude septentrionale, que l'on est particulièrement soumis à l'action de l'air froid et humide. En Angleterre, en Ecosse, en Hollande, en Danemarck, dans une partie de la Suède, de l'Allemagne et de la Norwége; en France, c'est surtout dans l'Alsace et la Flandre, particulièrement dans le Cotentin, que nous éprouvons l'influence de l'air froid et humide.

En effet, la quantité de vapeurs vésiculaires (1) ou nuages qui se forment annuellement dans un lieu donné, dépend de la quantité moyenne d'eau que l'atmosphère peut contenir dans ce point. Or, à part certaines circonstances qui favorisent

---

(1) On sait que les vapeurs vésiculaires sont des amas de petits globules remplis d'air humide et analogues aux bulles de savon.

l'accumulation des nuages, telles que l'abaissement du sol, le voisinage des montagnes, des forêts ou de la mer (§ 25), les vapeurs vésiculaires sont généralement d'autant plus abondantes, comme on le voit dans les pays chauds, que la température est plus élevée ; tandis que les pluies produites annuellement à la suite de la condensation de ces vapeurs, sont d'autant plus nombreuses, que la température, comme cela a lieu dans les climats tempérés, présente une élévation moins considérable, comparativement à celle des régions chaudes. C'est ainsi que se produisent les brouillards, les pluies, la rosée, et qu'à Paris il tombe annuellement environ 18 à 20 pouces (environ 50 centimètres) d'eau, ainsi qu'on l'a constaté à l'aide du pluvimètre (ombromètre).

Mais le froid produit par la vaporisation, la quantité de chaleur sensible enlevée à la masse liquide étant évidemment proportionnelle à la quantité de vapeur formée, l'abaissement de température est en raison directe de cette vaporisation : voilà pourquoi dans les latitudes tempérées, l'apparition momentanée du soleil sur l'horizon, en provoquant ce phénomène bientôt suivi de la condensation due à sa disparition, expose à tant de vicissitudes atmosphériques ; et pourquoi ces vicissitudes sont plus nombreuses et plus dangereuses près des mers, des lacs, des forêts et dans les grandes cités de ces latitudes, où la chaleur solaire ne peut que très-incomplétement opérer le phénomène de la vaporisation. C'est ce qui ressort clairement des travaux de Leslie, de Dalton et de M. Gay-Lussac.

CHAPITRE III.

De la température moyenne des climats tempérés.

§ 19. Ainsi que nous le démontrerons plus loin (§ 107), l'action du froid atmosphérique varie non-seulement suivant les latitudes, mais encore suivant les constitutions, les habitudes, l'éducation, etc., etc.; circonstances qui font aussi varier à l'infini la sensibilité des individus. Il n'est donc rien d'absolu à cet égard; et l'estimation thermométrique, bonne pour quelques-uns, dans certaines conditions de lieu, de tempérament, etc., est vicieuse pour les autres dont ces conditions ne sont pas les mêmes.

Cependant, tout en laissant la faculté de graduer cette estimation selon les circonstances ou les conditions individuelles, comme il faut, dans toute opération intellectuelle, dans toute appréciation raisonnée, adopter, à part les principes, des règles, des divisions, une méthode enfin pour le soulagement de l'esprit et l'ordre dans le travail; et que, d'ailleurs, dans le cas qui nous occupe, la distinction en froid modéré et froid extrême, a été fondée sur le degré de sensibilité et sur la force de résistance connus des êtres vivants, particulièrement de l'homme, on est convenu, prenant pour type de notre espèce l'habitant des contrées tempérées, d'appeler *modéré*, le froid ou plutôt la température variant de 0° à + 10° R. environ, Ainsi, sous la *zone tempérée*, qui comprend presque toute l'Europe, une partie de l'Amérique, la haute Asie, la grande Tartarie, le Tibet, une partie de la Chine, le Japon, les chaleurs s'élèvent très-rarement au delà de + 30° R., tandis que le froid modéré ne dépasse guère le dégré que nous venons d'indiquer, et la température moyenne est ordinairement de + 10° à + 12° R.

Dans les régions tempérées, les saisons, divisées en quatre époques distinctes, offrent en général des nuances assez tranchées. Les vents sont inconstants, irréguliers, variables; les pluies, moins abondantes que sous la zone torride, sont beaucoup plus fréquentes : circonstances qui donnent lieu à de grands changements, à de dangereuses vicissitudes dans la température générale, qui impriment à tous les êtres organisés, végétaux et animaux, un caractère distinctif; et qui, tout en forçant l'homme à prendre beaucoup de précautions hygiéniques, à développer ses forces de réaction par l'exercice, par les *ingesta stimulants*, etc., ne laissent pas que de l'exposer à de nombreuses maladies.

CHAPITRE IV.

Du froid excessif.

§ 20. De même que pour le froid modéré, on ne peut qu'arbitrairement déterminer le degré où le froid doit prendre la qualification d'excessif, puisque cet état de la température est relatif au climat et aux conditions diverses de l'homme qui l'habite. Toutefois, et par les mêmes motifs que pour le froid modéré, on est convenu d'appeler *excessif* celui qui, commençant où l'autre cesse, c'est-à-dire à — 10° R., s'abaisse graduellement jusqu'aux confins des pôles.

Les pays soumis à son triste empire sont : le nord de la Suède, de la Russie, la Sibérie, le Kamtchatka, la Laponie, l'Islande, la nouvelle Zemble, le Spitzberg, le pays des Patagons, des Esquimaux, la baie d'Hudson, d'autres terres encore inconnues, en un mot, toute cette portion du globe comprise entre les cercles polaires et les pôles, c'est-à-dire par de là le 66° et demi de latitude. Là, le thermomètre atteint un degré d'abaissement effrayant; c'est ainsi que quelques voyageurs, entre autres Gmelin, en Sibérie, Parry, dans l'île Melleville, et MM. Quoy et Gaymard, en Laponie, l'ont vu descendre à 30°, 35° et même — 38° $\frac{68}{100}$ R.!

Dans ces régions glaciales, lorsqu'on s'avance de plus en plus vers le Nord, on observe un phénomène très-remarquable. Malgré les hivers rigoureux qui les oppriment, toutes ces contrées jouissent d'étés assez doux et même chauds. Pour s'en rendre raison, il suffit de se rappeler que l'obliquité de l'axe de la terre sur le plan de l'écliptique fait que chacun des pôles de cet axe éprouve successivement six mois de jour et six mois de nuit, c'est-à-dire que par rapport à chacun de ces pôles, le soleil est alternativement six mois au-dessus et six mois au-dessous de l'horizon. Il en résulte que cet astre, restant ainsi six mois sur l'horizon, a le temps, malgré l'obliquité de ses rayons, d'élever suffisamment la température des climats dont il s'agit, et peut, par cela même, produire des étés assez chauds. Des brouillards épais et des neiges abondantes marquent dans ces tristes régions le passage brusque d'une saison à une autre. Pendant le reste de l'année, le ciel y est pur (1), l'air y est très-sec et n'éprouve que très-peu de changements hygrométriques.

§ 21. Mais y a-t-il plus de froid aujourd'hui qu'autrefois? Et faut-il croire avec Lucrèce que le froid et les vents augmentent depuis l'origine du monde (2)! « *At novitas mundi nec frigora dura ciebat, omnia enim pariter crescunt...* »

---

(1) Suivant la loi des pertes de chaleur par le rayonnement, on a généralement observé que la rigueur de l'hiver se fait principalement sentir pendant la nuit, lorsque l'atmosphère est dépourvue de nuages; et que le froid est au contraire moins vif par un temps couvert et dans les lieux abrités par des arbres ou entourés d'édifices. C'est ainsi que l'hiver est moins sévère dans les grandes villes qu'à la campagne. « Dans l'hiver rigoureux de 1794, les vignes de la Bourgogne furent presque toutes gelées, à l'exception de celles qui, plantées d'arbres fruitiers, furent préservées. M. ARAGO a recueilli plusieurs observations, desquelles il résulte que le refroidissement nocturne accélère la congélation des rivières. La Seine fut prise en 1762, à la suite de six jours de gelée, les nuits étant sereines, et la température moyenne étant —3°,9; le maximum du froid fut dans l'air de 9°,7, tandis qu'en 1748, la Seine ne fut pas gelée après huit jours nuageux, quoique la température moyenne fût de 4°, 5°, et le maximum de froid 12°, la hauteur des eaux étant la même aux deux époques. » (Lamé, op., cit., tom. 1, pag, 551).

(2) « Il est un caractère fondamental qui distingue le monde antérieur du monde actuel, et qui se traduit jusqu'à un certain point dans les formes générales. C'est un changement notable dans la composition de l'atmosphère, c'est une grande différence dans la température des milieux. Si nous recherchons quel devait être l'état physique des animaux de la première époque, d'après ce que nous connaissons des circonstances extérieures qui agissaient sur eux, nous ne pouvons que nous les représenter dans une sorte de fièvre, et cet état devait avoir une influence marquée sur la nutrition. » (GEOFFROY SAINT-HILAIRE: *Mémoire lu à l'Institut dans la séance du* 16 *janvier* 1837). — On sait, au reste, que les animaux fossiles de l'organisation la plus simple, se rencontrent toujours dans les couches les plus inférieures et les plus anciennes de la croûte du globe; que l'organisation s'élève et se complique à mesure qu'on examine des couches plus rapprochées de la surface. Ainsi, on voit successivement apparaître de bas en haut des mollusques, des reptiles, des poissons, des cétacés, des oiseaux,

Cependant l'écoulement des eaux, facilité par les canaux, par la culture des terres, le défrichement des forêts, etc., ont, d'après l'observation de M. Arago, produit des résultats qui tendent à prouver le contraire : la France est moins froide que la Gaule de Jules César. A cette question se rattache donc celle de la civilisation et du progrès... (§ 106).

---

des ruminants, jusqu'aux carnassiers inclusivement. Ce n'est que dernièrement (à l'Institut, 10 juin 1837) que M. LARTET a annoncé avoir découvert, fait jusqu'ici sans exemple, un quadrumane fossile, singe antédiluvien.

Quoiqu'il en soit, je me rappelle avoir vu à Genève, dans la collection de M. D***, alors en recherches scientifiques, une vertèbre humaine fossile également antédiluvienne, trouvée dans des terrains secondaires au canton de Saint-Gall; ce qui serait plus important encore que le fait de M. Lartet, et viendrait résoudre une grande question d'histoire naturelle jusque-là disputée.

Toutefois, et pour terminer sur cette question insoluble, du moins dans l'état actuel de nos connaissances, de la température du globe, quelques savants, M. POISSON entre autres, dans un travail remarquable, lu dernièrement à l'Institut (Séance du 6 février 1837), semblerait revenir à l'opinion de LUCRÈCE : il n'admet point la théorie de la chaleur centrale aujourd'hui professée généralement, et repousse également celle des vibrations. Ainsi, il résulte d'observations et de calculs très-complexes de ce savant distingué, dans un exemple arbitrairement choisi par lui, que la température de l'espace en un million d'années passerait de plus 100° à moins 100°, et reviendrait de—100° à +100°; et si l'on supposait de plus qu'elle fût maintenant à son minimum, il en résulterait à l'époque actuelle un accroissement de température de la terre, à partir de sa surface, à peu près égal à celui que l'on observe. Cet accroissement serait sensiblement uniforme jusqu'à toutes les profondeurs accessibles; il varierait ensuite, et à une profondeur d'environ 7,000 mètres, la température atteindrait son minimum et surpasserait d'environ 107 degrés celle de la superficie. Au-delà elle diminuerait; de sorte que vers 60,000 mètres de distance à la surface, l'influence de l'inégalité de température de l'espace aurait entièrement disparu. Dans cet exemple, la température de la surface du globe, il y a 5,000 siècles, surpassait celle qui a lieu aujourd'hui d'un peu moins de 200 degrés, et il en serait de même quand 5,000 autres siècles se seront écoulés; ce qui a rendu et rendrait encore de nouveau la terre inhabitable à l'espèce humaine.....

CHAPITRE V.

Influence de la température sur les causes des vicissitudes atmosphériques dans les diverses régions du globe terrestre.

§ 22. La principale cause des vicissitudes atmosphériques, est le changement de température qui résulte de la plus ou moins grande obliquité des rayons solaires aux différentes époques de l'année.

Lorsqu'en effet, passant successivement en revue l'étendue de notre globe, on étudie les vicissitudes atmosphériques dans les diverses régions, on observe que dans la zone torride (1), où la température la plus basse est de 5 à 10° + 0 R., l'air toujours chaud par l'élévation continuelle du soleil, et toujours humide par l'activité de la vaporisation, persiste dans ce double état à raison de la présence constante de l'excès du calorique; de telle sorte que la vapeur d'eau, bien que constante dans l'atmosphère de ces contrées, y demeure toujours insensible, maintenue qu'elle est sans cesse sous forme de gaz par la température élevée de l'air (2).

Or, la température étant à peu près uniforme sous la zone torride, et les jours y étant presque égaux aux nuits, il en résulte que les vicissitudes atmosphériques sont peu marquées dans cette partie du globe. Leurs effets physiques et moraux sur l'homme y sont donc plus profonds et moins variables.

§ 23. Lorsqu'ensuite on observe les mêmes phénomènes dans les zones glaciales (3), on trouve qu'ils présentent en-

---

(1) 23° et demi en deçà et au-delà de l'équateur.

(2) C'est à cette combinaison du calorique avec une grande masse d'eau, que sont probablement dus les dégagements électriques qui forment ces orages, ces trombes et ces ouragans qui bouleversent quelquefois les régions équatoriales, et précipitent souvent en quelques jours, en quelques heures, autant d'eau qu'en plusieurs mois dans les autres zones.

(3) 23° et demi des cercles polaires aux pôles.

core la même fixité, avec cette différence seulement qu'ils sont opposés à ceux de la zone torride, puisque là cette fixité est due à la présence d'un excès de calorique, tandis qu'ici elle dépend du défaut ou plus exactement de la grande diminution du calorique. Ainsi, dans les régions glaciales, l'abaissement considérable de la température étant constant, dès lors le peu d'activité de la vaporisation étant permanent, il s'ensuit que l'air y est toujours froid et toujours sec. Il s'ensuit aussi que l'état hygrométrique y est uniforme, hors le cas des deux passages brusques et tranchés de l'été à l'hiver et réciproquement, cette latitude ne subissant, comme on sait, que ces deux extrêmes. Quelques brouillards ou de la neige, c'est tout ce qu'on y observe pendant les deux passages dont nous parlons. On voit donc qu'il y a dans les zones glaciales comme dans la zone torride, peu de variations atmosphériques, et que ce phénomène dépend surtout de ce que la température éprouve peu de changements dans ces régions.

§ 24. Mais si nous arrivons aux zones tempérées (1), la nature change de face. Dans sa révolution annuelle autour du soleil, la terre en présentant à cet astre ses zones tempérées, sous deux obliquités différentes, il en résulte pour chacune de ces contrées deux époques principales, savoir : l'hiver et l'été. On y remarque en outre deux saisons intermédiaires, le printemps et l'automne; ce qui tient à ce que le passage de l'hiver à l'été et réciproquement, n'est point brusque dans ces pays comme dans les zones glaciales.

Or, pendant ces diverses saisons, la température varie beaucoup dans les régions tempérées du globe. De là les variations atmosphériques nombreuses et tranchées que l'on y remarque.

En effet, dans ces deux zones, la température varie depuis + 30° R. jusqu'à — 20° R. On conçoit, d'après cela, que dans cette immense échelle climatérique de 50 degrés par-

(1) C'est-à-dire aux deux régions du globe, comprises entre les tropiques et les cercles populaires, et qui sont de 43°.

courue en quelques mois, en quelques semaines, il doive se passer, à part l'influence de plusieurs causes secondaires, de grandes révolutions dans toute la nature, spécialement chez les êtres vivants.

§ 25. Malgré cette cause puissante et majeure des vicissitudes atmosphériques sous les zones tempérées, savoir : l'augmentation et la diminution alternatives que la température y éprouve, il ne faut point perdre de vue l'influence qu'exercent dans ces variations atmosphériques certaines circonstances dont nous venons de faire mention sous le nom de *causes secondaires* : telles sont la vaporisation des eaux, l'exposition du sol, sa situation, sa nature et son élévation au-dessus du niveau des mers, enfin l'action des vents.

a. La vaporisation des eaux ne pouvant s'effectuer qu'aux dépens du calorique des corps environnants, doit par cela même refroidir l'atmosphère. Ainsi, formé par des mers, le pôle austral est plus froid que le pôle boréal, formé par des terres. Le capitaine Cook ne put, en effet, parvenir vers le premier que jusqu'au 71° de latitude, tandis qu'il pénétra vers le second jusqu'au 80°.

b. Le versant nord des montagnes présente une température beaucoup plus basse que leur versant opposé. C'est ainsi que la partie des Pyrénées qui regarde la France nous offre une température bien inférieure à celle dont jouit la partie qui se trouve tournée vers l'Espagne.

c. Quelques vallées abritées au nord, à l'est et à l'ouest, présentent pour ainsi dire un printemps perpétuel, bien que situées dans un pays dont les hivers sont rigoureux. Telle est en France la vallée d'Hyères, où le thermomètre ne descend presque jamais au-dessous de 4° à 5° R., tandis qu'à quelques lieues de là, aux environs de Toulon, le thermomètre descend beaucoup plus bas.

d. Dans les terrains argileux, dans ceux qui renferment beaucoup de salpêtre (azotate de potasse), ou de sel gemme (chlorure de sodium), il n'est pas rare de voir tout à coup survenir, au milieu de l'été, un refroidissement considérable dans l'atmosphère et même des gelées. C'est ce que l'on observe quelquefois dans certains pays de la Chine, riches en salpêtre ou en sel gemme. Ce phénomène dépend très-probablement de ce que l'infiltration des eaux ne pouvant s'opérer dans ces sortes de terrains, ils conservent une humidité qui devient cause de refroidissement.

e. Mais la plus puissante de toutes les causes secondaires de refroidissement de l'atmosphère, est l'élévation du sol au-dessus du niveau de la mer. D'illustres voyageurs ou aéronautes ont démontré que l'abaissement de température est de 1° du thermomètre centigrade pour environ 175m.2 (90 toises) d'élévation. Aussi nos hautes montagnes, celles mêmes situées sous l'équateur, comme le Chimboraçao et le Mont de la lune, sont-elles toujours couvertes de neige (1). Les plateaux élevés sont plus froids que les terrains bas sous les mêmes parallèles : sous la même latitude boréale, on éprouve beaucoup plus de froid à Moscou qu'à Edimbourg ; mais pour les terrains humides, l'avantage de l'abaissement du sol est compensé par l'évaporation des eaux (§ 18).

f. Les vents modifient la température des lieux différemment, suivant que pour y arriver, ils traversent des contrées plus ou ou moins froides. En effet, ceux qui soufflent des pôles vers l'équateur, lorsque ni les forêts, ni les chaînes de montagnes ne changent leur direction, produisent un refroidissement extrême.

§ 26. Ainsi que nous le démontrerons ailleurs, l'action que ces diverses causes, soit isolées, soit combinées, exercent sur toute la nature, a été depuis longtemps constatée par les bons observateurs; et c'est cette observation, cette étude qui, réunies à celle de la chaleur thermométrique, constituent une branche importante de la philosophie naturelle, la *météorologie.* Ainsi qu'il résulte clairement de ce léger aperçu, cette

---

(1) « C'est par le froid que les dernières couches de l'atmosphère perdent leur ressort. La couche liquéfiée doit avoir l'épaisseur nécessaire pour faire équilibre par son poids à la force élastique de l'air inférieur. C'est là la vraie cause du froid excessif que l'on ressent à mesure qu'on s'élève dans les hauteurs de l'atmosphère. » (POISSON, op. cit.)

partie de la physique a dû se perfectionner particulièrement sous la zone moyenne, puisque nulle part, aux pôles ni même à l'équateur, il n'existe autant que sous cette zone de causes de changements, de troubles et de désordres atmosphériques.

Malheureusement la météorologie, si utile un jour sans doute à la pathologie (1) et à l'hygiène, est encore fort peu avancée; et bien qu'on possède déjà des instruments assez précis pour indiquer la direction et la force des vents, l'état électrique de l'atmosphère, etc., et qu'on puisse connaître la température, la pression et l'état hygrométrique de l'air, par des procédés d'observation faciles et précis, on n'a pas encore assez multiplié et rapproché les lieux et les époques des observations, pour découvrir les lois des phénomènes atmosphériques, soit généraux, soit particuliers à chaque contrée, et arriver à les prédire avec quelque certitude. Les connaissances spéciales, le temps et l'attention que ce travail exige à la fois d'un grand nombre de personnes, en sont le principal obstacle. Pour le surmonter, il faudrait imaginer des instruments capables de tracer d'eux-mêmes avec exactitude

---

(1) Espérons qu'elle jettera bientôt quelques lumières sur l'une des questions de cet ordre les plus couvertes encore de ténèbres : celle des *constitutions atmosphériques*, si mal appréciée de tous les temps; tantôt niée, tantôt exagérée, mais d'une valeur réelle, aussi trop peu sentie de nos jours; car il ne saurait être indifférent en médecine de savoir non-seulement pourquoi les saisons, les climats, en modifiant la constitution de l'homme, modifient aussi ses maladies; pourquoi le froid des nuits qui excite l'invasion de ces fièvres si dangereuses des côtes occidentales de l'Afrique et de tous les pays chauds et humides; qui y développe les maladies convulsives, le *bériberis*, le *tétanos*, le *choléra-morbus*, et toutes ces formes diverses et terribles de l'irritation des centres nerveux et gastro-intestinaux, qui tuent en quelques jours et souvent en quelques heures, ne donne lieu chez nous qu'à des *rhumatismes*, à des *fluxions*, etc.; pourquoi le froid qui, dans un automne pluvieux, détermine des *affections catarrhales*, des *dyssenteries, etc.*, provoque une *fièvre inflammatoire éruptive* au printemps; mais pourquoi encore dans le même pays, sous la même latitude, les mêmes saisons présentent fréquemment, d'une année à l'autre, dans les mêmes maladies, des différences phénoménales assez marquées, et quelquefois même intervertissent l'ordre habituel de ces maladies et les substituent les unes aux autres?

les indications successives des phénomènes pendant un certain temps. Néanmoins l'existence des thermomètres *à maximâ* et *à minimâ*, le perfectionnement de l'horlogerie, la composition de l'*héliostat* et de cet autre appareil ingénieux servant à mesurer les sons, laissent l'espoir de voir la météorologie se perfectionner assez pour offrir un jour des secours nombreux à notre art.

DEUXIÈME SECTION.

INFLUENCE DU FROID ATMOSPHÉRIQUE, CONSIDÉRÉE SOUS LES RAPPORTS PHYSIQUE, PHYSIOLOGIQUE ET PATHOLOGIQUE, SUR TOUTE LA NATURE.

§ 27. Tout corps étant composé de parties matérielles non contiguës, lorsque ce corps conserve sa forme, chacune de ses parties doit être considérée comme soumise à l'action de plusieurs forces qui se font équilibre. Il paraît démontré que ces forces, réduites à deux genres, émanent des particules elles-mêmes, varient d'intensité avec la distance et deviennent insensibles lorsque cette distance est inappréciable à nos sens. Ces forces, très-différentes ou plutôt opposées, quoique émanant des mêmes particules, sont : les unes *attractives*, et ne varient dans un même corps qu'avec la distance, les autres *répulsives* et dépendant à la fois de la distance et de l'énergie de la chaleur; action répulsive qui diminue plus rapidement que l'action attractive, lorsque la distance augmente (Lamé). Telle est la loi de constitution interne des corps dont l'état dépend, comme on voit, de la plus ou moins grande quantité de calorique.

§ 28. Il n'est donc dans la nature aucun être qui puisse lui échapper : depuis l'*inorganique* où ces phénomènes sont simples et explicables; *le végétal* où ils se compliquent de nouvelles forces, jusqu'à l'*animal* le plus fini, le plus complet;

jusqu'à l'homme enfin, où *la vie, le sentir* et *le mouvoir* se réunissent pour parfaire ce chef-d'œuvre de la création, tout est soumis à la loi d'attraction et de répulsion.

CHAPITRE PREMIER

Influence du froid atmosphérique, considérée sous le rapport physique, sur les corps inorganisés.

§ 29. Pour établir l'influence physique du froid sur les êtres qui n'ont point reçu la vie en partage, il faut étudier les phénomènes qui dépendent de la plus ou moins grande quantité de chaleur dans les divers solides, liquides ou fluides du monde physique; exposer par conséquent les moyens qui ont été employés pour mesurer les dilatations et les contractions dans ces différents corps, ou la quantité dont l'unité de leur volume augmente moyennement pour l'augmentation d'un degré de température dans le thermomètre à mercure (§ 33.)

Le coefficient de dilatation varie d'un corps à l'autre. Chaque solide ou liquide a le sien; mais ce coefficient a la même valeur pour tous les gaz. Elle est en général plus grande pour les liquides que pour les solides, et plus grande encore pour les fluides élastiques, permanents ou non. La connaissance précise du coefficient de dilatation est utile dans un grand nombre de circonstances; mais la contraction comme la dilatation des corps étant en général fort petite, il est très-difficile de les mesurer avec précision, surtout à des températures au-dessus de 100°. C'est aux travaux de MM. Gay-Lussac, Dulong et Petit, particulièrement de ces deux derniers savants, qu'on doit les connaissances précieuses, bien qu'encore incomplètes, que possède aujourd'hui la théorie de la chaleur et du froid.

Nous nous bornerons, dans ce chapitre, aux notions nécessaires à l'intelligence de notre sujet, renvoyant, pour de plus amples développements, aux traités de physique.

§ Ier.

Influence du froid atmosphérique, considérée sous le rapport physique, sur les solides.

§ 30. Lorsque les corps solides se refroidissent par émission de la chaleur rayonnante, l'action du froid, sur ces corps, est appréciable, bien qu'elle soit peu sensible et assez difficile à démontrer. Newton, entre tous les observateurs, fut le premier qui donna cette démonstration et formula le fait en loi, savoir : *Que la fraction de degré, perdue dans un instant très-court par un corps qui se refroidit, est proportionnelle à l'excès de la température sur celle des corps environnants*... Et, bien que cette loi de Newton ne soit qu'une loi approchée, et ne puisse être admise que pour de faibles excès de température, elle est suffisamment exacte, lorsque cette température du corps, qui se refroidit, ne dépasse que de 10° à 20° tout au plus celle de l'enceinte. C'est d'après cette loi du refroidissement de Newton, que Leslie inventa son ingénieux appareil pour étudier les propriétés de la chaleur rayonnante.

Mais le phénomène spontané le plus important, celui qui joue le principal rôle dans les phénomènes composés de la théorie physique du froid et de la chaleur, je veux dire *la faculté que possède toute particule pondérable d'émettre à chaque instant une certaine quantité de sa chaleur propre*, ou *de se refroidir dans une enceinte dont le rayonnement ne lui restitue pas autant de chaleur qu'elle en perd*... La loi de ce phénomène est aujourd'hui complétement connue, grâce aux travaux remarquables de MM. Dulong et Petit sur ce point de la science, et d'après lesquels ils sont parvenus à établir leurs trois formules, exprimant les lois du refroidissement dans le vide, celles du refroidissement dû au contact seul d'un gaz, et celles du refroidissement observé dans l'air; formules qui devront servir désormais de point de départ à toutes les recherches mathématiques qu'on entreprendra sur le rayonnement et la communication de la chaleur, comme sur l'évaporation, la condensation et le refroidissement.

§ 31. Partant des données fournies par Newton, Ramsden, Lavoisier et Laplace sont arrivés à un résultat général d'une haute importance pratique. Ces savants distingués ont constaté qu'*entre* 0° *et* + 100° *tous les corps solides se dilatent ou se contractent proportionnellement à la température évaluée en degrés du thermomètre à mercure*... Voici quelques-uns des nombres obtenus, pour la dilatation linéaire de différentes substances, entre les deux limites 0° et + 100° : Verre à glace $\frac{1}{1122}$, verre à cristal $\frac{1}{926}$, cuivre $\frac{1}{148}$, laiton $\frac{1}{553}$, fer doux $\frac{1}{819}$, acier non trempé $\frac{1}{1147}$, platine $\frac{1}{1197}$.

On a tiré dans les arts un très-grand avantage de cette connaissance de la force de dilatation et de contraction des solides par le froid et la chaleur. On la prend en grande considération, par exemple, dans le choix du verre pour la confection des thermomètres, dans l'emploi du fer pour les constructions et surtout pour le redressement de charpentes ou de pans de murailles déviés (1). La propriété opposée dans la fonte et le plâtre, font adopter ces deux substances par les mouleurs pour la confection des portraits coulés, etc.

§ 32. On a également utilisé la connaissance de la propriété que possèdent les corps solides de conduire plus ou moins la chaleur, d'accélérer ou de retarder le refroidissement. Ainsi, pour la construction des maisons, on conçoit que l'épaisseur des murs devra être d'autant moindre, que leur substance sera moins conductrice : les maisons en bois sont les plus chaudes et les plus économiques ; pour les appareils de chauffage, les poêles sont préférables à tous les procédés, et développent le plus de calorique au moins de frais possibles. Pour le choix des vêtements selon les saisons ; pour le transport des masses chaudes ou froides dont il convient de con-

(1) On prend aussi en considération la propriété de dilatation linéaire du fer dans la construction des ponts suspendus. On peut remarquer que c'est à cause de cette propriété que les jointures du fer, dans les ponts confectionnés avec ce métal, ne sont point exactement coïncidentes. C'est à l'ignorance de cette loi ou à la négligence de son application, qu'on doit attribuer la chute de plusieurs de ces ponts.

server la température, etc., on ne peut résoudre toutes les questions qui s'y rattachent que par l'étude de la conductibilité des corps solides.

§ II.

Influence du froid atmosphérique, considérée sous le rapport physique, sur les liquides.

§ 33. Dans les corps liquides, le coefficient de dilatation est en général plus grand que dans les corps solides, et la loi de la vitesse de refroidissement est plus facile à saisir. Le froid, comme la chaleur, se distribue facilement et uniformément dans les liquides par les courants qui s'y forment. Toutefois, son influence varie (1) suivant la nature de ces liquides, la forme et la substance de leur enveloppe; et aussi, de même que pour les solides, suivant que l'on opère dans le vide ou à l'air libre.

Lorsque certains liquides sont exposés à des températures continuellement décroissantes, ils finissent par atteindre la température de fusion des corps solides formés de la même substance; il y a alors passage de l'état liquide à l'état solide; quelquefois sous une contexture cristalline, le plus souvent en masse compacte et sans clivage. La température de la solidification est variable d'un liquide à l'autre : de 0° pour l'eau, elle est de — 39 à — 40° C. pour le mercure. Plusieurs liquides, tels que l'alcool, l'éther et certains acides, semblent faire exception à cette loi générale du passage à l'état solide, par une diminution de température; toutefois, c'est sans doute parce que jusqu'à ce jour, ainsi que nous l'avons dit ailleurs pour les gaz permanents, il a été impossible de réaliser un refroidissement ou une pression assez étendus pour contraindre ces corps à passer de l'état liquide à l'état solide. Dans ce passage, il y a en général changement brusque de densité; mais pour certaines substances, c'est une dilatation.

(1) C'est-à-dire cependant que ces circonstances ne font que modifier un coefficient constant, qui doit entrer comme facteur dans l'expression de la vitesse du refroidissement.

Ainsi l'eau (§ 34), la fonte (§ 35), le bismuth, diminuent de densité, le mercure se contracte au contraire.

§ 34. L'eau présente un phénomène remarquable qui la distingue des autres liquides : lorsque sa température s'abaisse de +100° à +4° à peu près, son volume diminue et sa densité augmente; mais si sa température continue à s'abaisser de +4° vers 0°, sa densité diminue au contraire, en sorte qu'elle se dilate en se refroidissant. On déduit des tables de M. Halstrom, que le maximum de condensation ou de densité a lieu vers +4°,108; à +8° une même masse d'eau occupe sensiblement le même volume qu'à 0°

Il existe d'autres phénomènes de congélation propres à l'eau, non moins extraordinaires : ainsi la congélation peut être retardée 1° par son état de pureté ou de limpidité; 2° par son état de repos parfait; 3° par la petitesse du diamètre des vases ou des tubes qui la contiennent. Alors on voit l'eau descendre quelquefois à —10° — 12° et même plus, sans que la congélation ait lieu; ce qu'on explique dans le premier cas en disant que, pure et limpide, l'eau ne contient plus ces corps légers qu'elle tient ordinairement en suspension, ayant à peu près la même densité qu'elle, mais non le même coefficient de dilatation, et qui, en se contractant plus ou moins qu'elle par le refroidissement, donne lieu à un certain mouvement, à une certaine agitation du liquide qui favorise la congélation; dans le deuxième cas, en affirmant que cela tient à l'inertie des molécules de l'eau, qui ont besoin de mouvement pour se congeler; enfin, dans le troisième, que c'est encore l'absence du mouvement dans les petits vases ou tubes capillaires, qui empêche la congélation..., ce qui résume cette triple explication en un seul motif, une seule condition : la nécessité du mouvement pour l'accomplissement de ce phénomène; et ce qui expliquerait en même temps, selon M. Desprez, pourquoi le plus souvent les végétaux résistent à la désorganisation à de très-basses températures (§ 41).

§ 35. On a attribué une grande importance à la température du maximum de condensation de l'eau, en l'adoptant pour celle qui sert à définir l'unité de poids : un centimètre cube d'eau, pesant précisément un gramme à $+4°,108$. On s'en est aussi servi pour les calculs de jaugeage, et à son aide, on a expliqué la fracture des vases fermés contenant de l'eau. On a même, en Angleterre, obtenu des résultats comparables à ceux de la poudre à canon, en renfermant ce liquide dans une bombe bien bouchée avec un tampon de bois et soumise à un refroidissement intense. Enfin, ayant remarqué que certaines pierres poreuses, dites *gélives*, contenant de l'argile et partant plus ou moins d'eau, se brisaient pendant les grandes gelées, on a *essayé*, avant de les employer en construction, les pierres *suspectes*, en plongeant un morceau dans une solution saturée de sulfate de soude ou d'un autre sel qui augmente de volume en cristallisant ; alors si la pierre se laisse pénétrer par la dissolution, on observe le même effet que par la congélation de l'eau, et elle se fracture en éclats.

Mais c'est au produit direct de ce phénomène de condensation de l'eau, à la glace elle-même, qu'on a de tous temps et surtout dans le siècle dernier, attaché le plus grand prix en médecine; et c'est, ainsi que nous l'avons déjà dit (§ 7). parce qu'on semblait de nos jours méconnaître, ou ne pas apprécier assez l'importance de ce précieux modificateur, que nous avons cru devoir consacrer tous nos efforts à sa défense, à sa réhabilitation.

§ 36. On connaît encore, et c'est là un fait d'une haute importance chimique, bien qu'on n'ait pu jusqu'ici expliquer tous les termes de ce phénomène, le dégagement plus ou moins prononcé de calorique latent auquel donne lieu la combinaison de certains liquides par leur condensation, comme on connaît le refroidissement exigé par le phénomène opposé de l'évaporation : double circonstance dont les résultats sont immenses pour la médecine et l'économie domestique, incalculables pour les arts et l'industrie ! En effet, sans parler ici des applications de la vapeur, c'est la connaissance de cette double circonstance qui, en Espagne, a suggéré l'idée des *Alcarazas;* qui, dans les Indes orientales, fait rafraîchir l'air des appartements, en plaçant dans le trajet qu'il doit parcourir pour y arriver, des branches d'arbres qu'on entretient humides par une aspersion convenable ; et qui, en France, nous fait, pendant les grandes chaleurs de l'été, projeter de l'eau dans les chambres à coucher de nos malades. Enfin ce fut sous l'inspiration des lois de la vaporation des liquides, que Wollaston et Leslie construisirent leurs ingénieux instruments, et qu'on a pu expliquer comment à +4° R., la fermentation spiritueuse s'arrête dans les liqueurs fermentées, celle qui forme non pas le vinaigre toutefois, qui demande une assez forte chaleur, mais l'acescence et par conséquent la décomposition ; comment celle-ci cesse d'être possible, même au-dessus du terme de la glace ; comment, à Saint-Pétersbourg, et dans tout le Nord, des provisions de viandes gelées sont conservées tout l'hiver sans subir la moindre altération ; comment enfin on a pu trouver des cadavres d'éléphant (mammouth) conservés pendant des siècles dans les glaces des rives de la Léna, etc., etc. (1)...

§ III.

Influence du froid atmosphérique, considérée sous le rapport physique, sur les fluides élastiques *(gaz permanents et gaz non permanents ou vapeurs)*.

§ 37. Bien qu'il soit probable, ainsi que nous l'avons déjà fait remarquer (§ 29), que l'on parviendra un jour à liquéfier les gaz regardés jusqu'ici comme *permanents ;* comme on n'a pu encore y parvenir avec les pressions et les diminutions de température les plus fortes dont on puisse disposer, nous

(1) C'est encore la connaissance de cette théorie qui a porté certains peuples anciens et quelques économistes modernes, à employer *les silos* à la conservation des céréales. M. le général DEMARÇAY surtout, entre ces derniers, a prouvé qu'il comprenait dans toute son étendue cette importante question d'hygiène publique, en remplaçant les silos de ses prédécesseurs par les *glacières*. Aussi, comme le démontre clairement un mémoire que je suis heureux de posséder comme un souvenir de sa bienveillance (*), l'honorable général a-t-il obtenu dans la conservation des blés les plus beaux résultats connus jusqu'à ce

(*) *Nouveau procédé pour la conservation des grains*, par le général DEMARÇAY (*Annales de l'agriculture française*, 1838).

n'avons à nous occuper ici que des *vapeurs* ou des *gaz non permanents*, vapeurs qui, du reste, tant qu'elles ne changent pas d'état, présentent les mêmes propriétés que les gaz proprement dits.

La dilatation par le calorique, comme la contraction par le froid, étant très sensible dans les gaz, même pour les faibles changements de température, la recherche des lois qui président à ces changements ne paraissait pas devoir présenter de grandes difficultés. Cependant, comme on ne connaissait pas encore les lois de la formation des vapeurs, ou l'influence des liquides dans les appareils à gaz, on a longtemps essayé en vain de déterminer leur coefficient de dilatation : c'est M. Gay-Lussac qui a le premier surmonté cet obstacle.

Il n'en est pas des gaz comme des corps solides ou liquides, où dans le phénomène de la dilatation, l'action de la chaleur est constamment modifiée par l'attraction moléculaire. Ici, en effet, l'action uniforme de la chaleur sur tous les gaz permanents indique suffisamment que cette attraction moléculaire, qui doit varier avec les masses des dernières particules ou des atomes indivisibles, et conséquemment avec la nature du fluide élastique, n'a aucune influence sensible dans cet état des corps pondérables. D'où il suit que, pour cette étude délicate et difficile, il faut, autant que possible, que l'action de la chaleur soit isolée, et que le thermomètre à gaz, et particulièrement à air, est préférable au thermomètre à mercure.

§ 38. Les pouvoirs refroidissants des gaz varient pour chaque pression. D'après les résultats obtenus par MM. Du-

---

jour, ainsi que l'a pensé M. GAY-LUSSAC, dans son rapport à l'Institut, du 4 juin 1838.

Le froid, en d'autres termes la congélation, peut encore venir utilement en aide au chimiste analyste, toutes les fois qu'il veut préalablement dépouiller quelque liquide, animal ou non, de son eau de composition, pour le conserver ou l'analyser mieux ensuite. — J'ai pour ami un chimiste fort distingué qui, chaque année, fabriquant sa provision de *vin de table*, se fait en même temps du *vin de dessert*, que j'ai vu prendre par un *gourmet* pour du vin de Portugal, en en *dépouillant* une certaine quantité par la cristallisation, par la congélation répétée jusqu'à épuration complète...

long et Petit, lorsque le baromètre est à 0^m 76 le pouvoir refroidissant de l'air étant pris pour unité, celui de l'hydrogène est de 3,45, celui de l'acide carbonique 0,965. Ces rapports doivent aussi varier avec l'élasticité, mais on peut leur supposer les mêmes valeurs dans les limites linéaires de la pression atmosphérique. Lorsque le corps qui se refroidit est exposé à un courant de gaz, la chaleur enlevée dans le même temps par le contact du fluide, est d'autant plus grande que ce courant est plus rapide, etc., le refroidissement d'un corps dans un gaz étant presque uniquement dû à son contact, lorsque ce fluide est animé d'une grande vitesse.

L'action refroidissante des gaz varie encore, selon qu'on opère dans le vide ou à l'air libre, suivant la nature de la surface sur laquelle ils agissent. Ainsi, pour étudier l'influence de la surface d'un thermomètre, tout en en employant deux de dimensions semblables, si l'un conserve sa surface vitreuse tandis que l'autre est recouvert d'une faible couche d'argent mat, ces deux surfaces jouissent de pouvoirs rayonnants bien différents, car le verre est un des corps qui rayonnent le plus, et l'argent un de ceux qui rayonnent le moins. Enfin, l'action refroidissante des gaz varie selon leur densité ; et c'est d'après les recherches de cette circonstance (1), comme de celles de pression, d'électricité, de vitesse, de mouvement, etc., que MM. Dulong et Petit ont établi les trois formules remarquables dont nous avons parlé (§ 30), et qui sont l'expression la plus parfaite des lois du refroidissement dans le vide, au contact d'un gaz et à l'air libre.

§ 39. On a utilisé, dans les arts, la compression des gaz, surtout depuis que MM. Bréguet, Gay-Lussac, Pouillet, Clément et Désormes, ont inventé des instruments au moyen

(1) Le froid, en donnant cette qualité de densité et de concentration à l'air atmosphérique, le rend beaucoup plus propre à la transmission des sons : c'est ce que chacun a pu constater maintes fois l'hiver, et surtout ces vieux guerriers qui ont fait nos campagnes du Nord au Midi. Ils attestent, en effet, que le bruit de la mousqueterie et de l'artillerie était bien plus retentissant et plus terrible un jour de bataille donnée sous un ciel froid et sec que sous un ciel chaud et humide.

desquels on peut mesurer exactement la chaleur produite par cette compression. Ainsi, on l'a employé pour la confection des briquets à air, etc. Mais les avantages qu'on a retirés de cette application de la compression des gaz, ne sont rien en comparaison de ceux qu'on a déjà obtenus de leur dilatation et de la production des vapeurs... Et pour ne parler que d'une seule des applications de ces dernières, qui pourrait dire l'influence qu'exerceront un jour sur la civilisation les découvertes de J. Wath (1) et de Mongolfier, sur l'emploi de la vapeur appliquée à la mécanique, à la navigation sur l'eau et dans l'air, etc...!

CHAPITRE II.

Influence du froid atmosphérique, considérée sous les rapports physique, physiologique et pathologique, sur le règne végétal.

§ 40. Point de chaleur, point de végétation... Ici le principe de vie est trop faible pour rendre le végétal indépendant; il a besoin, pour vivre, d'être activé par la température extérieure: son activité accroît et décroît, sa vitalité se mesure avec la chaleur atmosphérique. A peine voit-on, vers les pôles, quelques rares arbustes, quelques arbres chétifs, apparus lors du court séjour du soleil sur cet horizon; et vers les régions où il ne paraît que quelques semaines, la terre ne peut même assez s'échauffer pour fournir à ses malheureux habitants les ressources d'une médiocre récolte !

Le végétal qui n'a pas, comme l'animal, de grands foyers vitaux où se réfugie la vie lorsqu'elle est contrariée à l'extérieur; le végétal existe presque tout en dehors de lui-même. Il est organisé de manière à sentir les moindres changements atmosphériques (2). C'est à sa surface que se trouvent dissé-

(1) Ou plutôt du français SALOMON DE CAUS, qui, pour récompense de son immortelle invention, fut relégué par Richelieu, comme fou, dans un cachot infect à Bicêtre, alors qu'on aurait dû lui élever des statues!

(2) Voyez cette *mimosa* (sensitive) qui s'assoupit et s'endort la nuit. Cette *mirabilis Jalapa et longiflora* qui, elle au contraire, ferme, le

minés les organes respiratoires, exhalants et absorbants: c'est là que se passent tous les phénomènes de la végétation, de l'*endosmose* et de l'*exosmose*... C'est à peu de distance de l'écorce, entre le liber et l'aubier, que s'organisent et se superposent les lames cellulaires, les filaments fibreux ou les vaisseaux dont l'assemblage constitue la couche ligneuse, le centre organico-vital où se passe le phénomène de Chimie vivante du végétal, et d'où résulte non-seulement l'action de la vie pour l'individu, mais encore cette application successive de cônes concentriques qui se recouvrent, s'emboîtent les uns les autres, et marquent chaque année, ou plutôt chaque *époque solaire* qui a protégé sa nouvelle évolution...

§ 41. On conçoit dès-lors combien importe à cette série d'actions et de réactions vitales l'influence du calorique, dont elles dépendent absolument, comme le prouve l'énorme disproportion qui existe entre les grands végétaux des pôles et de l'équateur, et la répétition des récoltes sous cette dernière latitude (1). Toutefois, dans les contrées de la zone tempérée,

---

matin, sa corolle infundibuliforme aux rayons du soleil qu'elle ne peut supporter, pour l'ouvrir le soir à la fraîcheur de la nuit. Cette *dianœa muscipula* qui, au premier contact des mouches, se contracte et les retient prisonnières, etc.; phénomènes admirables dus, selon M. DUTROCHET, dans un mémoire curieux lu dernièrement à l'Institut, à la propriété d'irritabilité qui, dans ces fleurs, met en jeu un double plan de nervures offrant à leur côté externe des cellules en séries longitudinales; au côté interne, un tissu fibreux formé de linéaments très-fins, entremêlés de globules en séries également longitudinales: tissu placé entre deux plans de conduits aérifères ou pneumatiques. C'est la turgescence en dehors des cellules du tissu cellulaire, par implétion de liquide, ou *par endosmose*, qui détermine le réveil de la fleur, c'est l'incurvation du tissu fibreux en sens contraire, c'est-à-dire en dedans, *par oxygénation*, qui détermine le sommeil.

(1) Vers les dernières zones de la terre où l'on puisse la cultiver encore, en Suède, en Norwége, en Russie, on sème en juillet, et l'on récolte en août. Quel contraste frappant! Cette terre qui, tout à l'heure, n'était qu'un noyau de neiges et de glaces, qu'un vaste désert inanimé, se réveille tout à coup aux premiers rayons du soleil; et de son sein réchauffé naissent et jaunissent, presque à vue d'œil, de belles et riches moissons! Cette question de la végétation, sous le rapport agricole, est en ce moment l'objet de savantes recherches de la part de M. BOUSSINGAULT.

Ainsi, ce chimiste distingué, dans un mémoire lu dernièrement à

où le froid ne descend pas beaucoup au-dessous de 0°, la végétation, ainsi que l'a fait remarquer M. Desprez (§ 34), est protégée par une loi de physique, en vertu de laquelle la congélation s'exerce d'autant plus difficilement que les vases ou les tubes qui renferment les liquides sont plus petits et capillaires.

Ainsi, dès les premiers rayons du soleil de mai, aussitôt que la chaleur du sol tend à favoriser ces grands mouvements d'organisation, toujours en rapport avec le plus ou moins d'activité de cet astre, la végétation se manifeste; le bulbe s'entr'ouvre, la graine s'échauffe, s'amollit, se transforme, produit des racines et une ou plusieurs tiges à direction opposée. Les premières aspirent, absorbent les sucs séveux, leur impriment un mouvement d'ascension et une force expansive dirigée vers ces dernières qui, par la continuité de leurs mouvements, se développent, grandissent et prennent insensiblement le caractère assigné par la nature à leur espèce.

---

l'Institut *sur les circonstances météorologiques sous lesquelles végètent les céréales à l'équateur et sous la zone tempérée*, a cherché d'abord, aussi exactement qu'il a été possible, le temps écoulé entre la naissance d'une plante et sa maturité. Il a déterminé ensuite la température de l'espace qui sépare ces deux époques extrêmes de la vie végétale. En comparant ces données pour une même plante, cultivée à la fois en Europe et en Amérique, on arrive à ce résultat curieux, que le nombre de jours qui sépare le commencement de la végétation de la maturité, est d'autant plus considérable que la température moyenne sous l'influence de laquelle la plante végète, est moindre. La durée de la végétation sera la même, quelque différent que soit le climat; si cette température est identique de part et d'autre, elle sera ou plus longue ou plus courte, selon que la chaleur moyenne du cycle dans lequel la végétation s'accomplit sera elle-même plus ou moins forte. En d'autres termes, la durée de la végétation paraît être en raison inverse des températures moyennes; de sorte que si l'on multiplie le nombre des jours pendant lequel une même plante végète dans les climats distincts, par la température moyenne du cycle de végétation, on obtient des nombres à peu près égaux. Et ce résultat est remarquable tout à la fois en ce qu'il semble indiquer que, sous tous les climats, la même plante annuelle reçoit dans le cours de son existence une quantité égale de chaleur; et qu'il peut aussi trouver une application directe en faisant prévoir la possibilité d'acclimater un végétal dans une contrée dont on connaît la température moyenne des mois.

Tantôt simple et tendre graminée, tantôt humble et faible arbrisseau, tantôt enfin arbre fier et majestueux, chacun d'eux remplit sa fin d'ordre, d'utilité, sa destinée providentielle dans le grand tout harmonique de l'univers ; mais toujours relatif, toujours proportionné dans sa multiplication, sa richesse, son énergie et sa puissance, à l'influence, à l'activité du soleil, véritable *force génésique* de cet univers !

Est-il rien de plus touchant, de plus magnifique que ce retour du printemps, cette suave image de la jeunesse, comme l'a si bien dit le père de la médecine ; cette résurrection du règne végétal, ce réveil de la nature, cette nouvelle création des pays tempérés ; de plus étonnant et de plus prodigieux que cette puissance de fécondité, cette énergie de développement et de vie végétative de la zone équatoriale ! Depuis le simple végétal de nos contrées qui, là, acquiert un triple volume, jusqu'au cèdre du Liban, jusqu'à ce châtaignier de l'Etna, aux cent soixante pieds (53 mètres) de circonférence, qui servait de retraite à un troupeau entier, au berger et à son chien ; quelle merveilleuse variété, quelle inépuisable fécondité dans la chaîne intermédiaire de cette immense impulsion végétative !...

§ 42. Mais l'antagoniste de ces admirables et puissants phénomènes de la vie, le froid, apparaît-il? Tout, dans cette belle nature des champs, s'attriste et s'engourdit. S'il devient vif et que son action coercitive se prononce, la plante manifeste sa souffrance, se flétrit ; la vie cesse de s'épancher au dehors, les sommités, les feuilles trop délicates se fanent, se détachent de la jeune pousse.

Ainsi se passe, dans les régions tempérées, la saison des froids auxquels résistent ordinairement les arbres et les arbrisseaux indigènes. Leurs bourgeons sont exposés à toutes ces rigueurs sans être altérés ; mais si, au printemps, il se manifeste l'un de ces retours brusques et perfides de l'inconstante saison, alors que la végétation est commencée, la sève en mouvement, et que les jeunes pousses ou les fleurs tendent à s'épanouir, oh ! alors le froid peut exercer d'affreux ravages ; nos vignes, nos céréales, nos arbres fruitiers redoutent plus les gelées blanches de cette époque, que les frimas ou les 15 et 20 degrés de froid d'un hiver rigoureux.

Si l'on s'avance vers le Nord, là se déroule, sur cette terre froide et inanimée, à peine éclairée pendant neuf mois de quelques aurores boréales, ce long linceul de mort dont ne nous donne qu'une faible image l'hiver de nos contrées; là, hors les quelques semaines de chaleur, point de graminées, nulle plante herbacée, aucun de ces grands et vigoureux végétaux, l'*érota*, le *cèdre*, l'*ardensonia*, le *palmier*, le *baobab*, le *pao-ferro*, etc., amis des pays chauds (§ 40). A peine quelques maigres bruyères, un peu de mousse ou de lichen, quelques lugubres pins, quelques grêles bouleaux... la terre, la terre seule, aride et nue, lorsqu'elle n'est scellée d'une couche épaisse de neige ou de glace...

CHAPITRE III.

Influence du froid atmosphérique, considérée sous les rapports physique, physiologique et pathologique, sur les animaux et spécialement sur l'homme.

§ 43. Quand nul produit de la classe des êtres inorganiques ou du règne végétal, ne peut se soustraire à l'influence des rigueurs de la température, l'animal, doué de *sensibilité* et de *locomotilité*, serait-il donc le seul corps naturel indifférent à cette influence? Cela impliquerait contradiction. En effet, si la possibilité de *sentir*, faculté qui motive celle de *se mouvoir*, est en raison directe de la présence et du développement du système nerveux, agent exclusif de ces deux ordres de phénomènes, il s'ensuit que tout corps vivant, pourvu du centre nerveux encéphalo-rachidien, doit être éminemment apte à *percevoir* les impressions variées que les divers excitants de l'intérieur et du dehors exercent continuellement sur lui, à prendre ainsi connaissance du monde extérieur et de certaines modifications opérées dans son propre organisme, à éprouver, en un mot, des *sensations*, tant internes qu'externes, et par conséquent celles que l'on désigne sous le nom de *froid*.

§ 44. L'observation vient à l'appui de ce raisonnement. Lorsque l'être sensible et locomotile cesse de réparer les pertes de sa chaleur, les opérations de la masse nerveuse centrale sont constamment suspendues chez lui. Ce n'est pas tout : il est réduit à celles des fonctions qui, dans l'étendue entière de l'empire organique, depuis la mousse jusqu'au cèdre du Liban, depuis l'éponge, agglomération amorphe d'animalcules réguliers, jusqu'à l'homme, ne se passent que dans la première partie formée chez tout individu vivant, dans l'élément *cellulaire*, trame primitive, base de tout organe, siége de la nutrition (§§ 45-46).

Il en résulte que l'être *sentant*, *pouvant* et *voulant*, se trouve, comme l'embryon, comme le végétal rudimentaire, borné aux deux actes primitifs et fondamentaux de la vie, phénomènes qui ont lieu sans conscience : à l'absorption composante, disons-nous, et à l'exhalation décomposante (§ 75). Témoins tous les animaux supérieurs chez lesquels la calorification est dégradée (§ 55). En hiver, pendant la torpeur qui les saisit, restreints aux étroites limites des opérations que nous signalons, ne sont-ils pas réduits à la vie embryonnaire (§ 73) ? Certes, on ne peut établir aucune différence physiologique entre le crocodile engourdi, entre l'homme asphyxié par le froid et la plante végétant sous la neige ; ils se trouvent bornés absolument au même système de fonctions : à celles qui ne sont ni senties, ni soumises à la volonté et qui, conséquemment, sont nulles sous le rapport de la vie animale.

Le modificateur en question exerce donc sur les espèces zoologiques une influence réelle, positive, évidente.

Considérons-la d'abord sur les animaux qui ne produisent pas, dans leur économie, assez de chaleur pour que leur température propre soit indépendante des variations atmosphériques, spécialement sur les vertébrés *inférieurs*, savoir : les reptiles adultes et les poissons proprement dits.

§ 45. Dans la longue série des êtres animés dont le corps

s'échauffe ou se refroidit en même temps que les milieux ambians, chez les animaux à *sang froid*, nous voyons d'une part, que les œufs résistent à l'influence du froid atmosphérique autant que les graines et les bourgeons des plantes. La raison en est simple : à leur état primordial, les espèces appelées *à sentir*, en outre, et à *se mouvoir*, sont confondues avec les végétaux embryonnaires. Chez les uns, en effet, comme chez les autres, dans le premier instant de ce phénomène incompréhensible, que l'on nomme la VIE, il n'y a point encore *formation* d'organes ; l'être tout entier n'est qu'une substance homogène, tenace et continue selon quelques observateurs, lâche et spongieuse suivant d'autres, éminemment perméable, baignée par un fluide nourricier et prenant tour à tour diverses épithètes, plus communément celle de *cellulaire* (§ 44), d'après l'opinion générale que les fibres identiques dont résulte cette matière vivante, diversement entre-croisées, forment un tissu aréolaire, sans que l'on puisse considérer cette disposition comme un effet des moyens mis en usage pour la démontrer.

§ 46. Quoi qu'il en soit, il est certain qu'au commencement de toute genèse organique, les fonctions de l'individu se réduisent à *une seule*, à la *nutrition proprement dite.*

Or, ce mouvement d'absorption composante et d'exhalation décomposante ne s'effectue, pendant la vie entière de l'animal ou du végétal, que dans la substance *cellulaire*. Tissu primitif de tout corps vivant (§ 45), elle est le principal des éléments textulaires que nous offre la composition anatomique de tout organe, soit chez les êtres animés, soit chez les espèces phytologiques. Il s'ensuit que parmi les tissus composants d'un organe quelconque, c'est la substance *cellulaire* que la *nutrition* a choisie pour siége.

C'est donc dans cet élément de l'organe que la matière nutritive, déposée hors des vaisseaux, est assimilée à l'organe. En conséquence, le grand acte physiologique commun aux deux groupes de corps vivants, *la nutrition elle-même*, n'a nul besoin d'instruments spéciaux, dans *aucune* des diverses phases de la vie.

De là l'absence des organes dans l'origine de toute existence active, et c'est ce qui, dans le premier instant de leur formation, confond entre eux les produits des deux règnes organiques.

§ 47. D'une autre part, dans la série des animaux à *sang froid*, nous voyons les œufs supporter l'abaissement de la température infiniment mieux que les individus qui en proviennent, soit qu'ils respirent par la peau *externe*, par des trachées, par des branchies ou par des poumons. C'est évidemment parce que dans cette catégorie, après la *formation successive* et le *développement subséquent* des organes (§ 65), les appareils essentiels à la vie persistent, en général, malgré l'éclosion et les progrès de l'âge, dans la même disposition qu'ils présentaient à la fin de l'existence fœtale (1). Dans les reptiles, par exemple, même chez ceux qui sont exclusivement *aéricoles*, l'appareil circulatoire est loin de subir aucune de ces modifications textulaires qui l'achèvent dans les vertébrés *supérieurs*, dès que ces derniers ont respiré. Aussi, chez les premiers, cet appareil reste-t-il au même état qu'il offrait avant la naissance, ou tel que nous le connaissons chez le fœtus de l'homme et des autres mammifères.

§ 48. Dans tous les reptiles, en effet, la section veineuse et la section artérielle du système vasculaire établissent entre elles une communication directe, soit dans le cœur, soit dans l'aorte abdominale (2). De là un mélange permanent chez ces animaux, entre le sang rouge et le sang noir.

---

(1) Ne perdons point de vue que sous leur première forme ou à l'état de *têtard*, les *batraciens anoures*, reptiles du quatrième ordre, sont, pour les mœurs et l'organisation, identiques aux poissons proprement dits. Toutefois, les branchies, organes *essentiels* à la vie, se transforment en poumons; la queue, par le développement excessif du tronc, disparaît, etc. Les grenouilles, les crapauds, observés avant d'avoir subi aucune espèce de métamorphose, nous en fournissent la preuve, etc.

(2) *Dans le cœur*, si la cloison de séparation entre les ventricules aortique et pulmonaire n'existe pas du tout, ou que, malgré sa présence, cette cloison se trouve percée d'une ouverture, comme on l'observe chez le fœtus des mammifères.

Dans l'aorte abdominale, si cette ouverture manque; c'est ce qui a

Il s'ensuit que le fluide en circulation, qui a déjà servi à la composition des solides et des liquides vivants, et qui se trouve chargé des produits de leur décomposition nutritive, des molécules qui, détachées continuellement des tissus, s'en séparent sous forme de vapeur, de gaz, de liquides, et se mêlent au fluide nourricier qui les entoure; il s'ensuit, disons-nous, que chez tous ces animaux la masse sanguine ramenée par la section centripète, à l'organe d'impulsion, retourne en grande partie aux mêmes points, sans qu'elle ait subi dans les poumons le contact du gaz vivifiant appelé à rendre à cette masse les propriétés qu'elle a perdues, et à lui enlever en même temps les débris organiques dont elle est le véhicule.

§ 49. Chez les reptiles, d'ailleurs dépourvus, comme on sait, du muscle diaphragme, lors même que l'apppareil de l'absorption aérienne aurait eu l'avantage d'être séparé de la cavité abdominale, il n'en eût pas moins été peu favorable à l'activité de la fonction dont il est chargé. Les vésicules bronchiques sont, en effet, si largement développées chez eux, qu'il reste à peine quelque étendue pour la surface vasculaire destinée à absorber l'oxygène de l'élément ambiant.

Nous voyons donc que, dans cette classe de vertébrés, tous les tissus, tous les organes, excepté chez quelques sauriens (§ 48), reçoivent un sang imparfaitement oxygéné.

§ 50. Mais le liquide en circulation revivifié, joue un rôle immense dans tout l'empire organique. Chez les espèces

---

lieu dans quelques familles de l'ordre des SAURIENS, spécialement dans celle des crocodiles. Alors la communication des deux systèmes sanguins s'effectue à l'aide d'un vaisseau émané du ventricule pulmonaire et terminé à l'aorte descendante. Il en résulte que, par la portion ascendante de cette artère, l'extrémité céphalique et toute la région antérieure du tronc reçoivent chez ces reptiles un sang parfaitement oxygéné.

Cette disposition, jointe à la conformation avantageuse des pieds, des ongles, nous explique l'agilité, la vigueur des mouvements musculaires qui rendent le lézard si remarquable, le crocodile si effrayant.

animales, c'est le sang oxygéné qui fournit à la grande opération physiologique, à la *nutrition*, les matériaux qu'elle doit identifier aux organes. C'est encore le sang oxygéné qui fournit à l'élément *incitateur*, à la substance nerveuse, les principes du fluide insaisissable que ce tissu éminemment animal est chargé de produire dans son intérieur comme à sa surface, et de conduire dans tous les solides, dans tous les liquides animés.

§ 51. Subtil, incoërcible comme les agents *impondérables* du monde physique, ce fluide, analogue, d'après l'expérimentation sur des mammifères mis à mort, au fluide électrique ou galvanique, est incontestablement de la plus haute importance.

Sans lui, en effet, il ne peut y avoir ni *sensibilité*, ni mouvement *volontaire*, ni *nutrition*.

La compression des nerfs, leur ligature, leur section prouvent cette vérité jusqu'à l'évidence.

Ainsi donc, chez tous les vertébrés, point de vie, ni animale, ni organique, sans le fluide produit par le système nerveux; comme aussi, point de fluide nerveux sans l'oxygénation du sang.

§ 52. Or, chargé d'accroître ou d'entretenir la masse des solides, et de fournir aux parties les éléments des fluides qu'elles sont destinées, soit à former elles-mêmes dans l'économie, soit à extraire du torrent circulatoire, le sang revivifié se dépouille nécessairement, à mesure qu'il traverse les organes, d'une portion de ses matériaux réparateurs. Devenu bientôt inapte à ses fonctions, par la soustraction de ces principes nutritifs, secrétoires, excitateurs, etc., il vient se reconstituer au foyer de la respiration.

§ 53. On conçoit dès lors que chez des êtres sensibles et locomotiles, la rénovation du liquide nourricier ne peut être défectueuse, sans qu'une modification identique ne s'ensuive dans l'office important du système appelé, d'une part, à faire sentir et mouvoir l'individu, d'autre part, à faire vivre les organes chargés des fonctions involontaires, et à leur faire exécuter ces fonctions (§ 51). Aussi, chez presque tous les reptiles, du moins dans nos climats, les sensations sont-elles obtuses, les mouvements de locomotion lents et sans vigueur, les actions organiques sans énergie.

L'influence de l'hématose sur l'innervation est ici évidente.

Ce n'est pas tout : la rénovation imparfaite du fluide nutritif entraîne encore une modification semblable dans la calorification.

§ 54. Loin d'être, en effet, exclusivement subordonnée à l'intensité de l'action dont est chargé l'appareil innervateur (§ 51), et à la prédominance des globules solides du sang sur la quantité du véhicule séreux qui les tient en suspension, la faculté qu'ont les animaux vertébrés de produire du calorique dans leur économie, dépend aussi de deux conditions inséparables, relatives à la respiration, savoir : 1° de l'énergie de cette fonction : 2° de l'état complet de ce même acte vital.

C'est dire que la calorification dépend, en outre, de la *rapidité* avec laquelle le sang noir, incapable d'imprimer à la matière nerveuse la stimulation nécessaire, se transforme en liquide excitateur, vivifiant, en sang rouge, et de l'*état parfait* de cette transformation.

Or, les reptiles terrestres, tous munis d'un cœur aortique, tous se procurant l'élément gazeux dans l'air atmosphérique *libre*, présentent, il est vrai, la *rapidité* de la conversion du sang veineux en sang artériel, mais l'état complet du phénomène n'existe point chez eux. Ici, en effet, *une seule partie* du fluide nourricier se rend à l'appareil de l'absorption gazeuse. Nous venons de le voir (§ 48).

Au contraire, les poissons proprement dits, animaux qui puisent l'oxygène dans un air *interposé* aux molécules intégrantes de l'atmosphère aqueuse qu'ils habitent exclusivement, n'offrent pour ventricule aortique qu'un faible conduit, le *vaisseau dorsal*, destiné à recevoir des branchies pour envoyer aux organes le sang qui, passant en *totalité* par cet appareil respiratoire, est entièrement, mais lentement rougi et poussé à la circonférence avec plus de lenteur encore.

Chez ces animaux, ce n'est point l'état complet de la circulation, c'est la *rapidité* qui manque dans la transformation dont il s'agit (1).

§ 55. Modification défectueuse de la circulation, de la respiration et de l'innervation, fonctions sur lesquelles repose essentiellement l'existence active de tout corps animé, peut-être de toute matière organisée (2), telle est la triple eause physiologique de la dégradation frappante que la calorification subit chez les reptiles et les poissons.

Tous en effet produisent dans leur économie si peu de chaleur, qu'il est impossible d'apprécier celle qui leur est propre, si l'on se contente de recourir à l'usage des instruments thermométriques ordinaires. De là le nom d'animaux *à sang froid*, pour désigner collectivement une foule d'espèces zoologiques chez lesquelles la calorification est pour ainsi dire nulle : tels sont les Vertébrés inférieurs, les Mollusques, les Articulés et les Radiaires ou Zoophytes. Incapables de dégager assez de chaleur, pour avoir une température indépendante, ils suivent presque pas à pas celles des milieux ambiants.

§ 56. Ainsi soumis, peu s'en faut, à la loi d'équilibre du

---

(1) On sait que l'eau, assez avide d'air, de ce mélange d'azote surtout et d'oxygène, dissout plus facilement le dernier que le premier de ces deux gaz. C'est ce qui fait que l'air en dissolution dans les masses aqueuses, celui que renferment les ruisseaux, par exemple, les mers, les fleuves, est plus riche en oxygène que l'air de notre atmosphère. L'analyse chimique prouve cette vérité jusqu'à l'évidence. Ainsi 100 mesures quelconques sont-elles remplies d'air extrait par l'ébullition d'une quantité donnée d'eau? 32 sont formées d'oxygène et 68 d'azote; au contraire, remplies d'air atmosphérique libre, elles se décomposent en 21 mesures d'oxygène et en 79 d'azote. Il s'ensuit que les animaux exclusivement *aquicoles* ne respirent pas aussi difficilement qu'on serait de prime-abord porté à le croire.

(2) Les travaux de M. Dutrochet ont porté ce savant à considérer la matière médullaire (moelle) des végétaux, quant aux fonctions qu'elle exerce, comme l'analogue d'un système nerveux. La lésion de portions de cette substance cellulo-vasculaire, a donné lieu presque aussitôt à la mort des parties importantes qui en recevaient des filets, notamment de l'étamine et du pistil.

En conséquence, l'innervation *organique*, c'est-à-dire, celle qui n'a

calorique, les vertébrés inférieurs sont-ils exclusivement aéricoles? Le plus léger refroidissement de l'atmosphère détermine chez eux une diminution simultanée d'énergie dans tout ce qui caractérise essentiellement l'animalité, comme dans tout ce qui la confond avec les espèces de la série phytologique. On en verra bientôt la raison.

§ 57. Or, c'est le système nerveux qui exécute les fonctions propres aux animaux, celles de la *vie de relation*. C'est encore lui qui règle et fait exécuter les fonctions que ces êtres partagent avec les végétaux, celle de la *vie organique* (§ 51).

C'est donc sur le système nerveux que porte l'influence du modificateur qui nous occupe. Il tend évidemment à troubler, pour interrompre et anéantir bientôt, le jeu de cet appareil si important, l'action du centre cérébro-spinal, le plus impressionnable des organes, et celle du nerf ganglionnaire ou grand sympathique ; à faire dès lors cesser et les résultats de l'action mystérieuse du centre nerveux : (sensations, mouvements volontaires, phénomènes instinctifs, moraux, intellectuels), et l'influence vivifiante qu'il exerce sur le nerf des organes splanchniques, sur les opérations de nutrition par conséquent.

---

aucun rapport aux phénomènes de *perception* et de *volition* ou de *sensibilité* et de *locomotilité*, appartiendrait à l'une aussi bien qu'à l'autre des deux classes de corps vivants.

Cela posé, s'il est permis d'admettre que la condition suprême de la vie est l'action nerveuse (§ 51), on ne saurait trop admirer la sagacité de celui qui après vingt deux siècles, vient le premier confirmer la doctrine de l'illustre disciple de l'intime ami du psychologue si justement surnommé le *divin*, Φίλος μὲν Πλατων, φιγτάτη δὴ ἀλήθεια. J'aime Platon, sans doute, mais la vérité m'est encore plus chère, disait ARISTOTE. Il ne voyait dans le Ψυχή (âme) de son maître, que ce qui fait produire à toute matière organisée le phénomène de l'existence active, depuis la plus obscure des plantes jusqu'à l'homme. Aussi végétaux et animaux, ce philosophe naturaliste les rangeait-il dans une seule et même catégorie, sous le nom générique d'ἔμψυχα ὄντα êtres animés ou doués d'âmes. On sait également qu'il les spécifiait en ἀμεπάβατα, ceux qui ne peuvent se déplacer, se transporter d'un lieu à un autre lieu, et μεταβατεκα ceux qui jouissent de cette faculté : classification digne de remarque pour le temps où vivait son auteur, plus remarquable encore depuis le judicieux et modeste expérimentateur que nous venons de nommer.

§ 58. En effet, tout aussi bien que le nerf trisplanchnique ou ganglionnaire, nerf qui préside seulement aux fonctions involontaires, la masse encéphalo-rachidienne forme et conduit, comme cet agent spécial de l'innervation *organique*, un fluide impondérable (§§ 50-51), pour régir par son irradiation sur ce nerf, toutes les fonctions de la vie intérieure.

§ 59. L'action nerveuse *organique* de l'axe cérébro-spinal ne peut-être révoquée en doute, puisque les orages des passions, toutes émanées de l'encéphale seul, troublent évidemment les opérations organiques *inférieures*. Nous savons, en effet, que ces opérations se trouvent directement subordonnées au grand sympathique ; que ce nerf, malgré ses nombreuses communications avec la section encéphalo-rachidienne, n'est à l'état normal, ni sensitif, ni excito-moteur ; que distribué à tous les viscères, il les isole de la masse nerveuse centrale, puisque avec les artères et la matière celluleuse dont il est accompagné, il concourt à la formation des éléments textulaires ou, si mieux l'on aime, des tissus staminaux, en un mot, du *parenchyme* de ces foyers de la vie (1). Et cependant,

---

(1) Erasistrate, établissant une différence de composition *textulaire* entre les organes splanchniques et les muscles, admet hypothétiquement comme base ou élément générateur, deux sortes de substances : le παρέγχυμα (parenchyme), apanage exclusif du foie, des poumons, etc., et le σάρξ (chair), destiné à la fibre musculaire.

Il était, comme on voit, bien loin de soupçonner que chez les animaux, même chez ceux qui se trouvent peu élevés dans la série, tout organe est composé de vaisseaux et de nerfs plongés dans la substance aréolaire. Le *parenchyme* et la *chair* de l'anatomiste grec se réduisent donc au tissu *nutritif* ou *cellulaire*, base de tout solide dans les deux règnes vivants (§§ 44-45-46) ; aux modifications nombreuses de cet élément universel de l'organisme zoologique ou phytologique, et à la matière essentiellement animale, à la substance nerveuse, invisible ou absente dans les actino-morphes, manifeste chez les espèces symétriques.

Or, dans les êtres doués de l'existence active, les parties composantes ou élémentaires de tout organe s'entre-croisent pour le former.

De l'entrelacement de ces tissus textulaires ou staminaux résulte le canevas, la trame de l'organe. C'est ce canevas vivant de la partie agissante, formé, chez presque tous les animaux, de tissu cellulaire, de vaisseaux et de nerfs d'une extrême ténuité, que nous entendons par le mot *parenchyme*.

la frayeur donne lieu à l'avortement, à l'aménorrhée subite, etc...

Au milieu d'une profonde consternation, des exanthèmes envahissent tout à coup la surface cutanée, les cheveux blanchissent en quelques heures, la menstruation manque ou est supprimée, etc. Souvent les apprêts de la mort, dont la hache homicide va frapper l'infortuné qu'on y mène, avec l'anéantissement des sensations, des mouvements volontaires, des instincts, des sentiments moraux et de l'intelligence, déterminent chez lui des frissons violents, des sueurs froides, des évacuations involontaires surabondantes d'urine, des matières stercorales, de gaz intestinaux. L'affreuse enceinte de nos abattoirs devient parfois le théâtre de cette scène douloureuse.

Or, ces troubles se rapportent à des actes organiques qui ne sont point, comme les fonctions involontaires *supérieures* ou élevées en animalité, telles la digestion, la respiration, la circulation, directement soumis aux pneumo-gastriques, à l'encéphale par conséquent, ces nerfs constituant la huitième paire cérébrale et communiquant avec des filets du trisplanchnique.

Tous ces désordres, évidemment déterminés sous l'influence de l'axe nerveux, sont donc autant de modifications des actions les plus éloignées des fonctions de relation, et les plus rapprochées des opérations organiques *profondes* ou nulles en animalité : de l'assimilation, de l'hématose, etc. Tous attestent donc que les modifications de la portion encéphalo-rachidienne, suffisamment prouvées par le trouble, par la suspension de la vie *animale*, s'étendent à l'autre section du même appareil, à celle qui régit uniquement la vie *organique*. Le rôle du nerf *viscéral* ou ganglionnaire, n'est autre, en effet, que celui de faire vivre les organes splanchniques, surtout ceux de l'abdomen, et de leur faire exécuter les fonctions involontaires qui leur sont dévolues.

§ 60. Ainsi, l'observation et le raisonnement prouvent d'une manière incontestable, que les opérations organiques *inférieures* ou peu élevées en animalité : l'exhalation, la calorification, etc., sont, indirectement, il est vrai, sous la dépendance de la masse cérébro-spinale, de cette réunion inextricable d'instruments nerveux divers, produisant chacune une action spéciale : la sensation, les actes instinctifs, les sentiments moraux, l'intelligence : organes merveilleux, nuls au plus bas de l'échelle, mais se manifestant bientôt, par les phénomènes dont ils sont les producteurs, et augmentant d'autant plus en nombre, que l'on s'élève davantage vers le sommet de la série (1).

§ 61. Quant aux fonctions organiques *supérieures*, l'expérimentation suffit pour démontrer leur dépendance du centre nerveux. Ainsi, la destruction au cou des nerfs vagues, distribués au poumon, à l'estomac, au cœur, anéantit tout à la fois la sensation et l'opération organique profonde, propres à chacun des deux premiers viscères, la *faim* et le *besoin de respirer*, la *chymification* et l'*hématose*.

Les sédations et les irritations, alternativement imprimées soit à l'encéphale, soit à son prolongement rachidien, retardent ou accélèrent les mouvements du cœur.

Les contractions de ce dernier sont abolies par la section ou la ligature des nerfs cardiaques.

A moins d'une destruction complète de la moelle spinale tout entière, l'envoi du sang aux organes est encore arrêté par la lésion partielle de ce cordon médullaire, bien que la respi-

(1) Sentir et se mouvoir, ou, ce qui revient au même, se déplacer volontairement et avoir des perceptions, sont des fonctions du centre nerveux cérébro-spinal. Est-il à l'état rudimentaire? Les phénomènes de *perception* se bornent à un seul, à la sensation tactile ou générale, et ceux de *volition* aux mouvements partiels. Ce centre commence-t-il à se développer? Au *tact* s'ajoutent d'autres facultés de sentir, et aux mouvements partiels, celui de translation. Avec le pouvoir d'être averti de la présence des molécules dissoutes dans l'air (odeurs), dans les liquides (saveurs), de recevoir avec conscience l'impression des rayons lumineux, du mouvement vibratoire des corps élastiques; avec l'odorat, dis-je, le goût, la vue, l'ouïe, se manifestent bientôt des facultés d'un ordre plus relevé. Leur nombre et leur activé dépendent du nombre et du degré de développement des appareils nerveux encéphaliques qui en sont le siége. Tels sont les sentiments moraux, l'intelligence.

ration continue de s'effectuer, l'encéphale et les nerfs vagues étant laissés intacts.

Sans doute, la lésion au cou de la portion ganglionnaire de l'appareil innervateur amène des résultats funestes, l'asphyxie et la mort; mais il s'en faut qu'ils soient aussi promptement léthifères que ceux déterminés par la lésion du pneumo-gastrique; preuve irrécusable que les fonctions organiques *supérieures* sont directement soumises à ce dernier nerf, à l'encéphale par conséquent, et qu'elles ne dépendent du trisplanchnique que d'une manière indirecte.

§ 62. Puis donc que les modifications survenues à l'organe *percepteur* se propagent aux moins élevées comme aux principales des actions involontaires, il s'ensuit que ce producteur des volitions, des instincts, etc., tient sous son empire tous les phénomènes organiques. C'est ce qui nous explique pourquoi, chez les reptiles, au moindre abaissement de la température, la diminution d'énergie qu'ils subissent dans les actes de relation, coïncide avec une modification semblable dans ceux qui s'exécutent sans conscience et sans volonté (§ 56).

§ 63. Dans tous les reptiles, en effet, à mesure que l'été s'éloigne de nos climats, nous voyons les fonctions propres aux animaux : sensations, mouvements volontaires, fléchir de plus en plus; preuve que le froid détermine une sédation réelle, une diminution d'intensité dans les deux actions qui donnent lieu à cette double série de phénomènes, savoir, dans l'action de *perception* du centre nerveux et dans son action de *volition*. Sous l'influence du froid, il y a donc ici lésion, souffrance dans l'encéphale et dans son prolongement rachidien.

Nous observons en même temps, que chez ces animaux, les diverses opérations relatives aux deux actes fondamentaux de la vie, à l'absorption composante et à l'exhalation décomposante (§ 44) : digestion, respiration, circulation, sécrétions, perdent aussi de leur activité; preuve que l'agent qui préside uniquement aux fonctions organiques, la section ganglionaire de l'appareil innervateur, ne reste point indifférent à l'influence du modificateur qui fait l'objet de notre étude. Ce modificateur agit donc sur tout l'ensemble du système nerveux ou, ce qui revient au même, sur les deux ordres d'opérations que présente l'existence active dans le vaste domaine de la zoologie, sur la *vie animale*, disons-nous, et sur la *vie organique*.

§ 64. Mais qui ne sent que la diminution d'énergie dans les phénomènes organiques, suppose une modification semblable dans les deux sources d'où dérivent ces phénomènes : dans la *motilité* ou faculté que les solides de l'organisme universel possèdent de se mouvoir sous la stimulation qu'exerce sur eux la matière fluide dont ils sont pénétrés, et dans la *chimie vivante* (1) ou puissance formatrice; forces communes aux deux groupes de corps vivants, inhérentes à tous les tissus de l'être, jamais passibles d'intermittence, toujours en action

---

(1) C'est ainsi que M. Broussais désigne une force de combinaison étrangère à l'économie universelle, exclusive à l'économie vivante; puissance *plastique* qu'il admet dans l'ensemble des êtres organisés, végétaux et animaux, pour s'expliquer la formation, l'accroissement, l'entretien, la propagation de ces deux classes de produits naturels; pour se rendre compte de ces métamorphoses continuelles de molécules inertes en molécules vivantes; de ces changements d'état et de nature opérés sans cesse dans les fluides et les solides organisés; composés merveilleux que la chimie brute ne peut offrir, que l'art ne peut imiter.

La faculté *motrice*, cette cause générale des mouvements appréciables ou inappréciables qu'exécute tout solide vivant dès qu'il est mis en contact avec les agents de l'intérieur ou du dehors : faculté comprise dans l'*irritabilité* de Gorter et Glisson (§ 81 (1)), appelée *myotilité* par Chaussier; *excitabilité* par d'autres, *contractilité* par Bichat, qui préférait cette dernière dénomination, parce que pour se mouvoir les solides organisés ne s'allongent point, qu'ils se raccourcissent au contraire, *se contractent* en se resserrant dans tous les sens; la faculté motrice, disons-nous, rend, il est vrai, parfaitement compte du mouvement, de la *contraction* que toute fonction, simple ou complexe, latente ou manifeste, suppose nécessairement de la part du tissu, de l'organe qui en est chargé. Comment, en effet, concevoir l'existence active, une opération physiologique quelconque, sans mouvement? Avec le repos du solide organisé, il y aurait stase des fluides qui le pénètrent; il n'y aurait alors ni importation composante, ni exportation décomposante, point de nutrition, par conséquent point de vie. Mais ce grand ressort de l'organisme universel, cette force impulsive, cette puissance *motrice* dont l'empire est le dernier à s'annihiler, quand le jeu des rouages qu'elle mettait en mouvement, a

chez les végétaux, sans cesse en exercice, à l'état de sommeil comme à l'état de veille, chez les animaux.

§ 65. Essentiellement *motrice*, la première de ces deux puissances vitales fait exécuter aux solides le mouvement indispensable à l'importation du liquide nourricier, à la progression des fluides qui les arrosent et à l'exportation des molécules dont le rejet devient nécessaire.

La seconde, essentiellement *plastique*, forme des matériaux, des tissus, etc., qui n'existaient point chez le nouvel être appelé par cette puissance à jouir de la vie, hors du sein de sa mère (1).

§ 66. Or, dans les deux règnes qu'elle a créés, la force *plastique* a pour agent la *motilité*. Chez les animaux tant soit peu élevés en organisation, elle a de plus pour agent l'innervation. L'influence du froid est donc immense, du moins sur

---

déjà cessé pour toujours; la *contractilité* ou plus exactement la *contraction*, le mouvement du solide vivant, est loin de pouvoir donner aucune raison de la transformation que subit la matière anorganique pour se convertir en composés dont les phénomènes propres étonnent l'observateur. La rénovation moléculaire des tissus, la réparation des parties lésées, souvent leur reproduction quand elles ont été anéanties, l'entretien de l'individu dans sa forme, dans sa composition, dans sa température, la reproduction de l'être dans de nouveaux êtres semblables à lui, etc., etc.; tous ces phénomènes que présente la longue série des composés vivants, ne peuvent à coup sûr être l'ouvrage d'une force *motrice :* ils sont évidemment le résultat d'une cause tout autre que l'*irritabilité* glissonienne, l'*excitabilité*, la *contractilité* ou la *myotilité;* ils ne peuvent être que le produit d'une puissance essentiellement formatrice, ayant pour agent, chez les végétaux et les animaux, la motilité; plus, chez ces derniers, l'action nerveuse, pour peu qu'ils soient élevés dans l'échelle zoologique.

(1) On voit que nous sommes loin d'admettre la *préexistence rudimentaire* des organes. Préparés d'avance, dit-on, tout formés dans le germe, ces instruments invisibles par leur extrême petitesse, n'attendent, pour commencer à se développer, que l'instant de la *fécondation*. Rien ne démontre qu'ils existent antérieurement, tout prouve au contraire qu'ils se forment postérieurement à ce phénomène, à mesure que l'embryon avançant en âge, arrive successivement de l'état de fœtus au terme de la naissance. Ainsi, chez l'homme, parmi les organes nombreux de l'appareil innervateur, le prolongement rachidien de l'encéphale est déjà formé, que les tubercules quadrijumeaux, les lobes olfactifs, le cervelet n'existent pas encore, etc.

les vertébrés inférieurs, aéricoles, puisque quelque faible qu'il soit, il diminue chez eux l'activité des deux agents que la puissance formatrice ou organisatrice présente dans la série zoologique. De là cette sédation frappante, ce défaut d'énergie si marqué que la diminution, même légère, de la chaleur atmosphérique imprime à tous les phénomènes de la vie chez ces animaux. Il est moins actif, lorsque la température est basse, ce terrible venin des *crotales*, dont la morsure, pendant l'ardeur du soleil, fait succomber presque instantanément d'énormes phytophages...

§ 67. Dans nos régions, appesantis déjà dès la fin de l'été, les reptiles terrestres sont, en automne, hors d'état de sentir avec vivacité, de se mouvoir avec vigueur. En même temps, les fonctions organiques *supérieures* languissent. La digestion est, en effet, plus longue, plus difficile, la respiration embarrassée, la circulation prête à devenir exclusivement capillaire. Bientôt ces animaux s'engourdissent; les uns après s'être enfoncés dans la terre ou les souterrains, d'autres sous des tas de pierres ou de décombres. Il en est, tels sont les Batraciens anoures, qui à l'époque de leur torpeur hivernale, s'enfoncent dans la vase où ils ne respirent que le peu d'air qui pénètre à travers les pores de la couche dont ils sont enveloppés (1).

§ 68. La température continue-t-elle de baisser? Le degré de froid supportable pour la grande majorité des êtres à sang chaud, favorable à l'homme robuste, frappe d'une léthargie complète tous les reptiles aéricoles, sans en excepter les sau-

---

(1) La faible quantité d'oxygène que la plupart des reptiles consomment, notamment dans la saison froide, suffit pour rendre raison de ce phénomène. Cette faculté, jointe à celle qu'ils ont en grande partie, de respirer par la section cutanée du tégument, nous explique aussi la résistance que ces animaux, plongés en hiver dans le vide de Boyle, opposent pendant plusieurs jours, à l'asphyxie par privation d'air.

Chez plus d'un reptile en effet la peau externe est un organe respiratoire éminemment actif, puisqu'elle agit sur l'oxygène de l'air dissous dans l'eau, tout aussi bien que sur l'oxygène de l'air atmosphérique libre.

riens (§ 48 (1)). La torpeur qui les saisit est tellement profonde, que les sons les plus aigus et quelquefois les blessures, ne les réveillent pas. Il en est, comme certains crocodiles, qui peuvent même être hachés, sans donner de signe de sensibilité. Les actions organiques élevées en animalité sont absolument nulles. On peut en dire autant des opérations organiques inférieures (§§ 60-61).

§ 69. Cependant, malgré la rigueur de la température, les poissons proprement dits, animaux à *sang froid*, comme ceux de la classe précédente, continuent de présenter la double série de phénomènes vitaux : les *actes de relation* et les *fonctions organiques* C'est sans doute parce que ces êtres vivent dans un milieu qui jouit, alors surtout qu'il est en grande masse, de la propriété de retenir puissamment son calorique.

§ 70. Nous nous dispensons d'examiner les effets que le modificateur qui nous occupe détermine sur l'organisme des animaux *invertébrés*. Étant tous à *sang froid*, il est évident que sous l'influence de l'abaissement de la température, ils doivent nécessairement subir les mêmes modifications que les reptiles exclusivement terrestres, et les poissons proprement dits, suivant que leur vie se passe constamment dans l'air ou bien au sein des eaux (1).

§ 71. Il nous reste à considérer l'influence du froid atmosphérique sur les vertébrés *supérieurs*, oiseaux et mammifères, êtres animés à *sang chaud*. Ici tout concourt à une puissante réaction contre ce modificateur, l'organisation favorisant, dans les types placés au haut de l'échelle, la faculté dont jouissent les corps vivants de produire du calorique dans leur économie. Aussi les animaux dont il est maintenant question,

---

(1) Puisqu'il est constant qu'une température basse frappe de torpeur tout animal à sang froid, vertébré ou invertébré, excepté les poissons, il s'ensuit que la glace fondante, suffisamment ingérée dans l'estomac, dans les intestins, devient un anthelmintique puissant contre les *entozoaires*, lorsque chez l'homme ils ne vivent que dans le tube digestif. Étant ainsi engourdis, ils peuvent être plus facilement expulsés par les helminthagogues, tels que les vomitifs et les purgatifs.

surtout les espèces de la classe nombreuse des oiseaux, toutes douées d'une puissante respiration (1), font-ils naître chez eux assez de calorique, pour que la température qui leur est propre, affranchie des modifications ambiantes, soit à peu près égale à elle-même, au milieu des variations ordinaires de chaleur et de froid dont ils sont environnés.

§ 72. Toutefois, il s'en faut de beaucoup que cet acte vital, la calorification, présente le même dégré d'énergie, soit dans la catégorie entière, soit dans les espèces du même genre, soit enfin chez le même individu. Ainsi, en hiver comme en été, au milieu des glaces du pôle et sous les feux de l'équateur, le thermomètre centigrade marque sur l'homme et sur la plupart des autres mammifères, de 36° à 40°, tandis qu'appliqué sur les oiseaux, il atteint environ 42°.

D'un autre côté, parmi les mammifères et les oiseaux, il en est qui produisent, dans leur économie, assez de chaleur, non-seulement pour conserver malgré la diversité des saisons, la même température, mais encore pour réparer en eux de grandes pertes de calorique, celles que leur occasionne le froid intense.

§ 73. Il en est d'autres au contraire, qui ne peuvent élever leur température que de + 12° à + 15° au-dessus de celle de l'atmosphère.

---

(1) Chez les oiseaux, l'économie est pour ainsi dire transformée tout entière en appareil respiratoire. Ce vaste champ de l'absorption aérienne comprend jusqu'aux plumes elles-mêmes. Toutes les parties du corps portent le gaz vivifiant à la rencontre du fluide nourricier. Les os longs, dépourvus presque tous du système médullaire, sont creusés de cellules vasculaires où l'air circule en y pénétrant par des ouvertures pratiquées dans les poumons de ces ovipares.

Cette disposition fait que la masse sanguine, après s'être, comme chez les mammifères, revivifiée en totalité dans les organes centraux de la respiration, vient de nouveau se mettre en contact avec l'oxygène atmosphérique par un grand nombre de surfaces appelées à absorber cet élément. Prévoyance admirable! Pendant le vol, les oiseaux avaient besoin d'une grande oxygénation, proportionnée aux efforts des mouvements exigés par ce mode de locomotion, en lutte contre l'attraction terrestre, au milieu d'un fluide élastique, pouvaient-ils se passer d'une extrême légèreté spécifique?

Il s'ensuit que la chaleur de ces derniers diminue beaucoup en hiver. De là résulte chez eux l'état de torpeur dont on a parlé (§§ 67-68), et qui leur a mérité le nom générique d'*animaux hivernants.*

§ 74. Enfin, dans la série des vertébrés supérieurs, la calorification peut encore offrir plus ou moins d'activité chez le même individu, suivant de nombreuses circonstances : l'âge, le sexe, le tempérament, l'idiosyncrasie, le régime alimentaire, l'état de veille ou de sommeil, etc., comme nous le verrons par la suite. On conçoit dès lors, que sur les animaux à sang chaud, l'influence du froid atmosphérique doit être plus ou moins prompte à déterminer des modifications dans l'organisme.

§ 75. Nous connaissons déjà celles qui constituent la *torpeur hivernale.* Dans ce phénomène, les fonctions exclusives à la masse nerveuse centrale sont abolies, puisqu'il y a cessation des actes de *perception* et de *volition.*

L'innervation *organique* dévolue à cet appareil est également abolie, puisque les fonctions organiques *supérieures* sont nulles.

Les opérations organiques *inférieures* étant ralenties, il est évident que le nerf trisplanchnique subit lui-même une modification semblable à celle qu'éprouve le centre nerveux cérébro-spinal (§§ 60-61).

Enfin les actes si nombreux et si complexes que la vie présente chez les vertébrés, se réduisent à deux des opérations organiques *profondes*, à celles qui dans toute la série vivante commencent les premières, s'effectuent sans interruption et sont les dernières à finir (§ 44).

On voit donc que, dans le phénomène que nous venons de nommer, les fonctions sont réduites, chez l'être sensible et locomotile, absolument comme chez l'embryon et le végétal le plus rudimentaire, à l'absorption composante et à l'exhalation décomposante, en d'autres termes, à la nutrition proprement dite (§§ 43-46).

§ 76. Apanage de l'immense majorité des animaux terrestres, ce mode d'existence active n'est point étranger à l'homme. Quelle différence établir entre l'asphyxie déterminée chez lui par le froid, et la torpeur des hivernants? Même insensibilité, même immobilité, même absence de digestion, de respiration, de pouls, de chaleur. Chez lui comme chez eux, dans cet état de mort apparente, les excrétions alvines sont inappréciables, les sécrétions presque nulles, les contractions du cœur suspendues; point de circulation, il n'y a qu'oscillation. Chez lui comme chez eux, ce mouvement de va-et-vient qui agite les fluides, a pour théâtre les conduits staminaux, vaisseaux microscopiques fondus dans les organes, ou plutôt ces fluides oscillent épanchés dans les mailles non moins microscopiques du tissu cellulaire staminal, comme chez l'embryon humain et les animaux dépourvus de cœur, dépourvus même d'appareil vasculaire.

Les animaux exempts de la torpeur hivernale supportent, sans trop d'inconvénients, les effets d'un hiver rigoureux. L'homme est à peu près le seul d'entre eux qui résiste à la température des pôles (§ 11). Nous verrons bientôt les modifications qu'il subit dans son état physique et moral, sous l'influence des divers degrés d'intensité dont le froid est susceptible.

Afin de mieux apprécier l'action du froid atmosphérique sur notre économie, considérons-le d'abord à l'état sec puis à l'état humide.

Nous examinerons ensuite les effets différents qu'il détermine sur nous, selon qu'il est modéré ou excessif.

§ 77. *Froid sec.* — Tandis que l'attraction sollicite sans cessse la matière à se rapprocher de la matière, le calorique, par sa force répulsive, tend continuellement à l'effet opposé.

Présent dans tous les corps, interposé à l'état de mélange ou combiné à leurs molécules, il maintient celles-ci plus ou moins éloignées les unes des autres.

Gazéité, liquidité, solidité de la matière témoignent de l'avantage plus ou moins marqué que l'un des deux antagonistes remporte sur l'autre. On conçoit dès lors l'action coercitive du froid sec sur l'ensemble de l'économie. En effet, le calorique diminuant de quantité, l'écartement des particules diminue d'autant sous l'empire de l'attraction.

Or, chez les animaux soumis à l'influence de la température dont il s'agit, spécialement chez l'homme, il se passe quelque chose d'analogue sur la portion externe du tégument. Resserrés, contractés spasmodiquement, les orifices des vaisseaux qu'elle reçoit demeurent étrangers au phénomène d'importation composante et d'exportation décomposante, dont l'organisme est le théâtre.

Les molécules qui s'en détachent fluidifiées, cessent donc d'être rejetées par la peau externe, elles sont repoussées. Toute cette portion de notre enveloppe subit un resserrement semblable à celui que les substances tannantes et les opiacés déterminent sur nos tissus (§ 81).

C'est sans doute à l'aide de l'astriction provoquée par le froid sec, que ce modificateur devient, du moins en partie, un obstacle à l'introduction des *miasmes* par la membrane dont nous parlons, à plus forte raison, à la transmission des maladies exclusivement contagieuses (§ 93).

L'intervention du calorique libre et de l'humidité, principaux antagonistes de la *cohésion*, étant indispensable dans la mise en activité de l'attraction entre les atomes *hétérogènes* ou dans le jeu de l'*affinité*, comme le disent les chimistes, nous pouvons nous expliquer aussi comment le froid sec, alors surtout qu'il est intense, s'oppose à la formation des produits léthifères qui viennent d'être spécifiés sous le nom de *miasmes*. La peste prit-elle jamais naissance en Suède, ou la fièvre jaune à Paris (1)?

(1) Je sais bien qu'il est certains faits qui semblent faire exception à cette règle, et à cet égard on se rappelle incontinent la peste de Moscou, en 1777, le choléra de Pologne, d'Allemagne et de France, en 1831-32, etc. ; mais ce ne sont toujours là que de rares exceptions qui ne font que confirmer la règle. Et d'ailleurs le principe de ces épidémies, du choléra du moins, ne serait-il point, bien que d'origine équatoriale, indifférent pour sa propagation, aux diverses températures, comme cela semble résulter de sa dernière apparition en Europe? — Quoi qu'il en soit, le froid intense, comme les hautes températures, est un puissant anti-contagieux. « On sait, en effet, que H. Davy

Sous l'influence de la température que nous considérons, les fluides de notre économie abandonnant la circonférence, se portent nécessairement vers le centre. L'augmentation, l'accélération du mouvement organique dans les foyers vitaux s'ensuivent; le système nerveux redouble d'efforts; la tendance aux congestions viscérales est dès lors imminente.

Cependant chez l'individu robuste, exempt de phlegmasie chronique à l'intérieur, bien nourri, bien vêtu, si la perte de son calorique n'a point dépassé certaines limites thermométriques (§ 80), certaine durée (§§ 144-178), à cette concentration du mouvement vital succède bientôt un appel des liquides à la périphérie. Ils affluent vers la peau externe. Elle se tuméfie, devient rouge, brûlante, très-sensible, souvent douloureuse; l'exhalation dont elle est le siége augmente considérablement, et le moindre exercice provoque des sueurs.

Plongé dans une atmosphère riche en oxygène et presque entièrement privée de calorique libre et de vapeur aqueuse

---

soupçonnait que les hautes températures devaient être comptées parmi les moyens désinfectants les plus énergiques. Le docteur Henry a vérifié ensuite cette proposition par des expériences très-ingénieuses. Le professeur Mojon a voulu s'assurer si un froid intense jouit du même avantage qu'une forte chaleur; à cet effet, il a soumis dernièrement, pendant une demi-heure, à la congélation de — 6° R., du virus vaccin renfermé dans un petit tube; l'ayant ensuite fait fondre à une douce chaleur (celle de son haleine), il a inoculé trois enfants avec ce même vaccin, mais sans succès. Depuis longtemps il avait déjà entrepris des expériences analogues sur le virus variolique, toujours avec le même résultat. M. Mojon désirait que ses confrères voulussent bien répéter ces expériences, non-seulement avec du vaccin, mais aussi avec d'autres virus, pour en tirer, s'il y avait lieu, ce corollaire : que les deux bouts de l'échelle thermométrique doivent être regardés comme désinfectants. » (*Journal de la Société des Sciences physiques, chimiques, etc.*, séance du 30 mars 1836.) — Ce vœu scientifique de M. Mojon a été entendu, et les 26 mars et 21 août 1838, MM. Serres de l'Institut, Bousquet et Pelletier de l'Académie de Médecine, confirmaient devant leurs sociétés respectives, par des rapports précis et circonstanciés, les expériences du savant Italien. C'est donc un fait désormais acquis à la science que la congélation, en d'autres termes, une très-basse température, doit être comptée parmi les anti-contagieux ou désinfectants les plus énergiques. — Ce qui, soit dit en passant, vient singulièrement à l'appui de la *doctrine des animalcules*...

(humidité), l'homme se livre au mouvement, pour se soustraire à la sensation pénible qui le saisit et l'étreint, au *froid*.

C'est alors que, favorisé par un air vivifiant, il développe largement ses masses musculaires et la charpente osseuse de son thorax. De là chez lui ces formes rudes, ces contours saillants, image de la force, que le statuaire personnifie dans les athlètes. Quelle différence entre les peuples des Alpes, des Apennins (1), où règne le froid sec, et les habitants des pays froids et humides que nous offrent les régions méditerranéennes (2)! Chez l'individu à l'état normal, on conçoit toute l'énergie que les fonctions *organiques* développent sous l'influence du froid sec.

Cet accroissement d'activité s'observe également dans les fonctions de *relation*; ce qui prouve que l'action du centre nerveux cérébro-spinal augmente d'intensité. En effet, lorsque le froid est sec, nos forces musculaires sont accrues, nous éprouvons le besoin d'agir; nous sommes plus aptes au travail intellectuel, plus gais, plus faciles à émouvoir, etc.

Concluons que cette température agit très-favorablement sur l'ensemble physique et moral de l'homme en santé.

---

(1) « Une nature sévère, dit le père de la médecine, en parlant des lieux froids et montagneux, y communique ses dures empreintes aux habitants. Les hommes sont grands, vigoureux; ils naissent tels. Toutes ces circonstances semblent avoir pour but de les préparer aux plus rudes travaux. De pareils tempéraments enfantent des mœurs agrestes et nourrissent des penchants farouches. » (HIPPOCRATE : *de aeris, aquis et locis.*)

(2) « Il est, parmi les hommes, des races qui ressemblent aux terrains montueux et couverts de forêts; il en est qui rappellent ces sols légers qu'arrosent des sources abondantes. On peut en comparer quelques uns aux prairies et aux marécages, d'autres à des plaines sèches et dépouillées. » (HIPP. : *op. cit.)*

CICÉRON a fait la même observation sous le point de vue moral : il dit des mœurs, qu'elles ne se perdent pas tant par les impressions du sang et de la nature, *que par celle des lieux où nous vivons*, par l'espèce d'hommes que nous fréquentons et par la nature des aliments dont nous usons.

Enfin MÉTASTASE a rendu la même pensée dans ce vers célèbre :

« *La terra molle e lieta,*
Simili a se gli abitator produce..... »

Etant, comme nous l'avons déjà dit, puissamment modifiées par les climats et par les constitutions individuelles, les affections pathologiques, toutes les fois qu'elles n'en sont pas le produit, doivent avoir ici une physionomie propre et se ressentir de l'influence doublement active qu'elles reçoivent à la fois du sol et du *patient*. Aussi est-ce dans ces contrées, sur les vigoureuses organisations qu'elles produisent, que se rencontrent les phlegmasies les plus violentes et les plus étendues, les *pantites viscérales* les plus redoutables. C'est aussi dans ces régions qu'est pressante l'indication de larges émissions sanguines et de tout l'arsenal antiphlogistique, dont le *froid médical* est l'un des principaux éléments, lorsque surtout la température n'est point très-basse.

Considéré sous le rapport des désordres qu'il détermine à l'extérieur, le froid sec ne donne lieu qu'à des gerçures, qu'à des fissures de la membrane cutanée et des points où elle commence à s'étaler à l'intérieur. Ce n'est que quand il est excessif et prolongé qu'il tend à produire des subinflammations graves dans le tissu de cet organe tactile. Ces dernières finissent-elles par s'y développer? Dès qu'elles ont endommagé sa continuité, sa structure, dans une certaine étendue en surface et en profondeur, bref, dès qu'elles ont passé, comme on le dit, à l'état d'inflammation *ulcérative*, elles pénètrent, par les vaisseaux absorbants, des points affectés, dans tout le système de cet ordre de canaux. Elles s'établissent donc dans les ganglions lymphatiques, par conséquent dans les organes centraux de la digestion et de la respiration.

Faute de rénovation normale du fluide nourricier, et d'absorption suffisante de principes réparateurs, le patient est d'abord frappé de *débilité*, de cette triste conséquence du surcroît de la vie dans l'estomac et le poumon, incapables, par cela seul, d'exercer régulièrement les fonctions qui leur sont dévolues. Bientôt arrive la désorganisation des éléments textulaires qu'on vient de nommer, la destruction des ganglions lymphatiques, en souffrance dans les parties importantes qu'ils concourent à former, dans les foyers de l'absorption alimentaire et de l'absorption gazeuse : complication d'autant plus funeste, qu'elle est inséparable de toute irritation extérieure, lorsque déjà elle a atteint un certain degré d'intensité, pour avoir été soit abandonnée longtemps à elle-même, soit exaspérée par des stimulants, topiques ou généraux, que l'ignorance et la cupidité décorent tour à tour de mille titres divers, et qu'elle ne tarde pas à entraîner la mort de l'être tout entier.

§ 78. *Froid humide.* — En pénétrant l'enveloppe cutanée de ses particules aqueuses si avides de calorique, l'air froid et humide y détermine un refroidissement continu, en même temps qu'il amollit, relâche, énerve cette membrane éminemment hygrométrique. Il lui imprime, comme aux organes dont elle est le reflet, un cachet d'atonie vraiment caractéristique.

Dans les corps qui ont la vie en partage, le froid humide, plus que le froid sec, favorise le mouvement centripète des fluides, fait prédominer l'absoption composante sur l'exhalation décomposante et concentre ainsi la vitalité. Le phénomène de la *nutrition* n'augmente donc plus d'énergie aussi favorablement pour l'individu, que sous l'empire du froid sec.

Portée d'ailleurs à un certain degré, la température que nous considérons diminue l'activité des fonctions du système nerveux. Témoins les habitants des climats froids et humides. L'influence de ces régions sur le moral de l'homme est aussi marquée que celle qu'elles exercent sur son physique (1).

Frappant d'inertie la perspiration cutanée, le froid humide détermine chez l'homme un grand nombre de phénomènes pathologiques : catarrhes, rhumatismes, gastro-entérites avec supersécrétions intestinales, ou comme naguère on le disait,

---

(1) Nous ne croyons point manquer au respect que l'on doit aux divers caractères nationaux, en rappelant ici ces sentences populaires dans notre France : *froid* comme un Anglais, *fier* comme un Écossais, *compassé* comme un Allemand, *insouciant* comme un Hollandais, *fougueux* comme un Espagnol, *vindicatif* comme un Italien, *léger* comme un Français.....

fièvres muqueuses, pituiteuses, etc., et ces scrofules si constantes dans certains pays de notre Europe. Certes, il s'en faut de beaucoup, comme on l'a pensé avec raison, que ces dernières tiennent seulement à la nature des eaux; elles dépendent aussi et surtout de la température basse et humide des localités où règne cette dégénérescence *tuberculeuse* des ganglions lymphatiques superficiels, pendant longtemps soumis au travail destructeur de l'irritation chronique.

On connaît les progrès effrayants des hydropisies, des leucites, des angio-leucites, du scorbut (1), sous l'influence du froid humide.

C'est sans doute cette constitution atmosphérique qui, par la modification qu'elle imprime aux céréales tout à la fois et aux habitants, devient la cause prédisposante principale de la gangrène particulière à certaines contrées, spécialement, en France, à la Sologne.

Sur les affections externes, le froid humide n'agit pas d'une manière moins pernicieuse. Sans parler de la gangrène par le seigle *ergoté*, dans laquelle cette température n'exerce, en temps que maladie déclarée, qu'une action secondaire, le froid humide favorise tous les désordres où la prédominance de la vie dans l'appareil absorbant joue un rôle quelconque. Il entretient, souvent même il provoque les ulcérations de la portion externe du tégument, et ces formidables subinflammations éléphantiasiques qui le transforment complétement.

§ 79. *Froid modéré.* — Cette variété emporte par elle-même une idée favorable, une juste mesure d'excitation : *Omne quod nimium naturæ inimicum...*

Partage de la plus grande étendue de la zone moyenne, cette température exige, de la part de l'homme, pour qu'il soit en état de lui résister, l'habitude d'une grande quantité d'aliments, de boissons stimulantes et d'un exercice plus ou moins actif : double excitation qui favorise chez lui un ample

---

(1) Voy. LIND : *Traité du Scorbut*, p. 17 et suivantes; et MILMANN : *Recherches sur le Scorbut*, etc., p. 10, touchant le froid humide comme cause productive de cette maladie.

développement physique, surtout dans l'appareil de la locomotion. Aussi, sans posséder autant d'activité ni autant de force que l'habitant de l'équateur, offre-t-il en général, de belles proportions et assez de vigueur. Jouissant d'ailleurs des bienfaits de la civilisation, de cette fille de l'intelligence et de la moralilé (1), qui semble s'être réfugiée dans la première de ces deux régions, l'homme, parmi toutes les variétés de son espèce, s'y montre le plus complet.

Soumis, en effet, par sa position géographique, aux vicissitudes des saisons, vicissitudes nombreuses et mobiles sans être destructibles par leur sévérité, il a dû et il a pu se livrer constamment à la recherche des moyens de corriger, pour ainsi dire, ces saisons en ce qu'elles présentent de nuisible à

---

(1) Malheureusement, ainsi que les phrénologistes, Gall, surtout Spurzheim et M. Broussais en ont fait la remarque, de tous temps, et peut-être plus particulièrement du nôtre, où il n'existe plus aucun lien social élevé; où le désolant spectacle des succès du crime et des revers de la vertu, a confondu dans beaucoup d'esprits faibles les notions du juste et de l'injuste, et où le scepticisme et l'individualisme ont remplacé les grands principes de morale et de liberté du christianisme; de tout temps la morale a-t-elle été négligée, mal comprise ou faussée par les législateurs et même par les philosophes? Et cela se conçoit, puisque jusqu'ici les nations tantôt abruties par l'esclavage, tantôt abîmées dans l'anarchie, n'ont pu donner à leurs facultés morales leur emploi légitime. Dans ces deux états, en effet, les sentiments moraux, qui en même temps qu'ils donnent à l'homme la plus noble satisfaction de conscience, devraient encore marquer dignement sa place entre ses concitoyens; les sentiments ne lui servent au contraire qu'à le mettre à la merci des fripons, tandis que l'intelligence au service des penchants d'égoïsme et d'aversion, mène à tout, à la fortune, au pouvoir, aux honneurs, etc., qui ne devraient jamais être que la récompense du travail, de la probité, de la capacité!

Aussi qu'est encore de nos jours, cette civilisation tant vantée, alors que nous sortons à peine du chaos? Qu'est-elle, à part les produits de l'intelligence, sous le rapport de la sûreté, de la pureté et de la dignité des rapports sociaux, sinon la justification du sanglant stigmate de Rousseau, signalant dans sa douleur et son indignation, à l'académie de Dijon, *la plaie des temps modernes?*... Du moins, lui, en pressentait-il confusément le remède; remède qu'il est donné à la phrénologie seule de formuler complètement, car ELLE SEULE EMBRASSE ET EXPLIQUE L'HOMME TOUT ENTIER.

Quand elle aura fait comprendre, en effet, cette noble science! que c'est surtout dans le développement, la culture et la prééminence des

sa conservation ou d'opposé à ses besoins. Il lui a donc fallu mettre continuellement en exercice ses facultés de tout ordre, les instinctives d'abord, les intellectuelles et morales ensuite; car l'homme ne réfléchit, ne se replie sur lui-même dans la méditation, qu'après avoir satisfait à ses premiers besoins et qu'il est tranquille pour l'avenir de ce côté...

Ce changement perpétuel, cette variété incessante dans les phénomènes de la nature, tout à tour si féconde et si brillante, si sombre et si nue, ont éveillé et entretenu chez l'habitant des contrées tempérées, une foule d'impressions diverses, et en ont fait l'être le plus variable dans sa nature et ses dispositions; et pourtant, ainsi que nous le disions tout à l'heure, le plus accompli de son espèce.

Quant aux maladies que détermine le froid modéré, elles

---

forces morales convenablement associées aux facultés intellectuelles; dans l'application d'un système d'éducation et d'instruction individuelles et professionnelles, c'est-à-dire fondé sur les dispositions, les aptitudes ou les besoins de chaque sujet, que réside le perfectionnement social, peu de générations sans doute suffiront pour en accomplir les merveilles! Alors chacun aura non-seulement le sentiment de *ses droits*, mais encore et surtout celui de *ses devoirs*... Alors on comprendra la nécessité, dans l'intérêt de l'ordre et de la liberté, d'une *hiérarchie sociale*, mais d'une hiérarchie fondée sur la moralité non moins que sur la capacité. Alors le peuple, car il y aura toujours du peuple, véritablement instruit et non plus abruti ou fanatisé, mais au contraire protégé, encouragé par des lois libérales consacrant *l'égalité de tous*, non pas *l'égalité absolue*, qui n'est qu'un mensonge et une chimère, mais *l'égalité de droit et de loi*, entière et vraie; le peuple, sentant enfin sa dignité d'homme et méprisant l'anarchie à l'égal du despotisme, prendra des habitudes de persévérance dans le travail, d'ordre et d'affection dans la famille, de déférence, de paix et de dévouement dans la société; persuadé que ces qualités seules, hors les cas d'une intelligence ou d'un talent exceptionnels, peuvent légitimement sortir le pauvre de la foule, l'élever entre ses concitoyens, commander leur estime et mériter leur affection... Alors les gouvernements, peu importe leur nom, expression véritable des besoins de l'époque et du pays; les ministres, selon la haute pensée de lord Chatam, « conseillers consciencieux et éclairés du chef de l'état, en même temps que *serviteurs* dévoués de la nation », les gouvernements, chef et ministres, seront respectables et respectés... Alors enfin et seulement alors, les sociétés seront dignement constituées, et jouiront en paix des bienfaits que la Providence a attachés comme conséquences nécessaires, bien que contrariées, aux nobles prérogatives de l'organisation cérébrale humaine.....

sont peu nombreuses. Aussi l'avons-nous reconnu, sinon absolument favorable, du moins très-peu nuisible à la santé.

Sans doute, pendant qu'il règne, les phénomènes pathologiques peuvent se multiplier, mais ce n'est qu'autant qu'il est associé à l'humidité, ou qu'il agit sur des individus *prédisposés.*

D'ailleurs, la multiplicité des troubles fonctionnels dépend surtout des vicissitudes atmosphériques. Or, le froid modéré est souvent allié à ces dernières, puisqu'il concourt avec elles à former le climat de la zone moyenne.

§ 80. Le *froid excessif* semble enchaîner la terre avec tout ce qui l'habite, dans une sorte d'immobilité léthargique.

Tandis que sous un ciel en deuil on trouve à peine quelques traces de végétaux, quelques bêtes fauves à la fourrure épaisse, quelques chétifs oiseaux aux plumage sombre, que la mort surprend parfois dans leur vol ou dans leur course, on y voit l'homme à son tour puissamment modifié dans son être.

Bien qu'opposées, les modifications qu'il subit dans les régions polaires, sont aussi tranchées, aussi caractéristiques que celles qu'il éprouve sous l'équateur. Soutenu par ses vêtements, par ses habitudes, par la puissance de la combustion, par sa chaleur individuelle, il lutte avec avantage contre les effets destructeurs du froid extrême. Il leur résiste surtout à l'aide de la faculté qu'il a de conserver sur toutes les latitudes sa température propre (§ 72). Des expériences nombreuses viennent à l'appui de cette assertion. Nous citerons particulièrement celles de MM. Becquerel et Breschet, faites tout récemment dans les plaines et sur les montagnes, au moyen de leur ingénieux appareil thermo-électrique.

§ 81. Les profondes mutations que le froid extrême imprime à notre économie ne sont que trop évidentes.

Répercussif de prime abord, agissant en sens inverse des *rubéfiants*, il repousse nos fluides de la section *externe* à la portion *rentrée* du tégument, et de la surface libre de cette enveloppe tout entière, dans les mailles de la trame de nos solides. De là, diminution du mouvement organique *au dehors*, sédation à l'extérieur; augmentation de ce mouvement *au de-*

dans, surcroît d'excitation à l'intérieur; pléthore viscérale dépassant celle qui est nécessaire à la mise en jeu des instruments indispensables à la vie.

Faut-il le dire, après les considérations qui précèdent? C'est en diminuant la sensibilité et la locomotilité, comme le font aussi les *opiacés*, en agissant sur les fibrilles nerveuses de la partie, que le froid détermine la *sédation*.

C'est encore en diminuant, en opprimant plus ou moins l'énergie de ces deux fonctions cérébrales, comme cela s'observe également pour les *opiacés*, qu'il donne lieu à l'*astriction;* qu'il joue, consécutivement à la torpeur qu'il produit sur l'organe, le rôle des substances qui donnent *primitivement* naissance au resserrement fibrillaire de nos tissus, le rôle des astringents proprements dits : des substances tannantes, par exemple, de certains sels à base d'oxydes métalliques; modificateurs qui pour déterminer l'*astriction*, n'ont pas besoin d'agir à la manière du *froid* et des *opiacés;* de recourir d'abord à l'engourdissement, de commencer à l'imitation de ces dernières et de la soustraction du calorique, par diminuer la sensibilité et la locomotilité du solide vivant, s'il en est doué, plus son *irritabilité* (1); pour diminuer en conséquence, et

(1) On sait que par IRRITABILITÉ, Haller entend seulement la contractilité organique *appréciable* par l'observateur; telle est celle des muscles viscéraux, du scrotum, etc., parties dont la contraction, indépendante de la volonté, est parfaitement visible; elle l'est même sur le cadavre, puisque, plusieurs heures après la mort, les fibres charnues du cœur, des intestins se contractent manifestement, pourvu qu'elles soient mises en contact avec certains agents physiques ou chimiques.

C'est à ce genre de *motilité*, à l'irritabilité *hallérienne*, que se rapporte l'expulsion spontanée des féces du fœtus observée après la cessation complète de la vie. Cette propriété essentiellement vitale, la contractilité *organique*, commune à tous nos solides, inhérente à tous les tissus animaux et végétaux, cesse-t-elle d'être apparente, s'obscurcit-elle au point de se dérober à tous nos moyens d'investigation? STAHL la désigne alors sous le nom de *tonicité*, d'autres sous celui de contractilité *fibrillaire*, ou encore de *motus tacitus*. Quant à GORTER et GLISSON, que la contractilité *organique* soit appréciable ou qu'elle ne le soit pas, ils lui impriment, dans l'une et l'autre circonstance, la même dénomination, celle *d'irritabilité*. C'est dans le sens de ces deux derniers auteurs, à l'exemple de M. Broussais, que nous faisons usage de ce mot. (§ 64 (1)).

l'énergie des actes de relation qu'il est chargé d'exécuter, et l'activité de ses fonctions organiques.

§ 82. Torpeur du tissu cutané suivie d'astriction, d'où refoulement des fluides vers le centre, sédation à la périphérie ; augmentation de l'irritabilité à la section rentrée de l'enveloppe tégumentaire, et dans la trame des organes splanchniques : telle est la modification que l'abaissement de la température imprime à notre organisme.

L'accroissement de l'excitation *normale*, opéré à l'intérieur sous l'influence du froid, est évidemment l'effet de la convergence des agents internes, stimulants naturels de nos solides, l'effet, dis-je, de l'accumulation, de la concentration des fluides, excitateurs qui sans relâche pénètrent nos tissus, les sollicitent au mouvement, les animent au travail. De là l'imminence de l'*irritation*, la fréquence de son explosion dans les viscères, son exaspération, toutes les fois que la température du milieu ambiant est au-dessous de certains degrés thermométriques.

Tandis qu'en refoulant les matériaux fluidifiés de la composition nutritive, il favorise chez l'homme robuste la série entière des fonctions organiques, le froid extrême agit toujours au désavantage de la vie de relation. C'est en opprimant l'action du centre nerveux cérébro-spinal qu'il détermine cette dernière modification sur notre économie. En effet, sous l'influence du froid extrême, les fonctions de l'appareil sensitif interne diminuent considérablement d'énergie ; tous les actes de sensibilité et de locomotilité semblent frappés, dans leur manifestation, d'une espèce d'engourdissement. On est donc naturellement conduit à admettre que, sous l'empire de cette température, la vitalité de l'axe nerveux encéphalo-rachidien est saisie d'une sorte de torpeur hivernale.

§ 83. Engourdie à la fois et constringée, la portion *externe* de notre enveloppe cesse presque entièrement d'exécuter les deux genres de fonctions qui lui sont dévolues ; au contraire les actes départis à la portion *interne* de ce tégument général sont accomplis avec beaucoup d'activité ; même degré d'énergie dans l'élément cellulaire *staminal* des viscères abdominaux et thoraciques.

De là ces peaux si fanées, si décolorées, si peu sensibles chez les habitants du Nord. De là encore la voracité de ces peuples, la surabondance des urines, des mucosités qu'ils fournissent, et cette lymphe relativement si supérieure par sa quantité à la masse du sang.

Nous voyons donc que sous l'influence du minimum de la température, l'absorption alimentaire et la sécrétion dépuratoire redoublent d'efforts. Il en est de même de l'absorption gazeuse et de la circulation. On conçoit dès lors toute la puissance de la *rénovation moléculaire* de nos organes sous le règne du froid excessif. Aussi, vers les régions hyperboréennes, ce grand acte physiologique jouit-il du plus haut degré d'énergie.

§ 84. On sait qu'à la périphérie, il se fait remarquer, dans ces climats, par la prédominance dans l'élément cellulaire sous-cutané. C'est sans doute parce que l'absorption et l'exhalation de la peau externe, comme nous l'avons déjà fait observer, ne s'exécutent que très-faiblement ou presque pas du tout; la membrane dans laquelle elles s'exercent étant dans une astriction, dans une torpeur à peu près continuelles.

L'augmentation de la puissance assimilatrice force l'homme à une alimentation solide à la fois, copieuse et plus ou moins répétée dans le même jour. Il s'ensuit que l'un des trois principaux foyers de la *vie de nutrition*, l'estomac, est sans cesse en travail.

Or, sous l'influence des nerfs pneumo-gastriques, une permanente activité de ce viscère ne permet point, d'après la loi *ubi stumulus, ibi affluxus*, un grand développemennt à l'organe de la *vie de relation*, au centre nerveux encéphalo-rachidien, producteur des sensations, des mouvements volontaires, de l'intelligence, etc. Telle est la cause physiologique qui s'associe à l'action du froid extrême, pour retenir l'habitant des régions glaciales éternellement enchaîné dans l'apathie, et lui enlever à jamais l'intégrité des actes les plus relevés de la sensibilité, l'intégrité des opérations intellectuelles.

Considérée dans les pays froids de la zone moyenne, ou même près des pôles, la température qui nous occupe retarde la puberté sans nuire à la fécondité.

Dans les régions hyperboréennes, l'homme est petit et grêle. Cet arrêt d'accroissement ne peut être que le résultat du froid excessif. En effet, pour peu que l'on s'éloigne de ces tristes climats, on voit la tête, le tronc et ces deux appendices locomoteurs, offrirent un développement assez marqué, si ce n'est que le corps, chargé d'embonpoint, est considérablement lourd.

L'état atmosphérique que nous considérons, exerce sur la peau externe une influence digne d'attention. Sous la zone tempérée, le froid, quelle qu'en soit la violence, se borne à pâlir cette membrane, à l'atrophier (§ 83), à lui faire perdre l'élasticité dont elle jouit. Au contraire, au delà et même vers les confins des cercles polaires, après avoir déterminé ce triple effet sur la partie dont il est question, il la brunit à la fois, l'épaissit et en augmente la densité jusqu'à lui faire subir une sorte de raccornissement; si bien que cette altération pourrait en imposer pour une brûlure occasionnée par le soleil ardent de l'équateur : « *Penetrabile frigus adurit.* » (HIPP.)

Chose étrange! les habitants du pôle, continuellement exposés à la rigueur du froid, ont les cheveux noirs; même coloration sur le reste du tissu pileux à découvert et sur le système épidermique de l'enveloppe cutanée en contact immédiat avec l'air.

§ 85. L'espèce de raccornissement dont nous parlions tout à l'heure, nous semble mériter un instant de réflexion.

Les molécules intégrantes du tissu vivant tendent continuellement à se rapprocher les unes des autres; les excitateurs internes et ceux du dehors favorisent cette tendance, le rapprochement s'effectue.

De là, resserrement du solide dans tous les sens; de là aussi, rétrécissement ou disparition de nos cavités normales, même de celles à parois osseuses, dès que la cause distendante a cessé d'agir : témoins les *alvéoles*, après l'avulsion des dents, l'*orbite*, lorsqu'il n'est plus rempli par le globe de l'œil, etc.

Dans la partie molle, le rapprochement de ses molécules organisées est-il porté à l'excès? Elle atteint le summum de tension. Alors l'astriction est telle, que cette partie se crispe au point d'éprouver une sorte de raccornissement. C'est ce qui a lieu sous l'influence des styptiques, moyens intermédiaires aux astringents et aux caustiques.

Mais nous savons que portés à des degrés différents d'activité, les toniques peuvent tour à tour devenir astringents, styptiques, caustiques. Exemple, le nitrate d'argent fondu. Si, étant importé dans les fosses nasales, il triomphe de certaines épistaxis, rebelles aux moyens ordinaires, ce poison sera qualifié de tonique, d'astringent, de styptique ou de caustique, selon qu'il aura été employé préablement dissous dans une plus ou moins grande quantité d'eau, ou bien tel que le chimiste nous le procure.

Or, à une certaine température et dans certaines conditions physiologiques, le froid est un *tonique*, puisqu'il favorise *modérément* la concentration des particules de nos fibres et par conséquent, la *tension*, ou comme on le dit, le *ton* de nos tissus, leur contractilité *fibrillaire* (§ 81).

On sent dès-lors, toute l'utilité qui en résulte pour l'acte nutritif, ou si mieux l'on aime, pour le mouvement de contraction organique latente, *tonicité* (§ 81 (1)), des réseaux cellulo-vasculaires chargés d'introduire dans l'économie animale, comme chez les espèces phytologiques, les matériaux de sa composition, et d'éliminer les produits de sa décomposition nutritive.

Cependant, que la température baisse un peu davantage: la peau externe se resserre, les fluides qui la pénètrent sont répercutés; elle se dessèche. Donc à ce degré, le froid atmosphérique suractive dans cette membrane la concentration des molécules intégrantes, l'astriction de la partie; c'est un *astringent*. Plus intense encore, il devient un puissant *styptique:* on en a la preuve dans la réussite de la glace appliquée contre les hémorrhagies par exhalation.

D'après cette dernière considération, faut-il s'étonner que, dans le domaine des glaces éternelles, une atmosphère éminemment répercussive, agisse sur le tissu cutané de l'homme, à l'instar des caustiques; qu'elle dégrade, qu'elle raccornisse tout ce qu'elle peut frapper immédiatement sur cette portion extérieure de notre enveloppe?

Les maladies qu'enfante le froid excessif, peu nombreuses d'ailleurs, se font remarquer par leur analogie avec les troubles fonctionnels que détermine le froid modéré sec : ce sont les phlegmasies des organes renfermés dans le thorax et les conséquences pathologiques de la pléthore sanguine, de l'obésité, de l'obstacle à la circulation, de l'exercice et du repos alternativement pris outre mesure ou sans règles hygiéniques. Aussi, les bronchites, les pneumonies, les pleurites, les hémoptysies, les hématémèses, les anévrysmes du cœur, de l'aorte, les accès d'asthme, les hémorrhagies cérébrales, les divers genres de rhumathismes, etc., sont-ils spécialement l'apanage des climats hyperboréens.

§ 86. Lorsque, pour avoir longtemps agi sur nos tissus, le froid extrême a triomphé de leur réaction, ou qu'à raison de circonstances défavorables à l'organisme, ils ne peuvent, par cette réaction, produire assez de calorique pour réparer la perte de leur chaleur, les phénomènes qui se manifestent chez l'homme sont l'effet d'une perturbation profonde de l'économie.

Engourdie et resserrée, la peau externe ne rejette plus les débris organiques qu'elle est chargée d'éliminer (§ 89) : toute évaporation, ou peu s'en faut, cesse par cette voie.

Nous en dirons autant de l'exportation du poison aériforme, de l'acide carbonique, gaz produit par le sang noir sur *tous les points de nos solides* et rejeté en partie, dans l'état ordinaire des choses, par la surface libre de cette portion du système tégumentaire.

De leur côté, subissant la même modification que cette membrane, les capillaires *staminaux* qui entrent dans sa composition, ne se laissent plus traverser par le sang que leur envoient les ramifications aortiques.

Envahissant alors la peau interne, inondant jusqu'à la moindre partie que cette autre section de l'enveloppe puisse offrir dans la profondeur des viscères, le fluide nourricier s'accumule dans les organes splanchniques, notamment dans la substance productrice des perceptions, des volitions, etc., dans l'axe cérébro-spinal, plus spécialement encore dans la trame du tissu chargé particulièrement de l'hématose, de toutes nos parties la plus riche en vaisseaux et en élément *cellulaire*, par conséquent la plus perméable aux gaz et aux liquides.

§ 87. A l'irritation des poumons, causée par la trop grande quantité de matière en circulation dans leurs vacuoles, s'en ajoute nécessairement une autre, celle déterminée sur les vésicules bronchiques et par la température extrêmement basse de l'air qui s'y précipite, et par la proportion plus considérable d'oxygène qu'il renferme sous le même volume.

La masse nerveuse centrale est déjà gorgée de sang. Les nerfs qui se rendent des organes thoraciques et abdominaux à cet important appareil, conduisent à l'encéphale et celui-ci recueille l'irritation de ces viscères congestionnés, comme il leur envoie la sienne par le même nerf grand sympathique. Le trouble des fonctions cérébrales ne tarde pas à éclater. Au phénomène qui annonce que l'irritabilité diminue à l'extérieur pour augmenter à l'intérieur, au *frisson* succèdent des vertiges, suivis de la propension à l'assoupissement. Cependant il y a insomnie ou plutôt un sommeil troublé, douloureux, interrompu par des mouvements convulsifs, *cloniques* ou même *toniques*.

Bientôt l'encéphale cesse de percevoir, de vouloir et d'exercer son influence organique. Plus de sensations, plus de mouvements volontaires, de phénomènes instinctifs, de sentiments moraux, d'intelligence : l'individu n'est désormais qu'irritable. En effet, entraîné aux appâts décevants d'un sommeil perfide, l'homme s'assoupit, passe de la somnolence au *coma* et, comme les hivernants, il tombe à l'état *carotique* : c'est que, se propageant de proche en proche, l'*engourdissement*, cette immobilité partielle jointe à l'insensibilité, est devenu général; tout est engourdi dans l'organisme, il s'agit de *stupeur* et d'une stupeur au comble.

Cette suppression entière des fonctions du centre nerveux cérébro-spinal, cet état apoplectique de l'encéphale (1), est évidemment précédé de l'accumulation du fluide nourricier dans les organes splanchiques.

Dépourvue de l'influence cérébrale, la membrane respirante ne transforme plus le sang noir en sang rouge, il y a *arrêt de la respiration* ou, comme on le dit très-improprement, il y a *asphyxie*, absence du pouls. Arrive en dernier lieu l'arrêt de la circulation. Nous pensons, effectivement, que dans l'asphyxie par le froid, comme dans celle par submersion, malgré l'abolition des actes dévolus à l'encéphale et aux poumons, le cœur continue quelque temps encore son service. Ce n'est toutefois que pour envoyer aux organes un agent léthifère, du sang veineux qui, chargé d'acide carbonique (§ 86), suffirait à lui seul pour éteindre bientôt la vie.

On conçoit que les parties éloignées du centre circulatoire : la peau externe, les pieds, les mains, etc., sont les premières frappées de torpeur et de mortification.

Au milieu de cette suspension absolue de l'action importante des trois organes centraux de la vie, les dernières fonctions qui finissent sont les actes primitifs et fondamentaux de l'existence active (§§ 44-46). C'est alors que l'infortuné cesse entièrement de vivre.

Des observateurs rapportent que la mort apparente générale dont nous parlons, a duré pendant plusieurs jours.

Nous n'avons pas besoin de dire que, dans cet état, l'homme vit de sa propre substance, comme le font, durant leur torpeur hivernale, les animaux qui ont été signalés.

Les maladies externes que le froid excessif peut occasionner, sont la gangrène partielle des joues, du nez, etc.; l'irritation des vaisseaux lymphatiques superficiels, de leurs gan-

(1) Dans l'armée qui revint de Moscou, en 1813, des individus, d'une constitution apoplectique, ont succombé sous l'influence du froid excessif, comme frappés d'une hémorrhagie cérébrale. (§ 98 (2)).

glions; la subinflammation du tissu cutané, des articulations; les ophthalmies, les otites, etc.

§ 88. Nous l'avons déjà fait observer, les *vicissitndes atmosphériques*, si constantes dans les zones tempérées, sont une cause permanente de changements dans la température de l'air, par conséquent, dans les phénomènes des êtres organisés que nous offrent ces régions. Tout s'y ressent de cette mobilité de la température, depuis la simple action physico-chimique des corps jusqu'aux opérations les plus compliquées de l'encépale humain.

Portons nos regards vers les pôles ou sur la zone embrasée du spéroïde terrestre; nous voyons toutes les espèces vivantes offrir un caractère toujours semblable à lui-même : point d'instabilité, point de variation dans les phénomènes; il n'y a pas jusqu'aux maladies de l'homme qui ne présentent un cachet d'uniformité. Le seul changement que les vicissitudes atmosphériques puissent imprimer aux troubles fonctionnels dans ces deux parties du globe, c'est la modification qu'ils subissent à l'équateur, sous l'influence des saisons et de la fraîcher des nuits et des vents. Au contraire, sous la zone tempérée, ils sont innombrables les changements qu'éprouve l'organisme dans les deux règnes. Contrariés à chaque instant, enrayés sans cesse par le refroidissement, par l'humidité, par la sécheresse de l'atmosphère, les mouvements d'importation composante et d'exportation décomposante, ne peuvent favoriser, chez le végétal ou chez l'animal, l'extension de ses limites dans l'espace, son *accroissement*; souvent même la constitution en est modifiée d'une manière funeste à la conservation de l'individu. C'est ce qui fait que dans les climats tempérés, les êtres doués de l'existence active sont loin d'offrir la vigueur, le développement qu'ils présentent près de l'équateur. Bien plus, dans certaines régions, particulièrement froides et humides de la zone tempérée, nous voyons l'homme s'appauvrir au physique et au moral tout à la fois, pour subir une dégradation vraiment déplorable.

§ Ier.

Influence du froid atmosphérique, considérée sous les rapports physique, physiologique et pathologique, sur les fonctions de nutrition chez les animaux et spécialement chez l'homme.

§ 89. Cette influence exerce son empire sur la membrane qui à l'extérieur comme à l'intérieur, forme le tégument de l'animal.

Chez l'homme par des liens directs ou sympathiques, cette vaste enveloppe enchaîne entre eux les actes si variés des différents organes qu'elle recouvre ou qu'elle pénètre, établit, avec ces instruments de vie, des relations fonctionnelles très-intimes, surtout à l'état ânormale de l'économie, et se trouve chargée de plusieurs autres fonctions aussi dignes de l'intérêt du physiologiste, qu'elles méritent de fixer l'attention du médecin.

L'action du froid atmosphérique sur notre tégument est donc de la plus haute importance. On sait d'ailleurs que, dans toutes les espèces zoologiques, cette enveloppe est transformée en agents préparateurs du grand acte physiologique, de la *rénovation* des molécules *élémentaires* du corps vivant : en appareils spéciaux pour l'introduction de la matière alibile, du gaz oxigène et pour la réjection des débris organiques. Il en résulte que, chez l'homme, l'influence du modificateur qui nous occupe porte sur les partiees du système tégumentaire qui constituent les principaux moyens de l'existence active, sur les parties qui servent d'instruments auxiliaires à la nutrition proprement dite, spécialement sur les membranes *bronchique*, *gastro-intestinale* et *cutanée*.

Toutes importent, en effet, les matériaux nécessaires à l'entretien des solides et des liquides vivants, à la composition assimilatrice; toutes exportent en même temps les particules usées, pour ainsi dire, par la vie et détachées des organes par l'acte de désassimilation. Ainsi la section *respirante* du tégument, en même temps qu'elle puise dans l'air atmosphérique le principe indispensable aux fonctions que le fluide nourricier doit ultérieurement remplir (§ 50), est le siége d'une dépuration sécrétoire qui débarrasse l'économie des molécules organiques incessamment séparées de l'être par le travail continuel de sa décomposition nutritive.

On peut en dire autant de la section *digérante*, Tout en transformant en chyme et en chyle la substance alimentaire, pour la livrer aux absorbants, cette longue portion de notre enveloppe est encore un agent éminemment actif de sécrétion dépuratoire, d'élimination de matériaux intérieurs. Enfin la partie du tégument étalée à l'extérieur sous le nom de *peau*, en introduisant plus ou moins des éléments assimilables, exporte en même temps des débris organiques sous divers états.

§ 90. Sans parler de la portion génito-urinaire, il est démontré que les trois importantes sections du système tégumentaire qui viennent d'être spécifiées, sont aussi les instruments auxiliaires dont se sert la puissance organisatrice ou plastique (§§ 64-65), pour faire disparaître *graduellement*, pour *résoudre*, comme le disent les pathologistes, des congestions, des épanchements de sang, de pus, de sérosité, etc.

La condition de la vie étant l'introduction et la réjection continuelle qui s'effectuent, comme nous venons de le voir, à la surface du tégument, il s'ensuit que cette immense enveloppe devient nécessairement, du moins chez l'homme, la voie commune par laquelle, avec les principes réparateurs, avec les moyens thérapeutiques, pénètre dans l'organisme une foule d'agents destructeurs : les corpuscules léthifères dégagés des individus malades ou des corps organiques en décomposition, les *virus*, les *venins*, *poisons;* toutes les maladies contagieuses : syphilis, rage, vaccine; toutes les affections *miasmatiques :* la peste, la variole..., et ces affreuses gastro-entérites qui sous le nom poétique de *typhus*, faisaient, avant l'illustre fondateur de la médecine physiologique, le désespoir du praticien, dépeuplaient en moins de quelques jours, des villes, des campagnes, des provinces tout entières. C'est ce qu'en 1824, lors de la guerre d'indépendance que la Péninsule grecque eut à soutenir contre la férocité des

Turcs, on vit à la fois dans cette presqu'île, au delà de l'isthme de Corinthe et dans les Cyclades nombreuses de l'Archipel. Le traitement antiphlogistique arrêta le fléau. La patrie du vieillard de Cos, les mânes sacrés d'Hippocrate béniront le nom du réformateur de l'art divin (1).

§ 91. Mais, pour revenir à notre sujet, chez les espèces un peu élevées dans la série zoologique, outre le double phénomène d'importation composante et d'exportation décomposante, opérées par la surface du tégument, la *rénovation moléculaire* nécessite un troisième acte.

Celui-ci a pour théâtre la profondeur des organes. Il consiste, comme on sait, en deux mouvements distincts, l'un centripète, l'autre centrifuge.

A mesure que le premier apporte à chaque molécule de l'élément cellulaire de l'organe, les matériaux qu'elle doit s'assimiler *pour se renouveler*, le second exporte à la surface de l'enveloppe, le produit de la décomposition de cette même molécule (2); un quatrième appareil, le circulatoire, s'ajoute donc au système des agents préparateurs de la nutrition proprement dite.

§ 92. Or, comme nous l'avons déjà dit, cette grande fonction, commune aux animaux et aux végétaux, n'a pas d'instrument propre, puisqu'elle s'effectue indistinctement sur tous les points de l'être, qu'elle se passe dans le tissu primitif à la fois et universel du corps vivant, dans les mailles de la substance génératrice de toute partie agissante, dans les aréoles de l'élément *cellulaire* du composé solide doué de l'existence active (§§ 45-46).

---

(1) *Voyez* la lettre d'Argos (Péloponèse) à M. Broussais, insérée dans les *Annales de la médecine physiologique*, t. 6, p. 6, an 1824; par M. Anaxandre.

(2) Dans les corps inorganiques, la condition suprême de l'existence est que leurs molécules *intégrantes* restent continuellement les mêmes; au contraire, les corps organisés existent à la seule condition que leurs molécules *élémentaires* ne restent jamais les mêmes, qu'elles se trouvent continuellement remplacées par de nouvelles molécules constituantes.

Il en résulte que, chez l'homme, l'influence du froid atmosphérique sur la nutrition elle-même, ne peut être appréciée que dans les opérations qui servent d'instruments auxiliaires à cet acte primitif et fondamental de la vie; dans la digestion, par conséquent dans la respiration, la circulation et la sécrétion dépuratoire.

§ 93. A. Digestion. — Si on la considère dans ce qu'elle a d'essentiel, la digestion n'est que l'absorption de l'aliment pris au monde extérieur.

Ce genre d'absorption composante nous offre, comme on sait, deux séries de phénomènes, les uns préparateurs, les autres consécutifs.

Parmi les premiers se rangent naturellement la *faim* et la *soif*, sentiments instinctifs, suscités chez l'animal par le besoin de réparation qu'entraîne dans l'organisme la décomposition nutritive.

Or, la première de ces deux sensations *internes* exprime la nécessité de prendre des aliments solides. Quel que soit le mécanisme de la *faim*, le mode de production de ce phénomène; que ce soit une action exclusivement vitale, physique ou chimique; qu'à l'exemple de plusieurs actes organiques, il participe de ces trois conditions; que ce soit un état spécial de l'ensemble du système nerveux ou bien une excitation nerveuse particulière à l'organe qui en est le siége, à l'estomac, toujours est-il que le froid modéré active la *faim* et que le froid excessif en fait une passion délirante. Gorter (1) et Haller (2) observent que les patineurs Hollandais sont sujets à des défaillances, malgré la quantité et la résistance des aliments dont ils se lestent le ventricule avant leurs exercices. Les marins doublent leurs provisions de bouche lorsqu'ils partent pour les mers du Nord. En traversant les Alpes, Brutus est atteint de boulimie. Une campagne dont la France porte en-

---

(1) Gorter (Jean), 1688-1762 : *De perspiratione sanctoriana insensibili;* Leyd., 1525, in-4.

(2) Haller (Albert), 1708-1777 : *Elém. physiol. corp. hum.;* Laus., 1785, in-4.

core le deuil n'a que trop prouvé la terrible influence du froid sur la faim et de celle-ci sur les fonctions de l'encéphale (§ 98).

La soif, cet interprète de la nécessité d'introduire des boissons dans l'économie vivante, a pour siége la membrane bucco-pharyngienne, tandis que le besoin lui-même existe dans les canaux circulatoires.

Celui-ci reconnaît pour cause les pertes lymphatiques qu'entraînent sans cesse les trois genres de sécrétions : les *perspiratoires*, les *folliculaires*, les *glandulaires*, surtout la perspiratoire cutanée, soit que son produit s'échappe sous forme de vapeur (perspiration cutanée insensible) ou bien à l'état liquide (sueur). Or, loin de prédisposer à la *soif*, le froid modéré est propre à la calmer ; ce qui s'explique par la diminution d'énergie qu'il détermine dans la perspiration cutanée. Au contraire, le froid excessif rend ce sentiment très-impérieux ; et c'est par la stimulation primitive que cette température exerce sur la membrane buccale et pharyngienne. On peut même avancer que le froid excessif fait naître une soif *factice*, c'est-à-dire sans que cette sensation interne soit occasionnée par le besoin réel d'introduire des aliments liquides dans notre économie.

En effet, tous les modificateurs propres à irriter la muqueuse bucco-pharyngienne, à resserrer ses exhalants, à déterminer ou à suspendre la sécrétion *perspiratoire* qui lui est départie, ne manquent jamais de produire la *soif factice*. Témoins les opiacés, les substances tannantes, etc. C'est donc par ce moyen que la neige, surtout la glace, étant avalées, nous font aussitôt éprouver le sentiment de la soif.

C'est encore par le même mécanisme que la neige, la glace, prises à titre de boissons aqueuses, exaspèrent au lieu de calmer la soif réelle. Ce dernier fait n'a malheureusement été que trop constaté dans notre funeste retraite de 1812.

Le médecin physiologiste qui, à la suite de nos armées, a convenablement observé du nord au midi de l'Europe, sait qu'une boisson incendiaire pour le Français, pour l'Italien surtout, est inoffensive pour l'Anglais, pour le Russe, etc. ;

que pour le traitement des maladies aiguës, une diète sévère est utile, indispensable, dans les latitudes chaudes ou tempérées, tandis que pour le même genre d'affections, elle devient nuisible à l'habitant du nord.

Au rapport de Dampierre, les Kamtchadales, les Groenlandais dévorent impunément la chair des poissons en décomposition. Ils s'abreuvent d'huiles rances et fétides. Les pousses de l'aconit napel, l'agaricus muscarius (fausse oronge), poisons violents, infusés dans la bière, constituent la tisane de leurs malades. Chez les Tartares, le Koumys, produit de la fermentation alcoolique du lait de leurs cavales, fait les délices de ces peuples nomades. Les sauvages du nord de l'Amérique, ceux du Canada, de la baie d'Hudson, se nourrissent de la chair encore palpitante des ours qu'ils viennent de mettre à mort; ils sucent avec bonheur le sang et la graisse de ces animaux. Dans ces régions glacées, il faut au tube digestif une prodigieuse alimentation! « *quod difficile alteratur, difficile consumitur.* » (Hip.)

Par son action éminemment sédative, le froid atmosphérique, alors surtout qu'il est sec et modéré, constitue un moyen puissant à l'aide duquel disparaissent plusieurs maladies du canal intestinal.

M. Broussais (1) et M. le docteur Labat, chirurgien au service du pacha d'Égypte, citent des cas remarquables de fièvres putrides et de fièvres jaunes, qui ont cédé uniquement sous l'influence du changement de température, soit qu'il ait été accidentel, soit qu'il ait été intentionnel. Le passage ou le transport brusque des maladies d'une température chaude et humide à une localité froide et sèche, a suffi pour les guérir.

Nous n'avons pas besoin de le dire, quelque intense qu'il soit, le froid excessif ne saurait, d'une manière directe, modifier pathologiquement la digestion, ou plutôt l'organe qui en est le siége. Cette modification ne peut être exercée

---

(1) *Annales de la médecine physiologique;* décembre 1834, p. 689.

sur le canal alimentaire que sous l'influence sympathique de la peau externe qui reçoit directement l'action du modificateur.

Les maladies que le froid extrême détermine sur la portion digérante de notre enveloppe ne peuvent être que des irritations, des congestions, suites nécessaires de l'excès d'activité à laquelle il condamne cette partie du tégument. « *Quotidianæ constitutiones aquiloniæ alvos siccant... Aquilo ventrem astringit.* » (Celse). Aussi, lorsque surtout il est humide et changeant, le froid atmosphérique devient-il une cause puissante d'hémorrhoïdes, de colites, de gastro-entérites, etc., soit aiguës, soit chroniques.

§ 94. B. Respiration. — Importé dans l'organisme par l'absorption, l'aliment fluidifié ne devient propre à la composition des solides et des liquides vivants qu'après s'être combiné avec l'oxygène puisé dans le milieu ambiant.

Chez la très-grande majorité des espèces zoologiques, l'introduction de ce gaz dans l'économie s'effectue par une partie spéciale du tégument. Chez l'homme et les animaux à respiration intérieure et centrale, l'importation de l'oxygène s'opère au moyen d'une cavité formée par l'enfoncement de la peau externe dans la trachée-artère et les innombrables ramifications de ce canal. Ces tubes aérifères constituent, comme on sait, le principal élément des poumons, organes vésiculeux, renfermés dans le thorax.

On sait aussi que l'ampliation et le resserrement de cette cavité déterminent des modifications analogues dans ces deux viscères.

Or, s'il est modéré, le froid atmosphérique facilite le jeu des pièces thoraciques; par cela seul, il favorise l'introduction et l'expulsion alternatives de l'air.

Bien plus, en condensant, en rapprochant les unes des autres les molécules de ce mélange de gaz, cette température fait que sous un moindre volume, l'air contient plus d'oxygène.

C'est probablement cet état de l'atmosphère qui a porté le père de la médecine à qualifier l'air de « *pabulum vitæ.* »

Aussi, toutes choses égales d'ailleurs, les inspirations sont-elles plus rares, moins grandes, et l'hématose plus rapide en hiver qu'en été. Dans un temps donné, la faim n'est-elle pas d'autant moins fréquente, que la nourriture est plus riche en sucs réparateurs. De même, le sentiment que le besoin d'oxygénation du sang éveille chez l'animal, est d'autant moins fréquent dans un temps donné, que l'air inspiré est plus riche en oxygène.

Par la modification qu'il imprime à la circulation capillaire générale, le froid modéré favorise encore la transformation du chyle en sang. C'est en effet dans les capillaires généraux que se complète cette grande opération chimico-vitale, l'*hématose*. Démontré physiologiquement par Bichat, ce fait, prouvé par Lavoisier, est confirmé par M. Thénard (1).

Des expériences font voir que la partie colorante du chyle sanguifié, est loin de dépendre uniquement de l'oxygénation de ce liquide dans les capillaires qui constituent la masse principale des organes centraux de la respiration, dans les capillaires pulmonaires, exclusivement chargés de la rénovation du fluide nourricier. On prouve que cette partie colorante du chyle hématosé, est encore due à la présence de la matière animale dont il s'imprégne dans les capillaires généraux des divers organes : vaisseaux invisibles par leur ténuité, à l'action isolée desquels sont livrées des colonnes innombrables de sang d'une extrême division. Continus par leur origine, à la terminaison des dernières ramifications de l'arbre aortique, ces canaux microscopiques, plongés dans la trame génératrice des instruments de la vie, finissent à la naissance des vaisseaux blancs, des radicules qui forment les veine *porte* et *caves*.

Est-il extrême? Frappant de torpeur les muscles destinés au mouvement d'inspiration, le froid atmosphérique rend difficile ou même impossible l'ampliation de la capacité thoracique.

(1) Thénard (le baron) : *Traité de chimie élémentaire;* Paris, 1835, 5 vol. in-8.

De son côté, par l'âpreté de sa température, l'air paralyse l'action organique profonde des poumons, l'*hématose*. Il ne peut, à son rapide passage par les fosses nasales, par les ouvertures buccale, pharyngienne et laryngienne, se pénétrer suffisamment de vapeur aqueuse et de calorique.

D'ailleurs, à la température que nous considérons, l'atmosphère contient une proportion plus considérable d'oxygène.

C'est dans cet état que l'air, parcourant la trachée-artère, sa bifurcation et les ramifications qu'elle présente, parvient aux vésicules sans nombre par lesquelles se terminent les derniers ramuscules de cet arbre respiratoire.

Au rapport de Gmelin (1), durant les affreux hivers de la Sibérie, l'atmosphère s'y trouve chargée de glaçons invisibles par l'extrême petitesse de leur volume. Ces corpuscules blessent, dit-il, le tissu pulmonaire et font naître sur la langue, ainsi que dans les bronches, une saveur analogue à celle que déterminent les substances ferrugineuses.

On conçoit que l'air excessivement froid cesse de convenir à la sensibilité des poumons, qui ne peuvent plus le digérer. Aussi, à cette température, la respiration est-elle d'abord fréquente, haletante; sans doute, parce que la partie du tégument chargée de cette opération cherche à se débarrasser un instant plus tôt de l'impression douloureuse que lui cause une atmosphère glacée. Bientôt les mouvements respiratoires s'affaiblissent, se ralentissent et ne tardent pas à s'arrêter pour toujours.

Qui ne connaît les effets pathologiques du froid sur les poumons? Sa rigueur, comme nous l'avons vu, détermine l'asphyxie. Moins intense, surtout lorsqu'il est humide et variable, il donne lieu à tous les ravages que l'irritation exerce sur les divers tissus qui composent ces principaux organes de l'hématose; en effet, de toutes nos parties les plus riches en vaisseaux de différents ordres et en élément cellulaire ou nu-

---

(1) Gmélin (S. Th.) : *Histoire des découvertes faites par divers voyageurs;* La Haye, 1779, 3 vol. in-4 ou 6 vol. in-8.

tritif, les poumons sont pourvus d'innombrables ganglions lymphatiques.

Laryngites, trachéites, bronchites, pleurites, pneumonies, pleuro-pneumonies aiguës ou chroniques *dès le début*, suivant la dose de vitalité, d'irritabilité du sujet; *hémoptysie*, ou irritation des capillaires pulmonaires *rouges* avec exhalation sanguine opérée par ces canaux à la surface de la membrane respirante, et réjection au dehors du produit de cette exhalation; *pyoptysie*, ou exhalation purulente effectuée à la surface de la même membrane, et expulsion continuelle du produit de cette sécrétion anormale; *ganglionite* et ses conséquences, savoir, la dégénérescence squirrheuse, lardacée, etc., des nombreux ganglions lymphatiques qui concourent à la formation des viscères indiqués, ou comme on le dit vulgairement, les *tubercules* pulmonaires : voilà des maladies plus fréquentes, à coup sûr, dans les contrées hyperboréennes que partout ailleurs, principalement au point de contact de ces régions avec la zone moyenne, et près du littoral des mers (1).

(1) Sans doute le froid atmosphérique est une source féconde et puissante de maladie des organes pulmonaires, et, par contre, la chaleur prévient ou guérit ces maladies, ainsi qu'il résulte de l'observation de tous les siècles, et aussi (malgré une vive controverse) de la discussion solennelle soulevée naguère au sein de l'Académie de médecine de Paris, séance du 11 octobre 1836, à l'occasion d'un rapport de M. Louis. Mais il est évident que cette condition de la chaleur ne suffit pas pour constituer une température favorable par excellence : *il faut encore* (à part certaines conditions du sol (§ 25) *que cette chaleur soit égale et qu'elle ne soit pas extrême*... On sait, en effet, qu'aux Indes, à Java, en Égypte, à la Guyane française, à Naples et même à Hyères, pour peu que la pneumonie ou la *phthisie* soit avancée, elle prend bientôt un accroissement fatal! Avant donc de conseiller l'émigration aux malades des contrées froides ou tempérées, il faut, tout à la fois, être certain que la maladie n'a pas fait de trop grands progrès et que le lieu de l'exil présente bien effectivement les diverses conditions atmosphériques nécessaires au but proposé. — « En général, dit M. Martinez de Panama (*), on est trop disposé à juger du climat d'un pays d'après sa position géographique seulement, et on oublie que c'est surtout la localité qui influe sur sa nature, qui lui

(*) MARTINEZ de Panama, qui a fait une excellente notice *sur la topographie médicale de Naples*, où il a abordé ces diverses questions de *températures médicales* avec une haute sagacité. (Didot le jeune, Paris, 1834).

§ 95. Circulation. — Nous l'avons vu, les matériaux destinés à la composition des solides et des liquides vivants, ne sont introduits dans l'organisme, par la surface de l'enveloppe, qu'au moyen des absorptions alimentaire et gazeuse. Réparées et vivifiées par ces deux actes préparateurs de la nutrition, les molécules assimilables pénètrent dans la trame organique d'où elles se rendent à cette même surface du tégument : mécanisme admirable, par lequel les deux mondes, le monde inorganique et le monde vivant, viennent, pour ainsi dire, s'aboucher.

Chez les espèces tant soit peu élevées dans la série zoologique, ce double mouvement d'importation et d'exportation du fluide nourricier ne s'opère plus qu'à l'aide de tubes spéciaux.

Pour peu qu'on s'élève davantage, ces canaux sont déjà munis d'un agent central d'impulsion, pompe foulante connue chez l'animal sous le nom de *cœur*.

On sent, d'après cet aperçu, combien il importe de considérer les modifications que l'abaissement de la température imprime au mouvement circulaire du véhicule des matériaux de composition et des produits de décomposition nutritive de notre économie.

---

imprime un cachet spécial : cela est surtout vrai pour les pays méridionaux, qui offrent souvent tous les genres de climats réunis dans un espace assez circonscrit. Ainsi la ville de Quito, malgré sa position sous l'équateur même, jouit d'un climat tempéré qu'on a à juste titre qualifié de printemps éternel ; Xalapa, dont le climat délicieux a été décrit par M. de Humboldt et d'autres voyageurs avec tant d'enthousiasme, n'est qu'à vingt-cinq lieues de la Vera-Cruz, dont l'atmosphère brûlante et l'effrayante mortalité font la terreur des étrangers qui abordent dans son port, et même des indigènes qui habitent l'intérieur de ces contrées, etc., etc. »

Telle est aussi l'opinion du chef distingué de notre service médical à Cayenne, M. le docteur Ségond, qui souvent a rendu la vie et la santé à de malheureux colons ou soldats, dévorés d'irritations pulmonaires sur ce sol brûlant, à température tellement ardente et mobile qu'elle ne permet jamais la troisième génération, en les envoyant respirer l'air doux et rafraîchi d'Europe, et qui lui-même, ainsi qu'il l'a dit dans la discussion précitée de l'Académie, a été forcé d'abandonner pour quelque temps son pavillon, afin de se soustraire à ce genre de destruction, à la phthisie pulmonaire.

§ 96. Lorsqu'il est modéré, le froid atmosphérique, en resserrant les capillaires de la portion cutanée du tégument, concentre les fluides.

La pâleur de cette partie, la tendance aux congestions s'en suivent.

Si l'individu, exempt d'irritation viscérale, se trouve dans des conditions hygiéniques favorables, la réaction ne tarde pas à se manifester.

Concentrée à l'intérieur, et comme avertie du danger qui la menace au dehors, la vie se ranime : le cœur, l'appareil vasculaire de la périphérie redoublent d'efforts (§ 77). Devenant alors un centre de fluxion, la peau rougit, sa température s'élève, sa perspiration augmente. L'exercice libre, facile et régulier des fonctions succède à cet état. La nutrition acquiert une égale activité sur les divers points de l'organisme.

C'est évidemment à cette modification déterminée chez nous par le froid modéré, principalement lorsqu'il est sec, que sont dues, nous l'avons déjà fait observer, ces vives, ces belles constitutions si enviées par les habitants hâves des plaines basses et humides, chez les montagnards leurs voisins : grâce au modificateur qui fait prédominer le sang rouge sur le sang noir et sur la lymphe.

Mais que le froid atmosphérique devienne intense et persistant, ses effets sur la marche de nos fluides sont tout autres que ceux qui viennent d'être signalés : resserrant fortement les capillaires cutanés, par la torpeur dont il frappe la couche tégumentaire, il repousse le liquide nourricier vers les gros troncs vasculaires, devenant ainsi un obstacle réel à la circulation (§ 86).

On sait avec quelle lenteur agit l'organe d'impulsion circulatoire dans les régions glaciales. Chez les Groenlandais adultes, le pouls est, suivant Blumenbach, tellement rare, qu'il offre à peine de trente à quarante pulsations par minute.

Les conséquences de ce refoulement des fluides vers les principaux vaisseaux, et par cela même vers l'agent central de la circulation, sont faciles à déduire. Comment révoquer en doute le surcroît d'activité que cette répercussion imprime au torrent circulatoire, dans les capillaires des organes les plus indispensables à la vie, dans les capillaires du cœur, des poumons, de l'encéphale...

La pléthore sanguine, la surabondance de vitalité dans ces viscères, l'énergie trop développée de la nutrition dans leur tissu, et par suite leur hypertrophie, en découlent nécessairement. On peut donc avancer que, soumis à l'influence du degré de température en question, nous avons à craindre une foule de maladies : hémorrhagie cérébrale, hémoptysie, pneumonite, etc.; endocardite, péricardite, anévrisme du cœur, de l'aorte; phlébite, lymphite; phlegmasie, et consécutivement dilatation, ramollissement, ulcération, ossification des parois artérielles, etc.

S'opposant à la circulation capillaire de la peau, le froid intense et persistant accumule, disons-nous, les liquides repoussés de la périphérie dans les capillaires de l'intérieur, surtout dans les capillaires du principal organe de l'hématose, et dans ceux de l'appareil producteur de l'intelligence, des sentiments et des instincts.

Or, la présence d'une plus grande quantité de fluides nutritifs dans les mailles des tissus *staminaux* du cœur, des poumons, de l'encéphale, augmente nécessairement dans ces tissus l'énergie de l'irritabilité. Cette augmentation de la force contractile suppose rigoureusement, sinon l'irritation, du moins l'*érection vitale* du parenchyme (§ 59) de ces viscères; c'est-à-dire un certain accroissement d'énergie dans la motilité de leurs éléments textulaires plus stimulés que de coutume, par conséquent dans la nutrition de ces principaux foyers de la vie.

C'est donc dans cet état que le cœur, les poumons, l'encéphale, exercent leurs fonctions chez les peuples qui naissent, vivent et meurent sous les zones glaciales.

Cependant, de l'*érection vitale* d'un point quelconque de notre économie, il n'y a qu'un pas à l'irritation, puisque celle-ci n'est que l'exagération de celle-là. Ce point est-il irrité? Les stimulants naturels des solides organisés, ces fluides qui sans cesse arrosent nos tissus, affluent vers les capillaires *staminaux* de ce point. Les aréoles de son élément *cellulaire* reçoivent donc une quantité trop considérable de matière alibile (§ 16). Surchargée de liquide nutritif, dès-lors superstimulée, la partie vivante perd, par cela seul, toute aptitude à l'exercice régulier des fonctions qui lui sont dévolues. Troubles fonctionnels, hémorrhagie, inflammation, subinflammation, névrose, supernutrition, désorganisation de cette partie, voilà les conséquences de l'irritation.

Pour succéder à l'*érection vitale*, cet élément générateur des maladies demande bien peu de chose.

Telles sont les lois vitales, conquête brillante de la doctrine physiologique, qui nous expliquent pourquoi les affections ordinaires des peuples hyperboréens : des Lapons, des Samoïèdes, des Kamtschadales, sont précisément celles que nous avons nommées tout à l'heure.

On connaît la sidération de la vie par l'irruption de l'air dans l'organe central de la circulation, soit pendant certaines opérations chirurgicales pratiquées au voisinage de l'origine des gros vaisseaux, soit à la suite de l'injection de ce fluide gazeux dans les veines des animaux.

Or, nous pensons que la présence de l'air dans les cavités du cœur est d'autant plus promptement mortelle, que ce fluide est plus froid et plus condensé.

Enfin nous ajouterons qu'en suspendant tout à coup la circulation capillaire dans une étendue considérable de la surface cutanée, le froid excessif peut occasionner subitement l'apoplexie cardiaque, cérébrale, pulmonaire, etc. (1).

Quant à l'extérieur, les points sur lesquels la circulation est le plus tôt atteinte par le froid extrême, sont ceux qui se trouvent le plus éloignés du principal agent de cette fonction : nous les avons déjà signalés.

Arrêtant le cours du fluide nourricier dans les capillaires staminaux de ces points, il y détermine l'extinction complète

(1) Voyez les expériences de M. Poiceuille.

de la vie, la *gangrène*, malgré les nombreuses anastomoses du système capillaire rouge. On sait que les parties externes dans lesquelles le mouvement des liquides résiste le mieux à l'influence léthifère du grand abaissement de la température, sont celles qui ont reçu en partage beaucoup de vaisseaux sanguins et de nerfs. La face nous en donne la preuve.

Relativement aux individus, les funestes effets du froid excessif se manifestent bien plus tôt chez les personnes dont la circulation est languissante, sans énergie; comme chez les vieillards, par exemple, chez les convalescents; chez ceux qui sont doués du tempérament lymphatique, d'une constitution molle, rachitique; chez les sujets atteints de lésion du système vasculaire, ou qui débilités par une foule de causes, la débauche, la misère, travaillés par des irritations viscérales, présentent un état d'affaissement et d'inertie dans l'organisme presque tout entier. Ces faits prouvent la puissance vivifiante du sang rouge, la force expansive de ce liquide essentiellement excitant et réparateur.

§ 97. D. Sécrétions et excrétions. — Considérons maintenant l'action du modificateur qui nous occupe, sur le quatrième instrument auxiliaire de l'acte nutritif, sur la sécrétion *dépuratoire* ou *excrémentitielle.*

Nous savons que ce phénomène est l'inverse de l'absorption, qu'il consiste en un mouvement qui porte de dedans en dehors les débris organiques, nuisibles à l'individu, inutiles à l'espèce.

C'est à ce mouvement que nos divers liquides, particulièrement le sang, doivent d'être épurés des matériaux irritants ou léthifères importés dans le torrent circulatoire par les absorptions alimentaire et gazeuse (§ 90).

On sent que les dispositions textulaires affectées au genre de sécrétion dont il s'agit, conséquemment la fonction elle-même et son produit, se compliquent de plus en plus, à mesure que l'on s'éloigne davantage des premières ébauches de l'organisation. En effet, chez l'embryon humain, aux premiers instants de l'animation, ou si mieux l'on aime, dans les espèces zoologiques les plus rudimentaires, chez celles, par exemple, où les divers éléments de l'organisme sont encore à l'état de fusion, la surface de la substance homogène qui constitue l'animal tout entier, n'a pour conditions organiques de la sécrétion *excrémentitielle*, que la *transméabilité* de cette masse molle et spongieuse. Aussi, dans le groupe de ces êtres dépourvus d'organes, la *dépuration*, persistant dans son état primitif, se réduit-elle à ce qu'elle est au commencement de toute génèse organique, animale ou végétale, à l'*exhalation*, ou *perspiration*; espèce de *dépuration* qui, chez tous les corps vivants et dans toutes les phases de leur existence, s'effectue, comme l'absorption composante, sans l'intervention d'aucun instrument, d'aucun appareil spécial (§§ 45-46).

Le produit, matière aqueuse, est nécessairement simple dans sa composition, comme le tissu et l'action qui en sont la source.

Chez les Mollusques, on voit déjà un commencement d'organes de *dépuration*, indices de l'appareil rénal que possèdent les Vertébrés.

Dans ce dernier type, c'est surtout chez les Mammifères, chez l'homme par conséquent, que cet appareil présente les conditions de texture les plus favorables à la sécrétion et à l'élimination du détritus organique fluidifié, de l'*urine*, si remarquable par la multiplicité de ses éléments chimiques : matériaux acides, composés salins, dissous dans la sérosité vésicale et tendant sans cesse à se concréter.

Essentiellement excrémentitielle, rejetée en totalité, comme funeste à la vie individuelle et d'aucune utilité à la continuation de l'espèce, cette humeur démontre par ces divers caractères, que les reins opèrent la véritable *dépuration* du liquide nourricier, et que ces cryptes agglomérés sont les principaux agents de la séparation et de l'expulsion des produits de la décomposition continuelle de nos organes, ou plutôt de la substance *aréolaire*, leur tissu générateur. Ainsi détachées des tissus, les molécules de cet élément anatomique, débris du corps animé, aboutissent évidemment à la surface des deux grandes divisions du tégument, à la surface de la peau proprement dite, et de ce que l'on nomme les membranes muqueuses.

Or, nous avons vu quelle était l'influence de l'abaissement plus ou moins marqué de la température sur cette vaste enveloppe, siége du double phénomène qui constitue la nutrition.

La moindre réflexion suffit donc pour faire déterminer à *priori*, les modifications que le froid atmosphérique doit nécessairement imprimer à la *dépuration*, savoir : à celle dépourvue d'appareil spécial, à l'*exhalation*, dis-je, ou perspiration, et à la *sécrétion urinaire*.

§ 98. E. Innervation. — On sait que les agents spéciaux de la nutrition, indiqués dans les quatre paragraphes qui précèdent immédiatement, sont subordonnés à l'innervation.

Nul acte physiologique, en effet, de quelque ordre qu'il soit, ne peut s'effectuer chez les animaux un peu élévés dans la série, que sous l'empire direct du système *incitateur* (§§ 50-51). Nous connaissons déjà l'action du froid atmosphérique sur la sensibilité; nous avons vu qu'il ne la modifiait pas d'une manière défavorable à notre économie, lorsqu'il est à la fois modéré et exempt d'humidité. Dans cet état, il diminue la puissance *incitatrice* à l'extérieur, la concentre à l'intérieur et augmente ainsi, chez l'individu, le sentiment de sa force physique et morale; tous les Mammifères, sans en excepter l'homme, semblent alors plus gais, plus actifs et commandés par le besoin de se mouvoir; le cheval hennit et bondit; le chien est plus ardent, plus vigoureux à la chasse, etc. Mais quand il est excessif, le froid affaiblit considérablement *la puissance nerveuse* ; ce qui a fait dire à Hyppocrate : *Nervis inimicum frigus*... Sur la côte nord-est de l'Amérique, au détroit de Mooska, Méad (1) a vu les naturels du pays rire au moment où leur sang coulait des blessures profondes qu'ils se faisaient impunément aux pieds avec des morceaux de verre ou de silex pointus. Gmelin assure avoir vu les Sibériens perdre, par la congélation, les doigts et les orteils, les mains et les pieds, sans manifester la moindre douleur. A ce

(1) Mead (Richard) : *Dissertation on the Scurvy;* Londres, 1749, in-8.

degré de température, l'appareil innervateur a bientôt communiqué à tous les autres l'engourdissement dont il est frappé (§ 62). La stupeur s'emparant plutôt des veines que des artères, il en résulte promptement une congestion de sang noir dans les principaux viscères, particulièrement dans l'encéphale (1), et l'individu périt apoplexié, malgré tout ce qu'en ait pu dire Tourtelle (2), interprétant mal les expériences de Spallanzani. Quelquefois même la mort par le froid excessif est tellement prompte, qu'on ne saurait l'attribuer, comme l'a fait judicieusement remarquer le professeur Desgenettes, qu'à une action foudroyante sur notre économie. « Alors, dit l'illustre chirurgien, dans une page éloquente, inspirée par les revers de la patrie, nous avons vu des hommes marchant avec toute l'apparence de l'énergie musculaire la mieux prononcée et la mieux soutenue, se plaindre tout à coup qu'un voile couvrait incessamment leurs yeux. Ces organes, un moment hagards, devenaient immobiles; tous les muscles du cou, et plus particulièrement les sterno-mastoïdiens, se raidissaient et fixaient peu à peu la tête à droite ou à gauche. La raideur gagnait le tronc, les membres abdominaux se fléchissaient alors, et ces hommes tombaient à terre, offrant pour compléter cet effrayant tableau, tous les symptômes de la catalepsie ou de l'épilepsie (3). »

---

(1) « Lors de notre funeste expédition de Russie, plusieurs chirurgiens distingués ayant fait maintes nécropsies de congelés, dans l'intention d'éclairer la science sur ce point, ont constamment observé : 1° un engorgement assez considérable de sang dans les poumons et les ventricules du cœur, le droit surtout; 2° engorgement plus considérable encore dans les veines et les sinus du cerveau, le longitudinal supérieur spécialement, qui étaient distendus et remplis d'un sang noir et visqueux, etc. Ainsi les phénomènes qui précèdent et accompagnent la mort par congélation, de même que les résultats de l'autopsie, prouvent qu'elle est le plus souvent, sinon toujours, l'effet de l'apoplexie cérébrale. » (Jauffret : *op. cit.*)

(2) Tourtelle (Etienne) : *Eléments d'hygiène, ou de l'influence des choses physiques et morales sur l'homme;* Strasbourg, 1797, 2 vol. in-8.

(3) Desgenettes (R.-N. Dufriche, baron) : *Discours prononcé à la Faculté de médecine de Paris dans sa séance publique du 7 novembre* 1814.

C'est particulièrement sur l'innervation que se font péniblement sentir les vicissitudes atmosphériques, surtout la chaleur vive succédant brusquement au froid glacial. « Que de preuves n'en avons-nous pas malheureusement eues dans la campagne de Russie! Sourds à tous les conseils, ne raisonnant plus, entièrement dominés par la sensation actuelle, officiers, soldats, tous se précipitaient auprès des granges incendiées; mais bientôt frappés d'une apoplexie foudroyante, ils tombaient dans ce même feu auprès duquel ils croyaient trouver leur salut; d'autres, agités de mouvements convulsifs, devenus tout à coup furieux, s'y précipitaient eux-mêmes. De tels exemples ne servaient à rien ; ces malheureux étaient bientôt remplacés par d'autres; leur sort était même envié. A l'aspect de ces cadavres brûlés, à l'insensibilité, au peu d'étonnement que causaient de pareilles scènes, on aurait cru voir des barbares accoutumés à des sacrifices humains!... » (Jauffret, *Op. cit.*)

§ II

Influence du froid atmosphérique, considérée sous les rapports physique, physiologique et pathologique, sur les fonctions de reproduction, chez les animaux et spécialement chez l'homme.

§ 99. Les fonctions de reproduction, ou plutôt les organes qui en sont chargés, n'étant point, comme ceux que nous venons d'étudier, des organes de premier ordre, indispensables à l'existence individuelle de l'animal, bien que nécessaires à celle de l'espèce, mais seulement *complémentaires*, l'influence exercée sur eux n'est également qu'une influence de second ordre. D'ailleurs, ces organes étant situés profondément, au moins ceux de la femme, hors toutefois une partie de la vulve, cette influence ne s'exerce que médiatement et sympathiquement, au moyen de la peau, et toujours, quelque légère qu'elle soit, d'une manière défavorable. Si, en effet, à l'automne et vers le commencement de l'hiver, l'homme supporte mieux l'effrayante déperdition d'innervation, le collapsus profond qui suit ordinairement l'acte vénérien, ceci est une *question de force et d'énergie*, et rentre dans celles de nutrition, de circulation et d'innervation générales, qui s'accomplissent mieux sous cette influence d'un froid modéré, que pendant les chaleurs de l'été. Et bien que, pour l'accomplissement de cette grande fonction, l'homme soit privilégié, et se distingue du reste de l'animalité, en n'étant soumis absolument ni au climat, ni à la périodicité, il résulte de tables statistiques maintes fois vérifiées : que le plus grand nombre des naissances fixe l'époque de la majorité des rapprochements sexuels au printemps, *la saison génitale* (Pline), et à l'été ; ce que d'ailleurs chacun a pu par lui-même constater *sans recourir à la statistique.....*

Néanmoins la statistique, sur ce point, ne semble pas toujours en concordance avec l'observation dans le Nord de l'Europe, où, dit-on, la population prédomine. Mais je ferai observer d'abord qu'il ne s'agit, dans presque toute l'Europe, que d'un froid moderé ; et je soutiens que là où il devient excessif (ce que prouve, au reste, l'exploration des régions polaires), les fonctions génitales perdent, comme le reste de l'économie, leur énergie. D'ailleurs, l'activité de chacune des fonctions concourant au *grand œuvre,* n'est pas toujours en raison directe et nécessaire des autres, et souvent, bien au contraire. Ainsi, la fécondation, par exemple, n'est pas constamment en raison du coït, ni la puissance de gestation et d'allaitement en raison de telle ou de telle autre de ses congénères. Bien plus, la grande fréquence de l'accouplement peut nuire à sa fin, comme le prouve, d'une part, l'histoire de la prostitution de haut et de bas étage, et d'autre part, la fécondité des femmes du Nord des régions tempérées, qui ne connaissaient point les excès vénériens de leurs sœurs du Midi.

Il faudrait d'ailleurs, pour justifier l'opinion d'Aristote, de Montesquieu, des philosophes et des économistes leurs adhérents, sur l'ardeur et la multiplicité des rapprochements sexuels pendant l'hiver ; il faudrait, dans nos contrées et dans nos mœurs faciles, ne tenir aucun compte de la plus grande facilité des rapports, et du plus de liberté qu'ont alors entre eux les deux sexes, continuellement conviés par les fêtes, par les spectacles, par les bals et les réunions de toutes sortes, où viennent se joindre d'ailleurs à l'influence de la parole, de la mimique passionnée, celle de toutes les causes d'enivrement et de séduction des sens !... Delille n'a-t-il pas dit :

« Le plus pénible aveu
Longtemps captif ailleurs,
S'échappe au coin du feu... »

§ 100. A. COPULATION, ANIMATION DU GERME. — Rien de ce qui est ne doit périr... La vie est un héritage inaliénable que l'homme a reçu, qu'il transmet à son tour ; et alors même que, rentré dans la poussière, il semble à jamais anéanti, sa mort n'est qu'un sommeil de la matière dont l'organisation est le réveil. Son corps est absorbé par les végétaux, en pâture aux animaux... qui, végétaux et animaux, concourent à leur tour à la nutrition de l'homme. Telle est la chaîne non interrompue de la succession des êtres, la véritable *métempsycose !*

Cette transmission de la vie, but essentiel de la nature, poussant invinciblement l'un vers l'autre deux êtres créés à cette fin, de quelles précautions, de quels charmes, de quelle ivresse, de quelles illusions ne l'entoure-t-elle pas?...

Mais sous le point de vue *peu poétique* qui nous occupe, il est évident, je le répète, que l'action du froid, même modéré, lui est nuisible. Et comment pourrait-il en être autrement, quand cet acte de la génération est tout à la fois le point d'arrivée, de départ et de concentration de la vie ; l'image la plus complète, la plus énergique, la plus exubérante de cette vie... émanation de la chaleur, qui est l'antagoniste du froid !.... (§ 13).

Aussi, plus on s'avance vers le Nord, plus les organes génitaux restent longtemps dans le silence de l'inaction (1) ;

(1) Dans le Nord (*), la 25e année ne voit que des enfants pour ainsi dire, et la femme commence à peine à se connaître à 18 ans, tandis que

(*) Excepté vers ses confins, où l'intensité persévérante du froid détermine, ainsi que nous l'avons déjà dit (§ 84), dans certains appareils, des phénomènes de surexcitation analogues à ceux produits par la chaleur. Ainsi, vers les bords de la mer Glaciale, les Samoïèdes, les Kalmoucks, les Lapons, les Ostiakes, etc., sont parfois réglées à onze ans.

une fois développés, moindre est leur activité, et les rapports plus rares et plus chastes sont par cela même plus féconds.

Toutefois, cette fécondité des climats froids, je l'ai déjà dit, n'est que pour les latitudes où le froid atmosphérique est modéré et non pour les régions polaires; et encore cette fécondité indique seulement une moindre déperdition des germes; mais la reproduction effective, absolue n'y est pas plus grande. C'est donc à tort qu'on a appelé le Nord *la fabrique du genre humain* : *officina generis humani*...; et quoiqu'en ait dit Montesquieu (1), citant, à cet égard, les diverses invasions des peuples septentrionaux en Occident, on peut lui répondre avec plusieurs médecins et historiens (2) éminents, qu'il est facile de donner à ces faits une toute autre explication... Ces émigrations, ce trop plein de population n'étaient, en effet, que relatifs ou accidentels : c'était bien plus la *misère*, la *cupidité*; la misère suscitant l'esprit de conquête, qui poussait ces pauvres enfants du Nord, paisibles et vertueux par constitution, actifs et belliqueux seulement par besoin; con-

---

chez nous, et surtout dans le midi, à 14, 12 et même 10 ans, les garçons et les jeunes filles sont nubiles. Quelle différence aussi dans les rapports sexuels! Comparez la pudeur et la modestie de ces rapports dans le nord de la zone moyenne, avec la hardiesse et le dévergondage de l'équateur. Dans les contrées glaciales, l'amour est faible, la jalousie nulle. La possession d'une femme est suivie presque immédiatement de son abandon, et la plus grande faveur qu'un étranger puisse accorder à un Lapon, c'est de coucher avec sa femme! Tandis que « dans les pays chauds l'on s'épuise en vaines jouissances, l'on se livre à la BÊTE avec effronterie, l'on se porte aux plus indignes excès insultant même quelquefois la nature aux portes de son sanctuaire! » (Rozière).

(1) Lord Kaimes, voulant corroborer d'un fait concluant, et qui, à mon avis, n'est que facétieux, la théorie de Montesquieu, prétend que la fécondité est si grande dans le Nord, que le roi de Danemarck, voulant remédier à une épidémie qui avait dépeuplé une partie de l'Islande, déclara que *toute fille qui ferait* SEPT *enfants* ne serait pas déshonorée...; mais les Islandaises se montrèrent tellement enflammées de l'amour de la patrie, que le roi fut bientôt obligé de rapporter son édit.....

(2) MALTHUS, DESGENETTES, THIERRY, et quelques jeunes écrivains distingués concourant à la rédaction du *Journal de l'Institut historique*.

damnés à toutes les privations d'un sol froid et ingrat, et d'ailleurs alléchés par les descriptions fantastiques que leur faisaient leurs *enfants perdus*, des splendeurs et des jouissances de l'Occident énervé, succombant (1) par sa démoralisation plutôt que sous le nombre et le courage de ses ennemis.

Aristote établissait que le penchant au coït est plus vif l'hiver pour l'homme, et, au contraire, l'été pour la femme, et il expliquait ainsi la proportion des sexes... Toutefois, malgré les recherches de de La Place et autres savants touchant l'influence des climats sur cette proportion des sexes, ne doit-on pas penser avec certains auteurs, que sous la zone tempérée il naît plus de garçons pendant l'hiver et plus de filles pendant l'été (2)? d'où il résulterait que la chaleur favoriserait le sexe féminin. Telle est du moins pour Montesquieu l'origine de la polygamie ; opinion que combat Buffon, comme *fait* et comme *principe*, en soutenant, 1° que l'homme ne doit avoir qu'une femme, et *vice versâ*; 2° que cette exubérance relative d'un sexe sur l'autre ne saurait pas plus légitimer la polygamie que la polyandrie (3), consacrées dans d'autres contrées où la reproduction suit une loi inverse, et où le sexe masculin domine; 3° enfin, que ni l'une ni l'autre ne favorisent en définitive la propagation.

Quoiqu'il en soit de la polygamie et du mariage, il est cer-

---

(1) Poitiers, Châlons ou les champs catalauniens prouvèrent, en effet, à Alaric et à Attila que l'Occident ne devait pas toujours succomber.....

(2) Preuve naturelle et décisive de l'action débilitante du froid, auquel la nature soustrait autant que possible le sexe moins capable de le supporter. Il est démontré que dans le Nord il naît $\frac{1}{15}$ ou $\frac{1}{16}$ plus de garçons que de filles.

(3) Dans l'intérêt de l'ordre social, du moins tel qu'il est constitué, il faut nécessairement admettre l'opinion de Buffon, qui sert de base à une partie de notre Code, consacre les lois de la famille dans notre vieille Europe, et tranche la question du mariage. Toutefois ces questions sont fort délicates, et Gall lui-même, raisonnant d'après l'observation des phénomènes de la nature et des diverses espèces ou familles d'animaux, ne tire pas, touchant ce grand problème du mariage, de conséquence nette et précise par rapport à l'homme.

tain que si les femmes du Nord infécondes, d'une constitution froide et lymphatique, deviennent souvent mères en allant habiter les pays chauds, ce qui est arrivé à plusieurs françaises à la suite de nos armées envahissant certains de ces pays, l'Espagne et particulièrement l'Égypte ; il est également démontré que beaucoup de femmes nerveuses, irritables et non fécondes des pays chauds, reçoivent souvent le doux nom de mère en passant sous une latitude froide. C'est ce qui a porté de bons praticiens à conseiller aux femmes lascives « dont l'utérus trop sensible s'ouvre toujours à de nouveaux plaisirs. » (Jauffret), l'emploi des lotions froides sur l'abdomen, et surtout l'usage et l'habitude des bains frais par immersions répétées. C'est aussi ce qui engage les éleveurs de bestiaux, et particulièrement de chevaux, à *saisir* les femelles et les jeunes *cavales* trop ardentes, immédiatement après la *saillie*, en leur faisant jeter des seaux d'eau fraîche sur la vulve. Précaution qui toutefois dans notre espèce, chez la femme à la peau si sensible, énervée et en sueur sous l'influence de l'acte vénérien, ne serait pas sans danger, du moins hors le temps chaud, seule époque où l'on puisse d'ailleurs l'employer chez les animaux ; puisque (chose qui n'est pas indifférente à notre sujet) l'époque du *rut* ne se reproduit ordinairement chez eux qu'avec la chaleur et disparaît avec elle.

Mais cette infécondité se réduit la plupart du temps à une question de médecine. En effet, l'action fécondante de l'utérus et de ses annexes, n'est souvent qu'enchaînée par une irritation propre aux organes génitaux, et le plus souvent même à un organe étranger qui accapare la vitalité de ces viscères. Qu'est la *chlorose* des jeunes filles, par exemple, si ce n'est une altération du sang, suite d'une ou de plusieurs irritations viscérales élevées à un degré capable de suspendre même le flux menstruel? Guérissez la maladie, et l'appareil génital reprendra ses droits. C'est un point de pathologie sur lequel M. Broussais a souvent fixé mon attention, et que j'ai déjà maintes fois vérifié dans la pratique. Souvent, en effet, j'ai vu après nombre d'années d'infécondité et d'irritation des intestins, du cœur, des poumons, etc. ; irritations encore aggravées par la privation, par le chagrin profond qu'éprouvent, de leur stérilité, certaines femmes chez qui la *philogéniture* est forte; et trop souvent aussi par une funeste médication, par l'abus des ferrugineux, etc.; souvent, dis-je, j'ai vu ces affections céder à un traitement rationnel; et, pour comble de bonheur, leur disparition être bientôt suivie de fécondité, quelquefois même d'une fécondité *excessive*. — J'ai connu, entre autres exemples de cet ordre, une dame qui après s'être ainsi lamentée pendant neuf années d'un mariage infécond, mit ensuite *neuf* enfants au monde, presque dans le même espace de temps. *De telle sorte qu'elle finit bientôt par se lamenter dans un sens tout à fait opposé...*

Quant aux influences pathologiques proprement dites, du froid atmosphérique sur les organes spéciaux de la copulation et de l'animation du germe, ces organes étant, comme le reste de l'économie, soumis à l'action médiate de la peau, ils en subissent forcément les modifications. C'est en grande partie au défaut de vitalité de cette enveloppe, et aux vicissitudes atmosphériques qu'elle subit dans les grandes villes, qu'on doit attribuer la fréquence des *métrites*, des *ovarites* et surtout des *vaginites* (fleurs blanches) chroniques.

§ 101. B. Gestation. — On conçoit que l'influence du froid atmosphérique sur cette fonction, ne peut être d'une action bien immédiate et bien importante. Toutefois dans cet état, la femme présente ordinairement une assez grande résistance au froid; et même lorsque vers la fin de sa grossesse, elle est fatiguée de son poids et congestée dans ses viscères thoraciques, dont la matrice fait envahir le domaine, par les viscères abdominaux qu'elle y refoule; alors la femme étouffe dans une atmosphère chaude, recherche le froid avec avidité, et se trouve à merveille, comme nous le verrons ailleurs, et comme Wrigth (1) entre autres, le conseille, des bains frais par immersions répétées.

Cependant, on comprendra que l'action d'un froid intem-

---

(1) Wrigth : *Avis aux femmes enceintes*, p. 6.

pestif, humide, variable ou excessif, pourrait être fort nuisible à la femme enceinte; déterminer chez elle des accidents capables d'entraîner l'avortement, et, à sa suite, de graves phlegmasies, surtout abdominales.

§ 102. C. Accouchement et lactation. — Au moment où la femme ressent les premières douleurs de l'enfantement, une horripilation, un frisson général s'emparent d'elle; elle fuit par instinct l'action du froid. Ce sentiment de malaise s'accroît jusqu'au moment où, sous l'influence des *grandes douleurs,* l'action musculaire énergiquement mise en jeu, active et monte vivement la circulation. Bientôt alors, au refroidissement succède une chaleur extrême, et c'est alors aussi que l'introduction ou la production momentanée de l'air frais dans l'appartement ranime les forces épuisées de la pauvre patiente! Il est même quelquefois néccessaire de lui ventiler, de lui asperger d'eau fraîche, la tête, le cou, la poitrine, le cœur en particulier et la région même de la matrice, lorsqu'elle est menacée de congestion ou de rupture de ce viscère, sous l'influence de la douleur et des contractions musculaires inouïes qu'elle provoque. Mais aussitôt que l'*œuvre* est accomplie, que le travail est terminé, il faut se hâter de soustraire au froid la femme épuisée sous l'empire de tant et de si profondes émotions! Il pourrait alors, en effet, lui devenir promptement mortel. On l'en préserve avec le même soin, la vulve et les seins surtout, pendant les douze ou quinze premiers jours qui suivent l'accouchement.

Mais ce laps de temps passé, la mère devenue nourrice, pourra de nouveau retirer avantage de l'impression de l'air atmosphérique frais, et du froid en général, fort efficace et d'une haute importance, principalement dans les hémorrhagies utérines, externes ou internes, qui accompagnent ou suivent parfois l'accouchement.

§ III.

Influence du froid atmosphérique, considérée sous les rapports physique, physiologique et pathologique, sur les fonctions de relation chez les animaux et spécialement chez l'homme.

§ 103. Complémentaires de l'*innervation*, les fonctions de relation jouent dans l'économie animale un rôle extrêmement important, sinon le plus important; puisque, embrassant tout le système nerveux cérébro-spinal, elles président aux sensations générales et spéciales; mettent l'homme en état d'établir avec la nature les relations nécessaires à son existence, à ses besoins et à ses plaisirs, et, en un mot, le constituent ÊTRE SENSITIF, MORAL ET INTELLECTUEL! — Si l'on réfléchit, en outre, que les agents chargés de ces fonctions sont ou les masses nerveuses elles-mêmes, ou les organes qui contiennent la substance nerveuse en très-grande quantité, organes qui, tous, sont groupés autour du foyer central de sensibilité, recouverts et immédiatement protégés par l'un d'eux, la peau, dont les rapports et l'action, ainsi que nous l'avons vu (§ 89), sont d'ailleurs immenses dans l'économie...; si l'on réfléchit, dis-je, à toute l'importance de ces fonctions, ou plutôt des divers appareils qui les constituent, on induira, *à priori*, l'influence grande que doit exercer sur ces derniers le froid atmosphérique! Cette influence, nous allons l'étudier successivement dans chacun des appareils sur lesquels elle peut agir.

§ 104. A. SENSATIONS. — 1° *Vue*... Par son action directe sur la conjonctive, et sympathique sur la peau du voisinage, le froid modéré diminue la matière albumineuse que sécrète la première de ces membranes, ainsi que la *chassie*, humeur grasse et stéatomateuse, produit des glandes de Meïbomius. Excessif, il arrête pour ainsi dire ces sécrétions, resserre les points lacrymaux, dessèche l'œil, empêche et rend douloureux le mouvement des paupières, et fait couler les larmes non absorbées sur les joues, qu'elles irritent et altèrent quelquefois comme dans la fistule lacrymale. A ce degré de froid l'œil s'enflamme fréquemment, si à cette surexcitation surtout se joint celle de la lumière répercutée par la neige; phénomènes pathologiques qui s'observent fréquemment dans les pays froids humides, et sur les hautes montagnes couvertes de neiges éternelles.

2° *Ouïe*... Protégé comme il l'est, cet organe ne saurait souffrir du froid atmosphérique. Au contraire, par la double influence que ce dernier exerce en même temps et sur l'air ambiant et sur la membrane du tympan, le froid modéré facilite l'audition. On le voit, en effet, quelquefois rendre l'ouïe l'hiver à des personnes sourdes l'été par l'extrême relâchement de cette membrane... Mais, excessif, le froid produit l'effet contraire, en accroissant extraordinairement la consistance du *cérumen* et en distendant outre mesure la membrane du tympan. Il faut toutefois, pour amener ce dernier résultat, que le froid soit non-seulement intense, mais encore durable; car, ainsi que nous l'avons établi ailleurs (§ 38), l'audition est plus active dans les climats sévères, ainsi que pendant l'hiver dans nos contrées. Le capitaine Parry, soumis dans l'île Melleville à un froid extrême, raconte avec étonnement ce phénomène dans son intéressante relation (1). — « La distance à laquelle les sons se faisaient entendre en plein air et pendant les grands froids, dit ce savant et courageux explorateur, fut toujours un objet de suprise pour nous. Nous entendions souvent, par exemple, des personnes causer du ton ordinaire de la conversation à la distance d'un mille, et j'entendis un homme chanter sur le rivage, quoique j'en fusse encore beaucoup plus éloigné. »

3 *Odorat*... Quelque modéré qu'il soit, le froid nuit à cette fonction, d'abord en condensant et en empêchant la libre expansion des particules odorantes, ensuite en diminuant la sécrétion de la mucosité qui humecte et lubréfie la membrane pituitaire, et est une condition indispensable de cette fonction.

(1) Voyage fait en 1819 et 1820 sur les vaisseaux de S. M. britannique, pour découvrir un passage du nord-ouest de l'océan Atlantique à la mer Pacifique, sous les ordres de William Edouard PARRY, etc.; Paris, chez Gide fils, 1822.

Aussi, quelle différence, pour sa perfection, chez le nègre marron, par exemple, qui suit un blanc à la piste, et chez le Lapon, qui sent à peine l'état de corruption des aliments vieillis qu'il engloutit sans conscience, et même sans les flairer ni les déguster (§ 93) ! N'est-ce pas du premier, ou plutôt du *Sardanapale* du midi de la zone moyenne, qu'on doit dire avec Rousseau que *l'odorat est au goût ce que la vue est au toucher?* Porté à un très-haut degré, le froid atmosphérique peut provoquer l'inflammation, les ulcères et la sub-inflammation de la membrane pituitaire.

4° *Goût*... Circonscrit, renfermé dans une cavité ordinairement fermée, le goût, cette sentinelle avancée mais infidèle de la digestion chez l'homme civilisé (1), n'est que légère-

(1) Oui, et le médecin physiologiste ne saurait trop le redire; car, à part les maux qu'elle cause d'ailleurs et directement, *c'est la* GULA *secondée de petites et misérables passions, qui enchaîne le mouvement de la* DOCTRINE... Oui, il faut le redire sans cesse : chez l'homme *dit civilisé* (*), dont les sens et surtout le *Gaster*, qu'il ménage le moins, sont si souvent pervertis et dénaturés, les impressions qu'ils fournissent au *centre cérébral* sont trompeuses et doivent être rectifiées par l'intelligence. « *Mais*, nous disent les malades chez qui celle-ci est en raison inverse de l'*alimentivité* (**), *quand on a faim, qu'un*

(*) Je pense, en effet, contrairement à l'opinion de Rousseau, et même de M. Broussais, dont je me pemettrai de différer sur ce point où, dans cette grave question *de l'influence de la civilisation sur l'homme en société*, il se rencontre avec l'immortel lauréat de l'Académie de Dijon, et soutient avec lui que c'est l'excès de civilisation qui, à notre époque, a substitué le doute à la croyance, la défiance à l'abandon, la réaction à l'obéissance, le scepticisme et l'égoïsme au dévouement et à la foi...; je pense dis-je, que ce n'est pas l'excès de civilisation qu'il faut accuser de cette dégradation de l'homme cultivé, de ce chaos, de cette licence et de cette anarchie de la société à certaines époques de l'histoire, et surtout à la nôtre; mais bien plutôt, ainsi que l'illustre président n'a pas tardé, dans le même écrit (*a*), à le démontrer d'une manière si éloquente et si vraie, *aux excès* de cette civilisation, résulat déplorable tout à la fois d'un faux système d'éducation de la jeunesse, du défaut de satisfaction et de la mauvaise direction donnée à ses forces intellectuelles, morales et instinctives, et du machiavélisme inféodé aux hommes et aux choses de notre époque (§ 79 (1))....

(**) Cet organe exerce une haute et favorable influence sur l'économie, lorsque son développement n'est pas excessif, et qu'il est réglé et contenu par l'intelligence et les sentiments élevés. C'est en effet une erreur grave que l'opinion qui prétend que l'INTELLIGENCE, *être immatériel et divin*, est en quelque sorte en raison inverse de la matière, de l'énergie des fonctions de la vie organique, et surtout de la digestion et de la nutrition, *choses viles et animales*.. Je pense, au contraire, que non-seulement cette faculté, dans les conditions indiquées, n'exclut ou n'altère point les facultés

(*a*) *Discours d'ouverture de l'année scolaire de* 1837, *prononcé à la Société phrénologique de Paris*, séance du 11 janvier.

ment modifié par l'action du froid atmosphérique. Cependant, comme l'humidité des papilles nerveuses de la langue, siége de cette fonction, et la dissolution des molécules sapides sur lesquelles elle s'exerce, sont deux conditions nécessaires à son parfait accomplissement, le froid intense en les affaiblissant, en les suspendant même momentanément, peut, par cela même, dénaturer ou détruire quelque temps le goût.

A raison même de ce peu d'action du froid atmosphérique sur l'organe du goût, on conçoit son innocuité. Mais si la bouche reste forcément béante par suite de quelque dé-

---

aliment flatte, pourquoi n'en pas user? la nature ne peut provoquer des désirs contraires à l'instinct de conservation...; prétendre le contraire est un blasphème! Voyez les animaux : leur appétit cesse avec le besoin et la faculté de digérer, et reparaît avec eux...; » — Sans doute il en est ainsi pour les animaux, surtout pour ceux qui sont dans l'état de nature, et je suis loin de le contester, puisque cette *proposition* est l'une des *prémisses* de mon raisonnement. Heureux l'homme assez pur, assez vierge encore de tout excès, pour pouvoir entendre cette grande voix de la nature conservatrice qu'on appelle INSTINCT! Mais, je le répète, *l'homme qui a faussé, perverti, détruit ses instincts, l'homme ainsi dégradé* EST HORS LA LOI DE NATURE (*)...

supérieures; mais que sans elle la trame des organes est sans force et sans résistance, et que l'homme est incapable, sinon momentanément d'une grande puissance et d'une grande énergie physique ou morale, du moins, à coup sûr, d'une grande persévérance et d'une longue durée dans les excès d'innervation, de quelque nature qu'ils soient. — Dans les organisations molles, chétives ou mobiles, où l'*alimentivité* est en défaut, ces excès amènent promptement des congestions, des irritations viscérales et enfin la mort; car elles résistent peu à la maladie et à la destruction. Cherchez dans l'histoire ancienne ou contemporaine, autant que vous pouvez le constater, l'organisation physique et physiologique des hommes énergiques, puissants et résistants *au moral*, et vous verrez que l'énergie de leur *constitution organique* toujours fondée sur une bonne nutrition, coïncidait constamment avec un beau développement de la *vie de relation*. Il suffit d'ailleurs, pour se convaincre de la vérité de notre observation, de considérer l'individu aux diverses phases de son existence, de se considérer soi-même. Ce n'est, certes, pas après l'âge mûr, que l'homme, malgré son expérience et la culture de son esprit, *fait mieux et davantage*... Et ce n'est pas quand, à la suite d'une longue et pénible maladie chronique, il est épuisé, *anémisé* par un régime opiniâtre et sévère, et par le défaut d'exercice, *qu'il est capable de grandes choses!*... C'est encore là un fait que j'ai eu le triste avantage de vérifier sur moi-même et auquel je tiens comme à une vérité de raisonnement et d'expérience. C'est aussi ce qu'avait bien senti le maréchal de Saxe quand il disait : La partie faible d'une armée, c'est le ventre...

(*) « *Tout est bien sortant des mains de l'auteur des choses; tout dégénère entre les mains de l'homme*... », a dit Rousseau. — « Vivant d'après un plan si contraire aux vues premières, il convertit tout ce qu'il touche, tout ce qui agit sur lui en causes de maladies. Il s'est créé une sensibilité qui s'effarouche des impressions

perdition de substance accidentelle ou congéniale de la cavité buccale, la membrane muqueuse de cette cavité, perdant son exquise sensibilité, la fonction s'altère, s'annihile sous l'impression permanente de l'air; et des salivations opiniâtres, des stomatites plus ou moins rebelles, etc., peuvent survenir.

5° *Toucher*... L'attribution de ce sens étant immense, puisqu'elle est relative à l'étendue de l'organe qui en est le siége, c'est-à-dire de la peau, l'action du froid atmosphérique se mesure aussi exactement sur lui; et tout ce que nous avons

---

Ses instincts ne peuvent plus le diriger, et il lui faut les suppléer par l'expérience et par le raisonnement. Eh bien, le raisonnement et l'expérience ont prouvé, de reste, que la grande majorité des maladies étant le résultat de la congestion et de l'irritation (§ 3), le véritable, le seul moyen de les combattre utilement est le traitement débilitant et anémique, dont la diète est sinon le premier, du moins l'un des principaux. Enfin, et pour terminer, je dirai à mon tour : « *Malades imprudents et sensuels! sachez donc que la plupart des maladies qui affligent l'humanité viennent de l'abus de l'estomac:* PLURES GULA TUTIT QUAM FERRUM ; *et qu'il n'est point de guérison prompte ni sûre sans violence faite à ses appétits trompeurs...*

Mais ce n'est pas chose facile que de bien régler la diététique. Il faut, comme en tout, se garantir ici des extrêmes; car le principe que je ne crains pas de proclamer comme le plus important de la *médecine préventive*, et peut-être de la *médecine curative*, étant exagéré, peut devenir fort dangereux, ainsi que je l'ai constaté sur moi-même. Le médecin consommé peut seul, tenant compte de la disposition phrénologique, de l'âge, de la constitution générale du sujet, de la latitude ou de la température qu'il subit, de la nature de la maladie, etc., etc. ; le médecin consommé peut seul poser ces règles, c'est-à-dire déterminer la *nature*, la *quantité*, la *qualité*, la *température* des aliments, le nombre des repas, les heures auxquelles ils doivent être pris, etc., etc.

qui devraient entretenir sa force. Si, en altérant sa constitution, il pouvait du moins modifier aussi les influences des agents extérieurs, de manière à pouvoir conserver les mêmes rapports entre ceux-ci et sa susceptibilité, rien ne serait dérangé; mais il n'en est point ainsi. Sa vigueur est moindre, et les influences du dehors sont les mêmes, les vicissitudes de l'air n'ont pas changé... Il résulte de là un défaut de rapport entre l'action de celles-ci et sa sensibilité. Voilà le principe de toute maladie chez l'homme amolli par le luxe. » (LAURAIN, *op. citat.*, p. 91). — Exemple : Un malade est atteint en même temps d'une double irritation gastrique et pulmonaire. Il a un vif désir de boire froid: ce goût entre dans les vues de la nature et remplit une indication pressante; mais l'irritation de la poitrine ne permet pas au médecin éclairé de céder à cet instinct... « *Verum quidem est frigidum potum maxime placere et reficillare, sed plures tamen noxas habet, uti certis observatis constat...* » (VAN SWIETEN).

dit de son influence sur cet organe comme sens d'excrétion, de nutrition, etc., s'applique encore ici. Les physiologistes ont plus particulièrement départi cette fonction du toucher à la main qui, à la vérité, est chez l'homme admirablement disposée pour son accomplissement. Mais, bien que les physiologistes aient à ce sujet dépensé beaucoup d'éloquence en pure perte, cette fonction n'étant pas exclusive à l'homme, et n'appartenant spécialement ni à la main, ni au cerveau *considéré comme un et centre d'impression;* mais bien à une faculté, à un organe spécial, à une portion déterminée de ce viscère, on est convenu de l'attribuer à la main qui, je le répète, est organisée de manière à convaincre qu'elle est le principal agent de l'organe que je crois avec plusieurs phrénologistes, et notamment M. Fossati, affecté à cette importante fonction.

Mais ici, comme pour la plupart des sens, le froid atmosphérique, quelque peu intense qu'il soit, altère le toucher, par cela même qu'il condense la peau de la pulpe des doigts, où il s'exerce principalement et y diminue l'exhalation de l'humeur qui favorise sa souplesse. Excessif, il arrête même cette fonction en paralysant les doigts, en durcissant, en gerçant, en ulcérant la peau dont il détruit ainsi la sensibilité.

§ 105. B. Actions d'expression ou mimique. — Ces actions sont nombreuses et d'une haute importance en elles-mêmes, comme aussi par les organes ou appareils d'organes qui servent à leur manifestation. En effet, la voix, la parole, l'expression faciale, les gestes, la locomotion, la mimique enfin, ce seul et véritable *langage universel* (Descartes, Leibnitz, Gall), cette traduction fidèle des qualités et des facultés fondamentales de l'homme intérieur par l'homme extérieur, ce *kaléïdoscope animal,* si vif, si ardent, si animé, si intelligent et si varié chez les peuples du Midi (1)! si calme, si froid, si

(1) C'est en effet de ces contrées que sortent le plus souvent les bons mimes, les comédiens, les improvisateurs distingués, etc., tous ces orateurs de divers genres qui ont pour objet, moyennant le langage pathognomonique, de faire naître en nous les mêmes sentiments et les mêmes pensées dont le mime est animé lui-même : car, *Si vis me flere, flendum est primùm ipse tibi...* (Horace.)

monotone et si borné chez les habitants du Nord! cette complexe et puissante MIMIQUE, qui sert à exprimer tous les besoins, tous les sentiments et toutes les passions de l'individu, est la base de ces actions. Mais ces actions ne peuvent s'exécuter qu'au moyen de mouvements plus ou moins nombreux, plus ou moins compliqués, et se réduisent pour ainsi dire à une seule, *la locomotion;* elles rentrent d'ailleurs plus ou moins, par leurs éléments anatomiques, dans les fonctions déjà étudiées en rapport avec le froid atmosphérique, et auxquelles nous renvoyons le lecteur, pour ce qui peut leur être commun avec celle-ci.

Pour ce qui est spécial aux actions d'expression, et quant à la locomotion en particulier: caractère distinctif et indispensable aux êtres vivants, puisque l'inorganique et le végétal trouvent leurs moyens d'agrégation et de subsistance dans le lieu où ils sont fixés, tandis que l'animal, et l'homme surtout, périrait bientôt s'il était irrévocablement attaché à un point du globe; la locomotion, dis-je, est activée par un froid modéré. La stimulation sympathiquement transmise par la réaction qui s'opère à la peau et sur toutes les surfaces libres, à raison de la concentration des forces dans les muscles comme dans tous les organes intérieurs, dispose au mouvement, inspire le besoin d'agir et commande l'exercice sous peine de douleur et de congestion viscérale (§ 112.)

Rappelez-vous cette mâle énergie, ce courage indomptable, cette activité inouïe du sauvage de l'Amérique du Sud (§ 11), et voyez cet autre sauvage aussi de l'Amérique, mais de l'Amérique du Nord : ce Canadien nonchalant et insipide, dont rien ne trouble l'oisiveté pendant la paix, qui n'a pas honte de charger sa femme de tous les travaux pénibles, extérieurs ou domestiques, et qui pousse même la paresse jusqu'à lui envoyer chercher le gibier que le besoin l'a forcé d'aller tuer dans la forêt voisine! — Il est vrai que, dans nos climats variables et tempérés, cette nonchalance et cette apathie, cette tendance impérieuse au *far niente*, s'emparent de l'habitant du midi pendant les chaleurs passagères de la zone moyenne. En Italie, par exemple, le *lazarone* déguenillé, sans argent comme sans habits, reste tout le jour ignoblement étendu sur les marches de Saint-Pierre de Rome, de la Chartreuse de Naples, ou du Dôme de Milan; attendant, pour se remuer, que la faim le pousse à la rue voisine, afin d'y tendre lâchement la main... Ces faits et ces dispositions semblent impliquer contradiction à la théorie que je soutiens; mais d'une part, les phénomènes physiologiques que déterminent, sur les habitants des latitudes moyennes, ce changement et cette succession brusque et considérable dans la température, surtout lorsqu'elle est humide et chargée d'électricité, produisent dans leur nutrition et leur myotilité, une altération remarquable. D'autre part, il ne faut pas oublier l'influence des gouvernements et des institutions... En effet, lorsque loin de tendre, dans une nation, au développement des sentiments nobles et des hautes facultés de l'homme, les institutions et les gouvernements ne cherchent qu'à les abaisser, à les anéantir au profit de la tyrannie, on conçoit qu'alors un peuple abruti, qui, sous un tel ciel n'a besoin que de peu pour vivre, et n'a d'autre désir, puisque dénué de toute instruction, esclave, misérable et abject, il ignore ses hautes destinées, on conçoit, dis-je, qu'un tel peuple puisse se dégrader ainsi au physique comme au moral (1)...

En résumé, la vie est en raison du mouvement, et celui-ci en raison de la chaleur, sous l'empire de laquelle seule l'homme peut atteindre le *summum* de sa puissance et de son énergie (§ 106). Aussi a-t-on observé que, malgré l'influence de l'habitude, les habitants des pays chauds supportent en général mieux les vicissitudes de la température, et résistent plus facilement aux excès du froid que les habitants du Nord eux-mêmes; ce qui ne peut venir que de l'énergie de réaction

(1) Oui, le misérable lazarone s'est ici dégradé à l'égal du *Sybarite méridional* plongé dans la mollesse, qui à force d'art et de précautions ridicules et honteuses, s'est fait un tempérament nouveau *que récuse l'ardeur du climat*... Tous deux ils ont effacé son empreinte : ils ne sont plus les enfants de *leurs pères*... Et cette fatale révolution, elle avait le plus souvent commencé dès le sein de la mère, qui, en leur donnant la vie, leur avait transmis son tempérament dégénéré.

de leur constitution : énergie qui est loin d'être proportionnelle à la masse musculaire ou adipeuse. L'histoire des guerres d'invasion en général, de nos conquêtes en particulier, et surtout celle de notre fatale expédition de Russie, si féconde en faits physiques, physiologiques et pathologiques extraordinaires, et par cela même tant de fois citée par nous... l'histoire militaire de tous les temps, dis-je, a maintes fois prouvé cette proposition (1).

Mais si le froid atmosphérique modéré ranime les fonctions et la locomotion défaillante, sous l'influence d'une chaleur extrême et accidentelle ; intense, il engourdit le système nerveux en paralysant ses expansions, enchaîne, arrête le mouvement musculaire et fixe les articulations dans un état de raideur extrême. Alors le besoin, l'impérieuse nécessité seuls, peuvent contraindre le malheureux qui reçoit cette atteinte, à réagir et à la surmonter... Mais quelques degrés de plus, les muscles de la vie organique eux-mêmes sont envahis, et le malheureux est vaincu, immobilisé, anéanti (§§ 80-81).

Dans cette scène de désordres, terriblement douloureux avant d'être destructeurs, mais auxquels succède enfin une mort tranquille, et pénible seulement alors pour celui qui en est le témoin menacé, quelques animaux, particulièrement le chien, perdent la voix. Chez l'homme lui-même, elle devient tremblante ; et la parole, inarticulée, est comme soufflée... La physionomie revêt une inquiète et douloureuse expression : les yeux, d'abord hagards, larmoyants et injectés, deviennent promptement secs, ternes et fixes ; la bouche et les narines contractées, les traits grippés et immobiles. Bientôt les efforts musculaires, commandés par l'instinct de conservation, se ralentissent : de la course, des mouvements désordonnés des bras et des jambes, le malheureux passe par degrés à l'inac-

(1) M. GAIMARD m'a dit avoir maintes fois observé que les nègres et les créoles qui, suivant des tropiques leurs maîtres à Paris, venaient à y passer quelques années, y supportaient très-bien le premier hiver, même sans éprouver le besoin de se vêtir autant que nous ; mais qu'ils subissaient bientôt la loi commune, et finissaient même par devenir au moins aussi frileux que leur camarades indigènes (§ 11).

tion; enfin il s'arrête, chancèle et tombe..., ou foudroyé (§ 98), ou par défaut d'innervation, par une sorte de stupeur, pour s'éteindre lentement par les progrès de la congestion viscérale et de l'asphyxie générale.

§ 106. C. ACTIONS CÉRÉBRALES, MOUVEMENTS INTRA-CRANIENS AUTOMATIQUES ET RAISONNÉS, SENSITIFS, MORAUX ET INTELLECTUELS. — Bien que le caractère général d'une nation dépende tout à la fois de sa souche originaire, de son genre de vie, de son hygiène, de sa diététique, de ses occupations habituelles, de la forme de son gouvernement, de sa religion et de son climat, il est évident que, entre toutes, cette dernière influence est la principale. En effet, si la religion, si les institutions civiles ou militaires, par exemple, peuvent quelquefois changer la face des nations, ainsi que l'atteste l'histoire de tous les siècles, de même que l'histoire contemporaine, chacune de ces nations, chacun des peuples où s'opèrent ces *révolutions morales*, conserve cependant son type physique (1), son caractère, son langage, etc., malgré tous les efforts et toutes les combinaisons plus ou moins généreuses, plus ou moins machiavéliques du novateur, du conquérant ou du despote (2). Qu'est-il resté, ou que restera-t-il dans quelques

(1) En effet, « quoique le climat ne produise pas peut-être une influence aussi marquée que le pense Montesquieu, chez les peuples civilisés, puisque dans le même pays, le temps, les circonstances, les lois, les hommes, etc., ont souvent amené les oppositions les plus tranchées dans la situation politique et morale des peuples, il est cependant possible encore de découvrir, au milieu des variations sans nombre que l'histoire nous présente dans l'état physique et moral des peuples de l'Europe, cette nuance qui caractérise l'influence du climat. » (FILANGIERI : *Science de la législation*, t. Ier). — En même temps que, d'un autre côté, cette nuance, ce caractère propre aux nations ou à l'individu cosmopolite, par l'influence du climat qu'il habite actuellement, ne se substitue que très-lentement au caractère primitif que lui avait imprimé le climat où il s'était développé, l'histoire des transmigrations libres ou forcées en fournit une preuve éclatante. Et pour ne citer qu'un exemple, il est facile de reconnaître encore aujourd'hui, dans certaines familles de nobles normands dont les principes proscrivent le croisement hors de leur sein, le sang anglo-saxon.

(2) Tels sont : l'enseignement unique de la langue, des lois et des coutumes du peuple vainqueur; le croisement des races, l'asservisse-

années peut-être, *au cœur et au front* de tant de nations conquises et soumises à la domination puissante, glorieuse ou fanatique des aigles romaines ou françaises, du Koran ou de l'Evangile?... C'est que, vraiment, tout en subissant les mêmes penchants et les mêmes sentiments, les mêmes besoins sensitifs, moraux et intellectuels innés à l'espèce; tout en tendant à l'amélioration et à la perfection par l'activité constante et nécessaire des forces, des facultés propres à l'humanité tout entière, l'humanité ou plutôt ses facultés, ses *forces morales* sont largement modifiées par les divers *milieux* propres aux différentes latitudes du globe. Ces hautes considérations anthropologiques ne sont pas moins positives, « qu'il est constant, a dit un grand philosophe, que les diverses qualités ou facultés affectionnent d'une manière toute particulière certaines contrées; qu'il y a une prédilection marquée aussi bien pour certaines races d'hommes que pour l'activité de certaines forces morales ou intellectuelles... Qu'il est notoire, en un mot, que le climat n'influe pas seulement sur toute la constitution et sur la forme de certaines parties du corps, mais aussi sur le différent développement des diverses parties du cerveau, par conséquent sur la différente configuration de la tête, et en dernier résultat sur les modifications du caractère moral et intellectuel des diverses nations (1).»

Toutefois, et quelles que soient les opinions émises sur l'origine et la nature de l'homme, et les distinctions en *races*, *variétés*, *types*, *espèces*, de Leibnitz, Linné, Gmelin, Buffon et Valmont de Bomare, Pownel, l'abbé Delacroix, Kant, Hunter, Zimmermann, Mainers, Klugel, Metzger, Blumenbach, Lawrence, Duméril et Lamarck, Cuvier, Virey, Desmoulins, Bory de Saint-Vincent, Maltebrun, de Rienzi, Amédée Thierry et Edwars..., je pense avec Blumenbach, Charles Bonnet,

---

ment, la dégradation, la transplantation du peuple vaincu...; monstruosités que les gouvernements prétendus libéraux et progressifs de l'occident de l'Europe ont eu la faiblesse de laisser, *au dix-neuvième siècle*, consommer à l'égard de la malheureuse et noble Pologne...

(1) GALL: *op. cit.*, t. I, p. 151; et t. II, p. 413.

Volney, de Tracy, Cuvier, Gall, M. Sandras (1), etc., QUE L'ESPÈCE HUMAINE EST UNIQUE, quel que soit son berceau et le point du globe qui ait été départi à chacun de ses membres, par la Providence, par le hasard ou par les circonstances ; que nous sommes tous frères, et partant, en principe, possesseurs des mêmes droits et soumis aux mêmes devoirs : devoirs et droits qui ne doivent subir, dans l'intérêt social, que des variations relatives, en plus ou en moins, aux variations correspondantes dans l'organisation physique, morale et intellectuelle de l'individu.

Quoiqu'il en soit, cette conclusion zoologique et philosophique est loin d'être de simple curiosité, ou de pure spéculation scientifique... Alors, en effet, qu'aucune nécessité historique, aucun fait absolu n'oblige à admettre le contraire et à croire à la multiplicité des races humaines, la croyance à l'unité humanitaire a une haute importance morale et politique, car elle préside aux discussions pendantes sur la question de l'esclavage, comme à toutes les questions sur *l'aristocratie de la peau* et de l'intelligence humaine !

Mais, tout en adoptant, comme fait scientifique et moral, l'unité de l'espèce humaine, et tout en convenant avec Gall que, « quelque différentes et quelque puissantes que soient les circonstances locales, elles n'ont jamais changé et ne changeront jamais l'essence ni d'un animal, ni d'une variété quelconque de l'espèce humaine, » il faut avec Gall lui-même, avec Montesquieu, Buffon, Cuvier, etc., et quoiqu'en aient dit Helvétius et Jacotot, reconnaître l'influence physique et morale qu'exerce sur les individus la principale de ces circonstances, le climat... Si, en effet, nous considérons l'homme suivant les diverses latitudes qu'il habite, et sous le rapport de ses penchants, de ses sentiments et de son intelligence, quelle différence frappante dans les manifestations des facultés, toutes invariables qu'elles soient quant à leur essence et à leur innéité ! — « Les désirs dévorants, les passions brû-

(1) *Congrès historique européen*, etc. ; discours et compte-rendu des séances, t. I, p. 172 ; Paris, 1836.

lantes qui, dans un climat, s'allument entre les deux sexes, ne sont, dans un autre climat, qu'une froide considération ou une indulgence mutuelle pour des goûts réciproques. On est frappé de cette différence en croisant la Méditerranée, en remontant le Mississipi, en traversant les montagnes du Caucase, en passant des Alpes et des Pyrénées aux rivages de la mer Baltique. »

« Sur les frontières de la Louisiane, le sexe féminin domine par le double ascendant de la superstition et de la passion. Chez les naturels du Canada, il est esclave, il n'est considéré que par ses travaux, par le service domestique qui est son partage. Les fureurs de l'amour, les tortures de la jalousie, qui ont régné si longtemps dans les sérails et les harems d'Asie et d'Afrique, et qui dans le midi de l'Europe ont à peine donné lieu à quelque différence dans la religion et dans les établissements civils, avec quelque diminution de chaleur dans le climat, à une certaine latitude; ces passions terribles se changent aisément en une passion momentanée, qui s'empare de l'âme sans l'affaiblir, et qui la porte à des faits romanesques; plus vers le Nord, c'est un esprit de galanterie qui occupe l'esprit et l'imagination plus que le cœur, qui préfère l'intrigue à la jouissance, et met l'affection et la vanité à la place des désirs et du sentiment. A mesure que l'on s'éloigne du soleil, cette passion dégénère de plus en plus en une habitude de liaisons domestiques, et se refroidit jusqu'à un point d'insensibilité tel, que si les deux sexes avaient la liberté du choix, à peine préféreraient-ils cette espèce de société (1). »

Quant aux forces bienveillantes et modératrices, aux sentiments moraux, ils ont plus de rapports d'affinité avec l'intelligence qu'avec les penchants, dont ils sont un complément et qu'ils servent à régler et à contenir. Par cela même on les rencontre beaucoup plus dans la zone moyenne qu'aux deux extrêmes et surtout vers l'équateur (§ 79). C'est même vers

(1) Ferguson : *Essai sur l'histoire de la société civile*, t. I. p. 415 et suivantes.

la région nord de cette zone, où les penchants perdent leur violence en même temps que l'intelligence conserve sa force, et que le besoin des rapports affectueux se fait plus vivement sentir, qu'on trouve ces sentiments plus prononcés. C'est en Allemagne, en effet, en Suisse et dans les contrées circonvoisines plus qu'en aucun autre pays du monde, que se conservent, pures et touchantes, les lois saintes de la vie patriarcale, les douces et nobles sympathies de la famille, le respect de la parole donnée, le dévouement au prochain et la vraie fraternité !

Pour ce qui est de l'intelligence, c'est, avons-nous dit, sous la zone moyenne encore, que l'homme a toujours présenté le plus haut degré de perfection dont il soit capable. Tandis qu'aux pôles, il est lourd, stupide, modéré dans ses désirs, égoïste et froid dans ses rapports de société, il est, au contraire, brutal dans ses penchants, violent dans ses affections et faible d'esprit sous l'équateur. Mais admirez comme cette intelligence est influencée, modifiée, gouvernée par l'un ou l'autre de ces deux extrêmes, à mesure qu'elle s'en rapproche... Tant il est vrai, quoi qu'en aient dit les *rhéteurs* et les *psychologues*, que cette REINE DE L'HOMME MORAL, cette SUPRÊME GUBERNATRICE, cette SOUVERAINETÉ INFAILLIBLE DE LA RAISON (et ici je ne parle pas de la cause première du phénomène, devant laquelle je m'incline !), est tout simplement *le complément organique des forces subjacentes, des penchants et des sentiments au service desquels cette intelligence est primitivement, essentiellement dévolue; dont elle conserve* TOUJOURS *la couleur et l'empreinte, et qu'elle ne gouverne* JAMAIS *parfaitement que lorsqu'elle a reçu de la nature elle-même, ou acquis par l'éducation* (1), *un*

(1) C'est là, en effet, c'est dans L'ÉDUCATION qu'est le secret des politiques comme des moralistes : *docere est gubernare...;* c'est là que gît l'avenir de l'humanité. Et par *éducation*, je n'entends pas le système faux et bâtard adopté encore aujourd'hui, pour la honte de notre siècle, dans nos instituts nationaux; mais un système complet d'enseignement physique, moral et intellectuel, fondé sur l'organisation humaine, et d'après les notions phrénologiques (*). Car si l'homme,

(*) Voyez quels admirables résultats déjà obtenus par un homme de bien, qui, sans une étude spéciale de la phrénologie, en a deviné et formulé une partie des ap-

grand développement ou une puissante activité... — « C'est aux nations méridionales de l'Europe, soit anciennes soit modernes, que nous sommes redevables de l'invention et de l'embellissement de cette mythologie, et de ces anciennes traditions qui sont encore aujourd'hui le champ le plus fertile pour l'imagination, et une source intarissable d'illusions poétiques. Nous leur devons les romans de chevalerie, et les modèles d'un style plus raisonnable qui leur ont succédé, où l'imagination trouve à s'enflammer, l'âme à s'exalter et l'esprit à s'éclairer. »

« Le Nord a été plus fécond dans les productions d'industrie, et c'est là que les sciences ont reçu leurs plus solides accroissements. Les efforts de l'imagination et du sentiment ont été plus heureux et plus communs dans le Sud. Tandis que les bords de la Baltique s'illustraient par les travaux de Copernic, de Tyco-Brahé, de Kepler, ceux de la Méditerranée produisaient des hommes de génie dans tous les genres, et abondaient en poëtes, en historiens aussi bien qu'en savants. »

« Dans le Nord, le savoir est encore borné aux seuls genres qui sont du ressort du jugement et de la mémoire. Des détails fidèles sur les événements publics sans beaucoup de discer-

---

comme nous le soutenons, est susceptible d'un *certain*, d'un *important*, d'un *immense* perfectionnement; si ses instincts ou ses penchants, jusqu'ici régulateurs souverains de tous les mouvements de la machine agissante et pensante, peuvent être tempérés, sanctifiés par les sentiments supérieurs, et les uns et les autres éclairés et dirigés par l'intelligence; si, en un mot, on peut faire de l'homme un être puissant et beau, juste et bienveillant, vénérant et capable, généreusement moral et noblement intelligent..., ce n'est, après la nature, après Dieu, que de l'éducation bien comprise, que la société, que l'humanité doit attendre ce bienfait, sa régénération et sa réforme...

plications, et opère tranquillement, par le développement du grand principe γνῶθι σεαυτόν, par l'exercice de l'intelligence, dans la classe ouvrière, la réforme morale et paisible, que nous appelons de tous nos vœux, et dont M. le colonel RAUCOURT hâtera beaucoup l'accomplissement en complétant sa méthode par l'anthropologie, c'est-à-dire en méditant les écrits des pères de la doctrine, Gall et Spurzheim, ainsi que ceux de leurs disciples les plus distingués, Broussais père et fils, Vimont, G. et A. Combe, Imbert (de Lyon), Bailly (de Blois), Fossati, David-Richard, Félix Voisin, Belhomme, etc., etc,

nement touchant leur importance respective; les traités et les prétentions des nations, les généalogies des souverains, les dates de leur naissance : voilà les grands objets que la littérature du Nord s'est attachée à conserver religieusement, tandis qu'elle laisse éteindre dans l'oubli les lumières de l'esprit et les sentiments de l'âme. L'histoire du cœur humain, les mémoires intéressants que nous transmettent les procédés francs et naturels de la vie privée, aussi bien que les fonctions éclatantes des grandes places, le sel de la plaisanterie, les traits perçants du ridicule, les genres de l'éloquence chez les anciens et chez les modernes, se trouvent confinés presque sans exception sous les mêmes latitudes que la figue et le raisin. » (Ferguson : *Op. citat.*)

Sous le rapport de son influence pathologique et accidentelle sur les actions cérébrales, le froid atmosphérique, tant qu'il est modéré, est loin d'être nuisible, bien au contraire (1); mais ce n'est que *relativement* et comme modérateur des déperditions et de l'affaiblissement causés par la chaleur extrême, qu'il peut être favorable aux phénomènes intellectuels... Ainsi, après les chaleurs de l'été, les premiers vents frais de l'automne raffermissent les forces affaiblies, et procurent un sentiment d'agilité et de bien-être qui rend l'accomplissement des opérations intellectuelles plus libre, plus facile et plus complet.

A mesure que le froid devient plus intense, il étend sur les actions cérébrales, comme sur le reste de l'économie, son influence sédative, dépressive et enfin stupéfiante. Nous avons suffisamment établi ce fait ailleurs... Il nous suffira d'ajouter ici : que c'est en cette saison des chaleurs surexcitantes que

(1) Pourvu toutefois que le penseur ne soit pas dans un repos absolu et absorbé dans la méditation; car alors, quelque léger qu'il soit, le froid est funeste et fomente avec une grande facilité, dans cette situation de l'esprit, les congestions viscérales, d'ailleurs si faciles chez les hommes de lettres ou de cabinet; leur cerveau, en effet, s'est souvent développé, surexcité aux dépens du reste de l'économie affaiblie et fréquemment irritée, localement, dans les points les plus sympathisants avec lui, sous l'influence même de la surexcitation de ce viscère.

s'accomplirent la plupart des révolutions politiques ou sociales dans le monde; et, prenant un dernier exemple au milieu de nous et dans notre propre histoire, je ferai remarquer que ce n'est pas au mois de décembre ni au mois de janvier, mais bien au mois d'août (1572) que s'exécuta l'affreux massacre de la Saint-Barthélemy... Que c'est en juillet (1792) que se préparèrent les douloureuses péripéties de notre révolution de 89..... Que c'est encore en juillet qu'eut lieu la révolution de 1830, etc.....

Enfin, les forces de réaction étant vaincues, le cerveau se congestant, s'apoplexiant, on voit s'éteindre successivement, et selon leur degré d'importance pour la conservation de l'individu, la vie intellectuelle d'abord, puis la vie morale, puis la vie sensitive, et enfin la vie organique (1).

TROISIÈME SECTION.

VARIATION D'ACTION DU FROID ATMOSPHÉRIQUE, CONSIDÉRÉE SOUS LES RAPPORTS PHYSIQUE, PHYSIOLOGIQUE ET PATHOLOGIQUE, SUR LES ANIMAUX ET SPÉCIALEMENT SUR L'HOMME, SUIVANT LES CONDITIONS OU LES ÉTATS DIVERS DE CEUX-CI.

107. Après avoir, dans notre première section, étudié en lui-même le froid atmosphérique, et l'avoir considéré, dans la seconde, en rapport avec toute la nature, il nous reste,

---

(1) Ainsi, bien qu'il soit irrévocablement établi par les meilleures statistiques, que le froid et le chaud peuvent amener un résultat identique : la mort par congestion des centres cérébro-spinal..., il ne ressort pas moins clairement, ce nous semble, de tout notre travail, et particulièrement de ce que nous venons de voir dans ce paragraphe et de ce que nous avons vu aux §§ 11 et 98, que ce phénomène suprême, la mort, est ici précédé de symptômes tout aussi opposés dans leur nature (la sédation et la surexcitation), que le sont leurs producteurs, le *froid* et le *chaud*.....

dans celle-ci, pour compléter la question du froid considéré comme modificateur général, ainsi que la première partie de notre travail, à examiner cet agent en rapport avec les animaux et avec l'homme en particulier, et soumis à certaines circonstances individuelles dépendant de l'âge, du sexe, de la constitution ou du tempérament, de la force ou de la faiblesse, des habitudes ou de l'hygiène, de l'état de repos ou de mouvement, de calme ou de passion, de santé ou de maladie. On conçoit, en effet, que tant et de si graves circonstances qui, depuis son berceau jusqu'à sa tombe, assiégent l'homme et le modifient incessamment, ne sauraient rester impuissantes et indifférentes à l'action d'un des principaux modificateurs de la nature.

CHAPITRE PREMIER.

Variation d'action du froid atmosphérique, considérée sous les rapports physique, physiologique et pathologique, sur les animaux et spécialement sur l'homme, suivant leur âge.

108. Plus l'individu est faible et imparfait, plus il est jeune, plus il est sensible à l'impression du froid. S'il naît avant terme, ou du moins avant que, selon la loi de nature, il soit assez développé pour agir par ses propres forces et en mesure avec ses modificateurs, surtout avec le froid atmosphérique, bientôt il succombe. Ce n'est qu'avec des peines infinies qu'on peut conserver cet être chétif, dont quelques jours ou quelques semaines, suivant l'espèce à laquelle il appartient, manquent encore à son incubation complète. Ainsi le fœtus de sept mois et plus, car au-dessous de cet âge il périt ordinairement, ne peut vivre s'il n'est, avant tout, maintenu dans une atmosphère analogue ou à peu près semblable à celle du milieu où il devait achever son organisation, c'est-à-dire 32° R., environ.

A terme, l'enfant n'a plus besoin d'une température aussi

élevée. Excité vivement par tout ce qui l'environne, par l'air, les vêtements, la nourriture qu'il puise au sein de sa mère, ses forces, ses moyens de réaction sont doublés par cet ensemble de nouveaux modes d'excitation. Cependant, au milieu des vicissitudes atmosphériques, toutes ces excitations seraient insuffisantes pour conserver à l'animal sa température normale : il succomberait bientôt, si la mère ne l'en défendait en l'échauffant de sa propre chaleur, en le maintenant appliqué, collé, sur les parties qui en développent le plus, sur son cœur et sur ses entrailles. Voyez la poule, la chatte et la chienne de nos habitations... Voyez même dans notre espèce civilisée, bien que les instincts n'y soient plus aussi impérieux, et que des motifs de prudence commmandent à la mère de se séparer de son enfant pendant son sommeil ; avec quelle sollicitude, avec quel bonheur elle le presse mollement contre son sein ! « L'enfant, dit J. Hunter, est toujours alors en état d'imperfection, car nous voyons peu vivre d'animaux parmi ceux qui naissent l'hiver, à moins qu'on en ait un soin particulier. »

Donc, indépendamment de la lactation et des vêtements, l'enfant de l'homme, le nouveau-né a encore besoin d'une incubation extra-utérine. Aussi lorsqu'il est cruellement abandonné, ou lâchement confié à des mains mercenaires, et livré, dans un berceau souvent mal abrité, à sa propre caloricité, fait-il fréquemment entendre des cris de douleur. Bientôt ces cris ne sont plus que de faibles vagissements : sa figure se ride, se flétrit; et si du moins la température ambiante n'est pas assez élevée, sa peau et parfois tout le tissu cellulaire sous-cutané, s'endurcissent et deviennent impropres à remplir leurs fonctions (1). Enfin, l'innocente créature ! les

---

(1) Voir Capuron (*), Auvity (**), etc. : *De l'engorgement et de l'endurcissement du tissu cellulaire chez les nouveaux-nés.*

(*) Capuron (Jos.) : *Cours théoriques et pratiques des accouchements, et des maladies des femmes et des enfants* ; 4e édit., 1828, in-8.

(**) Auvity (P.-J.) : *Des causes de l'endurcissement du tissu cellulaire chez les enfants nouveau-nés* ; Mémoire couronné en mai 1789, par la Société royale de médecine de Paris. Texte qui a fait également le sujet de la thèse du fils aîné de ce praticien distingué ; Paris, juin, 1808.

lèvres pâles, les joues caves, les extrémités refroidies, les yeux demi-clos, la voix éteinte..., ne peut plus, que de son cadavre, accuser ses bourreaux, et passe, comme un souffle, de cette vie de souffrances au repos de la mort...

Mais à mesure que l'animal grandit, à mesure qu'il prend des forces et de l'activité, il devient plus capable de régénérer sa chaleur perdue. Alors il peut impunément s'éloigner de sa mère, qui, après l'avoir encore quelque temps surveillé, finit même par l'abandonner à ses propres forces, sa mission sainte étant remplie! Mobile, impressionnable, riche en innervation, fort d'équilibre et de santé, l'enfant qui a dépassé les premières années supporte facilement l'action du froid : sa sensibilité s'y dérobe sans secousses, ou s'il survient un dérangement morbide, il est sans importance; l'enfant en éprouve même du bien-être et le recherche, parce que sous son influence il se sent plus agile, plus actif et plus gai. C'est donc à cette époque qu'on doit profiter des conseils de Locke et de Rousseau, si dangereux dans la première enfance (1), pour imprimer à cette nature facile un cachet de vigueur et de puissance physiques, sans lequel son existence ne sera qu'une longue scène de douleur. On peut même alors, avec une hygiène bien entendue, avec une gymnastique bien dirigée, donner une certaine énergie aux constitutions les plus chétives. C'est sans doute ce qui a autorisé Buffon à dire : *Quelque délicat qu'on soit dans l'enfance, on est, à cet âge, moins sensible au froid que dans tous les autres temps de la vie...*

---

(1) Plusieurs écrivains distingués, au nombre desquels il faut particulièrement citer, en France, M. Edwards (*), et en Espagne, M. Garcia Blanco (**), ont, dans ces derniers temps, pieusement insisté pour faire comprendre aux familles et aux ministres du culte eux-mêmes, combien sont barbares les pratiques qui exigent encore que, pour la cérémonie du baptême, on expose les nouveaux-nés à l'air, et même à l'eau froide et glacée d'un temple catholique pendant l'hiver!

(*) EDWARDS (Wil.-Fred.) : *De l'Influence des agents physiques de la vie*, 1824, in-8, Paris.

(**) GARCIA BLANCO, auteur de la proposition faite aux cortès (séance du 27 février 1837), dans le but d'obtenir que l'on baptisât désormais avec de l'eau tiède.

L'enfant grandit, devient jeune homme... A mesure qu'il prend des forces, il perd de son extrême sensibilité, et, par cette double circonstance, devient plus capable de supporter l'action du froid. Toutefois, l'époque de la puberté, développant chez lui bien des actions et des réactions viscérales, bien des impressions instinctives et affectueuses, jusque-là sommeillant et ignorées, il devient souvent plus susceptible, moins résistant à l'action du froid que dans les années qui viennent de s'écouler; et s'il n'en a contracté l'habitude, surtout si sa poitrine est faible et irritable, il peut facilement en devenir la victime. Mais s'il n'a point été trop mollement élevé, et qu'il ne porte en lui les germes d'aucune irritation viscérale, héréditaire ou acquise; bravant impunément toutes les vicissitudes atmosphériques, le jeune homme se développe rapidement et arrive, sain et vigoureux, à l'âge adulte.

Cet âge est évidemment le *zénith* de la *vie physique* comme de la *vie morale*, l'époque où, la susceptibilité s'étant équilibrée avec la résistance, l'homme a la conscience de sa force, et, plein de calme et de résolution, résiste et commande à toutes les causes de destruction qui l'assiégent souvent même *avec un ennemi dans la place*...; les passions aussi, et par conséquent les imminences morbides, étant alors à leur *summum* d'activité...

A mesure qu'il s'éloigne de cette époque, et qu'il avance vers la vieillesse, l'homme perd et ses forces et sa sensibilité : la vie, abandonnant l'extérieur, où, dans cette retraite de l'individu, elle a perdu son importance et son activité; la vie se concentre et se réfugie à l'intérieur. Mais bien que le vieillard n'ait plus que des sensations obscures, il n'en est pas moins sensible au froid, parce que chez lui la caloricité est moins puissante; qu'elle ne répare que fort lentement les pertes de chaleur que lui font subir les corps qui l'entourent, et que trop souvent, hélas! la caloricité, en altérant l'ématose et la nutrition. Alors les phénomènes de réaction sont peu sensibles : le froid, chez le vieillard, signale toute son influence dépressive; et à un degré qui, quelques années plus tôt, ne faisait encore chez lui qu'éveiller et mettre en jeu ses forces de réaction, le froid atmosphérique le moissonne aujourd'hui sans résistance.

Aussi, d'après les meilleures statistiques (1), voit-on, chaque année, le nombre des décès de vieillards s'accroître constamment en raison directe de l'abaissement de la température et de la plus grande fréquence des variations atmosphériques; les mois de janvier et de juillet former, pour eux, les deux extrêmes de cette échelle annuelle de mortalité et présenter une différence de plus de moitié, pendant qu'on observe à peu près les mêmes résultats pour la première enfance (2); et enfin, que cette influence de la saison est presque nulle dans l'âge moyen de la vie.

Si après avoir physiquement et physiologiquement observé l'individu, du sein de sa mère à son tombeau, nous jetons un coup d'œil rapide sur le grand drame de sa vie pathologique, nous voyons se vérifier la loi de l'*irritation;* et ses maladies, se mesurant sur *le sentir* et *le mouvoir* (§ 11), prédominer sous l'influence du froid atmosphérique comme des autres agents morbides, selon la prédominance de développement ou d'activité des divers systèmes ou appareils organiques. Ainsi, chez l'enfant : maladies des membranes muqueuses, de la peau, des méninges et du cerveau... Chez le jeune homme : maladies plus spécialement de la poitrine... Chez l'adulte : temps d'arrêt, d'équilibre, de *statu quo*, qui ne laisse pas de prédominance bien marquée, et conserve l'individu à peu près également contre toutes les maladies qu'il peut toutefois tour à tour contracter, selon les influences extérieures ou propres à sa constitution, et qui alors sont essentiellement inflamma-

---

(1) Et de ce nombre font partie les excellents travaux de MM. VILLERMÉ, QUETELET, LOMBARD de Genève, HERRMANN, et l'article remarquable de M. le docteur PATIN, publié dans la *Gazette des hôpitaux* du 8 septembre 1835, résumé du *Recueil des travaux du conseil de salubrité de l'Aube*, 1835.

(2) Les résultats opposés obtenus, pour cette première période de la vie, par l'un des honorables médecins que je viens de citer, tiennent probablement à des circonstances de localité, d'âge, etc.; quelques années, quelques modifications météorologiques, etc., ayant alors, en statistique, une immense influence?...

toires et violentes, à raison de la résistance offerte... Chez le vieillard, enfin : maladies plus particulièrement des centres circulatoire et nerveux, ainsi que des viscères abdominaux, où la vie, où l'irritabilité s'est en dernier lieu réfugiée.

CHAPITRE II.

Variation d'action du froid atmosphérique, considérée sous les rapports physique, physiologique et pathologique, sur les animaux et spécialement sur l'homme, suivant leur sexe.

§ 109. Chez l'homme, le seul des animaux dont nous ayons intérêt à étudier, sous ce point de vue, les rapports avec le froid atmosphérique; chez l'homme cette influence se confond, pour les deux sexes, jusqu'aux dernières périodes de l'enfance; car, jusque-là, jusqu'à onze ou douze ans, au moins dans nos climats, le jeune garçon et la jeune fille peuvent être confondus par l'*identité parfaite de traits, d'allures et de fonctions* (Roussel)... Mais, un peu plus tard, la femme a déjà acquis la plupart des caractères de son sexe : le système cellulaire commence à prédominer, et en même temps qu'il donne à ses formes et à sa peau le moelleux et la beauté qui les distinguent, il garantit l'organisation contre les atteintes du froid. Par cela même, si nos institutions et aussi surtout la nature de ses devoirs et de sa mission (1), ne lui donnaient

---

(1) Quelque intérêt que puisse inspirer à tout homme de cœur la condition de la femme dans notre vieille société européenne, et quelque tenté qu'il soit de convenir que nos usages et notre législation ne lui assignent sans doute pas sa véritable place, et ne donnent satisfaction ni à tous ses besoins, ni à toutes ses facultés, il n'en faut pas moins maintenir qu'il existe entre son organisation et la nôtre, entre son but, ses moyens et ceux qui nous sont départis, des différences fondamentales qui justifient, sinon absolument, du moins jusqu'à un certain point, le rôle qui lui a été assigné dans l'organisation sociale. Pour quelques vérités utiles produites, sur cette grave question de l'*émancipation de la femme*, par le saint-simonisme, je pense que son projet de réforme, d'ailleurs souvent antiphrénologique, c'est-à-dire *anti-naturel*, pèche ici par sa base, est contraire aux lois providentielles, et ne saurait utilement ni réellement s'accomplir.

une éducation récluse, une constitution un peu énervée, la femme supporterait le froid aussi bien, peut-être, que l'homme lui-même.

Mais à la puberté, une ère nouvelle commence; de nouvelles fonctions, de nouveaux besoins apparaissent chez la jeune vierge. Elle devient beaucoup plus sensible, plus impressionnable et par cela même plus irritable. Cette disposition s'accroît surtout pendant le temps des règles, et c'est principalement alors qu'il lui faut prendre les plus grandes précautions pour se soustraire à toutes les impressions pénibles, au moral comme au physique, et particulièrement à celle du froid. On sait, en effet, que si cette fonction, bien établie et bien maintenue, est, chez la femme, un moyen puissant de révulsion, d'émonction; une sorte d'*exutoire* qui, pendant l'époque de la fécondité, la rend plus résistante et plus capable que l'homme d'excès impunis; d'un autre côté, le dérangement de cette fonction, qui souvent reconnaît pour cause l'action d'un froid subit et intempestif pendant l'*époque*, est la source la plus féconde et la plus dangereuse de toutes les causes morbides qui assiégent la femme à cette période si pleine et si agitée de sa vie!

Mais c'est surtout à la cessation de cette fonction menstruelle, que la femme doit redoubler de soins et de précautions pour ne pas s'exposer imprudemment au froid et entraver cette fonction dans sa disparition lente et graduée. Toutefois cette époque étant heureusement passée, et la femme paisiblement arrivée au temps de repos *où la nature la tient quitte de tout envers l'espèce* (Roussel), la femme rentre alors dans la condition commune de l'homme, avec lequel elle se confond à son point d'arrivée comme à son point de départ; et bientôt elle se trouve avec lui, par rapport à l'action du froid atmosphérique comme par rapport à tous les modificateurs, et au monde entier qu'elle abandonne lentement et souvent à regret, tant la nature l'y avait attachée par des liens puissants! la femme, dis-je, se trouve alors avec l'homme dans les conditions de la vieillesse.

Sous le point de vue pathologique, je le répète, l'action du froid atmosphérique, indifférente pour l'autre sexe, et même pour celui-ci, hors le temps de la fécondité, peut être alors, chez la femme, surtout à l'époque de l'écoulement menstruel, une source intarissable de maladies les plus graves et les plus variées, auxquelles le système génital, toujours indirectement, sinon directement en scène, imprime un caractère particulier et constitue souvent, lorsqu'il n'est pas le siége de l'affection principale, au moins une funeste complication. Mais entre toutes ces maladies par suppression ou par subversion menstruelle, que je ne saurais mentionner ici, dominent les congestions et les irritations aiguës ou chroniques des grands viscères et de l'utérus lui-même en particulier.

CHAPITRE III.

Variation d'action du froid atmosphérique, considérée sous les rapports physique, physiologique et pathologique, sur les animaux et spécialement sur l'homme, suivant leur constitution ou leur tempérament, leur force ou leur faiblesse.

§ 110. Moins la vie est active chez l'animal, plus il est désagréablement impressionné par le froid, dont l'action défavorable sur les corps vivants semble croître en même proportion que décroît l'énergie vitale. Chez un individu faible, les tissus pâlissent, se resserrent et paraissent tendre à se dérober au froid. Il réagit faiblement, et finirait même par tomber : *Frigus externum prohibet perspirationem in debili, in robusto vero auget* (Sanctorius). Aussi l'effet tonique indirect du froid est-il toujours proportionel à la force de la constitution, et, ainsi que nous l'avons déjà fait remarquer (§ 77) : lorsqu'il n'est pas excessif, par la réaction qu'il sollicite, il active la digestion et la nutrition, et monte l'organisme sur un ton tellement élevé, qu'il devient facilement alors cause prédisposante de maladies inflammatoires. C'est donc à juste titre, comme le remarque Macquart, que les anciens ont pensé que les gens robustes sont plus forts et plus vigoureux en hiver qu'en été, tandis que c'est le contraire pour les faibles.

Bientôt, en effet, pour les premiers, aux phénomènes légers de congestion que détermine tout d'abord l'action du froid, succède un sentiment de bien-être, de chaleur et d'accroissement de forces musculaires; alors que, les seconds, loin qu'il se passe rien de semblable chez eux, éprouvent de la pesanteur et de l'engourdissement dans les mouvements, du malaise général, une sorte d'hébétude, et parviennent difficilement à se réchauffer. Ces phénomènes sont surtout remarquables chez les personnes faibles, lorsque l'appétit est extrême, ou après le repas : dans le premier cas, par le défaut de stimulation alimentaire; dans le second, par la concentration des forces vitales sur les organes de la digestion. L'homme débile et le convalescent se garantiront donc bien attentivement de l'action du froid, surtout dans ces dernières circonstances. Au contraire, quand la digestion étant terminée, l'estomac, centre actif, est devenu le principal point de départ des irradiations vitales; que le mouvement centrifuge d'exosmose a commencé, que la peau se colore, que le pouls acquiert de l'amplitude et de la fréquence; alors le froid est peu senti; l'homme s'y expose volontiers, s'y livre même avec plaisir, se confiant sans réserve à son système musculaire revivifié.

Le froid ne modifie donc pas de la même manière tous les tempéraments. Il présente divers degrés d'intensité dans son action sur la sensibilité et la force de réaction, qui n'échappent point à son œil attentif. Ainsi, tandis que le tempérament athlétique, dont la sensibilité s'émeut difficilement et s'irrite tout aussi peu des impressions du froid que de tout autre stimulus; que le tempérament lymphatique, chargé d'embonpoint et peu sensible, ne se montre guère plus impressionnable que le premier; le tempérament sanguin, le bilieux, et particulièrement le nerveux, présentent une disposition contraire, et rendent les personnes qui en sont douées fort sensibles à l'impression du froid atmosphérique.

Mais, indépendamment de ces tempéraments *innés*, qui

selon la remarque de Bordeu (1), si bien fécondée par Bichat et par M. Broussais, ne dépendent que de l'empire que chaque organe ou appareil d'organes prend plus ou moins sur tous les autres, en proportion des forces dont il est doué, il est un tempérament *acquis ou accidentel*... C'est ce tempérament, combinaison de faiblesse et de susceptibilité, résultat ordinaire ou du défaut d'alimentation suffisante, ou d'un vice de la nutrition, ou de l'excès ou du défaut de stimulation extérieure par la chaleur ou le froid atmosphérique extrêmes, ou d'un état fébrile habituel entretenu par quelque point de phlegmasie sub-aïguë, ou bien enfin des soins excessifs ridicules que prennent de leurs personnes quelques hommes efféminés...; c'est ce tempérament qui, par la faiblesse (2) et la mobilité qui l'accompagnent, rend la rupture de l'équilibre très-facile et prédispose singulièrement aux phlegmasies. Aussi, malheur à ces constitutions débiles et dégénérées, véritables *baromètres vivants*, que Macquart comparait avec raison *à des balances très-fines qui indiquent les plus petites variations*...: elles ne peuvent plus reprendre leur vigueur primitive; leur vie est un combat perpétuel contre tous les modificateurs, et doit se consumer dans les soins les plus minutieux et les plus fastidieux. L'inquiétude et la tristesse s'emparent bientôt de ces infortunés, et si malheureusement ils présentent une *certaine* conformation phrénologique, ils ne tardent pas à tomber dans la monomanie suicide.

Quant aux maladies, on conçoit qu'elles varient sous l'influence du froid atmosphérique, comme de toute autre cause morbide, suivant la force de résistance de chaque constitu-

---

(1) Bordeu (Th.) : *Recherches sur le tissu muqueux, et Traité du pouls;* Paris, 1767, in-8.

(2) Il ne faut point se méprendre sur cette qualification de *faiblesse* : elle est inexacte, comme l'a fort bien fait remarquer M. Broussais : *la faiblesse générale pouvant coïncider avec l'excès de force locale*... Mais à raison de cette disposition d'un organe autrefois malade, cet organe contracte d'autant plus facilement la maladie, qu'il a déjà plus souvent et plus gravement souffert : ce qui explique l'état de perplexité des valétudinaires.....

tion, de chaque tempérament. Aussi prennent-elles un caractère particulier à chacune de ces dispositions organiques, et sont-elles plus ou moins fréquentes, plus ou moins graves, plus ou moins variées, etc., suivant le plus ou le moins de mélange ou de pureté, de faiblesse ou d'énergie de ces [tempéraments ou de ces constitutions. Ainsi, l'impression brusque du froid, de même que toute autre cause violente, physique ou morale, entraîne plus de danger chez les personnes douées d'un tempérament prononcé que chez celles dont l'organisation se rapproche du *temperamentum ad pondus*... Les individus lymphatiques et les individus sanguins, les bilieux et les nerveux, seront aussi diversement modifiés; et tandis que le premier sera pris d'une fièvre éphémère, le second pourra l'être d'une irritation pulmonaire, le troisième d'une gastro-duodénite, le quatrième enfin d'une névralgie, etc., etc. Mais les maladies nées sous ces prédispositions, je ne saurais seulement les énumérer ici, car elles embrassent toute la pathologie, comme les tempéraments comprennent toute la physiologie.

CHAPITRE IV.

Variation d'action du froid atmosphérique, considérée sous les rapports physique, physiologique et pathologique, sur les animaux et spécialement sur l'homme, suivant leurs habitudes, leur hygiène.

§ 111. Il existe sans aucun doute, et nous croyons l'avoir suffisamment établi (§ 106), entre l'organisation de l'homme et la nature du sol sur lequel il est jeté, une vitalité, une manière d'être propre de la sensibilité, des rapports intimes qu'il ne saurait rompre sans danger... Jamais il ne s'éloigne de la latitude sous laquelle il est né, sans que sa constitution ne se modifie relativement à cet éloignement, et, lorsqu'il est considérable, sans en éprouver des maladies plus ou moins graves. Nous avons, au reste, déjà parlé des dangers de l'acclimatement (§ 94 (3)).

Sydenham (1), Grimaud (2) et tous les bons observateurs qui ont pu le constater, remarquent que les émigrants qui passent dans les pays lointains, quelques précautions qu'ils prennent, surtout, si au lieu de se réfugier immédiatement dans les terres, les nouveaux venus ont l'imprudence de se fixer vers le littoral des mers ou des grands fleuves, ces émigrants, dis-je, sont presque toujours exposés à une fièvre qui semble avoir pour objet de mettre le corps en rapport avec le nouveau milieu, avec le nouvel ordre de circonstances au sein desquelles ils se trouvent désormais placés.

L'histoire statistique et topographique de nos îles; celle de la Guiane et des Antilles en particulier, attestent cette observation. Tandis que ceux qui se dirigent vers le nord-nord, qui parcourent les côtes de la mer glaciale, par exemple, sont pris, non pas de ces phénomènes de surexcitation, mais d'un affaiblissement, d'un anéantissement général, qui les conduit infailliblement et promptement à une mort certaine, s'ils ne réagissent et ne cherchent à vaincre leur inertie, tout à la fois par de bons vêtements, par des travaux violents et par une vigoureuse alimentation (3).

Ainsi, quoi qu'on en ait dit, l'homme disséminé sur tous les points du globe, n'est pas propre à vivre successivement sous toutes les zones (§ 11): il subit jusqu'à un certain point la loi providentielle qui, par une admirable sagesse, assigne à

---

(1) SYDENHAM (Th.) : *Observ. méd.*; London, 1676, in-8. — *Opp. omn.*; Lond., 1685.

(2) GRIMAUD (J.-Ch.-M.-G.) : *Cours complet de physiol.*; Paris, 1818, in-8; *ibid.*, 1824.

(3) Les vêtements, l'exercice, mais surtout l'alimentation étant, après la respiration, le moyen le plus puissant de production du calorique, il est évident que, toutes choses égales d'ailleurs, l'homme bien repu supporte infiniment mieux l'action du froid que celui qui ne l'est pas. Aussi, tant que les vivres ne manquent pas à une armée, elle peut résister à l'influence de cet agent porté à un très-haut degré. C'est pourquoi, lorsque ces moyens de calorification manquent, les uns ou les autres, il faut y substituer autant que possible leurs *succédanés*... C'est aussi pourquoi les malades et les convalescents encore à la diète ou à un régime sévère, dépouillés de graisse, de sang, et sans force d'équilibre et de réaction, doivent être soigneusement maintenus dans une douce température.

chaque être de la création, mais seulement au lieu de sa naissance, toutes les conditions de vie et de satisfaction données à sa nature ! Et bien qu'il ait, plus que tout autre animal, la faculté de vivre sous tous les climats et à toutes les températures, cette faculté appartient plutôt à l'espèce entière qu'à l'individu : car, dans l'espace immense où l'espèce peut s'égarer, l'individu n'a qu'un cercle assez borné qu'il puisse parcourir ; le Lapon et le Samoïède sont constitués pour leur climat, comme le Nègre et l'Indien le sont pour le leur ; ils ne peuvent changer de patrie sans une transformation qui leur est souvent fatale et toujours nuisible (1).

« Toutefois, l'homme considéré en bloc, a un mode d'existence dont les limites s'étendent fort loin : il est l'animal le plus généralement répandu; il s'étend aux deux extrémités de la terre habitable ; il vit dans tous les climats, sur les glaces du pôle, comme sur les sables brûlants de la zone torride. Sa santé se soutient au milieu des émanations infectes des marais, comme dans l'atmosphère subtile et épurée des hautes montagnes. Ici il se nourrit de glands, de racines, de fruits sauvages ; là il consomme en un repas les produits des deux hémisphères : dans une contrée, il existe à la manière des brutes, il vit de proies qu'il dispute aux bêtes féroces ; il erre dans les forêts : la terre est son lit ; sa peau, battue sans cesse par les vents, la pluie, ou bien couverte d'un vêtement dur et âpre, acquiert un tel degré de rudesse, qu'elle devient inaltérable aux injures de l'air. Ailleurs, il vit mollement ; il faut à ce sybarite des lits d'édredon, des voitures : il adoucit ce que les saisons ont de plus rigoureux ; il tempère les froids de l'hiver par un été artificiel, et, dans les chaleurs de l'été, il se donne une température agréable. Tantôt il paraît approcher de la divinité par l'excellence de son génie ; tantôt il se ravale au-dessous des bêtes : il n'en a pas même l'instinct. Ainsi, il semble que l'homme, vu génériquement, n'ait pas de limites qu'il ne puisse franchir : il est capable des plus grands

(1) Je ne partage pas l'opinion de l'auteur sur l'objet de ces passages. (Baron Larrey).

excès; il se familiarise peu à peu avec les choses qui paraissent les plus contraires à sa santé (1).»

Aussi, bien que la résistance de l'individu aux variations de la température, ne soit pas absolue, mais confinée, de même que tous ses autres moyens ou facultés, dans les limites de son organisation, cette résistance est susceptible de s'étendre fort loin, et de se plier assez facilement, et dans une assez grande étendue, aux lois de l'habitude (2). Voyez, en effet, quelle différence cette seconde nature, qui trop souvent usurpe les véritables et imprescriptibles droits de la nature, l'habitude, a fait naître entre les divers peuples de la terre, entre les habitants d'un même pays, les citoyens de la même cité, les individus de la même famille... Quelles nuances variées, innombrables, dans la sensibilité de tous ces êtres arrivés à l'âge adulte, alors qu'elle était à peu près analogue au point de départ de la vie!

Comparez ces peuples sauvages, s'exposant presque nus, à l'air, dans toutes les saisons; se couvrant à peine la poitrine et le ventre pendant les plus rigoureuses températures, et criant au voyageur étonné: *Tu peux nous connaître..., ne sommes-nous pas tout visage?..*; ce paysan, vigoureux, simple et rustique, exposé tout le jour impunément aux vicissitudes atmosphériques les plus diverses; ce soldat insouciant, mais courageux, d'Alexandre, de Jules César ou de Napoléon, pro-

(1) LAURAIN: *op. cit.*, p. 82, 83 et 84.

(2) L'habitude, qui modifie de tant de manières l'économie animale, influe puissamment sur l'impression du froid: chacun sait qu'en s'y exposant par degrés, l'homme peut parvenir, sans danger, à supporter les températures opposées les plus excessives! «Il est facile de concevoir que si ceux qui ne craignent pas de rompre la glace pour se baigner, le faisaient pour la première fois, ils ne braveraient point impunément l'influence résultant d'un passage si subit à une telle température! (LAGORCE).» — On sait également que la puissance de l'habitude est telle, qu'elle peut rendre inoffensifs les agents les plus irritants et les plus destructeurs: témoin le célèbre et malheureux roi de Pont, trouvant dans sa mauvaise fortune jusqu'à ses poisons infidèles... Hippocrate n'a-t-il pas dit aussi: *Les choses accoutumées, quelque mauvaises qu'elles soient de leur nature, conviennent mieux que les choses bonnes, mais inusitées?* Ce qui, sauf le respect dû au grand homme, me semble un paradoxe...

menant ses aigles et son drapeau victorieux sur tous les points du globe... Comparez, dis-je, ces organisations neuves, intrépides ou façonnées aux plus grandes fatigues, aux plus rudes travaux, comme à tous les milieux, avec ces citadins énervés de nos capitales de l'Europe, ou même avec ceux dont le défaut d'exercice ou d'alimentation convenables et suffisants, de moyens de propreté et l'absence de toute hygiène, ne permettent pas à l'organisation de se développer convenablement; et dites, si vous le pouvez, toutes les transformations qui se sont opérées dans des natures jadis semblables et maintenant si différentes!...

Il résulte donc de cette double étude de l'homme, suivant ses divers climats et suivant ses conditions différentes, qu'il doit être habitué de bonne heure au genre de vie auquel il semble devoir être appelé par son organisation, par sa fortune, par les antécédents de sa famille, etc.; et qu'il doit être surtout et à tout événement, rudement élevé et façonné, dès son bas âge (1), aux impressions du froid comme du chaud. Lorsqu'on réfléchit, en effet, avec quelle facilité on habitue,

(1) Conversant un jour sur ce grave sujet avec un homme qui en comprenait toute la portée, bien que ses occupations et ses études fussent loin de cette direction; comme je le félicitais sincèrement de l'éducation mâle, vigoureuse et même un peu sévère qu'il avait donnée à ses fils, cet homme, recommandable à tant de titres, dont la parole puissante, le talent et la loyauté subjuguaient alors même qu'on différait d'opinion avec lui, Casimir Périer enfin, se recueillant un instant, me répondit avec une solennité mêlée de tristesse (il était déjà malade, et venait d'être placé à la tête du conseil) : « J'ai voulu, docteur, faire de mes fils des HOMMES et non pas des *femmes...*; des CITOYENS et non pas d'inutiles et misérables *parasites*, comme les sociétés en nourrissent tant... J'ai voulu qu'ils sentissent, dès leur berceau, la loi, l'*imprescriptible loi de la nécessité;* qu'ils connussent, en un mot, la douleur et les privations, comme les joies de l'humanité..., car il faut avoir subi toutes ces épreuves; et, par ses propres souffrances plus encore que par le spectacle des souffrances d'autrui, avoir été forcé à la méditation; il faut tout cela, docteur, pour marquer utilement en ce monde son passage...; il faut tout cela particulièrement à ceux qui sont destinés à agir sur leurs semblables; car c'est chose difficile, *surtout à certaines époques*, voyez-vous, que de diriger les hommes : et malheur à celui qui s'en est chargé, s'il ne les connaît bien, s'il ne partage leurs sympathies, s'il n'a vécu avec eux, comme eux et pour eux..... »

dans son jeune âge, aux diverses températures, le visage, les pieds et les mains, toutes parties fort nerveuses, on doit concevoir qu'on pourrait, sans trop de douleur et de danger, amener le corps entier à cette habitude. Cependant, je le répète, l'hygiène de l'homme doit être non seulement relative à sa condition et à sa fortune, mais encore et surtout à sa résistance absolue.

Ainsi, je ne pense pas, malgré l'autorité de Locke et de Rousseau, qu'il ait jamais été utile aux enfants des peuples, quelles que fussent leurs habitudes, et quelque grossiers et vigoureux qu'ils pussent être : aux enfants des Scythes eux-mêmes, d'être plongés naissants dans l'eau des fleuves... Je ne crois pas même, avec le premier de ces philosophes, qu'on doive les habituer à porter des chaussures perméables à l'eau ; pas plus que je n'admets, avec le second, qu'on doive les laisser nu-tête la nuit, à moins qu'ils n'y soient habitués dès leur plus tendre enfance (1). Mais je ne crains pas d'affirmer

(1) Bien que je ne sois plus un enfant, et que, par conséquent, un exemple pris à mon âge ne soit pas propre à combattre de tout point la thèse de Rousseau, je crois devoir raconter ici ce qui m'est arrivé, ainsi qu'à Nicolas Chesneau, dont parle Bordeu (*), pour une semblable tentative. — Au commencement du printemps dernier, me trouvant sujet, à la suite de quelques travaux qui avaient fortement fixé mon attention, à des maux de tête, tout à fait insolites pour moi, mais jouissant d'ailleurs d'une bonne santé, je résolus de coucher nu-tête, comme je le voyais impunément faire à plusieurs de mes amis, qui me disaient s'en trouver fort bien. Toutefois, *je procédai graduellement*, et je mis au moins une huitaine de jours à diminuer chaque soir les dimensions du bonnet qui devait recouvrir *mon chef*. Comme nous marchions vers la belle saison, loin d'éprouver aucun accident, je me trouvai bien de mon expérience, et je perdis insensiblement mes douleurs de tête. J'en étais donc à me féliciter et à prendre note de ce fait, quand vint l'automne, humide et variable cette année. Dès lors je sentis quelques maux de dents, mes gencives se congestèrent. Mais je n'en tins compte, ou plutôt je ne songeai nullement à mon bonnet, ici le véritable et seul *délinquant*. A ces petits accidents succédèrent bientôt un peu de toux, puis le réveil d'un rhumatisme *deltoïdien*, sommeillant depuis quelques années ; puis, à la suite d'une chasse, une douleur, aussi rhumatismale *iléo-fémorale gauche*, coïncidant avec une autre douleur assez vive du cœur..., puis enfin, tant j'étais

(*) BORDEU, *Traité du pouls*, troisième édition.

que l'éducation nationale est encore vicieuse, ou plutôt à refaire, sur ce point de l'éducation hygiénique et professionnelle ; qu'on élève nos enfants d'une manière beaucoup trop efféminée ; qu'on néglige pour eux, chose incroyable, la natation, les armes, l'équitation, la gymnastique, en un mot, et jusqu'au régime et à la diététique, base fondamentale de l'hygiène : moyens immenses, qui ne se bornent pas à respecter et à favoriser les tendances normales, mais qui peuvent encore souvent réparer les torts et corriger les vices de la nature.

D'après tout ce que nous venons de dire, il est facile de pressentir l'influence incalculable des *habitudes* et de l'*hygiène* en pathologie; et sans entrer dans aucune énumération des maladies qui résultent des infractions qui y sont relatives, il suffit, pour s'en faire une juste idée, de comparer dans les divers pays, et toutes choses égales d'ailleurs, deux vies d'hommes, dont l'une fut sage et l'autre déréglée.....

CHAPITRE V.

Variation d'action du froid atmosphérique, considérée sous les rapports physique, physiologique et pathologique, sur les animaux et spécialement sur l'homme, suivant qu'ils sont en repos ou en mouvement.]

§ 112. L'état de repos et de mouvements apporte dans l'activité des fonctions, des dispositions physiologiques de l'indi-

---

inattentif! mon poumon gauche, autrefois assez malade, me fit souffrir à son tour. Nous étions à peine au mois de novembre, qu'à la toux s'était jointe une expectoration abondante, de l'insomnie et même de la fièvre; quand pourtant, je me réveillai une nuit tellement souffrant et oppressé, que, de même qu'un délirant ou un *somnambule inspiré*, je me précipitai de mon lit à la recherche de ma coiffure... A peine l'avais-je mise depuis quelques instants, que je me rendormis paisiblement. Quelques jours suffirent pour dissiper tout ce cortége morbide; *moins toutefois la douleur articulaire,* qui ne céda que sous l'influence d'une application de sangsues, du repos absolu et de quelques autres moyens appropriés.

vidu, une différence remarquable sur laquelle se mesure l'action des divers modificateurs, et principalement celle du froid sur lui. Si en effet l'on considère l'homme soumis à cette impression, dans l'inaction, sa peau est pâle et resserrée, sa respiration plus lente et moins large, son pouls rare, mais plein; l'exonération cutanée se supprime pour ainsi dire, celles des reins et du canal digestif, accélérées, la remplacent; la fibre musculaire se meut difficilement, puis s'arrête, comme si une force extérieure la comprimait, et s'opposait à ses mouvements alternatifs d'extension et de raccourcissement. L'organisme, en un mot, semble jeté dans une profonde inertie; et les forces vitales, affaiblies, enchaînées, ne manifestent aucune réaction. Alors une sensation de constriction, d'engourdissement, de douleur extérieure, apparaît, d'autant plus vive et plus profonde, que l'individu est depuis plus longtemps immobile, et qu'il est plus faible de constitution.

Si, au contraire, sous la même impression, l'homme est en mouvement, on remarque des phénomènes tout opposés : sa respiration est plus grande et plus fréquente, le cœur aussi est plus accéléré et plus énergique dans ses battements, le pouls plus vif et plus fort, les mouvements muculaires prompts, souples et puissants. La peau se colore, se gonfle, se soulève sous l'impusion des fluides qui y abondent; les reins modèrent par cela même leur action, mais celle du canal digestif s'accroît au contraire. Les excès gastronomiques sont alors moins nuisibles, le mouvement centrifuge dominant. Tout enfin annonce l'exaltation des propriétés vitales! Dans cette disposition, impunément exposé au froid le plus rigoureux, l'homme est capable des efforts les plus grands et les plus soutenus.

Comme on le pense bien, cette différence dans l'état physiologique de l'individu modifie étrangement sa susceptibilité au froid atmosphérique.

Mais, je le repète, cet effet opposé à l'action directe du froid, n'implique point contradiction à sa nature essentiellement sédative (§ 7); les phénomènes d'activité auxquels il donne lieu alors, sont dus à la vitalité victorieuse, comme ceux d'inanition et de mort dépendent de cette même vitalité, luttant d'abord inégalement, et définitivement vaincue... Bien différent en cela des toniques et des excitants, dont les effets sont constants sur l'homme en repos comme sur l'homme en mouvement, le froid ne manifeste son influence stimulante que sur des organisations robustes, et dans des circonstances propres à donner à la réaction vitale toute son énergie, tandis que dans un corps énervé et abandonné au repos, il ne laisse que des traces de faiblesse et de destruction.

Aussi, tant que le froid atmosphérique n'est que modéré, la réaction vitale s'opère avec facilité; mais pour peu qu'il soit intense, dès lors elle devient impossible, même pour l'homme robuste, s'il est en repos; et c'est même quelquefois en raison de sa vigueur qu'il succombe plus tôt, *sidéré* par la congestion cérébrale. Nous en avons ailleurs (§ 98) donné des exemples, et nous avons fait voir en même temps de quelle importance était, pour la réaction, le mouvement musculaire. Nous avons surtout cité notre malheureuse campagne de 1812, en exemples trop fertiles; il suffit ici de la mentionner... Toutefois, je rappellerai en même temps l'expédition des Hollandais au Spitzberg. Ceux qui s'enfermèrent dans les habitations, périrent, quoique bien vêtus, bien nourris, et faisant usage de boissons spiritueuses, tandis que ceux qui travaillaient en plein air conservèrent la vie et la santé.

Au reste, ce n'est qu'à ce prix que les habitants de ces climats peuvent en supporter la température rigoureuse : ils chassent par les plus grands froids, et il savent si bien que le mouvement seul peut leur conserver la vie, que si, pendant leurs courses, quelque événement les menace d'une mort inévitable, ils l'accélèrent en s'abandonnant immédiatement au repos absolu.

Remarquez en même temps que chez l'individu qui n'exerce que certaines parties, l'engourdissement et la mort s'emparent d'abord de toutes celles qui restent dans l'inaction : ainsi la main, puis le bras, pour le piéton; le pied et la jambe, pour le cavalier, etc.

Mais c'est pendant le sommeil surtout, que l'action du froid est dangereuse... Modéré, il le contrarie par le spasme et la douleur qu'il occasionne. On sait combien il est difficile de s'endormir avec le froid aux pieds! Mais extrême, l'instinct de conservation, dans le sommeil, étant réduit à ses propres forces, la réaction est beaucoup plus faible; et le malheureux, ainsi surpris par le froid, ne se réveille jamais... (1). Voilà pourquoi, dans la saison rigoureuse, on doit constamment interdire aux personnes faibles ou malades de coucher dans des appartements non chauffés. La coutume contraire à cette loi, vient d'un préjugé dangereux et trop répandu en quelques contrées à température sévère; en Allemagne, par exemple, où l'on pense généralement qu'il est toujours malsain de chauffer la chambre à coucher... Nous soutenons, nous, que c'est surtout dans cette pièce de l'appartement que, pour tout le monde, mais particulièrement pour les personnes chétives ou malades, de la poitrine principalement, il est utile, indispensable, d'entretenir une douce température.

L'excès de mouvement, comme l'excès de repos absolu, sous l'influence du froid atmosphérique, est la source d'une infinité de maladies, qu'il serait trop long de passer ici en revue, et que nous avons d'ailleurs indiquées aux divers chapitres où nous avons traité des différentes influences du froid atmosphérique selon sa nature; maladies qui, du reste, reçoivent toujours de cet agent un cachet nécessaire et dépendant des modifications directes ou indirectes qu'il provoque dans l'économie.

---

(1) Le froid tend manifestement à provoquer et à accroître l'état particulier de congestion cérébrale qui accompagne le sommeil. Voyez les hibernans (§ 73)!..., considérez-vous vous-mêmes, et convenez que vous reposez bien plus tranquillement et plus profondément en hiver que pendant les chaleurs de l'été, où le calorique, la lumière, l'irritabilité des centres gastrique et précordial, etc., tiennent le cerveau constamment en éveil...

CHAPITRE VI.

Variation d'action du froid atmosphérique, considérée sous les rapports physique, physiologique et pathologique, sur les animaux et spécialement sur l'homme, suivant qu'ils sont calmes ou agités par les passions.

§ 113. Parmi les passions, les unes sombres, dépressives, agissent à la manière du froid atmosphérique, et favorisent son action congestive et stupéfiante; tandis que les autres, joyeuses, expansives, exercent une influence opposée, tempèrent et annulent même quelquefois cette action. Toutefois, lorsque les passions sont violentes et concentrées, de quelque nature qu'elles soient, tristes ou gaies, elles s'emparent, pour ainsi dire, de toute la sensibilité; absorbent complétement le *moi* et rendent nulle l'impression du froid. Ainsi, l'homme accablé par une nouvelle fâcheuse, celui qui subit une grande opération, le savant plongé dans une profonde réflexion, l'extatique, le maniaque mélancolique, entièrement absorbés par une idée dominante et fixe, n'ont nulle conscience de ce qui se passe autour d'eux, pas plus que du milieu, chaud ou froid, où ils respirent.

J'ai connu une jeune dame, faible et délicate, timide et douce comme un ANGE (c'était son nom...), qui, étant devenue folle par préjugés religieux, se montrait impudique et lubrique au dernier point, et restait toute nue des nuits entières et pendant les hivers les plus rigoureux, accroupie sur le carreau de sa chambre à coucher, sans en ressentir le moindre inconvénient, sans contracter le plus léger rhume!... Van-Swieten (1), Pinel (2), MM. Esquirol (3), Voisin et Fal-

---

(1) VAN-SWIETEN (Gérard): *Comment. in Boerhaave, Alph.;* Leid., 1745, in-8.

(2) PINEL (Phil.): *Nosograph. philosoph.;* Paris, an VI. — *Idem.*, 1818, 3 vol. in-8.

(3) ESQUIROL: *Notice sur la monomanie homicide;* Paris, 1827, etc.

ret (1), etc., rapportent, dans leurs ouvrages, beaucoup d'exemples semblables.

La colère aussi préoccupe et monte vivement la sensibilité, et, en déterminant un mouvement centrifuge des humeurs et de l'innervation aux muscles et à la peau, multiplie, centuple la résistance, et rend nulle l'action du froid. J'ai vu des hommes frêles, irritables et maladifs qui, agités de cette passion fougueuse et excentrique, boxaient et se roulaient sur les dalles d'un appartement froid et humide, ou même sur le pavé des rues, dans la boue et la neige, sans qu'il leur advînt aucun accident.

L'amour de la gloire, l'orgueil, la soif de la vengeance, etc., sont encore dans le même cas : voyez l'hiver, ces garçons intrépides et batailleurs, se ranger en deux camps, s'organiser en deux armées, commandées par les plus courageux ou les plus forts, et se livrer, à coups de boules de neige, les combats les plus acharnés ! C'est ainsi que Duguesclin à la *Motte-Broon*, que Napoléon à *Brienne* préludaient à leurs futurs exploits !... Les armées envahissantes, confiantes en leur bonne fortune, et dans l'enthousiasme de la gloire, peuvent sans danger bivouaquer à l'air froid et humide, traverser à la nage les fleuves glacés; et, mal nourries et mal vêtues, supporter les plus rigoureuses températures !

Mais l'intermittence d'action étant une loi de la nature, et tout, dans l'économie, l'innervation elle-même, étant mesuré; à cette exacerbation, à cette déperdition extrêmes de la sensibilité, chez les personnes ainsi soumises à la fièvre des passions, succèdent bientôt une grande faiblesse, une excessive susceptibilité... Ainsi les hystériques, les hypocondriaques mélancoliques, insensibles au froid pendant leurs accès spasmodiques, en sont fort désagréablement affectés hors de ces agitations... Ainsi la nouvelle accouchée, qui ne le sentait nullement pendant les douleurs de l'enfantement, est devenue très-frileuse... Ainsi ces boxeurs acharnés, tout à l'heure

---

(1) Voisin et Falret : *Divers écrits sur les affections mentales; et sur des questions de phrénologie.*

insensibles pendant la colère et la vengeance, sont-ils maintenant abattus et impressionnables au moindre changement de température... Ainsi ce savant, après la solution de son problème, retombe-t-il dans la vie commune, et plus susceptible qu'avant sa méditation... Ainsi, enfin, cette armée naguère conquérante et indomptable, même pour les éléments, maintenant battue et en retraite, présente-t-elle sous l'influence d'un froid rigoureux et même quelquefois assez modéré (1), toutes les horreurs de l'indiscipline, de la dissolution et de la mort... C'est alors, dans cet état de souffrances, d'épuisement et de désespoir, que les bons, les nobles, les généreux sentiments qui tout à l'heure distinguaient l'homme au comble du bonheur et de la fortune, disparaissent...; et, dans les meilleures organisations, cèdent la place aux instincts de conservation, d'égoïsme et d'aversion; à l'animalité hideuse et brutale... C'est dans ces déplorables conjonctures, qu'on a vu le frère refuser à son frère un morceau de pain, un misérable haillon, une place à son feu..., que dis-je, les lui disputer le fer à la main...; qu'on a vu, ô honte! un fils abandonner son vieux père, un mari sa femme, un père, une mère leur innocent et faible enfant!.....

Mais, par pitié pour l'humanité, jetons un voile épais sur cette scène d'horreur, supportable seulement pour le philosophe moraliste, qui, de son œil calme et pénétrant, y voit à nu les *ressorts du cœur humain;* et vraiment utile au seul phrénologiste, qui y reconnaît en action les diverses forces cérébrales, suivant leur degré d'importance hiérarchique dans le plan providentiel, suivant leur développement successif et leur utilité relative..., et qui, seul, peut, de cette terrible, mais curieuse observation, retirer les plus utiles enseignements!

---

(1) C'est ce qu'on a pu vérifier en 1813 sur les prisonniers Espagnols qui, d'après ce que m'a dit avoir observé lui-même M. Guersent, tristes et démoralisés, accablés de chagrin et de misère, entraient en foule dans nos hôpitaux pour des gangrènes du nez, des oreilles et des extrémités inférieures, alors qu'ils avaient été à peine exposés à un refroidissement d'un degré au-dessous de zéro.

Si dans les diverses variations du froid atmosphérique, le froid sec extrême est le plus directement funeste, le froid humide, bien que moins immédiatement dangereux, dispose le plus l'âme à la tristesse ; chacun se sent inquiet et péniblement ému par une de ces sombres et nuageuses journées d'hiver, si communes dans les régions nord de la zone moyenne. Desèze (1) rapporte qu'en Angleterre, où le climat, les mœurs et les institutions disposent, dit-il, à l'hypochondrie, il y a beaucoup de suicides lorsque souffle le vent du nord, qu'on appelle pour cela, et avec raison, *le vent des pendus*...

CHAPITRE VII.

Variation d'action du froid atmosphérique, considérée sous les rapports physique, physiologique et pathologique, sur les animaux et spécialement sur l'homme, suivant qu'ils sont sains ou malades.

§ 114. Si la connaissance de l'hygiène, si l'étude de ses nombreux *matériaux*, ont appris au médecin les modifications diverses de l'homme normal ou physiologique, environné de tous les modificateurs de la nature, la matière médicale, au point de vue philosophique, lui fait connaître l'action de ces mêmes modificateurs sur l'homme anormal ou malade ; et à l'aide de cette double analyse, le médecin philosophe, satisfaisant à tous les besoins de l'organisation humaine, embrasse toute la nature... « Tout est instrument dans l'univers, pour remplir les indications curatives, et tout ce qui peut produire un changement physique dans la machine, soit qu'il agisse sur l'âme, ou que son action soit concentrée sur le corps, devient salutaire ou pernicieux, *suivant l'usage qu'on en fait*...» (2).

Mais cette étude est entourée des plus grandes difficultés. L'insuffisance encore de la chimie proprement dite, et de la chimie organique, malgré les immortels travaux des Berzé-

---

(1) Desèze (Victor) : *Recherches physiologiques et philosophiques sur la sensibilité ou la vie animale*; Paris, 1786.

(2) Lorry : *Traduction de l'ouvrage de Barker sur la conformité de la médecine ancienne et moderne.*

lius (1), des Gay-Lussac (2), des Raspail (3), etc.; les causes nombreuses de variation de la sensibilité chez les divers individus; la difficulté de trouver un *virimètre* certain, s'appliquant également à l'homme sain et à l'homme malade, etc., retarderont longtemps encore ses progrès. Toutefois, la connaissance de la loi de l'irritation (§§ 4 (1), 6 (1)) est un pas immense fait pour cet heureux résultat : condition nécessaire du perfectionnement de la médecine elle-même.

Cette étude des modificateurs sur l'homme à l'état pathologique est difficile, avons-nous dit. Et cela se conçoit, quand on considère la différence extrême qui existe quelquefois dans l'action d'un agent sur un corps sain et particulièrement sur un corps malade ! En effet, tel médicament qui rétablit l'ordre détruit, qui guérit, en un mot, appliqué pendant l'état de santé, cause certains désordres et peut amener la maladie : car la vie est le résultat de l'ordre et de l'équilibre, et la *médication* emporte une idée opposée et ne les rétablit souvent qu'en provoquant l'ébranlement et le désordre. C'est même sur cette observation incontestable, quant aux principes que l'homœopathie a fondé sa doctrine (si *doctrine* il y a) et a cru pouvoir établir sa loi téméraire : *Similia similibus curantur*...

Bien donc que l'hygiène, de même que la chimie, fournisse d'utiles et d'importantes lumières à la matière médicale et à la thérapeutique, l'hygiène, pas plus que la chimie, ne peut encore lui servir de guide constant et certain. Beaucoup de médicaments n'ont qu'une valeur empirique... Éprouvés sur des organes sains, ils ne seraient bientôt que des instruments de désordre ; cependant l'intensité de leur activité est souvent un garant de leur influence sur l'état morbide : *Generatim remedia quibus magna juvandi virtus inest, à temperie dehiscunt, et ad extremum quoddam inclinant*... (4).

---

(1) BERZÉLIUS : *Traité complet de chimie*, etc.; Paris, 1828-33.

(2) GAY-LUSSAC (Jos.-Louis) : *Cours de chimie* recueilli par Gaultier de Claubry ; Paris, 1828, 2 vol. in-8, etc., etc.

(3) RASPAIL (Fr.-Vinc.) : *Nouveau système de chimie organique*, etc.; Paris, 1833, in-8.

(4) HOFFMANN (Fréd.) : *De frigid. pot. salut.* op. cit.

Le froid atmosphérique ne saurait se soustraire à cette loi commune de pharmacologie, quelque puissant et universel qu'il soit entre tous les modificateurs! Aussi, lorsque l'homme jeune, sain et vigoureux s'en trouve bien, le vieillard, malade et affaibli, s'en trouve ordinairement fort mal. Toutefois, il n'est ici rien d'absolu; et, ainsi que nous l'établirons dans la suite de ce travail, il existe un grand nombre de circonstances de santé ou de maladie, où, indépendamment de l'âge, de la constitution, etc., le froid atmosphérique peut amener les résultats les plus favorables (§ 249).

Mais, hors les cas où l'action du froid est utile comme moyen direct, ou indirect et par sympathie, tels que dans certaines affections de la peau, des membranes muqueuses, des centres nerveux et circulatoires, etc.; l'état de maladie, détruisant la force de réaction, déjà vaincue, est une contre indication au froid atmosphérique, et d'autant plus absolue que cette réaction est moindre, et qu'elle ne peut s'obtenir qu'à l'aide des fonctions exhalantes de la peau. Nous citerons pour exemples, les irritations thoraciques, moins celles du cœur, lorsqu'elles sont pures toutefois, et sans complications pulmonaires ou pleurétiques. Tandis que les vieillards et les valétudinaires succombent l'hiver dans les pays froids ou tempérés, on peut prolonger leur existence en les envoyant hiverner dans les pays chauds (§ 94 (3)).

On conçoit toute l'importance du diagnostic, dès le début d'une maladie, puisqu'il est urgent de déterminer, tout d'abord, si elle est de nature à commander ou à proscrire l'usage du froid. Dans le premier cas, en effet, il faut poser de nombreuses indications; et dans le second, ordonner le changement de lieux ou de pays, et prendre toutes les précautions pour soustraire au froid le malade chez qui alors il pourrait devenir promptement mortel.

Toutes les maladies (celles du poumon et des membranes séreuses exceptées, non pourtant toujours absolument) lorsqu'elles sont très-violentes, surtout au temps chaud, sont avantageusement modifiées par le froid atmosphérique. On se rappelle l'exemple remarquable et décisif de Zimmermann (1), qui, appelé pour traiter d'une variole confluente l'enfant chéri d'une maison distinguée, que l'on tenait enfermé entre quatre rideaux, enfoui sous trois couvertures, dans une chambre bien close et constamment chauffée, avec des boissons à une haute température, du vin et des cordiaux pour médicaments..., eut le courage de fronder l'opinion et de se raidir contre les cris d'une mère éplorée. Trouvant l'enfant en transport, il fait éteindre le feu, ouvrir les rideaux, les portes et les fenêtres, et va le reposer, couché sur son oreiller, à la croisée et sur la neige... Aussitôt le délire tomba, la fièvre se calma et tout rentra dans l'ordre! — Je pourrais citer une infinité de cas analogues, dans d'autres affections, mais j'entrerais dans les spécialités ou le traitement, et ceci doit être réservé pour la troisième partie de ce Traité.

---

(1) ZIMMERMANN (J.-G.) : *De l'expérience en médecine;* Zurich, 1763-74, trad. Lefèvre de Villebrune; Paris, 1774, 3 vol. in-12.

DEUXIÈME PARTIE.

DU FROID

CONSIDÉRÉ COMME MODIFICATEUR GÉNÉRAL ET LOCAL PROPHYLACTIQUE.

§ 115. Cette seconde partie a pour objet de traiter du froid en rapport avec l'économie animale, comme modificateur général et local PROPHYLACTIQUE, quels que soient son état ou sa nature, ses qualités ou ses quantités ; soit qu'on l'envisage dans l'atmosphère, dans les fluides élastiques, gaz permanents et gaz non permanents ou vapeurs (froid atmosphérique, céleste ou général), soit qu'on le considère dans les corps solides et liquides de la nature, dans l'eau liquide, la neige et la glace (froid sub-atmosphérique, terrestre ou local).

PREMIÈRE SECTION.

VARIATION D'ACTION DU FROID PROPHYLACTIQUE, CONSIDÉRÉE SOUS LES RAPPORTS PHYSIQUE ET PHYSIOLOGIQUE, SUR LES ANIMAUX ET SPÉCIALEMENT SUR L'HOMME, SUIVANT LA NATURE DE CE MODIFICATEUR.

§ 116. Bien que le froid ait à lui une action propre, unique, spéciale : la *sédation*... ; cette action présente des modifications, des variations, des nuances diverses, selon la nature ou la forme, l'intensité ou la quantité, etc., de ce modificateur. Ainsi, l'air atmosphérique, auquel nous avons consacré de longs développements (§ 15), diffère de l'eau à l'état liquide, dans son action, parce que celle-ci n'est pas mise en contact avec la surface pulmonaire. Ainsi l'eau diffère de l'air atmosphérique par l'abaissement subit de température qu'elle opère, sur le corps vivant, en vertu de sa grande capacité pour le calorique ; par son poids et par sa plus grande pression en tous sens; par une action spéciale sur la peau, indépendante de sa température et de son poids, etc. Ainsi, la neige et la glace diffèrent de l'air et de l'eau, et diffèrent même entre elles, suivant leur capacité diverse pour le calorique, suivant leur densité, etc., en un mot, suivant leurs qualités physiques. C'est ce que nous allons démontrer plus amplement en traitant spécialement et successivement des variations du froid relativement à ses divers états, et relativement à son intensité.

CHAPITRE PREMIER.

Variation d'action du froid prophylactique, consideree sous les rapports physique et physiologique sur les animaux et specialement sur l'homme, suivant ses divers états.

§ 117. L'air, l'eau, la neige et la glace ont des modes d'action différents; chacun agit suivant une manière qui lui est propre: l'air, par son extrême fluidité et par sa propriété qu'il a de faire irruption dans toutes les cavités libres et principalement dans les poumons; l'eau, par sa capacité pour le calorique et par son action adoucissante sur la peau, où elle peut s'appliquer à toute sa surface et exercer une compression bien supérieure à celle de l'air, quelque élevée que soit sa température, puisque la densité de l'un est à celle de l'autre comme 1 est à 850 ; le neige, par sa densité et sa capacité plus grande encore pour le calorique; enfin la glace, par ces dernières propriétés qu'elle possède au plus haut degré.

§ Ier.

Variation d'action du froid prophylactique, considérée sous les rapports physique et physiologique, sur les animaux et spécialement sur l'homme, suivant son état de froid atmosphérique.

§ 118. Je n'ai rien à ajouter ici à ce que j'ai dit ailleurs de l'air sous le rapport de ses qualités propres et de ses influences physiques, physiologiques et pathologiques sur toute la nature, morte ou vivante, et sur l'homme en particulier; mais je dois appliquer ces connaissances à l'hygiène ou à la prophylaxie.

§ 119. L'air *froid* et *sec*..., par sa pesanteur et sa température, tendant à dépouiller les surfaces vivantes de leur humidité, et causant l'astriction, le resserrement, l'exaltation secondaire d'abord locale, puis générale de la peau et de tout l'organisme, il en résulte une modification, une manière d'être propre de l'économie, qu'il faut, en hygiène, prendre en grande considération. Ainsi, *modéré*, il est favorable à toutes les constitutions, pour peu qu'elles aient de réaction, et ne saurait être nuisible qu'aux vieillards et aux individus faibles et usés, qui ne peuvent exister qu'en *serre chaude*, sous peine d'incessantes congestions... Alors donc qu'on dirigera ces derniers vers les contrées douces et tempérées, on conseillera les températures plus sévères, où règne le froid sec, aux individus nerveux, irritables et mobiles, quoique vigoureux, chez qui la nutrition et la respiration se font bien, l'innervation toutefois étant en excès. *Intense*, le froid exige une grande force de réaction pour n'être pas destructeur; mais alors il rentre dans le froid extrême dont nous nous occuperons plus loin.

§ 120. L'air *froid* et *humide*..., presque à + 100° de l'hygromètre, c'est-à-dire voisin de la saturation, exerçant sur les divers appareils organiques une influence considérable et nuisible, ainsi que l'ont démontré les expériences de Sanctorius (1),

(1) SANCTORIUS (Sanctorius) : *Ars de statica medicinâ;* Venise, 1614-1750; et Paris, 1770, in-12.

de Keil (1) et de Fontana (2), la température où il domine ne saurait être conseillée à personne, ou tout au plus momentanément aux constitutions dont le caractère est opposé à celles que détermine cette température lorsqu'elle est extrême; c'est-à-dire dont la fibre est sèche et dure, la peau brune et irritable, la sensibilité exaltée, les appareils digestif et respiratoire dans un état habituel de surexcitation, etc.; mais cette température sera surtout nuisible aux enfants, aux femmes faibles et anémiques, aux personnes molles, lymphatiques, scrofuleuses, rachitiques, enfin à toutes celles dont les chairs sont pâles et flasques, la peau inerte et décolorée, les fonctions imparfaites et languissantes.

§ 121. L'air *froid* et *modéré*..., n'est ainsi qualifié, comme nous l'avons dit ailleurs, que d'une manière tout à fait conventionnelle, relative et comparative, suivant les pays, les peuples, les individus, les saisons, etc..., la même température que l'habitant du Sénégal trouverait fort rigoureuse, devant être au moins *douce* pour le Lapon et le Samoïéde, etc... Malgré ces circonstances de latitudes, de peuples, d'individus et de temps, l'Européen, voulant se rendre un compte fidèle des modifications imprimées à sa constitution par l'action de l'air, a dû l'étudier dans un terme moyen de pesanteur, de chaleur et de froid, de sécheresse et d'humidité, etc., terme qui constitue l'état tempéré de son atmosphère. C'est ce qu'il a fait. Et comme c'est sous cette température que l'économie se développe avec le plus de régularité; que les fonctions s'exercent avec le plus de facilité, et que les facultés cérébrales de l'homme, forces intellectuelles, morales et sensitives, ont le plus de puissance et de perfection; c'est aussi sous son empire favorable et protecteur, lorsqu'il est d'ailleurs sec et pur, que doivent se réfugier les enfants et les femmes débiles, les vieillards, les infirmes et les souffreteux de tous les âges et de tous les pays.

---

(1) Keil (Jac.) : *Tantamina medico-physica;* Lond.. 1718, in-8.

(2) Fontana (Sel.) : *Ricerche filos. sopra la fisica animale;* Florent., 1775, in-4.

§ 122. L'air froid et *excessif*..., étant entièrement dépouillé d'humidité, et exerçant sur la peau, sur les ouvertures des membranes muqueuses et sur les poumons, une impression telle que le sang est violemment refoulé dans l'intérieur des viscères, dans la trame des organes; l'air froid et excessif donne par cela même lieu, chez les individus pourvus de force de réaction, à une exaltation viscérale de la nutrition en particulier, et chez les faibles ou énervés, à des congestions morbides et destructives... Il est évident que la température où domine cet air, ne saurait être utile à personne, car c'est un état de violence et de douleur! Mais il sera surtout nuisible et mortel aux vieillards, dépourvus qu'ils sont de réaction, et si souvent atteints d'obstacles à la circulation; aux convalescents, aux enfants trop jeunes, aux femmes malingres et généralement à tous ceux dont la faiblesse extrême, le dénûment et la misère les privent de moyens de réaction nécessaires pour résister à une telle dépression.

§ 123. L'air froid et *variable*..., a son but d'ordre et d'utilité; car le changement, comme l'intermittence d'action, est une loi de la nature. Les alternatives de température sont nécessaires à tous les êtres vivants, sans quoi leur constitution présenterait des anomalies et des exagérations monstrueuses; et si, au physique comme au moral, l'homme aime les changements, c'est que les changements lui sont nécessaires; le vœu d'une vie constamment tranquille et uniforme est donc, comme celui d'un printemps éternel, une chimère et une absurdité... Mais ces variations étant ordinairement loin d'être graduées et régulières, et étant, au contraire, dans certaines latitudes, très-considérables et très-brusques (1), l'air froid

---

(1) Bien que nous ayons indiqué, à juste titre sans doute, la zone moyenne comme le théâtre des vicissitudes atmosphériques les plus nombreuses et les plus dangereuses pour l'animal et surtout pour l'homme (§§ 22-88), nous n'ignorons pas, et tous les voyageurs en font foi, que vers les pôles de même que sous les tropiques, on en observe souvent de plus étendues et de plus brusques encore. Toutefois, vers les pôles, ces vicissitudes se passant toujours dans une température inférieure à zéro, l'individu est resté soigneusement séquestré o chaudement vêtu, mais la peau froide et inerte... D'un autre côté, sous

et variable (1) sera donc sinon la cause la plus puissante, du moins l'une des causes le plus fécondes de modifications organiques violentes et subites, et nécessairement de maladies. Conséquemment on éloignera avec soin de ce milieu, qui ne peut convenir qu'aux individus robustes, peu irritables et puissants d'équilibre, les personnes faibles, mobiles, maladives; les vieillards, les femmes et les enfants malingres et chétifs.

§ 124. Parmi les qualités de l'air atmosphérique, sa *pesanteur*, sa *densité* et sa *rareté*, ayant sur l'économie vivante des effets constants et marqués, le médecin hygiéniste y attache une importance réelle. Ainsi, il conseillera tantôt les plaines riantes, tantôt les côtes variées et les montagnes escarpées, suivant les prédispositions organiques et cérébrales, suivant les besoins physiques et moraux de chacun.

§ II.

Variation d'action du froid prophylactique, considérée sous les rapports physique et physiologique, sur les animaux et spécialement sur l'homme, suivant son état d'eau liquide.

§ 125. L'eau distillée (protoxyde d'hydrogène), rangée par les anciens parmi les éléments, et parmi les corps composés

---

les tropiques, en même temps que la chaleur rend cet individu plus robuste, elle fixe, à l'extérieur, la vie plus énergique et plus puissante... Par cette double considération, les vicissitudes atmosphériques ne causent pas, tant s'en faut, à l'homme peu impressionnable ou vigoureux des pôles et de l'équateur, les mêmes accidents qu'elles provoquent chez l'homme sensible et mobile des régions tempérées, très-facile à subir ces énormes congestions et inflammations viscérales et autres, par métastase ou suppression de la transpiration cutanée, qu'on y observe si fréquemment.....

(1) « L'air froid est d'autant plus sensible que le milieu dans lequel on l'éprouve est plus fréquemment renouvelé, puisque la portion du milieu en contact avec le corps, emporte avec elle la quantité de calorique qu'il lui a communiquée, et qui l'aurait élevé à sa température, si ses rapports étaient restés constamment les mêmes; une nouvelle quantité succédant à la première, enlève encore de la chaleur et se refroidit d'autant plus que la succession a été plus rapide... D'après cela, il est facile de concevoir pourquoi l'air est plus froid lorsqu'il fait du vent, pourquoi le bain d'eau tranquille est moins froid que celui d'eau courante ou dans lequel on s'agite. » (LAGORCE).

par les modernes, est, ainsi que l'ont établi MM. Gay-Lussac et de Humboldt, à l'aide de l'eudiomètre de Volta, composée de 88,9 d'oxygène, de 11,1 d'hydrogène en poids, ou de deux volumes de gaz hydrogène et d'un volume de gaz oxygène, et pèse 1,125, 1 représentant le poids d'un atome d'oxygène et 0,125 celui d'un atome d'hydrogène. Liquide, elle est transparente, incolore, insipide, inodore et susceptible de mouiller presque tous les corps.

A la température de 4° + 0° C., un centimètre cube d'eau distillée pèse un gramme; d'où il suit que sa pesanteur est 781 fois plus considérable que celle de l'air; à toute autre température ce liquide est moins pesant; et c'est à ce degré qu'on le suppose en le prenant, comme mesure, pour déterminer, par comparaison, la pesanteur spécifique de tous les autres corps liquides ou solides. L'eau n'est que peu ou point compressible, ainsi que l'ont prouvé MM. Desaignes et Perkins. Mauvais conducteur du calorique (1), si on la chauffe, elle se dilate comme les autres liquides, et lorsqu'elle est parvenue à + 100° C., la pression de l'air étant de 76 cent. environ, elle passe rapidement à l'état de vapeur sans se décomposer, bout et son volume devient 1698 fois plus grand qu'à l'état liquide, à 4°, 44 + 0°. A cette époque, la température cesse de s'élever, quel que soit le degré de chaleur auquel on la soumet; tout le calorique alors est employé à transformer l'eau en vapeur; il se combine avec elle et devient latent. Aussi sait-on qu'un kilogramme de vapeur d'eau à + 100°, mis en contact avec 5 kilog., 66 d'eau à 0°, élève la température des 6 kilogrammes 66 résultats à + 100°, pourvu qu'il n'y ait point de perte.

Si au lieu de chauffer l'eau, on la place dans un lieu froid, elle se refroidit et se contracte jusqu'à ce qu'elle soit parve-

(1) La capacité de l'eau pour le calorique est considérable, puisque la quantité de calorique qui élève l'eau à 1 degré, fait monter le mercure à 33°. Aussi, pour soustraire de la chaleur à nos organes, on ne se sert pas ordinairement de l'air, qui est mauvais conducteur du calorique, mais bien de l'eau qui réunit le double avantage d'un plus grand refroidissement et d'une plus facile application.

nue à environ + 4° C.; alors elle reste stationnaire pendant quelques instants, et, si on continue à la refroidir, elle se dilate de nouveau et se congèle, après avoir perdu l'air qu'elle contenait. La lumière est en partie réfléchie, en partie réfractée par l'eau, le pouvoir réfringent de ce liquide surpassant d'environ sept dixièmes celui de l'air; ce qui avait fait pressentir à Newton qu'il contenait un fluide très-combustible... L'eau ne conduit pas bien l'électricité, à moins qu'elle ne contienne un peu d'acide ou de sel. Quant à l'action chimique qu'elle exerce sur les différents corps de la nature, on peut établir les faits suivants : 1° l'eau agit sur certains corps sans les décomposer et sans qu'elle se décompose; 2° elle n'agit point sensiblement sur certains corps à la température ordinaire; 3° elle se décompose en agissant sur certains corps; elle n'éprouve point de décomposition, mais elle altère les corps qui sont en contact avec elle.

L'eau étant un corps beaucoup plus dense que l'air et touchant nos parties par un plus grand nombre de points, rend pour nous, à part l'action particulière qu'elle exerce sur nos parties à raison de sa nature, l'impression du froid beaucoup plus vive.

On peut juger tout d'abord de l'utilité de l'eau par la profusion avec laquelle la nature l'a répandue sur le globe. En effet, après l'air, c'est le fluide le plus commun; et il est tellement indispensable aux êtres organisés, que sans lui on ne pourrait concevoir la moindre organisation, ni même l'existence de la plupart des corps inorganiques. L'eau est le principal agent de la végétation : en même temps que, par cette dernière, elle est l'une des principales sources de la vie des animaux, elle agit directement sur eux, et par son mélange avec l'air atmosphérique, au moyen de la peau et des poumons, et par son ingestion dans le canal digestif, où elle exerce une immense action sur les fonctions nutritives. Enfin, l'eau est d'une telle importance dans l'univers, dit M. de Blainville (1), qu'une

---

(1) Blainville (H.-M. Ducrotay de) : *De l'organisation des animaux; Cours de physiologie générale*, etc.; Paris, 1822-29, etc.

secte de philosophes l'avait considérée comme le *principe des choses*...

L'eau pure est sans contredit la boisson la plus favorable à la digestion, pour les estomacs jeunes et robustes; mais il n'en est plus ainsi pour les personnes avancées en âge, ni même pour les adultes qui, soumis à de grandes fatigues, ou par imitation ou par gourmandise, ont contracté l'habitude du vin et des autres boissons fermentées. Toutefois je suis convaincu qu'on abuse beaucoup trop de cette prétendue né-nécessité de l'*habitude*, pour l'usage des boissons alcooliques ou fermentées, comme pour beaucoup d'autres usages... Je soutiens que la plupart de ceux qui ne peuvent pas digérer avec de l'eau, sinon tous, sont des gourmands qui mangent trop; et je prétends que dans les convalescences, dans les inflammations chroniques ou dans les imminences d'irritation du canal digestif principalement, c'est là la meilleure *pierre de touche*... Quand, en effet, la digestion de bons aliments, d'aliments facilement assimilables et en rapport avec le goût et l'idiosyncrasie du malade, ne se fait pas bien, donne lieu à de la *lienterie*, etc., c'est que le convalescent en a pris plus qu'il ne convenait à l'*incitabilité* de son estomac ou au besoin de nutrition générale. J'ai remarqué, et plusieurs de mes confrères l'ont égalemeut observé sur eux-mêmes, que depuis que je me suis mis à l'eau pour unique boisson, même aux repas, je puis supporter impunément une plus grande dose d'aliments, et plus substantiels et plus stimulants...

Mais l'eau n'a pas seulement la propriété de dissoudre les aliments solides et de favoriser ainsi l'action de l'estomac et des intestins sur ces substances, d'en faciliter l'absorption et de concourir ainsi puissamment à la nutrition : introduite dans l'estomac et les intestins, où elle est absorbée par les veines mésaraïques ou les vaisseaux chylifères, et sans doute soumise ensuite dans le poumon à l'oxigénation, elle ne se borne pas à diminuer l'épaisseur et la plasticité du sang auquel elle s'est unie, et à parcourir avec lui toute l'économie, répandant dans toutes les parties la quantité de matières fluides nécessaire à leur action..., l'eau est elle-même réparatrice; elle se convertit en notre propre substance solide, ainsi qu'il résulte clairement des expériences de Fordyce et de M. Magendie, et que chaque médecin a pu s'en convaincre plus d'une fois dans sa propre pratique. Là, il a pu observer, en effet, que dans les maladies aiguës, l'inflammation étant détruite, le malade n'ayant pour tout aliment que *de l'air et de l'eau*, refait du sang et reprend promptement des forces..., ce qui doit réprimer l'ardeur funeste de certains praticiens à *nourrir* leur malades trop tôt, avant la chute du pouls et la solution complète, au moins, de l'état aigu...

L'eau est la base de toutes les boissons fermentées ou non fermentées que l'homme a inventées pour ses besoins ou pour ses jouissances *guliques*. Mélangée aux sirops adoucissants et rafraîchissants, aux divers composés de mucoso-sucré, d'acide malique, citrique, de mucilage et d'huile, l'eau constitue ces boissons délicieuses dont l'homme se montre si avide sous l'équateur ou pendant les chaleurs d'été des climats tempérés.

Pour être potable, l'eau doit être fraîche, vive, limpide et inodore. Elle doit en outre contenir une certaine quantité d'air, et, selon quelques auteurs, un peu d'acide carbonique. C'est au reste à la présence de ces fluides élastiques qu'elle doit sa saveur. Aussi lorsque par l'ébullition ou la distillation ces gaz lui ont été enlevés, l'eau est-elle beaucoup plus fade et moins digestive. C'était donc une méthode vicieuse de purifier l'eau, que celle des anciens, qui consistait à la faire bouillir; et lorsqu'on se trouve dans la nécessité de faire usage de ce liquide ainsi bouilli ou distillé, il faut préalablement l'agiter pendant quelques instants, afin de lui restituer autant que possible l'air qu'elle contenait.

Parmi les eaux de pluie des diverses époques de l'année, celles qu'on recueille au printemps, avant que l'air soit rempli d'insectes, et après que les pluies d'hiver ont lavé et purifié l'atmosphère, surtout celles qu'on reçoit sur les hautes montagnes, sont les meilleures. Par la même raison, l'eau qui provient de la neige, de la grêle ou de la glace, est très-pure, leur température ayant détruit les animalcules qu'elle contenait primitivement. Cette eau n'a donc point les inconvénients qu'on lui a reprochés de produire certaines affections, le goître par exemple. Seulement, étant privée d'air, comme l'eau bouillie et distillée, elle doit être vivifiée comme elles par l'aérification. Pour les eaux d'orage, elles sont, les premières toutefois, les moins salubres, et ne doivent être employées qu'après avoir été filtrées et fortement agitées.

L'eau de sources et de puits est moins aérée, moins légère, plus chargée de sels ordinairement que celles dont nous venons de parler ; ce qui la rend encore dure et peu propre aux usages domestiques : aussi dissout-elle mal le savon. Elle est limpide et onctueuse toutefois, et la première étant courante et soumise à une sorte de filtration en même temps qu'à l'air atmosphérique, est préférable à l'eau de puits.

Mais entre toutes les eaux que la nature a mises à la disposition de l'homme et des animaux, l'eau de rivière est la plus légère, la plus pure et la plus saine, comme la plus agréable ; alors surtout qu'elle s'éloigne de sa source et qu'elle roule sur un lit de sable et de gravois. Cependant celle des fleuves qui, comme la Seine et la Tamise, n'étant pas très-impétueux ni d'un très-gros volume, après avoir parcouru dans leurs nombreux replis des plaines fertiles, où elles se sont chargées de maintes substances organiques en décomposition, traversent encore de grandes cités, dont elles reçoivent les immondices et les innombrables impuretés ; ces eaux, disons-nous, peuvent devenir fort insalubres, surtout si une police prévoyante ne veille pas à ce qu'on les puise *en amont* de ces fleuves et avant leur entrée dans l'enceinte des villes. Dans tous les cas, pour les dépouiller de leur boue noire et fétide, faut-il les laisser reposer, les filtrer et les agiter ensuite.

L'eau des lacs, résultant de la fonte des neiges, de la grêle et des glaces ; des pluies, des sources ou des rivières qui vont s'y rendre, passe pour insalubre à raison des nombreux détritus qu'elle contiendrait. Cela serait tout au plus vrai pour celle des lacs des pays de plaines ; mais pour celle des lacs qui sont situés, comme il advient ordinairement, au voisinage des montagnes, il en est tout autrement. Est-il rien de plus pur et de plus limpide, en effet, que ces masses immenses d'eau des lacs de Genève, de Zurich et de Brienne?... Le professeur Tingre a prouvé, par des expériences positives, que l'eau du Rhône, au sortir du lac Léman, donne un résidu moitié moins considérable que celle qui sort des fontaines circonvoisines.

L'eau croupissante des marais et des étangs est généralement très-impure, à raison des matières organiques en décomposition dont elle abonde. Il faudrait, si l'on était réduit à s'en servir, l'évaporer, la filtrer et la battre ensuite à l'air libre. Quant à l'eau de mer, elle ne saurait être utile comme boisson, qu'autant qu'elle a subi quelques préparations particulières, la distillation, par exemple, qui la débarrasse aussi complètement que possible des sels qu'elle contient. Toutefois, lorsque l'eau de la mer a été gelée, le liquide qui provient de cette glace fondue a les mêmes propriétés que l'eau de neige et de glace ordinaire.

Employée à l'intérieur ou à l'extérieur, en médecine ou en chirurgie, l'eau est simple ou composée, c'est-à-dire chargée de principes salins, végétaux ou animaux, destinés à en aider ou à en modifier, suivant l'indication, plus ou moins puissamment l'action. Ceci s'entend des boissons, des injections, des applications, des affusions, etc., dont nous allons traiter maintenant en particulier.

§ 126. A. Boissons. — Formées de liquides destinés à étancher la soif qu'entraîne la perte des fluides par le jeu naturel des fonctions, par l'exercice ou la chaleur extrêmes, par l'excitation de l'estomac sous l'influence des divers *ingesta* irritants, solides ou liquides; les boissons bornées, à l'origine des sociétés, à l'eau simple à peine édulcorée avec le jus de quelques fruits indigènes, ont dû avec la civilisation (*tout dégénérant entre les mains de l'homme*.., comme le dit Rousseau), remplir une autre indication, et servir à exciter les forces languissantes de l'estomac surchargé de mets innombrables et tous plus ou moins surexcitants. Aussi, comme ces mets eux-mêmes, ces boissons sont-elles devenues infinies dans leurs variétés ; et, à la série déjà nombreuse des *rafraichissements*, sont venues s'adjoindre les boissons *fermentées*, *aromatiques et alcooliques*, pures ou diversement et perfidement combinées entre elles...

Mais il n'entre dans notre sujet de nous occuper, parmi toutes ces boissons, que de celles de la première série, ou plutôt de leur *excipient* commun, l'eau froide ; les *bases* qui les différencient n'ayant pour but que d'en aider l'action, en la rendant plus agréable ou plus active. Sans doute, ainsi que le remarque judicieusement Bordeu (1), il est bien difficile de déterminer la manière dont les boissons fraîches agissent sur notre organisation et sur nos fluides ; mais il est évident que cette action, quelle qu'elle soit, provient principalement de la soustraction du calorique qu'elles font aux tissus surexcités, et du calme qu'elles procurent aux organes, en modérant les phénomènes physico-chimiques exagérés dont ils sont le siége. Dailleurs cette action varie suivant le degré d'abaissement de la température de l'eau, c'est-à-dire suivant qu'elle est très-froide (de 0° à + 5° R.), froide (de + 5° à + 10° R.), ou fraîche (de + 10° à + 15° R.); et suivant d'autres circonstances relatives à l'individu, que nous avons fait connaître ailleurs (§ 107).

Quoi qu'il en soit, en vertu de ce principe de conservation que la nature a mis en lui-même, lorsque ses sens ne sont pas tout-à-fait dépravés, l'individu est ici dirigé, en état de santé comme en état de maladie, par ses appétits, par ses besoins.

Lors donc qu'il éprouve une appétence, un désir marqué des boissons rafraîchissantes, c'est qu'il existe en lui un principe de surexcitation, de suranimalisation qu'il est utile d'équilibrer ou d'anéantir ; et si par force ou par préjugés, l'individu résiste à la satisfaction d'un besoin physiologique pressant, il peut en résulter les accidents les plus graves et les plus terribles, les inflammations les plus profondes et les

(1) BORDEU : *Maladies chroniques.*

plus violentes : tels que le délire furieux, dans notre espèce; la rage chez le chien, le chat et le loup, et indubitablement chez d'autres espèces encore, sans omettre celle de l'homme lui-même, ainsi qu'on prétend en avoir observé quelques exemples.

Les boissons aqueuses simples constituent le digestif par excellence (§ 125); et, du moins jusqu'à la vieillesse, sinon toute la vie (1), pour l'homme de lettres et de cabinet, et pour celui qui n'est pas astreint à de rudes travaux ou exposé à l'intempérie des saisons, elles suffiront toujours, tant qu'il contiendra son appétit dans les bornes naturelles... Hors le temps des repas ou de la digestion, les boissons aqueuses pourront être, sans danger, rendues plus sapides et plus agréables par l'addition de divers principes mucilagineux, sucrés ou acidulés, que contiennent les nombreuses variétés de fruits de ces trois séries, dont la nature, prévoyante et libérale, a si richement doté le globe vers les contrées où la chaleur du climat les rendait plus nécessaires et plus propices. Ainsi associée à un principe acidule ou stimulant, l'eau, pendant les grandes chaleurs, étanche mieux la soif que lorsqu'elle est pure (2). C'est d'après cette observation que les soldats romains portaient en campagne une fiole de vinaigre, et que nos propres soldats lui préfèrent une fiole d'eau-de-vie, qui a le double avantage de rafraîchir par son mélange atomistique avec l'eau, et de stimuler fortement à l'état de pureté.

Cependant quiconque s'écartant des lois providentielles

---

(1) « En ce pays et plus on avance vers le nord, plus il est rare de trouver de ces exemples; mais, dans le midi, rien n'est plus ordinaire que de rencontrer des vieillards qui ont toujours vécu *abstèmes*. Là en effet l'ivresse est-elle aussi rare qu'elle est commune dans les pays du nord, où la surstimulation est plus impunie (§ 93)? » ROSTAN : *Dictionnaire abrégé des sciences méd.*, article BOISSONS.

(2) JOHNSON toutefois préfère, même sous les tropiques, l'eau pure et froide, comme moyen prophylactique et curatif, à toutes les boissons composées, surtout stimulantes, qu'il regarde comme nuisibles dans presque tous les cas. (*Influence des climats tropicaux sur la constitution européenne;* Londres, 1813-1837).

qui régissent son organisation, excite et pervertit ses besoins, en est bientôt puni : si l'homme se livre immodérément au plaisir que lui causent ces préparations rafraîchissantes, il en éprouve des accidents assez graves et quelquefois même mortels... (§ 150). En effet, ainsi que je l'ai souvent entendu dire au professeur Broussais, l'*abus des boissons, pouvant d'ailleurs aller plus loin que celui des aliments, est au moins aussi dangereux que ce dernier.....*

Mais réglé d'après les besoins instinctifs, soumis aux lois hygiéniques et physiologiques, l'usage des boissons froides et rafraîchissantes est incontestablement, après l'air, le modificateur prophylactique par excellence, et celui qui, doué d'une bonne constitution, saurait en user d'après ces principes, vivrait longtemps, et, ce qui est préférable, exempt de toutes les infirmités qui assiégent les intempérants, et qui finissent par leur rendre la vie pénible et insupportable.

§ 127. B. Injections. — Comme elles ne constituent pas un moyen hygiénique, mais bien un moyen médical, nous renvoyons ce qui concerne les injections à la troisième partie de ce travail (§ 161).

§ 128. C. Lotions et ablutions. — Modification et diminutif des bains (§ 168) et des affusions (§ 166), les lotions participent de leur importance, et servent à laver et à imprégner d'eau, soit avec la main, soit avec une éponge ou un linge, une partie quelconque du corps. On s'en sert, en hygiène, pour débarrasser la peau de certaines cavités béantes, des corps étrangers et des impuretés qui y adhèrent. On y a recours encore pour calmer la sur-activité de l'enveloppe cutanée ou des parties sous-jacentes. Elles constituent l'un des principaux éléments de la toilette, et peuvent être rendues plus ou moins *composées*, plus ou moins actives, à l'aide de diverses bases adoucissantes, narcotiques, stimulantes, aromatiques, etc. Mais les lotions simples sont en général préférables, même pendant l'hiver (1), où elles ont le double avantage de

(1) C'est surtout dans les pays chauds, et en été dans l'Europe méridionale, où l'ardeur d'une atmosphère brûlante entretient une trans-

leur action spéciale, et de leur action générale, comme corps froid servant à rapprocher les parties ablutionnées et découvertes de la température extérieure, et à éviter ainsi les érysipèles, les gerçures, et quelquefois les accidents plus graves qui résultent de l'impression brusque d'un air froid sur ces parties, lorsqu'elles ont été soumises imprudemment à des ablutions chaudes, ablutions qui ne doivent être permises que pour les malades condamnés à garder l'appartement, et non exposés par conséquent aux alternatives de température.

§ 129. D. Fomentations ou applications. — Bien que le nom donné à ce moyen vienne du mot latin *fovere*, réchauffer, comme le caractère distinctif des fomentations est l'application permanente ou passagère, à la surface du corps, de flanelles, d'éponges ou de linges, qui peuvent être aussi bien imbibés de liquides froids que de liquides chauds, nous ne maintiendrons ici cette appellation qu'en faisant toutefois observer son vice étymologique, et en proposant d'y substituer la dénomination plus générale d'*applications*. Les applications sont employées dans le même but et de la même manière que les lotions, mais lorsqu'on veut obtenir un résultat plus marqué : de telle sorte qu'on ne s'en sert guère en hygiène, qu'elles rentrent dans la thérapeutique, et doivent pour cela être renvoyées, avec les injections (§ 161), à la troisième partie de ce travail.

§ 130. E. Douches. — De même que les fomentations et les injections, les douches n'étant guère employées qu'en thérapeutique, nous en renvoyons également l'exposé à la troisième partie de ce travail (§ 164).

§ 131. F. Irrigations. — Même observation que pour les douches (§ 165).

---

piration abondante et continuelle, épuise l'individu et le dispose, par la suractivité de la peau, à toutes les affections cutanées; c'est, dis-je, sous cette température que les lotions sont surtout indispensables. Admirez aussi la sagesse et la sollicitude des législateurs primitifs des peuples méridionaux, les leur imposant comme un devoir religieux! Le judaïsme, l'islamisme et tous les cultes orientaux en faisant un dogme impérieux!...

§ 132. G. AFFUSIONS. — Même observation que pour les irrigations (§ 166).

§ 133. H. IMMERSIONS. — Comme moyen hygiénique, l'immersion froide employée avec les précautions convenables, peut avoir, chez le jeune homme vigoureux et chez l'adulte, ainsi que les bains frais ou froids, et les affusions, dont elles se rapprochent beaucoup, des effets avantageux. Mais, ainsi que nous l'avons fait remarquer (§§ 108-111), et malgré ce qu'ont écrit d'éloquent, à cet égard, Locke et Rousseau, l'immersion, pour les enfants nouveau-nés, pratiquée par certains peuples, et qu'on a voulu naturaliser parmi nous, est absurde et dangereuse, du moins dans nos climats et avec les modifications imprimées à nos constitutions par les écarts de notre civilisation.

L'immersion étant d'ailleurs un moyen assez rarement usité en hygiène, mais au contraire essentiellement thérapeutique, nous renvoyons, comme pour les injections, les douches, les irrigations, etc., son complément à la partie curative de ce travail (§ 167).

§ 134. I. BAINS. — Comme les boissons, les bains varient dans leur action, mais d'une manière beaucoup plus marquée qu'elles, à raison de l'étendue matérielle de cette action, suivant le degré d'abaissement de leur température, c'est-à-dire suivant qu'ils sont très-froids (de 0° à + 10° R.), froids (de + 10° à + 15° R.), ou frais (de + 15° à + 20° R.); mais, de ces trois variétés de bains, les deux premières n'étant employées qu'en médecine, nous remettrons à nous en occuper ailleurs (§ 168), et nous ne traiterons ici que de la dernière, la seule dont on fasse usage en hygiène.

Il est vrai que cette division de la température des bains est arbitraire; que bien que chaque espèce de bains conserve la qualification de *très-froid*, de *froid* ou de *frais*, au bas comme au haut de l'échelle thermométrique sur laquelle se fonde cette qualification, ce qui est froid pour un Européen est tout au plus frais pour un *polairien* etc. (1). Mais, ainsi

(1) Un bain froid serait nuisible à l'homme du midi, dont la sensi-

que nous l'avons déja fait remarquer (§ 19), ces divisions nécessaires à l'ordre logique dans le travail, sont d'ailleurs relatives aux diverses nuances de susceptibilité individuelle, à la sensibilité de l'espèce humaine en général, et en particulier à celle de l'habitant de la zone moyenne, sur lequel nous sommes plus particulièrement appelés à expérimenter.

Le bain frais fut vanté de tout temps, surtout par les peuples vierges ou régis par de sages institutions. Il n'a pu être banni que par les nations amollies et dégradées par une fausse civilisation (§ 104)... Les Spartiates se baignaient dans l'Eurotas, et les Romains s'exerçaient dans le Tibre à la nage. On connaît la réponse d'un Lacédémonien à un roi de Syracuse, qui trouvait la sauce noire peu appétissante : « Il y manque, dit le Spartiate, un assaisonnement : l'appétit que donnent l'exercice et les bains dans l'Eurotas... »

Horace conseille, comme moyen hygiénique quotidien, de traverser trois fois le Tibre à la nage et de vider trois flacons de *massique*...; Bruce, au rapport de Macquard, assure qu'en Nubie, la pratique de se jeter dans l'eau des fleuves, même quand on est en sueur, n'a rien de fâcheux. Ceux qui ont voyagé dans les pays chauds ont eu maintes fois l'occasion de remarquer que les bains de rivière, comme les boissons à la glace, pris avec prudence, sont les meilleurs prophylactiques des maladies qui y règnent. Les médecins qui ont parcouru ou qui habitent les îles voisines de la ligne, MM. Gravier dans l'Inde, Leriverend à La Havane, ne cessent d'en vanter l'efficacité. Desgenettes, dont la science et la patrie déplorent aux mêmes titres la perte récente, recommandait à nos soldats

---

bilité de la peau est exaltée par la chaleur de ce climat. L'homme du nord, au contraire, les supporte sans douleur, et peut impunément se plonger dans les rivières, les fleuves, les mers de son pays. Son enveloppe plus dense, plus ferme et moins sensible, ses centres nerveux moins impressionnables, n'en reçoivent qu'une favorable influence... La nature, sage et prévoyante, ne nous a-t-elle pas organisés pour vivre au milieu des modificateurs qui nous environnent, et par conséquent, pour nous baigner, sans danger, dans les eaux répandues sur la portion du globe que nous habitons?...

d'Égypte l'usage des bains de rivière comme un des meilleurs moyens d'entretenir leur santé.

Les médecins italiens et espagnols, Giannini, Lancisi (1) et tant d'autres, affirment qu'ils ne connaissent pas de meilleur préservatif que ce double emploi du froid *intus et extrà* (bains et glace) contre les maladies épidémiques qui ravagent l'Espagne et surtout l'Italie. L'impression du froid sur la peau chaude et surexcitée des habitants de ces contrées, chez qui son excès d'action entraîne, par les sueurs excessives, la débilitation générale en même temps que la surexcitation gastro-intestinale et cérébro-rachidienne; l'impression du froid sur ces organisations énervées ou surexcitées, disons-nous, est loin d'être fâcheuse : bien au contraire, et, soumise aux règles physiologiques, elle ne suscite jamais de troubles ou de dérangements que dans les constitutions déjà malades, ou du moins renfermant le germe d'une maladie.

Au moment où l'on se plonge dans le bain, la circulation se ralentit, la respiration devient plus rare, la calorification diminue, l'exhalation cutanée ne s'exerce pas et est remplacée par les urines; mais, surtout, si on se livre au mouvement ou à la natation, ces phénomènes de saisissement et de congestion ne tardent pas à disparaître sous l'influence de la réaction. La contractilité musculaire s'accroît, l'appétit est plus vif, la digestion plus facile, en un mot, on se sent plus fort et plus dispos... Aussi, le bain frais, en empêchant les pertes occasionnées par l'exhalation cutanée, en augmentant l'activité du canal digestif, en modérant l'innervation, enfin, en redoublant l'énergie des organes et en faisant prédominer la force de composition sur celle de décomposition, fortifie-t-il la constitution.

Les bains, à part leur action propre et générale, produisent des effets particuliers, et doivent être réglés suivant les tempéraments, les idiosyncrasies, le goût ou la répugnance, les habitudes, le sexe et l'âge de l'individu; l'état atmosphérique, les climats, les saisons, voire même les heures du jour...;

(1) Lancisi : *Opera*, lib. III, p. 171.

mais ces diverses circonstances, communes aux différents modes du froid, ont été ou seront indiquées aux chapitres dans lesquels nous en avons traité, ou bien où nous en traiterons au point de vue de ce modificateur considéré en général et sous ses influences diverses.

Il est quelques règles à établir pour l'usage des bains frais: ainsi, afin d'éviter la disposition qu'ils provoquent à la congestion du cerveau, du cœur et des grands viscères, et pour fixer le sang à la périphérie, on doit se livrer préalablement à un exercice modéré. De même aussi, et plus encore que pour les bains chauds, il est nécessaire que la digestion stomacale soit entièrement terminée, c'est-à-dire qu'il se soit écoulé au moins quatre heures depuis le dernier repas. Et bien que le danger soit moindre lorsque le corps est habitué à l'impression du froid, faut-il rarement manger ou même boire, au bain, fût-ce des stimulants, à moins d'une fatigue extrême et lors d'une longue natation. A raison du mode d'action différent des bains chauds et des bains frais, tandis qu'il est préférable de prendre les premiers le soir, avant de se mettre au lit, où du moins qu'il est nécessaire, surtout l'hiver de se coucher après, les seconds doivent être pris préférablement le matin, alors cependant que le soleil est déjà sur l'horizon, car il est nécessaire, avant de se mettre à l'eau, de s'exposer nu à l'insolation, afin de vaporiser la sueur qui pourrait rester à la surface du corps.

Ainsi bien séché, sans pourtant trop s'échauffer la peau, et après s'être mouillé la tête, soit avec les mains, soit en la plongeant dans l'eau, on doit se jeter brusquement à la nage, d'une élévation modérée, les pieds et non la tête en bas. Ce n'est pas, en effet, tant s'en faut, sans inconvénient que, placé à une grande hauteur au-dessus du niveau du fleuve, on s'y jette la tête la première; ce qui s'appelle *donner une tête*.....

Il en est de même de la natation sous l'eau ou du *plonger*, qui force à suspendre la respiration et dispose également à la congestion des grands viscères : du cœur et du cerveau en particulier. On doit donc, je le répète, se jeter brusquement à la nage, sans pénétrer profondément dans le fleuve, afin d'éviter les phénomènes désagréables et quelquefois même dangereux chez les femmes nerveuses et irritables, au cœur hypertrophié et anévrismatique, occasionnés par l'immersion lente et graduée, comme par le séjour momentané sous l'eau, l'impression du froid étant d'autant plus pénible qu'elle est plus étroitement circonscrite, et qu'elle n'est pas compensée par la respiration.

Quand à la durée du bain, elle doit être déterminée par l'effet qu'on en retire, et proportionnée à la force de réaction de l'individu. Mais en général on y reste beaucoup trop longtemps. Il ne faut jamais attendre même le premier frisson pour s'en retirer, quoiqu'on ait dit qu'il ne fallait le faire qu'au deuxième. Je soutiens que ce conseil est perfide, et que si tant de personnes disent s'être mal trouvées des bains frais, c'est qu'elles ne savaient pas les prendre... Je le répète : l'une des conditions essentielles du bain frais, c'est de ne pas souffrir du froid dans l'eau, et de s'en retirer avant le frisson, quitte à se replonger une ou plusieurs fois, c'est-à-dire à le prendre par *immersions répétées.*

Au sortir du bain, il faut s'essuyer fortement et promptement, prendre de nouveau un léger exercice, et laisser s'écouler au moins une heure avant de déjeuner (1).

Les bains frais dont on doit faire usage dans les pays chauds, sont ceux de mer, de fleuve et de rivière, dont les eaux sont tempérées par la chaleur de l'atmosphère... Lorsqu'on est trop éloigné de la mer ou des fleuves, on peut, jusqu'à un certain point, remplacer le bain frais d'eau courante, en remplissant d'eau de sources ou de pluie de grands réservoirs, qu'on soumet à l'insolation d'un jour au moins. Mais ces bains artificiels ne sont jamais aussi favorables que les bains naturels. C'est ainsi encore qu'on s'y prend, lorsqu'on

(1) Lorsque le mouvement centripète passager occasionné par le bain froid a été trop prononcé, et qu'il existe quelques phénomènes de congestion viscérale, il est fort utile de faire immédiatement suivre le bain d'un pédiluve chaud, rendu au besoin plus ou moins stimulant, par l'addition de vinaigre, de sel commun ou de moutarde.

veut modifier l'action du bain frais, en mélangeant à l'eau des substances adoucissantes, excitantes, aromatiques, salines, etc., quand on veut substituer au bain simple les bains de mer, par exemple.

Quant à ceux-ci, ils ont une action propre, marquée et d'une haute importance dans certaines circonstances et pour certaines constitutions, à raison des sels que l'eau de mer contient si abondamment en dissolution, tels que les muriates ou hydrochlorates de soude et de chaux, qui, à part l'action particulière qu'ils exercent sur la peau et sur l'économie par leur absorption, rendent la densité de l'eau plus grande et par conséquent la pression sur le corps plus forte; à raison aussi des mouvements des flots, de la percussion qu'ils exercent sur les parties atteintes, etc.

Pour les bains d'eaux minérales, comme c'est en général en raison des sels que ces eaux contiennent, et aussi de la température plus ou moins élevée qu'elles présentent, et comme moyens thérapeutiques, qu'on y a recours, nous n'avons point à nous en occuper ici.

Les bains russes, combinant le froid et le chaud, et se trouvant maintenant en quelque sorte *à l'ordre du jour médical*, nous ne saurions ici, sans lacune, les passer sous silence. C'est un fait remarquable, et qui semble, au premier abord, impliquer contradiction avec les lois physiologiques, avec l'expérience et même avec le sens commun, qui, tous, enseignent que plus la transition est brusque et considérable d'un milieu à l'autre, plus la modification physiologique est prononcée, et grand le danger...; c'est, dis-je, un fait remarquable, de voir *un individu sortant d'une étuve, être d'autant moins impressionnable au froid, qu'il y aura subi une chaleur plus intense!...* Ce phénomène, dont nous avons ailleurs (§ 105) donné la théorie, ne saurait être expliqué que par l'accumulation excessive du calorique et sa pénétration dans les tissus, à tel point que, quelque énergique que soit ensuite la cause de sa soustraction, elle n'est pas immédiatement appréciable, si ce n'est par un sentiment de bien-être inexprimable. On conçoit donc qu'un moyen aussi nouveau dans nos climats, et qui fournit une succession d'impressions aussi fortes, aussi diverses et aussi inouies, ait été adopté avec enthousiasme par la foule désœuvrée et blasée de nos grandes cités... Mais, au médecin physiologiste (car il en est temps) la mission de juger sévèrement et impartialement ce moyen.....

Sans doute chez les constitutions molles, froides au physique et au moral, analogues enfin à la majorité des habitants du Nord, les viscères étant calmes, l'extrême perturbation qui résulte d'une température que Sanchez et Acerby ont vu, en Finlande, passer subitement de soixante degrés du thermomètre de Réaumur au zéro de la glace fondante; sans doute une telle perturbation pourra, chez ces constitutions, produire une modification favorable à certaines affections de l'enveloppe cutanée, des organes blancs, et même à certaines affections viscérales chroniques, surtout du canal digestif...; mais hors ces conditions physiologiques et pathologiques, chez les constitutions énervées, mobiles et irritables de nos cités, ce n'est pas sans une extrême témérité que ces constitutions peuvent oser se soumettre à de telles épreuves! Aussi en ai-je déjà vu résulter de terribles accidents chez bon nombre d'expérimentateurs passionnés; alors surtout qu'ils présentaient des poumons malades, ou un cœur hypertrophié. Je pense même que sous une prédisposition apoplectique, la mort pourrait s'ensuivre *actu ipso*..... Pour mon compte, croyant de mon devoir d'étudier ce moyen sur moi-même, malgré la répugnance qu'il m'inspirait, je m'en suis assez mal trouvé, et je suis resté convaincu qu'il a besoin d'être soumis à des règles sages et fortement restrictives.

Toutefois, porté à un degré modéré de température $+30^o$ à $+35^o$ R., par exemple, avec l'affusion non pas glaciale, qui peut devenir immédiatement mortelle, mais tiède, le bain russe, d'ailleurs complété par le massage et par la flagellation, coadjuvants de la plus haute importance; le bain russe, dans ces conditions, alors surtout qu'il est suivi de repos absolu ou de sommeil, dans une douce température, peut procurer de fort bons résultats dans beaucoup d'affections ou de prédispositions organiques.

a. Locaux... Les bains locaux (maniluves, pédiluves, demi-bains de siége) varient dans leur action, selon qu'ils embrassent une surface plus ou moins étendue du corps, et surtout selon leur degré d'abaissement de température; mais par cela même que cette action n'est que partielle, ils impriment avec moins de promptitude et d'une manière moins marquée des modifications analogues à celles des bains généraux; et comme c'est ordinairement pour remplir une indication thérapeutique qu'on les ordonne, et qu'ils sont rarement employés dans une intention hygiénique, nous compléterons ailleurs ce qui nous reste à dire des bains partiels ou locaux.

b. Généraux... Ce sont ceux qui embrassent tout le corps, excepté la tête, au moins d'une manière permanente, et dont nous nous sommes presque exclusivement occupé dans ce chapitre. Je n'ai donc rien à y ajouter ici, si ce n'est que sur ce point, ainsi que sur tant d'autres, en hygiène comme en médecine, en morale comme en politique, chaque jour emporte un préjugé, et que la prévention du public médical et profane contre le bain froid commence à disparaître devant les faits, devant l'évidence de leur importance prophylactique. « *Vix enim verbis exsequi possum, quantum utilitatis ex frigidâ lavatione percipiatur!...* » (Oribase).

§ III.

Variation d'action du froid prophylactique, considérée sous les rapports physique et physiologique, sur les animaux et spécialement sur l'homme, suivant son état de neige.

§ 135. La neige, formée de flocons très-variés, mais présentant une cristallisation régulière, en aiguilles très-fines, réunies par des facettes secondaires; la neige ne saurait être produite par la congélation des gouttes d'eau, quelque fines qu'elles fussent. Elle paraît donc due à la congélation de l'eau de l'atmosphère, au moment même de sa précipitation par le refroidissement de l'air. Dans les contrées nord, par un froid de dix à douze degrés au moins au-dessous de zéro, l'atmosphère, dépourvue de nuages, est presque constamment parsemée de petites aiguilles de glace ou de neige, visibles à l'œil nu; aiguilles, qui, en même temps que par leurs diverses réfractions de la lumière solaire elles donnent lieu aux phénomènes des *halos* et des *parhelies*, excitent et irritent même d'une manière fort désagréable, et quelquefois dangereuse, la peau, les ouvertures libres des membranes muqueuses et les bronches en particulier, où elles parviennent par la respiration, avant d'être entièrement fondues.

L'eau de neige n'a pas d'action hygiénique différente de celle de la glace, dont elle présente à peu près les mêmes qualités, quoiqu'à un degré un peu inférieur, eu égard à l'intensité de cette action. Nous ne nous en occuperons donc pas plus longtemps ici.

§ IV.

Variation d'action du froid prophylactique, considérée sous les rapports physique et physiologique, sur les animaux et spécialement sur l'homme, selon son état de glace.

§ 136. Lorsqu'on place de l'eau dans un lieu froid, on remarque, ainsi que nous l'avons déjà dit (§ 125), qu'elle se refroidit et se contracte jusqu'à ce qu'elle soit parvenue à environ + 4° C. Alors elle reste stationnaire pendant quelques instants, et si elle est soumise à un refroidissement croissant, elle se dilate et se congèle après avoir perdu l'air qu'elle contient; en sorte qu'au moment de sa congélation, elle se trouve au-dessus de son premier niveau : elle porte alors le nom de GLACE. Suivant M. Blagden, la glace occupe un septième de plus en volume que l'eau liquide à zéro ; d'où il résulte qu'elle est plus légère que le liquide dont elle procède...: double phénomène qui ne peut être expliqué sans admettre que la disposition des molécules de la glace est telle, qu'elles ne peuvent plus être contenues dans l'espace qui les renferme, lorsqu'elles sont liquides; changement de disposition de parties qui doit même commencer à + 4° C.

La glace offre pour noyau ou forme primitive, un rhomboïde à angles de 120° et de 60°. Pure, elle est inodore, transparente, incolore et douée d'une vive saveur ; elle réfracte fortement la lumière, et, à raison de cette propriété, on peut la faire servir à la construction de lentilles ardentes : sa transparence et sa réfrangibilité étant relatives toutefois à son degré de pureté, qui règle aussi la température de sa fusion, alors la même en tout temps et en tout lieu. La glace est très-élastique : si on la jette fortement sur un plan résistant, elle se réfléchit à une grande hauteur.

La glace n'étant jamais employée à l'extérieur en hygiène (1), je n'ai à m'occuper en ce moment que de son usage à l'intérieur. Tout ce que nous avons dit de l'impression du froid en général (§ 43), sur l'organisme, peut s'appliquer ici, mais au *maximum* de son action. Le résultat secondaire de l'emploi de la glace, ainsi que de l'eau glacée sur la constitution générale des hommes débiles, est d'augmenter l'atonie de la circulation et le défaut de réaction : la respiration devient plus rare et moins étendue, le pouls s'atténue, se contracte peu à peu, à mesure que la chaleur du corps diminue. Tous les organes s'affaiblissent successivement selon leur ordre d'importance et de vitalité : les reins seuls, chargés de suppléer l'action de la peau, semblent survivre... Enfin l'application prolongée de la glace à l'intérieur, finirait par amener l'engourdissement et le sommeil de la mort par asphyxie. On l'a vu aussi la causer par une sorte de *sidération nerveuse* (§ 150), l'individu, alors, se trouvant toutefois dans des circonstances particulières de trouble physique ou moral extrême, de chaleur, de transpiration ou d'émotions excessives.

Mais les liquides congelés, introduits dans les entrailles, étant nécessairement d'un faible volume et aussitôt environnés de toutes parts de corps chauds qui les élèvent promptement à leur diapasion de température, il en résulte que leur action asthénique est rarement funeste. Tous ces phénomènes ne

(1) Dans tous les cas d'un refroidissement aux extrémités, ou d'engourdissement de ces membres par la congélation, la glace employée à l'extérieur, en frictions, est un des plus puissants moyens de prévenir la mort des parties envahies et de rétablir leurs propriétés vitales. (Baron Larrey).

sont guère le résultat que de celle du froid extrême, et se manifestant sur une très-grande surface. Les inconvénients les plus ordinaires de ce modificateur à l'intérieur, lorsqu'il est mal approprié, sont l'affaiblissement de la faculté digestive, le relâchement de l'estomac ; d'où les indigestions, les lienteries, les coliques et les dérangements d'entrailles qui les accompagnent; ce qui ne laisse pas d'avoir une certaine gravité, en temps d'épidémie principalement, et de choléra surtout. Cela suffit, en effet, lorsqu'il existe chez l'individu quelque prédisposition, pour déterminer à l'instant même cette dernière affection, ainsi que j'en ai vu plusieurs exemples, et que j'en ai particulièrement observé un chez l'un de mes amis, en 1832 (1).

Toutefois, chez les individus robustes dont les organes digestifs, loin d'être trop débilités, sont dans une habitude de sur-excitation, s'ils ont d'ailleurs les poumons sains, je ne crains pas d'affirmer avec Lancisi (§ 93), Giannini et tous les

---

(1) Je donnais alors, conjointement avec MM. Broussais, des soins à un illustre malade chez qui le choléra, quoiqu'assez promptement comprimé, avait réveillé une vieille irritation gastro-intestinale contractée pendant ses luttes parlementaires sous la Restauration... Menacé moi-même plusieurs fois du fléau terrible, j'avais adopté, malgré l'extrême fatigue à laquelle, comme tous mes confrères, j'étais condamné, un régime fort sévère, et je ne vivais, certains jours de malaise, pour ainsi dire que de gomme et de glaces. Un jour donc que je venais de m'en faire donner une *simple*, et que je l'assaisonnais de poudre de gomme et d'un sirop rafraîchissant, le fils cadet de notre malade, jeune homme de dix-huit à vingt ans, de constitution sanguine lymphatique, mais vigoureux, *qui venait de dîner*, trouvant *ma préparation* fort de son goût, s'en fit servir une semblable. Mais à peine l'avait-il ingérée, qu'il se sentit tout à coup atteint des symptômes du choléra, et fut forcé de prendre son lit, de se soumettre à la saignée (le vomissement et la réaction ayant eu lieu) et au traitement indiqué par M. Broussais (*), grâce auquel traitement notre ami en fut quitte pour la peur, quelques onces de sang et deux ou trois jours de repos, de diète ou de régime sévère (**).

(*) Voir le *Moniteur* de cette époque, et sa brochure sur le *Choléra épidémique*, etc.; Paris, même date (1832).

(**) Si le personnage illustre (CASIMIR PERIER), dont parle l'auteur eût été traité d'après le principe qu'il professe, il ne serait pas mort; mais il a été exténué par les saignées capillaire et générale, et les débilitants. — La gomme surtout est une substance indigeste. (Baron LARREY).

observateurs attentifs, intelligents et consciencieux de cet agent : *qu'il n'en est aucun de préférable à la glace convenablement employée, comme moyen prophylactique*... En effet, l'action qu'elle exerce, ainsi que l'eau glacée, sur l'estomac, ne produit qu'une excitation par réaction, bien passagère, et son impression définitive, pour peu surtout qu'elle se répète et se prolonge, *est toujours sédative*..., (1) à tel point qu'elle amènerait promtement l'asthénie (sous-excitation) et l'impuissance de ce viscère (2).

Elle est donc maintenant bien facile à comprendre, l'importance que nous attachons à l'usage du froid et en particulier de la glace, quand il est démontré que dans toute la nature, nul autre modificateur ne saurait procurer cet avantage précieux, immense de pouvoir, sous une forme aussi

---

(1) L'auteur a raison dans cette assertion que la glace agit comme sédatif sur l'estomac. (Baron Larrey).

(2) « Vous qui vous occupez à collecter des matériaux sur l'action du froid (§ 8 (1)), et qui entendez tous les jours, ainsi que moi, crier à vos oreilles : LA GLACE EST UN TONIQUE... notez un fait que je viens de vérifier sur moi, après l'avoir maintes fois constaté sur autrui, me dit un jour (septembre 1834) M. Broussais. — Surchargé de travaux, voulant enfin terminer mon *Examen*, tout en poursuivant mon *Irritation et folie*, je me sentis pris, il y a environ cinq mois, de symptômes non équivoques de surexcitation gastro-intestinale, qui allaient, sans aucun doute, me forcer très-prochainement au repos, au régime et à quelque émission sanguine épigastrique...; j'étais désolé de la perte de temps qu'allait m'occasionner ce traitement. Pourtant je sentais la nécessité de m'y soumettre, et j'allais m'y décider, quand il me vint à l'esprit de tenter préalablement l'emploi du froid et de me mettre à l'eau frappée à la glace pour toute boisson à mes repas. A peine s'était-il écoulé deux ou trois jours de ce régime, que je vis disparaître, comme par enchantement, tous les petits accidents précurseurs ordinaires de mes affections d'entrailles : ainsi la bouche, sèche et pâteuse, devint fraîche, l'appétit revint, les digestions, difficiles, se rétablirent, le travail, pénible, devint facile, etc., etc... Pendant près de trois mois, cet état se soutint, et je me sentais à merveille ; mais, au bout de cette époque, mes digestions se dérangèrent de nouveau, mes selles devinrent fréquentes et lientériques, et je marchais à l'entérocolite sans en soupçonner la cause, quand un jour elle me vint tout à coup à la pensée... Aussitôt je supprimai la glace, je repris l'eau à la température ambiante, j'y ajoutai un peu de vin de Bordeaux rouge, selon ma coutume, et mes digestions ne tardèrent pas à se régulariser, mes selles à se sécher et le calme à renaître..... »

facile et aussi agréable, maintenir calme et normal l'organe essentiel, l'aboutissant direct ou indirect de toutes les impressions physiques et morales, pénibles ou agréables, le *rex totius machinæ*! (Mirabeau) (1).

Pour mon compte, j'affirme que, en hygiène comme en médecine, je n'attache, après les émissions sanguines, une telle importance à aucun autre modificateur ; et que dans une bonne constitution, maintenue par une sage *abstinence*, il doit suffire à tout homme qui sait et qui *peut* (car malheureusement le loisir manque souvent à qui doit vivre de son travail)

---

(1). Le grand homme avait senti, lui, toute l'importance médiate ou immédiate de l'estomac! et je me suis rappelé sa sentence en lisant ces passages remarquables du *Cours de pathologie* de M. Broussais : « Quelquefois, messieurs, un organe important peut tuer, quoiqu'il soit seul affecté. Pour ne point sortir des faits que je vous ai signalés (faits relatifs à l'histoire de la gastro-entérite), je vous rappellerai qu'un coup violent venant à désorganiser subitement une portion de la membrane muqueuse du canal digestif, la vie ne peut continuer, et l'individu périt, de même que lorsqu'une certaine étendue de la membrane muqueuse du sens interne gastrique est détruite par un poison ou une inflammation. Quels que soient les rapports qui président à ces phénomènes, tel est le fait : la membrane muqueuse gastro-intestinale ne peut se désorganiser indépendamment du cerveau. En attendant que l'on explique ce fait, je m'en sers pour juger, par l'état des fonctions cérébrales ou de l'innervation, de celui dans lequel se trouve la membrane muqueuse des organes digestifs, et je ne me trompe guère. Ce n'est point par divination que je suis parvenu à ce moyen de diagnostic; mais j'ai toujours mis tant d'attention à observer ces rapports, qui m'ont toujours paru du plus grand intérêt, que je suis arrivé, sur ce point, à des résultats que l'on aurait pu croire impossibles. De tous les viscères, ce sont ceux de la digestion qui agissent le plus fortement sur le cerveau. Arrêtez-vous sur cette idée, et faites-y bien attention. Oui, elle est immense l'action que l'appareil digestif exerce sur le cerveau! Vous connaissez la disposition du grand sympathique; vous savez que ses nerfs, qui communiquent avec la moelle épinière, ne sont point soumis à la volonté... On s'est longtemps demandé pourquoi. Scarpa en a donné une excellente raison : c'est que les nerfs splanchniques ne communiquent qu'avec la partie postérieure de la moelle épinière, destinée au sentiment, et point avec l'antérieure, destinée au mouvement. Vous concevez, dès lors, que toute stimulation venant de l'appareil nerveux cérébro-spinal doit nécessairement descendre et se communiquer à l'appareil nerveux splanchnique; et réciproquement, s'il y a une stimulation dans l'appareil splanchnique, la volonté ne peut l'empêcher de remonter au cerveau. » T. II, p. 374, et t. III, p. 386.

s'observer, pour se préserver non-seulement de la maladie, mais encore de l'imminence morbide. La suppression d'un ou de deux repas (1), selon l'intensité du malaise, leur remplacement par une glace, plus un bain s'il n'y a pas de contre-indication, suffisent toujours chez moi pour arrêter ces *mille et une* petites indispositions, lesquelles assiégent, en de certaines positions sociales, l'habitant des grandes villes, qui porte en germe une foule de maladies dont elles sont les avant-coureurs.

La glace, ainsi que l'eau froide, peut être mitigée et rendue plus agréable, à l'aide de son mélange avec les principes fixes et végétaux; avec le jus, le mucilage des fruits, etc. On la combine avec diverses substances plus ou moins alimentaires, plus ou moins stimulantes, telles que, par exemple, le chocolat, le café, la vanille, l'alcool sous diverses formes, etc. (2).

On s'en sert aussi pour *frapper à la glace*, par son contact indirect, le lait, le bouillon et quelquefois des aliments solides que l'estomac, trop irritable, ne peut accepter qu'à cette condition. Mais ces diverses préparations, réellement stimulantes, qu'on décore du nom de *sorbets* ou de toute autre appellation, changent complétement le but primitif de l'*excipient*, dont l'action sédative fondamentale disparaît absorbée sous la réaction, produit de la surexcitation particulière à ces agents divers. En un mot, *plus la glace est pure et sa préparation simple, plus son effet est prompt et complet...* (§ 7 (5).

(1) L'une des premières conditions de succès du froid à l'intérieur et de la glace en particulier est, en effet, la vacuité de l'estomac au moment de l'ingestion; un régime sévère ou même la diète, s'il y a maladie ou seulement imminence morbide.....

(2) La congélation semble avoir de l'influence sur la nature et les qualités de l'eau. « Les officiers de la flotte, dit Gmelin dans son *Voyage en Sibérie*, qui firent usage, pour leur thé, d'eau commune et de glace fondue, s'aperçurent que celle-ci communiquait à l'infusion un goût et une couleur plus agréables. Nous répétâmes leur expérience, et le résultat fut le même. On préférait aussi la glace fondue pour faire du punch, et quelques-uns prétendaient qu'elle cuisait mieux les aliments. Il faut toutefois observer de ne pas faire fondre la glace sur un feu qui fume : elle prendrait le goût de fumée plus facilement que l'eau commune. »

CHAPITRE II.

Variation d'action du froid prophylactique, considérée sous les rapports physique et physiologique, sur les animaux et spécialement sur l'homme, suivant son intensité.

§ 137. Ainsi que nous l'avons établi, le froid varie singulièrement dans son action, non-seulement suivant la force ou la faiblesse, c'est-à-dire l'aptitude à la réaction de l'individu; mais encore suivant l'intensité ou le peu d'activité de sa propre nature; soit que l'on considère ce modificateur à l'état atmosphérique ou général, soit qu'on l'envisage à l'état terrestre ou local; appréciation qui nous reste à faire ici sous le point de vue de la prophylaxie.

§ Ier.

Variation d'action du froid prophylactique, atmosphérique ou général, considérée sous les rapports physique et physiologique, sur les animaux et spécialement sur l'homme, suivant son intensité.

§ 138. L'action du froid atmosphérique excessif étant constamment pénible et défavorable au développement, à la conservation et au perfectionnement de l'individu comme de l'espèce (§§ 80-81), l'hygiène ne saurait en tirer aucun fruit. Mais quand il est modéré et surtout humide (§§ 78-79), comme il détermine à la longue, dans toute l'économie et surtout dans les organes extérieurs, dans l'enveloppe cutanée en particulier, une modification relâchante et débilitante remarquable (§§ 89-104), le médecin hygiéniste doit profiter de cette observation dans l'intérêt de ceux qui se confient à sa science. C'est ainsi que certaines natures vigoureuses, mais mobiles, irritables et passionnées des contrées équatoriales et même quelquefois des latitudes tempérées, pourront être utilement modifiées par leur séjour prolongé dans les climats d'une température sévère sans être excessive. On a vu corriger ainsi des imminences morbides (1); et l'histoire de l'art atteste qu'on

(1) Consulter sur l'*imminence morbide*, l'excellente dissertation de F.-M.-C. Broussais, présentée et soutenue à la Faculté de Strasbourg en 1826.

a pu, à l'aide de ce moyen, joint à la diététique, transformer, pour ainsi dire, à la longue, les organisations les plus tranchées. C'est même là, sans aucun doute, la source principale des modifications ou changements organiques divers auxquels on a donné le nom de *races*, *espèces*, *variétés*, etc. (§ 106) ; modifications dues, assurément en grande partie, aux influences locales. C'est aussi pourquoi, dans les grandes cités, froides, humides et malsaines, ainsi que dans les régions extrêmes du globe, les habitants ou les colons finissent par se dégrader, et, à la troisième ou quatrième génération, par ne plus se reproduire (§ 94 (1)). Le médecin physiologico-hygïéniste doit donc tenir en grande considération toutes ees circonstances, dont il peut retirer le plus grand fruit dans l'intérêt de l'art et de l'humanité.

§ II.

Variation d'action du froid prophylactique, terrestre ou local, considérée sous les rapports physique et physiologique, sur les animaux et spécialement sur l'homme, suivant son intensité.

§ 139. Nous avons dit que le froid terrestre ou local externe, alors qu'il est intense, quel que soit son état (eau, neige ou glace), produisait des modifications organiques, des phénomènes de congestion tellement violents, qu'on ne l'employait presque jamais comme moyen prophylactique, excepté chez les constitutions extrêmement vigoureuses. Nous n'avons donc à nous occuper ici que du froid terrestre ou local interne.

Réglé d'après les indications et les principes que nous poserons bientôt, l'usage interne du froid intense est de la plus haute importance; et sans répéter ce que nous avons déjà dit (§ 136) de l'autorité des auteurs à cet égard, nous pouvous répéter, d'après notre propre expérience : *qu'il n'est entre tous les modificateurs, entre tous les matériaux de l'hygiène, aucun qui se rapproche de celui-ci par son activité comme par sa fidélité, sa facilité et son agrément*... Aussi la Providence, dans sa tendre sollicitude, l'a-t-elle jeté à pleines mains autour de nous, ainsi que tout ce qui sert à nos besoins essentiels, à notre conservation!

Est-il, en effet, rien de plus agréable et de plus salutaire qu'un verre d'eau froide, une limonade *frappée*, une glace aux fruits, lorsque, après la digestion laborieuse d'un dîner copieux et succulent; après un exercice violent par un temps chaud, un travail pénible aux champs; après un bal, un spectacle ou toute autre réunion, où l'homme est soumis à un air vicié, privé d'oxygène; en même temps qu'il *respire la stimulation par tous les pores*, l'estomac chaud et irrité, et qu'il est dévoré par une soif ardente?... De fébricitant, d'énervé et d'abattu qu'il était, il se sent aussitôt renaître frais, vigoureux, et disposé à retourner ou à ses folles joies, ou à ses pénibles travaux......

L'eau froide, la neige et la glace, ainsi que nous l'avons dit en traitant en particulier de ces différents modes du froid, peuvent être diversement combinées avec des bases qui en aident, en modifient ou en altèrent l'action. Mais, en général, à moins qu'on n'ait à tenir compte de l'empire de l'habitude, le froid interne intense, est d'autant plus efficace, qu'il est plus simplement et plus naturellement préparé (§ 136). Cependant, dans les pays très-chauds, sous les latitudes équatoriales, et même pendant les chaleurs extrêmes de nos contrées tempérées, l'action exubérante de la peau et la transpiration excessive qu'elles provoquent, débilitant le canal digestif lorsqu'elles ne l'enflamment pas, il est parfois utile d'*aiguiser* l'action du froid par quelque stimulant à dose atomistique (§ 126).

DEUXIÈME SECTION.

VARIATION D'ACTION DU FROID PROPHYLACTIQUE, CONSIDÉRÉE SOUS LES RAPPORTS PHYSIQUE ET PHYSIOLOGIQUE, SUR LES ANIMAUX ET SPÉCIALEMENT SUR L'HOMME, SUIVANT SES DIVERS MODES D'ADMINISTRATION.

§ 140. Le froid prophylactique ne varie pas, dans son application hygiénique, seulement par rapport à sa nature; il varie encore, et surtout selon la manière dont il est employé. En effet, si souvent il importe peu qu'on ait recours, pour l'effet sédatif qu'on se propose, à l'air, à l'eau, à la neige ou à la glace, le lieu de son application (intérieur ou extérieur) et l'étendue de cette application (générale ou locale); la quantité (faible ou haute dose) et la durée (temps d'application) d'action du froid ne sauraient jamais être indifférents.

Mais ces conditions ne sont pas, à beaucoup près, aussi rigoureuses en hygiène qu'en médecine, où, à part les indications ressortant de l'affection elle-même, l'équilibre détruit et les forces de réaction accrues ou affaiblies, rendent l'application de cet agent beaucoup plus grave et plus difficile. Toutefois, je suis convaincu que si jusqu'à ce jour on n'a pas retiré du froid prophylactique et curatif tout l'avantage qu'on peut en obtenir, c'est que son emploi, d'ailleurs fort délicat, n'a pas été soumis à des règles assez précises et suffisamment sanctionnées par l'expérience.

CHAPITRE PREMIER.

Variation d'action du froid prophylactique, considérée sous les rapports physique et physiologique, sur les animaux et spécialement sur l'homme, suivant qu'il est administré intérieurement ou extérieurement.

§ 141. Il n'est nullement indifférent, même en prophylaxie, d'employer le froid indistinctement *extérieurement* ou *intérieurement*, car la situation, les rapports sympathiques, la sensibilité des surfaces sur lesquelles on l'applique, dans l'un et l'autre cas, étant très-différents, les effets produits le sont également. Ainsi une lotion ou une affusion, un bain d'air ou d'eau produisent, à part les indications particulières, un effet tout différent d'une injection, et surtout d'une ingestion : modes divers qui d'ailleurs répondent à des indications différentes et variées.

Lors de l'application extérieure du froid, à moins qu'on ne l'oppose à une lésion de l'enveloppe cutanée elle-même, il y a d'abord un effet opposé à celui qu'on se propose, un mouvement centripète, une congestion viscérale plus ou moins prononcés, plus ou moins violents, qui ne sont vaincus et ne se dissipent plus ou moins complétement, plus ou moins promptement, que proportionnellement et en raison de la force d'équilibre et de réaction de chaque individu; tandis que dans son emploi intérieur, s'il est sagement appliqué, le froid détermine immédiatement le mouvement centrifuge, avec le calme et le bien-être qui en sont la conséquence. D'ailleurs le froid intérieur a cet avantage d'être de toutes les saisons, tandis que le froid extérieur, du moins prophylactique et largement appliqué, n'est guère praticable qu'au temps chaud. Cependant, comme on ne peut, dans le premier cas, agir aussi largement ni aussi puissamment que dans le dernier; lorsque les indications exigent ces deux conditions, il est alors préférable de recourir à la méthode d'emploi extérieur du froid. Mais il ne faut point oublier que celle-ci exige toujours beaucoup plus de soins et de précautions que l'autre; car il est bien peu d'organisations assez *neuves* et assez vigoureuses pour ne pas présenter quelque point viscéral *faible* (irritable), exposé à la congestion sous l'influence du mouvement centripète primitif. Au médecin physiologiste, il appartient ici encore de prononcer, lui seul pouvant convenablement apprécier l'idiosyncrasie et la résistance individuelles, ainsi que la nature et le choix du modificateur.....

CHAPITRE II.

Variation d'action du froid prophylactique, considérée sous les rapports physique et physiologique, sur les animaux et spécialement sur l'homme, suivant qu'il est général ou local, appliqué à toute la surface du corps ou sur une seule région.

§ 142. L'action du froid, du moins lorsqu'il est violent, est toute différente, on pourrait même dire opposée, suivant qu'il est généralement ou localement appliqué... Dans le premier cas, sous l'influence d'un bain froid général prolongé, par exemple, le corps éprouve un resserrement universel, diminue de volume; la peau, rouge et injectée, pâlit et se rétracte; la respiration et la circulation, d'abord précipitées, sont rares et enchaînées; il survient un frisson spasmodique suivi de tremblements convulsifs qui ne tarderaient pas à être mortels, si l'expérimentateur ne se hâtait de sortir de l'eau.

Dans le second cas, au contraire, lorsque le froid n'agit que localement, sur une petite surface, il produit, secondairement sans doute, mais instantanément, de la stimulation; et s'il est violent, il peut enflammer et causer même l'effet d'un rubéfiant ou d'un escharrotique. On connaît l'expérience de Lepelletier, rapportée par Richerand (1), qui éprouva une inflammation vive du creux de la main, pour y avoir tenu quelques instants un culot de mercure qu'il avait solidifié à l'aide d'un froid artificiel. Bichat, dans sa pratique, remplaçait quelquefois les vésicatoires par des applications d'un mélange de glace pilée et de muriate de soude ou d'ammoniaque.

En effet, il se passe ici un phénomène analogue à celui de la lentille, ou du miroir ardent en physique... Quand un corps est exposé tout entier à l'action d'un froid violent, les forces vitales de réaction, s'étendant, s'éparpillant pour ainsi dire à la fois sur tous les points de la circonférence, pour résister à son impression; la réaction ainsi divisée, est facilement vaincue par la puissance sédative et destructive du froid. Si, au contraire, celui-ci ne frappe qu'une partie du corps, la réaction vitale se manifeste d'autant plus énergiquement, que le point attaqué est plus circonscrit. Ce point de la surface de notre corps qui reçoit l'impression du froid violent, est donc la lentille, le miroir de l'économie vivante, qui, réunissant, concentrant la sensibilité de tout l'organisme, cherche à l'opposer à l'action du froid... De même alors que le corps entier, frappé, sidéré (§ 98) par un froid général, succombe et s'éteint sans réaction et sans trouble; la mort partielle que

(1) Richerand (Ant.) : *Nouv. élém. de physiol.;* Paris, 1801; *ibid.*, 1825, in-8.

détermine cet agent est toujours précédée de violents symptômes d'irritation. Considérez les pieds, le nez ou les doigts du malheureux ainsi lentement détruit par la gangrène de réaction, surtout lorsqu'il est jeune et robuste : la partie, pâle d'abord, rougit bientôt, devient ensuite le siége d'un prurit incommode ou d'une douleur pongitive intolérable; puis la rougeur augmente, prend une nuance pourpre, passe au noir, et la destruction, le sphacèle est consommé ! Ce n'est guère que chez le vieillard débile, au système artériel malade, que ces phénomènes de réaction sont enchaînés, et que les extrémités, frappées d'un froid violent, subitement asphyxiées, passent silencieusement à la mort.

Mais, en prophylaxie, le froid ne saurait être porté à un degré capable de produire ce désordre. J'ajouterai même que, employé conformément aux préceptes hygiéniques, qu'il soit général ou local, loin de produire de surexcitation, il est toujours essentiellement sédatif et calmant... En effet, et cette action ne se borne pas aux seules surfaces où il a été immédiatement appliqué, il agit encore par une double influence physique et physiologique sur les parties voisines de ces surfaces. Ainsi, la glace, utilement ingérée, modère l'action vitale de tous les viscères abdominaux; ainsi, l'application extérieure et partielle de cet agent, ou de l'eau fraîche, sur une région quelconque de la peau, abaisse la température, et partant les mouvements organiques des organes intérieurs correspondants à ces régions; une lotion à la surface de la tête fait ordinairement disparaître le mal de tête ou la sensation incommode produite par une profonde méditation; l'action de l'air frais, sur la poitrine oppressée par les chaleurs de l'été, rend la respiration plus libre; l'application du froid aux parties génitales fait cesser l'organisme vénérien, etc. Toutefois, l'administration du froid, selon ce mode d'emploi, sera dirigée d'après la connaissance exacte des divers phénomènes qu'il peut produire, selon les innombrables circonstances ou conditions d'application qui sont en lui ou hors de lui.

CHAPITRE III.

Variation d'action du froid prophylactique, considérée sous les rapports physique et physiologique, sur les animaux et spécialement sur l'homme, suivant qu'il est en petite ou en grande quantité, à faible ou à haute dose.

§ 143. En hygiène moins qu'en médecine, mais toutefois aussi en hygiène, il importe beaucoup de proportionner la *quantité* du froid au but qu'on se propose d'atteindre. En effet, la puissance de son action à l'extérieur varie suivant sa *masse*, qui, lorsqu'elle est considérable, n'est pas susceptible de se réchauffer par la chaleur du corps en rapport avec elle, et dont elle soustrait alors uniformément le calorique ; elle varie encore, à l'intérieur, dans le canal digestif, sous forme d'eau, de neige ou de glace, non plus seulement sous le rapport de la température du liquide, mais encore sous le rapport de son poids et comme corps étranger. Je l'ai déjà dit (§ 85) : l'eau ou les boissons déposées dans le canal digestif, que ce soit par la bouche ou par l'anus, offrent, à part leur température, de graves inconvénients, dont l'un des plus immédiats et des plus grands, sans doute, est le dérangement de la digestion, et la prédominance surabondante du *sérum* dans le sang, et des fluides aqueux dans les cavités; l'affaissement des phénomènes de composition, de nutrition ou de chimie vivante, et par conséquent la transformation lymphatique, et plus tard scrofuleuse de la constitution. Je pense qu'il ne faut presque jamais boire *systématiquement,* dans tel ou tel but, sans soif, et à plus forte raison quand l'estomac s'y refuse (§ 126).

Il faudra donc, je le répète, proportionner attentivement le froid au but de sédation proposé. Ainsi, pour l'exposition à l'air comme pour les lotions, les bains, etc., les injections ou les boissons, etc., il est essentiel d'en fractionner la masse, pour ainsi dire, selon la nature et le degré de la surexcitation, selon la force de réaction individuelle, etc., etc. C'est encore pour avoir ignoré ou méconnu ces préceptes, qu'on a souvent vu l'emploi du froid inutile ou dangereux.

CHAPITRE IV.

Variation d'action du froid prophylactique, considérée sous les rapports physique et physiologique, sur les animaux et spécialement sur l'homme, suivant la durée (temps d'action) de son application.

§ 144. De la plus haute importance en médecine, cette question de la durée ou du temps d'application du froid, ne saurait être indifférente en hygiène. En effet, l'action d'un froid continu, pour peu qu'il soit énergique et étendu, amène bientôt la congestion, l'abattement et la cessation des mouvements vitaux, tandis que l'action d'un froid momentané, alors même qu'il est général, mais surtout s'il est borné, produit un effet tout contraire. C'est une chose délicate que de déterminer avec intelligence la durée de la sédation pour un individu; car il faut avoir, à l'avance, justement apprécié et ses prédominances organiques et sa force dynamique absolue... Si le temps d'application ou *d'action* n'est pas suffisamment prolongé, l'effet produit sera incomplet, et le médecin hygiéniste aura manqué son but. Si, au contraire, il est trop prolongé, il en résultera des inconvénients plus ou moins graves, des congestions viscérales plus ou moins fortes, et l'accroissement des phénomènes même qu'on voulait combattre.

Lors donc qu'on croira devoir soumettre quelqu'un à l'usage du froid interne, de la glace, par exemple, avant tout, il faudra examiner attentivement sa constitution, son tempérament, son idiosynchrasie, comme aussi la nature et le degré de la surexcitation qu'on se propose d'atteindre... Sinon, je le répète, on manquera son but ou on le dépassera, on perdra du temps en compromettant l'art, ou il adviendra ce qui advint au professeur Broussais lui-même et pour son propre compte..... (§ 136).

Mais c'est surtout pour l'usage externe, son application pouvant être beaucoup plus étendue et plus intense, qu'il est nécessaire de fixer rigoureusement le temps d'application du froid. Ainsi, les affusions, les fomentations et les bains généraux, principalement trop prolongés, pourraient entraîner de grands inconvénients. C'est pour les éviter qu'il faut, pour ainsi dire, en *tâter* d'abord l'action, et qu'il est toujours convenable de prescrire ces derniers, au moins pendant un certain temps, sous la forme d'immersions répétées, et progressivement plus prolongées, selon le plus ou le moins de facilité que l'individu aura à s'y habituer, et le bien-être qu'il en éprouvera.

TROISIÈME SECTION.

VARIATION D'ACTION DU FROID PROPHYLACTIQUE, CONSIDÉRÉE SOUS LES RAPPORTS PHYSIQUE ET PHYSIOLOGIQUE, SUR LES ANIMAUX ET SPÉCIALEMENT SUR L'HOMME, SUIVANT LES CONDITIONS OU LES ÉTATS DIVERS DE CEUX-CI.

§ 145. On conçoit que les divers états ou conditions d'âge, de sexe, de constitution ou de tempérament, d'habitude ou d'hygiène, de repos ou de mouvement, de calme ou de passion, de climats, d'expositions, de saisons et d'heures même du jour; on conçoit, dis-je, que des circonstances aussi nombreuses et aussi importantes, doivent singulièrement apporter de modifications dans l'emploi du froid prophylactique. C'est, en effet, ce qui résulte de l'observation, et ce que nous nous proposons de démontrer dans cette troisième section.

CHAPITRE PREMIER.

Variation d'action du froid prophylactique, considérée sous les rapports physique et physiologique, sur les animaux et spécialement sur l'homme, suivant leur âge.

§ 146. Nous n'avons rien à ajouter ici à ce que nous avons dit ailleurs (§ 108) de la variation d'action du froid (air) atmosphérique, suivant la condition (d'âge) que nous étudions en ce moment. Nous ajouterons seulement que, toujours dangereux dans les premiers temps de l'existence, l'air froid, comme moyen hygiénique, ne saurait être utilement conseillé que lorsque l'individu, pouvant se livrer déjà à des exercices plus ou moins actifs, plus ou moins violents, a en lui-même une certaine énergie, une certaine force de réaction. Mais alors l'enfant, ainsi que nous l'avons fait remarquer au même lieu, peut en obtenir de très-utiles résultats; et à mesure qu'il avance en âge et qu'il devient homme, les avantages qu'il peut retirer du froid atmosphérique grandissent avec lui et en raison de ses moyens de réaction.

Quant à l'usage du froid terrestre (eau, neige et glace), il est rarement indiqué à l'intérieur chez l'enfant, dont la *force d'exosmose*, le mouvement centrifuge incessant, maintiennent ordinairement les viscères calmes et froids. Ce n'est guère qu'après la puberté, temps des émotions vives et soudaines, et vers l'âge adulte, alors que s'éveillent et surgissent les passions ambitieuses avec la fièvre et les déceptions qui les accompagnent; que les centres nerveux, le cœur, et surtout l'appareil digestif, violemment influencés, s'échauffent et s'irritent; c'est alors, dis-je, que le froid interne est d'une immense importance pour calmer ces organes, arrêter le mouvement centripète et rétablir son antagoniste, le calorique, régulateur principal des conditions physiologiques de l'individu. Plus tard, chez le vieillard, les viscères, reprenant leur calme avec le calme des passions, le froid interne perd de son utilité et devient même nuisible à un certain âge, où il dérange les digestions et détermine une réaction nuisible ou funeste sur les poumons, sur les articulations, etc.

Pour l'usage du froid terrestre extérieur (fomentations, affusions, bains, etc.), frappé d'une juste réprobation pour la tendre enfance, il est, à une époque plus avancée, vers le terme de la seconde enfance, pour le jeune homme et pour l'adulte, d'une haute importance, et seconde parfaitement l'influence du froid interne, auquel il est alors peut-être supérieur en prophylaxie. Mais chez le vieillard, autant et plus encore que ce dernier, le froid extérieur doit être proscrit, sous peine d'irritations thoraciques, rhumatismales, etc., sinon de congestions immédiatement mortelles.

CHAPITRE II.

Variation d'action du froid prophylactique, considérée sous les rapports physique et physiologique, sur les animaux et spécialement sur l'homme, suivant leur sexe.

§ 147. Ainsi que nous l'avons fait remarquer en traitant du froid atmosphérique sous ce même titre (§ 109), les sexes, dans notre espèce, se confondent aux deux extrêmes de la vie; c'est-à-dire depuis la naissance jusqu'à la puberté, et depuis la cessation de la fécondité jusqu'à la mort. Les sexes ne présentent alors, pour l'action du froid hygiénique, aucune indication particulière. Mais il n'en est pas ainsi pendant cette brillante époque de la fécondité chez la femme! Sensible, impressionnable et mobile au plus haut degré, elle ne saurait être, en aucun temps, légèrement soumise à l'influence d'un modificateur aussi énergique. C'est surtout au moment des menstrues que l'influence du froid, bien loin alors d'être prophylactique pourrait, tant la nature attache d'importance à tout ce qui se rapporte à cette fonction immense de la reproduction! entraîner les plus graves accidents et même la mort, ainsi que l'histoire de l'art n'en compte que trop et de terribles exemples!... La femme se gardera donc bien de faire usage du froid, et surtout de la glace, même à l'intérieur, pendant tout le temps de ses règles. Elle évitera, à plus forte raison, d'une manière absolue, le froid extérieur et surtout le bain, même partiel.

Mais hors le temps des règles, et aussi pendant la grossesse, la femme rentre à peu près dans la loi commune aux deux sexes; et par cela même qu'elle est, de sa nature, plus sensible et plus irritable que l'homme: bien qu'elle ait besoin de s'entourer de plus de soins et de plus de précautions que lui, plus que lui aussi, elle ressentira les effets calmants, et par cela même fortifiants du froid. J'ai souvent retiré de bons effets de la glace à l'intérieur pour combattre, dans une première grossesse, l'irritation gastro-intestinale, et les vomissements qu'elle détermine fréquemment à raison de la compression mécanique de l'estomac par l'usurpation de domicile de l'utérus... Ce moyen est d'ailleurs excellent pour calmer à toutes les époques de l'existence de la femme, cette extrême susceptibilité nerveuse, ces *maux de nerfs* qui ne sont autre chose que la surexcitation des centres viscéraux, cérébro-rachidiens et gastriques en particulier; surexcitation à laquelle la prédisposent son éducation, ses devoirs de famille, et aussi les préjugés de toutes sortes que nos lois et nos coutumes font présider à sa vie sociale.....

Cette vérité de l'action vraiment sédative et indirectement fortifiante du froid (je le constate avec un extrême plaisir), commence à pénétrer dans la société, et même dans ses rangs les plus élevés. Ainsi, quand il y a à peine quelques années, les bains frais provoquaient en France une sorte de panique, non-seulement dans le public, mais encore chez beaucoup de médecins d'ailleurs distingués; aujourd'hui on voit les femmes du *grand monde* qui en ont fait, comme de tout ce qui les flatte et qu'elles veulent un instant consacrer, *une sorte de mode*, se porter en foule à la rivière chaque beau jour d'été. Plusieurs d'entre elles m'ont même assuré que, sous l'influence de ce moyen, elles avaient conduit à terme, sans presque s'en douter, leurs dernières grossesses, alors que les précédentes les avaient souvent et gravement incommodées.

CHAPITRE III.

Variation d'action du froid prophylactique, considérée sous les rapports physique et physiologique, sur les animaux et spécialement sur l'homme, suivant leur constitution ou leur tempérament, leur force ou leur faiblesse.

§ 148. « Le froid n'agissant pas de la même manière sur tous les tempéraments, et présentant, dans son action, diverses nuances relatives à la sensibilité et à la force de réaction de chaque individu (§ 110)..., » il est indispensable d'estimer avec soin cette condition de la constitution individuelle, avant de prescrire ce modificateur. En effet, les variations d'influence qu'il présente, suivant les tempéraments, comme froid atmosphérique, il les offre également comme froid terrestre (eau, neige et glace). Alors donc que les constitutions molles et froides des tempéraments athlétique et lymphatique, seront une cause d'exclusion du froid, les tempéraments sanguin, nerveux et surtout bilieux, ainsi que le tempérament *acquis ou accidentel*, mélange anormal de ces deux derniers, ou du nerveux et du lymphatique, le réclament; mais à des degrés relatifs à leur propre énergie, à leur propre irritabilité... *Nam mensura frigoris non ad thermometrum, sed gratam ægri sensationem experta...* (Stoll. aph. 532.)

J'ai vraiment parfois retiré des effets merveilleux du froid, soit *intùs* soit *extùs*, dans ces constitutions nerveuses, impressionnables et mobiles, où la vivacité et la multiplicité des sensations ont échauffé, desséché la fibre et surexcité les centres vitaux. J'ai même vu de ces *dynamomètres*, de ces *thermomètres vivants*, se trouver si heureux du calme que leur avait subitement procuré l'emploi du froid, qu'ils dépassaient mes prescriptions, mangeaient des glaces tout le jour et passaient, l'été, la moitié de leur vie à la rivière! Aussi le froid est-il, avec la diététique, sans conteste, le meilleur moyen de combattre les exaltations viscérales, les exubérances organiques, partielles ou de tout un système, et de ramener l'économie à son état d'équilibre primitif, à son type normal.

Il faudra donc se montrer très-attentif à déterminer, suivant la constitution en général, et l'état sthénique ou asthénique, faible ou irritable de chaque appareil en particulier: d'abord quel est le mode de froid (intérieur ou extérieur) préférable; ensuite le temps de sa durée absolu ou relatif, et enfin le degré de son intensité, etc.; car c'est de cette appréciation complexe mais nécessaire, que dépend toujours le succès d'un moyen aussi actif.

CHAPITRE IV.

Variation d'action du froid prophylactique, considérée sous les rapports physique et physiologique, sur les animaux et spécialement sur l'homme, suivant leurs habitudes, leur hygiène.

§ 149. Les habitudes de la vie, l'hygiène, doivent incontestablement apporter de grandes différences dans l'action du froid intérieur ou extérieur. On conçoit, en effet, pour ce qui est du premier (eau, neige, glace), que le pauvre ouvrier ou le paysan, surchargés de travaux ou insuffisamment nourris, loin d'être au-dessus de l'excitation normale, sont souvent fort au-dessous, et se trouveraient mal de l'usage de la glace ! Mais, ainsi que le bon sens l'a dit : *les extrêmes se touchent*..., et Dieu, dans sa sagesse, a voulu que les abus *par excès* amenassent les mêmes résultats que les abus par *défaut*...: il en est de même de ces *citadins* énervés par les veilles et la débauche, perdant aussi plus qu'ils ne réparent; leur constitution s'affaiblit, pâlit et s'étiole; et leur estomac, partageant l'inanition générale, a bien plus besoin de corroborants que de débilitants.....

Ceux-ci ne pourraient donc encore supporter l'action du froid, ou tout au plus à de faibles doses et à de longs intervalles, et dans le cas seulement de sur-excitation locale gastrique ; sur-excitation qui, du reste, n'est pas rare chez eux, qui font des fortifiants un abus si prodigieux ! Il en est tout autrement de l'homme vigoureux, énergique et doué d'nne puissante réaction ; de celui surtout chez qui prédominent les centres nerveux, et, ce qui a presque toujours lieu alors, la sur-excitation gastro-intestinale ; chez ceux qui vivent dans la bonne chère et l'oisiveté, ou qui, joignant les exigences de l'alimentivité, avec les besoins intellectuels, fatiguent leur cerveau en même temps que leur *gaster*, réciproquement et l'un par l'autre ; en un mot de tous ceux qui ont les poumons sains, présentent en excès le mouvement centripète viscéral, et partant un état, permanent ou passager, de congestion ou d'exaltation des appareils gastro-intestinaux et cérébro-rachidiens. Chez tous ceux-là, et le nombre en est immense, surtout dans les capitales, dans les grandes et riches cités, l'emploi du froid intérieur, bien dirigé, aura une haute influence !

Quant au froid extérieur (air, lotions, bains, etc.), en calmant la sur-excitation générale, il secondera merveilleusement l'action du froid intérieur chez ces derniers. Chez les premiers même : chez le citadin amolli, tombé dans la faiblesse générale par épuisement, en même temps que par le développement d'irritations locales, gastro-intestinales surtout, survenue sous l'influence des excitations de toutes sortes auxquelles il s'abandonne : chez l'ouvrier des champs, au temps chaud et pendant la moisson surtout, alors que n'ayant souvent que de l'eau pour boisson, l'action de la peau exaltée par la chaleur, le débilite et l'épuise; chez les uns et les autres, les bains froids, en modérant l'exaltation et la sur-excitation des centres nerveux et gastro-intestinaux, en même temps que l'exhalation cutanée, et en réprimant le mouvement centrifuge, leur seront très-favorables, si toutefois ces sujets ne sont pas déjà malades, et s'ils conservent assez de réaction pour prévenir les congestions viscérales.

Avant donc de conseiller l'usage du froid prophylactique, il sera, comme on le voit, indispensable au médecin de tenir en haute considération cette importante condition des habitudes et de l'hygiène, du genre de vie enfin de celui qui interroge sa science à cet égard.

CHAPITRE V.

Variation d'action du froid prophylactique, considérée sous les rapports physique et physiologique, sur les animaux et spécialement sur l'homme, suivant qu'ils sont en repos ou en mouvement.

§ 150. Nous avons fait voir longuement, au chapitre du froid atmosphérique (§ 112), la différence énorme que détermine, dans l'influence du froid, l'état de repos ou de mouvement où se trouve l'individu qui le subit. Nous n'ajouterons donc rien ici touchant ce mode du froid. Nous renverrons même à ce chapitre pour ce qui est du froid terrestre et général extrême, dont l'action pouvant aussi, dans son application, embrasser une grande surface, a beaucoup d'analogie avec celle du froid atmosphérique. Toutefois, lorsque l'application n'est que partielle, il n'en est plus ainsi, et pour le froid extérieur comme pour le froid intérieur, le mouvement, quand il est extrême et au point de troubler la circulation, d'échauffer le corps (1), de provoquer la transpiration et d'épuiser l'innervation ; le mouvement alors pourrait être funeste, surtout si, pendant l'emploi du froid, il avait brusquement cessé, le corps se trouvant dans une température ambiante *peu ou excessivement élevée*... Dans le premier cas, en effet, par la succession brusque du mouvement centripète au mouvement centrifuge, le froid est suivi de congestions viscérales graves, lentement mais définitivement mortelles ; et dans le second, la vie, pour ainsi dire épuisée à l'intérieur par la fatigue et la chaleur extrêmes, en même temps que fixée dans son agonie, par cette dernière, à l'extérieur, où elle se consume, la vie s'éteint...; paralysée à son foyer cérébro-rachidien par le brusque temps d'arrêt qu'y cause, dans les mouvements vitaux, l'influence immobilisante et destructive du froid. C'est ainsi que périrent, à Vincennes (1316), Louis-le-Hutin, après avoir bu de l'eau glacée ayant fort chaud ; aux manœuvres de Compiègne (1833), un colonel de cavalerie, après avoir avalé d'un trait, étant en nage, un large verre de bière glacée ; à la porte Dauphine (1835), un jeune homme, après avoir pris, fortement excité par une course à cheval au bois de Boulogne, au milieu d'un jour de juin, une limonade glacée, etc., etc.; et que tous les jours se repro-

(1) Il faut aussi éviter, surtout si l'on doit rester en repos, de se soumettre à l'action d'un froid intense, externe ou interne, après une marche forcée, alors que les articulations sont chaudes et congestées, sous peine de voir cette congestion s'accroître et devenir morbide (§ 111 (8)).

duisent sous nos yeux ces nombreuses et graves maladies qui succèdent à une rétrocession brusque de la transpiration.....

Cependant, si l'exercice est continué, et que, n'étant pas excessif, il maintienne, mesuré, le mouvement centrifuge, l'influence du froid, en modérant les déperditions de tout genre, soutient les forces de l'individu, lui rend une nouvelle énergie et une nouvelle aptitude à se mouvoir. Mais en général, si l'exercice ou le mouvement est utile avant, pendant et après l'emploi du froid prophylactique, intérieur ou extérieur, il doit toujours être modéré, lentement et graduellement cessé. On peut même, lors de l'emploi du froid, quel qu'il soit, souvent et utilement suppléer l'exercice et ses conséquences (l'appel et le maintien de la vie ou de l'irritabilité à l'extérieur), quand surtout il existe chez l'individu qui y est soumis, de la fatigue, une grande mobilité du cœur, ou une extrême susceptibilité des poumons; on peut, dis-je, alors suppléer l'exercice par la chaleur artificielle de l'appartement ou du lit. Lors donc que l'appétence pour le froid est prononcée et tient à une exaltation vitale de la muqueuse gastrique, le mouvement extrême, qui ne fait ordinairement qu'accroître cette disposition, est presque toujours nuisible: il est même préférable alors, les poumons étant sains et la température ambiante élevée, de s'exposer en repos à un air un peu frais.

Ici donc, comme on le voit, le médecin physiologiste a besoin de toute sa science, et d'une attention soutenue et consciencieuse pour poser les règles d'emploi du froid : l'omission de l'une d'elles pouvant instantanément compromettre une existence.....

CHAPITRE VI.

Variation d'action du froid prophylactique, considérée sous les rapports physique et physiologique, sur les animaux et spécialement sur l'homme, suivant qu'ils sont calmes ou agités par les passions.

§ 151. Nous avons vu (§ 113) quelle différence extrême existe dans l'action du froid atsmosphérique sur l'homme, suivant la nature de ses passions; la vertu pour ainsi dire antifrigorique des affections expansives de l'âme, tandis que les passions tristes ne faisaient qu'accélérer l'action du froid, etc., etc. Il nous reste à faire, à la prophylaxie, l'application des principes qui découlent de cette observation.

Lors donc qu'un individu sera affaissé, abattu sous l'influence d'un chagrin violent, d'une passion triste et sombre, il faudra bien se garder, tant qu'il sera sous l'empire de cette dépression morale, de le soumettre à aucun débilitant; et par conséquent à l'action du froid, du moins du froid extérieur, terrestre ou atmosphérique, car pour le froid intérieur, il pourra être utile, à petites doses, pour combattre la concentration, la congestion gastrique que fomentent toujours les passions de cet ordre; encore ne pourra-t-il alors même être longtemps continué : l'oppression et la gêne de la circulation et de la respiration, le refroidissement extérieur, l'anéantissement général s'accroissant sous son influence sédative et stupéfiante.

Mais sous l'influence des impressions opposées, excentriques, gaies ou violentes; de l'amour, de l'orgueil ou de la colère, par exemple; l'action du froid ne pourra qu'être agréable, et sera même utile pour tempérer les réactions gastro-duodénales que déterminent ordinairement ces deux dernières passions (l'orgueil et la colère extrêmes), par la surexcitation excessive qu'elles provoquent dans les centres nerveux et gastro-intestinaux. Toutefois, ces émotions portées à un très-haut degré, entraînant la faiblesse par pertes excessives d'innervation, rentrent alors, pour les phénomènes physiologiques, dans les passions tristes; et comme elles, alors aussi, proscrivent l'action du froid extérieur, et n'indiquent qu'ultérieurement, modérément et momentanément celle du froid intérieur. Règle générale : dans les grandes perturbations de l'âme, gaies ou tristes, excentriques ou dépressives, une action aussi soudaine et aussi marquée que celle du froid, peut être dangereuse et même mortelle; et ce n'est guère que contre les effets pathologiques qui en résultent, que cette grande modification de l'organisme doit être dirigée.

CHAPITRE VII.

Variation d'action du froid prophylactique, considérée sous les rapports physique et physiologique, sur les animaux et spécialement sur l'homme, suivant les climats, les expositions, etc., etc.

§ 152. Nous ne pourrions rien ajouter ici à ce que nous avons dit dans la première partie de ce travail (§ 17), touchant l'influence générale du froid atmosphérique *sec*, *humide*, *modéré*, *excessif*, *variable*, ou des climats divers dont il est la base, sur l'espèce animale; mais nous devons utiliser la connaissance de cette influence, et acquérir celle des autres modes du froid terrestre, sous cette condition des climats, des expositions, etc., pour appliquer cette double notion à la prophylaxie.

L'influence de l'air atmosphérique, des climats ou des expositions sur l'animal, suivant leurs diverses conditions, étant bien déterminée, le médecin physiologiste en retirera un avantage immense pour les préceptes qu'il sera appelé à donner, touchant les modifications organiques hygiéniques réclamées par certaines constitutions... Sachant donc que telle condition atmosphérique, tel degré de latitude favorise le développement de tel système d'organes, tandis qu'il empêche le développement de tel autre système, il opposera, suivant l'indication, les faiblesses ou les prédominances organiques, les *hypo* ou les *hyper-sthénies*, les *hypo* ou les *hyperémies*, aux états atmosphériques propres à les fortifier ou à les réprimer, et *vice versâ;* moyen immense, je le répète, que les praticiens et les philosophes les plus illustres de tous les temps, ont signalé à la méditation de leurs contemporains et de la postérité; et qui inspira au père de la médecine son admirable traité *De aeris, aquis et locis!..*

Ainsi, le médecin hygiéniste dirigera vers des contrées plus sévères et plus froides, l'individu qui aura contracté, sous les latitudes brûlantes de l'équateur, une susceptibilité nerveuse (névropathie) ou gastro-intestinale excessive; tandis qu'il dirigera, au contraire, vers des régions plus douces et plus chaudes, l'habitant du nord ou des latitudes fraîches et variables du nord de la zone moyenne, qui y sera menacé d'une irritation pulmonaire ou arthritique. Mais il faudra bien calculer et apprécier le degré de température convenable, et ne pas s'imaginer qu'il faille tout à coup précipiter l'individu d'un extrême à l'autre de l'échelle atmosphérique, car l'une et l'autre choses sont également nuisibles, le froid extrême en effet sera presque aussi dangereux que le chaud au même degré, aux prédominances d'irritabilité gastro-intestinale; et *vice versâ* le chaud sera aussi nuisible que le froid excessif, aux prédominances d'irritabilité pulmonaire, etc. Si l'Académie de médecine avait été bien pénétrée de ces principes, elle n'aurait pas dernièrement (§ 94 (3)) discuté si longuement, et d'une manière si vaine et si diffuse, sur une question qui, bien que délicate, est facile à résoudre pour le médecin vraiment physiologiste.

Quant au froid terrestre (eau, neige et glace), il offre aussi sous ces divers climats, des indications particulières qui y sont relatives. Ainsi, tandis que dans les pays chauds ou tempérés, l'usage des affusions, des bains frais et de la glace est fort répandu et même nécessaire à la conservation de l'individu, il est fort rare, désagréable et même dangereux dans le Nord... Il paraît aussi que les climats exercent une influence particulière sur les bains : on rapporte que plusieurs voyageurs, qui se trouvaient très-bien du bain froid dans leur pays natal, ont succombé à la suite de ces bains dans les pays lointains. Ainsi périt, en Orient, le célèbre voyageur suédois

Biornsthal. Mais la mort, alors, fut sans doute due à une combinaison de circonstances dont il ne faut point accuser ce moyen hygiénique. Il faudra donc tenir en grande considération, dans les prescriptions prophylactiques qu'on pourra faire du froid terrestre, la latitude, le climat, l'exposition, etc., auxquels sera soumis l'individu pendant son emploi.

Ainsi que je l'ai déjà dit : dans les températures chaudes à l'extrême, l'action du froid interne pourra être utilement modifiée ou corroborée par l'addition de bases végétales, rafraîchissantes ou aromatiques à l'excipient (eau, neige ou glace), suivant le goût de chacun et les indications physiologiques, afin de modérer le mouvement centrifuge exagéré par l'exaltation de sensibilité et d'activité de l'enveloppe cutanée et des surfaces libres.

CHAPITRE VIII.

Variation d'action du froid prophylactique, considérée sous les rapports physique et physiologique, sur les animaux et spécialement sur l'homme, suivant les saisons.

§. 153. Ce que nous venons de dire des climats s'applique en grande partie aux saisons, puisque la succession graduée et continue de ces dernières, par le mouvement annuel et incessant de la terre autour du soleil, reproduit successivement et en petit, pour ces dernières, les phénomènes atmosphériques des premiers, essentiellement propres à chaque point du globe, suivant sa position ou sa latitude absolue. Quoiqu'il en soit, indépendamment des différences de modifications qui résultent, pour l'individu, de l'influence d'un état atmosphérique permanent (climats) ou passager (saisons), ce dernier présente une infinité de nuances relatives aux diverses phases du mouvement révolutionnaire terrestre, nuances qui sont d'autant plus prononcées, qu'on s'éloigne davantage des pôles et de l'équateur (§ 123 (1)). Aussi est-ce au centre de la zone moyenne, en Europe, par le 0° de longitude et le 50° de latitude, que s'observe une parfaite régularité dans la division des saisons, nettement partagées en quatre : *le printemps*, *l'été*, *l'automne* et *l'hiver*.

Indépendamment donc de la manière d'être propre et permanente de la sensibilité et de l'irritabilité de l'individu de ces contrées, suivant le mouvement écliptique terrestre ou le climat qu'il habite, il en éprouve une passagère et relative aux quatre époques annuelles dites *saisons*. Ainsi, pendant l'hiver, comme au nord, la chaleur étant nulle, et par conséquent l'irritabilité obtuse, le froid hygiénique extérieur ou intérieur, ne peut être qu'accidentellement indiqué, et par ce dernier mode seulement, contre des exaltations organiques développées principalement sous l'influence des nombreuses excitations du monde dans les grandes villes. Au printemps, l'atmosphère recouvrant par degrés son calorique, et la nature sa vie, la sensibilité renaît (1), et, de même qu'aux contrées mixtes interpolaires-équatoriales, l'irritabilité déjà manifeste, supporte assez bien et réclame l'emploi modéré du froid.

Mais, pendant l'été, le soleil étant à son zénith, l'individu, comme sous l'équateur, pénétré de calorique, acquiert une grande sensibilité, contracte une extrême irritabilité ; et la diathèse inflammatoire, ainsi que le disaient les anciens, étant à son périgée, l'usage du froid devient un désir et un besoin impérieux de tous les instants.

Toutefois il est, pour cette époque de l'année, diverses remarques à faire, touchant l'usage du froid à l'extérieur, des bains frais en particulier. Ainsi les orages, si fréquents en été, donnant lieu à l'entraînement, par les eaux subitement accrues, des débris de substances animales en décomposition, dans les rivières, des observateurs recommandables ont remarqué que les personnes qui s'y baignaient alors, contractaient assez souvent des fièvres intermittentes, sans doute par infection miasmatique. Ainsi, l'époque caniculaire, a été considérée comme également dangereuse pour la natation...,

(1) *Venus eo tempore tutissima est...*, a dit CELSE.

et il y a, à cette opinion assez généralement répandue, une double explication selon moi. Il est constant, d'abord, que beaucoup de reptiles chassés des champs par la chaleur excessive du sol, se réfugient alors dans les fleuves et les rivières qu'ils infestent de leurs émanations ou de leur venin : première cause d'irritation de la peau, et même parfois d'empoisonnement miasmatique... Ensuite le soleil étant ordinairement très-ardent à cette époque de l'année, ses rayons, qu'il darde alors presque verticalement, provoquent des congestions et des irritations érysipélateuses de la peau, dits *coups de soleil*, les inflammations du canal digestif et du cerveau, etc. Cependant ces accidents graves n'étant pas, comme les premiers, dus à une cause directe, l'empoisonnement de l'eau, mais bien à une cause indirecte, l'action du soleil, qu'on peut éviter, ainsi que nous le dirons dans le chapitre suivant, le bain frais ne devra être proscrit, pendant l'étoile caniculaire, que dans les très-petites rivières, au cours peu accéléré, dont la masse d'eau serait assez peu considérable pour être viciée de la manière que nous venons d'indiquer.

A l'automne, le soleil perdant graduellement de son élévation et de sa force, le virimètre, le *thermomètre organique*, de même que le thermomètre atmosphérique, s'abaisse et rentre peu à peu dans les conditions du printemps. Toutefois, l'irritabilité accumulée dans l'organisme, et surtout dans les viscères gastro-intestinaux, pendant l'été, ne se dissipant que lentement sous l'influence du refroidissement de la température, l'usage du froid extérieur et surtout intérieur se prolonge assez longtemps encore pendant cette saison d'automne.

CHAPITRE IX.

Variation d'action du froid prophylactique, considérée sous les rapports physique et physiologique, sur les animaux et spécialement sur l'homme, suivant les heures du jour, le temps de la digestion, etc.

§ 154. Ce n'est point une chose oiseuse, tant s'en faut, que de préciser l'heure, le moment du jour où le froid hygiénique doit être administré. Il faut, avant tout, ainsi que nous l'avons établi ailleurs (§ 136 (1)), que la digestion, au moins la digestion stomacale, soit terminée, sous peine quelquefois des accidents les plus graves, surtout en temps d'épidémies à forme gastro-intestinale, diarrhoïques ou cholériques. On ne devra donc prendre de glaces (§ 136), ou se mettre au bain que quatre heures au moins après le repas, et même plus, s'il a été copieux ou formé de substances consistantes, fortement animalisées, ou indigestes, de grosses viandes, de venaison ou de légumes herbacés.

Ainsi que nous l'avons également dit plus haut (§§ 136-139), et pour des raisons motivées, le froid à l'intérieur, la glace principalement, doit être préférablement pris le soir, alors que toutes les stimulations du jour ont concouru à sur-exciter l'organisme et à échauffer l'estomac ; tandis que le froid extérieur, le bain particulièrement (§ 134), qui exige encore plus de calme d'esprit et de corps que le froid intérieur, doit être préférablement pris le matin avant le déjeuner, alors pourtant que le soleil est sur l'horizon. Cet astre, en effet, doit ordinairement être visible quand on se baigne, afin de s'y réchauffer au besoin, principalement pour qu'il puisse exciter modérément la peau de son calorique bienfaisant, avant qu'on se mette à l'eau, et surtout après s'en être retiré...; pratique qu'il faut toujours renouveler avant et après chaque immersion, quelque répétées qu'elles soient. Mais il serait nuisible, dangereux même, de prendre ces bains au milieu du jour, alors que le soleil est dans toute sa force. La peau, chaude et turgescente, vivement impressionnée et d'une manière brusque et opposée, répéterait violemment cette impression dans les viscères, et pourrait y déterminer de terribles congestions que ne détruirait point ensuite l'action du froid de l'eau, ou plutôt qu'elle ne ferait qu'accroître par cette brusque transition d'une température extrême de la peau à l'autre, et partant par l'accroissement violent et continu du mouvement centripète des fluides... Ce n'est pas là, sans doute, comme nous l'avons fait remarquer dans le chapitre précédent, la moindre circonstance pour laquelle on a accusé les bains frais d'être dangereux pendant la canicule?....

Que de précautions, que de conditions ne faut-il donc pas à l'animal et surtout à l'homme, afin de retirer du froid tous les avantages que lui a départis la Providence pour ses plaisirs et pour sa conservation! Et faut-il après cela s'étonner que, jusqu'à ce jour, on l'ait, en hygiène, accusé d'inconvénients ou de malheurs qu'on ne devait véritablement reprocher qu'à l'inexpérience de ceux qui s'en servaient, comme souvent aussi de ceux-là même qui le prescrivaient ou le recommandaient?.....

TROISIÈME PARTIE.

DU FROID

CONSIDÉRÉ COMME MODIFICATEUR GÉNÉRAL ET LOCAL CURATIF.

§ 155. Cette troisième partie a pour objet d'étudier le froid en général, quelle que soit sa nature ou son état, ses qualités ou ses quantités, atmosphérique ou terrestre : air, eau, neige ou glace, en action sur l'économie animale, comme modificateur général et comme modificateur local *curatif, médical* et *chirurgical*.

PREMIÈRE SECTION.

VARIATION D'ACTION DU FROID CURATIF, CONSIDÉRÉE SOUS LE RAPPORT PHYSIOLOGIQUE, SUR LES ANIMAUX ET SPÉCIALEMENT SUR L'HOMME, SUIVANT LA NATURE DE CE MODIFICATEUR.

§ 156. Ainsi que nous l'avons dit ailleurs (§ 116), bien que le froid ait une propriété, une action spéciale, caractéristique, la *sédation*..., les diverses formes ou états qu'il peut revêtir ne modifient pas moins, dans son intensité, cette propriété ou cette action unique et primitive. Nous avons expliqué, au même lieu, le *pourquoi* et le *comment* de ce phénomène, et nous ne reviendrons pas sur cette explication; mais nous insisterons sur cette remarque qu'en pathologie, où l'équilibre étant détruit, la force de réaction est nulle, extrême ou désordonnée, en pathologie surtout, il importe de bien approprier à la nature de la maladie, comme à la constitution, à l'âge, etc., de l'individu, la forme ou l'état et l'intensité du froid le plus convenables.

CHAPITRE PREMIER.

Variation d'action du froid curatif, considérée sous le rapport physiologique, sur les animaux et spécialement sur l'homme, suivant ses divers états.

§ 157. Les divers états du froid : air, eau, neige et glace, présentant des propriétés, des qualités particulières et indépendantes (§ 117), elles seront, ainsi que nous allons le voir, tour à tour préférées en thérapeutique, suivant la nature de l'affection morbide, et suivant la *condition* de l'individu qui en est atteint : c'est-à-dire suivant l'influence plus ou moins favorable, duement constatée, de l'un ou de l'autre de ces états, sur le malade et sur la maladie.

§ Ier.

Variation d'action du froid curatif, considérée sous le rapport physiologique, sur les animaux et spécialement sur l'homme, suivant son état d'air.

§ 158. Il suffit de voir l'influence immense exercée en physique comme en hygiène par le froid (air) atmosphérique, pour deviner aussitôt son importance médicale. Aussi cette importance a-t-elle été constatée et utilisée par tous les bons observateurs praticiens; et l'emploi de l'air frais fait-il, dans les pays méridionaux ou dans les saisons chaudes des climats tempérés, la base du traitement des phlegmasies aiguës, subaiguës et chroniques, internes ou externes; moins toutefois les *pulmonaires*, qui l'admettent encore dans certaines nuances, chez les sujets secs, bilioso-nerveux, etc., comme nous le verrons ailleurs (§ 228).

Nous avons déjà indiqué et nous établirons plus tard l'utilité du froid atmosphérique dans les irritations chroniques, subaiguës, et même quelquefois aiguës de la peau. Elle est incontestable et incalculable dans les inflammations chroniques et surtout aiguës de la tête, de l'abdomen et du thorax (les poumons, disons-nous, ordinairement exceptés), dans les innombrables formes que revêt l'irritation des viscères de ces cavités; et traiter aujourd'hui une méningite, une cérébrite, une gastro-entérite, une péricardite ou une endocardite, etc., aiguës, sans recourir au froid atmosphérique, concurremment avec les émissions sanguines, serait non seulement une absurdité médicale, mais encore un crime de lèse-humanité.

Voyez aussi avec quelles délices le malade, consumé par l'une de ces terribles phlegmasies, respire, de toute l'amplitude de ses poumons, l'air frais qui lui est accordé! Comme il se calme promptement sous sa bienfaisante influence! Et comme il devient plus promptement encore délirant ou furieux, si, sous le cruel prétexte de provoquer une *crise sudorale*, on le condamne, reclus et trop couvert, à respirer l'air suffoquant et raréfié d'un appartement chauffé à une haute température.....

On soumettra donc hardiment un tel malade à l'action de l'air frais, dont on déterminera toutefois soigneusement les proportions et le degré, etc., d'après les circonstances que nous avons tant de fois indiquées. A cette intention, on le placera dans un appartement spacieux, aéré et exposé au nord, dans lequel on aura soin d'entretenir (non cependant dans la direction du malade) un courant d'air; de placer des branches d'arbres humides, touffues et inodores, et de faire des aspersions d'eau froide. Si la saison était très chaude, on ventilerait aussi le malade sur la figure et sur les parties malades elles-mêmes, à l'aide d'un éventail ou de branches d'arbres fraîches, vertes et agréables à l'œil et au toucher, telles que le chêne ou l'acacia, etc.

Mais lorsqu'il sera nécessaire que l'air qui frappe les parties extérieures ou qui pénètre dans les poumons, ait un degré de froid assez vif; comme il pourrait offenser les autres parties moins habituées ou moins capables de résister à cette impression, il faudra recouvrir celles-ci par des étoffes légères, et défendre au malade de se découvrir. Cette précaution sera d'autant plus nécessaire que le malade sera plus jeune, plus robuste et plus sanguin.

Enfin les maladies externes sollicitent aussi fréquemment l'emploi de l'air frais. Ainsi, l'on rafraîchit avec avantage certaines plaies, en les exposant plus ou moins de temps à l'air libre. Ainsi on découvre quelquefois une fracture accompagnée de prurit; d'autres fois, la partie souffrante, échauffée dans les points sur lesquels elle pose, veut être changée de place et cherche la fraîcheur dans une autre situation; en un mot, la *flabellation*, pour me servir du langage de Paré, est, en chirurgie, un secours et un moyen de soulagement et de guérison qu'on ne doit point négliger.

§ II.

Variation d'action du froid curatif, considérée sous le rapport physiologique, sur les animaux et spécialement sur l'homme, suivant son état d'eau.

§ 159. Mu par le sentiment de son importance, nous nous sommes longuement étendu sur les propriétés de l'eau, sous le point de vue hygiénique ou prophylactique (§ 125); mais cette importance, à l'envisager sous le rapport thérapeutique, ne fait que s'accroître, et c'est ici le lieu de la faire bien sentir. Longtemps proscrite par l'ignorance ou par la passion, mais enfin réhabilitée par les bons esprits, l'eau a rendu, en médecine comme en chirurgie, à ceux qui ont su l'employer, des services tels que je comprends aisément Percy (1) quand

(1) PERCY (Pierre-Franç.) : *Manuel du chirurg. d'arm.*; Paris, 1792, in-12. — *Pyrotech. chirurg.*; Paris, 1811, in-12. — Au nombre des admirateurs et des défenseurs de l'eau froide en chirurgie, à ce nom éminent de Percy et à tous ceux que nous avons déjà mentionnés, ajoutez, parmi les anciens, ceux de Guy de Chauliac, de Paladius, de Lombard et de Blondus, noms illustres déjà cités (§ 8) dans cette nouvelle édition; de Blondus, qui dans son enthousiasme s'écrie : *Ego autem « mirificum opus aquæ perspiciens in sutis partibus, non possum non « mirari virtutem ejus super cœlestem?* »

il dit « *qu'il aurait abandonné la chirurgie des armées, si on lui* « *eût interdit l'usage de ce liquide.* » — « Combien de fois, « ajoute cet illustre praticien, les eaux de la Moselle, du Rhin, « du Danube, du Niémen, de l'Ebre et du Nil, n'ont-elles pas « seules fait les frais des pansements et de la guérison de nos « nombreux blessés !.. » — « Hippocrate, d'ailleurs, continue- « t-il, au génie duquel l'importance d'un tel agent médical « n'aurait pu échapper, et qui, analysant les inscriptions vo- « tives appendues au temple d'Esculape, où étaient rapportées « les maladies et les guérisons de ceux qui les avaient consa- « crées au dieu de la santé, sut démêler parmi les propriétés « attribuées à l'eau, celles qui appartenaient essentiellement « à ce liquide, et celles qui n'étaient qu'une pure supposition « de la part des prêtres ; » Hippocrate n'avait-il pas déjà recommandé l'eau froide comme moyen prophylactique ou curatif des inflammations? *Ad inflammationem frigida confert, et partes quæ inflammationem patïuntur refrigendæ* (1)..., dit formellement le père de la médecine : précepte conséquent, du reste, avec son fameux axiome *contraria contrariis curantur.....*

Cet emploi salutaire de l'eau fut constamment suivi par ses compatriotes, respectueux et fidèles gardiens de la parole du grand homme, jusqu'à ce que les Arabes, vainqueurs du monde civilisé, vinssent peser sur lui de tout le poids de leur fanatisme et de leur superstition. Polypharmaques aveugles, ils substituèrent à la pratique simple et rationnelle d'Hippocrate, les *sortiléges*, les *charmes* et les *arcanes*, recettes informes et toutes plus ou moins incendiaires. Les Romains, leurs successeurs en autocratie, ne se montrèrent, sous ce rapport, guère plus progressifs que les Arabes (2).

Après plusieurs siècles d'une odieuse domination, les na-

---

(1) *De affect.*, § 5.

(2) Exceptons cependant, chez ces deux peuples-rois, quelques esprits supérieurs et progressifs : Parménide d'Élée, Celse, Rhazès (*), Avicenne, etc., qui, frappés des résultats qu'ils observaient dans la pratique des médecins indigènes, les imitèrent et proclamèrent la vérité... Mais alors la vérité avait peu d'écho.....

(*) RHAZÈS (Mohammed-Abou-Bekr-Ibn-Zacaria) : *De la petite-vérole et de la rougeole*, trad. de *Seb.* Colin ; Poitiers, 1556.

tions européennes, reprenant leurs droits, proclamèrent de nouveau leurs principes scientifiques, et l'usage de l'eau reprit son empire. Son crédit se soutint dans la suite, grandit ou s'affaiblit suivant les alternatives de la civilisation, et le plus ou moins de bon sens qui présida aux institutions morales et politiques comme aux *pratiques* médicales (car alors *science* ni *doctrine médicale* n'étaient point nées), jusqu'à ce qu'un homme à jamais illustre, le grand Haller, vînt poser la base de l'édifice, et annoncer au monde savant étonné, un principe fondamental : l'*irritabilité de la fibre animale*..., principe qui devait féconder les faits jusques-là stériles, créer la physiologie et amener la réforme médicale... Wilson (1), Philips (2), Thomson (3), Burns (4), Hastings (5), Kaltenbrunner, Culen (6), Vicq-d'Azir (7), Hunter (8), etc., travaillèrent glorieusement à en préparer les matériaux; mais à Bichat et à M. Broussais, têtes d'élite et dignes continuateurs du maître, était réservée la plus grande part de cette gloire immense de la reconstruction de l'édifice médical ! Dès lors la doctrine de l'irritation, la théorie de l'inflammation étant logiquement formulée et solidement établie, l'eau froide, l'un des principaux antagonistes de ce grand phénomène de l'inflammation, fut généralement admise et honorablement classée en thérapeutique.

Cependant l'usage thérapeutique de l'eau a été de tout temps l'objet de vives controverses, et les efforts de tous les

---

(1) Wilson (A.-P.) : *Exp. made with view to assert. the prevre on whis the act. of the heart. depends;* London, 1815.

(2) Philips (James) : *Observations sur la cessation de la contractilité du cœur*, etc., et divers mémoires de physiologie.

(3) Thomson (Jos.) : *Lect. on inflamm.;* Edimb., 1813, in-8, trad.; Paris, 1817.

(4) Burns (Allan) : *Observ. on some of the most freq. import. dis. of the heart;* Edimbourg, 1809, in-8.

(5) Hastings (Ch.) : *A treat on inflamm. of the muc. memb. of the lungs;* Lond., 1820, in-8.

(6) Cullen : *First lines;* Edimb. 1766-83. Trad. : *Éléments de méd. prat.;* Paris, 1819; 3 vol. in-8.

(7) Vicq-d'Azir : Art. Aiguillon de l'*Encyclopédie*.

(8) Hunter (John) : *Conspectus physiologicæ;* Hall., 1735, in-4.

hommes distingués dont nous avons relaté les travaux (§ 8), n'ont pas encore réussi à la faire apprécier à sa juste valeur, tant il est difficile d'implanter une vérité dans l'esprit humain, de la fixer, immuable, dans le code scientifique. Ajoutons que ce long discrédit de l'eau s'explique en partie par la difficulté et la multiplicité des conditions de son emploi.

Quelques-uns, *humoristes* ou *visionnaires*, amis des *crises* ou de l'*expectation*, vrais FRIGORIPHOBES..., considérant le froid comme *mortel* dans toutes les maladies, l'ont frappé d'une éternelle réprobation... Contentons-nous d'opposer à ces noms obscurs, après le raisonnement, les autorités illustres que nous avons longuement et religieusement énumérées ailleurs, et lorsque chaque jour, on voit expérimenter et recommander un moyen par les hommes les plus forts, les plus consciencieux et les plus justement célèbres en médecine et en chirurgie, comment ne pas le proclamer également bon, utile, profitable, j'allais dire *obligatoire* dans les deux branches de l'art de guérir?.... (1).

Soit qu'on attribue à l'eau, comme conducteur parfait du fluide électrique, la propriété de rétablir entre les électricités naturelles l'équilibre qu'une cause morbide avait rompu (Josse fils)..., soit qu'on accorde à sa nature chimique une action particulière sur les tissus (Smith), etc..., soit enfin qu'on la considère comme modificateur puissant de la sensibilité, il est certain que cette action réelle, essentielle et fondamentale de l'eau sur l'organisme animal, est la conséquence de sa qualité de *soustracteur* parfait du calorique en excès accumulé dans les tissus enflammés (§ 3). Sa température sera donc, entre toutes les conditions de son emploi que nous avons déjà signalées, ou qui nous restent encore à signaler, la condition importante, principale.

§ 160. A. BOISSONS. — Les boissons, en médecine, n'étant

(1) Un enfant asphyxié depuis plusieurs heures renaît sous l'empire du froid que lui fait éprouver son immersion dans un vase d'eau froide. (*Gazette des hôpitaux* du 13 février 1844).

ordinairement que l'eau plus ou moins froide ou chaude, suivant la nature de la maladie, plus ou moins pure ou chargée de principes minéraux, végétaux ou animaux, nutritifs, rafraîchissants ou médicamenteux, qui secondent, modifient ou changent son action primitive, je n'ai que peu de choses à ajouter ici à ce que nous en avons dit en hygiène (§ 126). Ainsi je ferai seulement observer que dans les diverses doctrines, ou prétendues doctrines médicales, en homœopathie, par exemple, souvent les effets curatifs dont on *gratifie* les bases (si *base* il y a pour un millionième!) doivent être en grande partie, sinon tout-à-fait, rapportées à l'*excipient*, c'est-à-dire à l'eau froide qui le constitue. Notons encore que plus la maladie est grave et plus l'estomac est compromis, plus les boissons doivent être pures, fractionnées, répétées et à basse température. Ce n'est que plus tard, au déclin de la fièvre (de l'*irritation inflammatoire* qui la produit), qu'on leur associe utilement des principes hygiéniques ou médicamenteux en rapport avec le goût du malade, avec la nature de la maladie ou de l'organe lésé, et qu'on peut les rendre aussi variées que ces principes eux-mêmes.

§ 161. B. Injections. — Elles ont presque toujours pour excipient l'eau à diverses températures, froide, tiède ou chaude. Nous n'avons à nous occuper ici que des premières, à l'état *simple ;* les injections *composées* (émollientes, toniques, astringentes, vomitives, purgatives, excitantes, diffusibles et narcotiques) n'entrant pas dans notre sujet. Les injections aqueuses simples, agissent d'abord en vertu de leurs propriétés physiques, en distendant les conduits dans lesquels on les dirige, à raison de leur volume et de leur force d'impulsion; puis à raison de leurs propriétés chimiques, en vertu desquelles elles calment et rafraîchissent les tissus des cavités contenantes; ramollissent et délaient les matières solides inorganiques contenues, et les disposent à s'écouler plus facilement, soit par leur propre pesanteur, soit par la force exonératrice des puissances contractiles à l'empire desquelles elles sont soumises.

D'après l'étendue des surfaces avec lesquelles elles sont en contact, on divise les injections en *locales* et en *générales;* ainsi, pour les premières : l'injection des conduits auriculaires, naso-buccaux ou palatins, de l'urètre, du vagin, des trajets fistuleux; pour les secondes : l'injection dans l'intestin et dans les veines. La chirurgie commence à user avec autant de hardiesse que de succès des injections locales, simples et froides. J'en ai, pour mon compte, retiré des effets remarquables que je consignerai en temps et lieu dans ce travail; et plus d'un praticien a vu céder parfois à leur emploi des maladies diverses, jusque-là rebelles à tous les moyens, telles que épiphora, vaginites, cystites, urétrites, suppurations fistuleuses, etc., alors surtout qu'à cette pratique il savait associer une hygiène et une médecine générale éclairées.

Quand aux injections générales, leur action est aussi des plus importantes. Toutefois celle des veines n'est pas encore bien appréciée, malgré les expériences et les travaux intéressants, curieux et déjà nombreux de Fabricius de Dantzick (1), de Smith, de Lieberkuehn (2). de Ludwig (3), de Kochler (4), de Haller, de Dionis (5), de Dupuytren (6), de Hales (7), et de M. Magendie (8); et bien que cette opération compte quelques beaux succès, elle a été de nouveau presque abandonnée, à cause de ses difficultés, du manque absolu d'un formulaire exact, fixant la dose des médicaments convenables à donner par cette voie nouvelle; de la crainte de l'introduc-

---

(1) FABRICIUS de Dantzick, inventeur de cette méthode, et qui, le premier, l'employa sur l'homme, en 1667.

(2) LIEBERKUEHN (Nathan) . *De fabricâ et art. villar. intest. ten.;* Leyde, 1745, in-4.

(3) LUDWIG (C.-T.) : *Programma de aquarum puritate à magistratu curandâ;* Leipsick, 1762, in-4.

(4) KOEHLER (J.-V.-H.) : *Beischreibung der physiologischen and pàthologischen praeparation,* etc.; Leipsick, 1794, in-8.

(5) DIONIS (P.) : *Cours d'op. de chirurgie.;* Paris, 1707, in-8. — *Ibidem,* 1782.

(6) DUPUYTREN (Guill.) : *Prop. sur quelq. points d'anat., de physiol. et d'anat. pathol.;* Paris, 1803, etc.

(7) HALES, *A treatise on ventilators;* London, 1742, in-8.

(8) MAGENDIE (Franç.) : *Précis élément. de physiolog,* etc.; Paris, 1816, in-8. — *Ibid.*, 1825.

tion de l'air dans la circulation..., en un mot, à cause de ses dangers. Mais il n'en est pas ainsi de *l'injection anale,* qui peut, ainsi que l'ingestion et la méthode endermique, jusqu'à un certain point la suppléer, soit comme moyen alimentaire, soit comme moyen hygiénique, soit enfin comme moyen thérapeutique.

L'injection anale, par le lavement, est d'une ressource immense en médecine; et, dans les cas d'occlusion organique ou accidentelle, spasmodique ou inflammatoire de la bouche ou du pharynx; dans les cas de l'irritation aiguë extrême et vomitive de l'estomac ou des intestins grêles..., c'est alors, avec les bains quand ils sont praticables, le seul moyen auquel en puisse recourir pour entretenir la vie, en aidant le traitement dont ils sont parfois la condition essentielle. Aussi, combien de fois l'avons-nous vu réussir, sous forme simple ou composée, à faire disparaître des affections intestinales ou autres jusque-là vainement combattues par tous les moyens connus!

§ 162. C. Lotions et ablutions. — Après avoir fait voir leur importance hygiénique (§ 128), il nous reste à faire connaître leur importance thérapeutique. En *médecine,* les lotions sont employées toutes les fois qu'on veut rafraîchir et calmer une partie circonscrite de l'enveloppe cutanée, atteinte de certaines irritations partielles érysipélateuses, varioliques, scarlatineuses, dartriformes, etc., accompagnées de beaucoup de chaleur ou de démangeaison, avec réaction sur le cerveau (ataxie des anciens); ou afin de produire les mêmes résultats sur des viscères sous-jacents, douloureux et irrités. Ainsi les lotions de la face et du cuir chevelu sont d'un usage fréquent dans les congestions cérébrales ou les excitations trop vives vers le cerveau; les lotions du thorax et de l'abdomen, dans les mêmes phénomènes irritatifs du cœur, de l'estomac, du canal digestif et de ses annexes, du l'utérus chez la femme, ainsi que des autres viscères abdominaux, dans certaines névroses, etc.

En *chirurgie,* les lotions ne sont pas moins efficaces, et font servir le froid comme remède aux inconvénients qu'il produit lui-même parfois comme agent atmosphérique, quand il est excessif : je veux parler de la congélation que l'on combat d'abord par des lotions employées successivement de plus en moins froides. On les oppose également avec avantage aux hémorrhagies, soit sur le lieu même qui en est le siége, soit conséquemment au précepte d'Hippocrate : *In his autem, frigido uti oportet unde sanguis erumpit, aut erupturus est : non super ipsa, sed una hæc unde influit....* (1). Enfin on oppose encore les lotions aux hernies étranglées, à beaucoup de tumeurs subinflammatoires, au cancer lui-même (Pouteau); aux plaies vieilles et récentes, aux ulcères, aux entorses, aux luxations, aux fractures et surtout aux brûlures, etc.....

§ 163. D. Fomentations ou applications. — Elles ont le même mode d'action que les lotions, seulement à un degré plus élevé, puisque les linges, éponges ou tissus chargés du liquide restent en permanence, au lieu de n'être appliqués que passagèrement; on peut conséquemment leur attribuer tout ce que nous venons de dire des lotions et ablutions.

§ 164. E. Douches. — En les administrant avec intelligence, en calculant habilement leur *direction* (descendante, latérale ou ascendante), leur *volume* et leur *activité*, on peut obtenir à leur aide, en thérapeutique, des résultats vraiment prodigieux ! Mais comme leur action provoque primitivement une assez vive stimulation (2), et n'est sédative que par leur prolongation et leur répétition, elles ne doivent ordinairement, *en médecine* et même parfois en chirurgie, être employées dans les phlegmasies aiguës, qu'après des émissions sanguines suffisantes. Leur usage est d'une telle importance contre la folie, qu'il est devenu proverbial... Il n'est pas moins efficace contre les autres modes d'irritations sub-aiguës ou chroniques

---

(1) Section V, aph. 23.

(2) Cette stimulation résultant tout à la fois du poids, de la vitesse et de la nature de la colonne de liquide, peut être évitée par l'ingénieux appareil de M. Junod (§ 2320), à l'aide duquel on peut utilement, dans certains cas, remplacer la douche liquide par une douche d'air qui, comme elle, d'ailleurs, peut être à toutes les températures et avoir toutes les qualités médicales désirables.

de l'encéphale. On en a quelquefois obtenu des effets remarquables dans les *obstructions* (sub-inflammations induratoires) des viscères de l'abdomen en particulier; dans les hypertrophies du cœur, des intestins, du foie, de la rate, des ovaires, des ganglions mésintériques; dans la constipation, dans beaucoup de névroses, etc., etc.

En chirurgie, les douches ont rendu les mêmes services dans les sub-inflammations partielles, éléphantiasiques et autres, de la peau, des ganglions lymphatiques, des mamelles, de l'utérus; de l'utérus dont elles ont parfois dissipé des accidents qui faisaient craindre un cancer commençant; dans les cystites chroniques et sub-aiguës; dans les suppurations avec décollements et clapiers; dans les cas d'abcès viscéraux du foie, par exemple, s'ouvrant dans le rectum; dans diverses maladies des oreilles; dans certains engorgements articulaires, avec ou sans fistules; dans certaines faiblesses des membres après le repos absolu longtemps continué, nécessité par quelques fractures; dans un grand nombre de tumeurs des parties molles sous-cutanées, et même des os superficiels, etc., etc. (1).

§ 165. F. Irrigations. — L'irrigation ou injection continue, à un ou plusieurs siphons, n'étant réellement qu'une douche latérale ou descendante, nous ne pouvons, pour les indications de son application, que renvoyer le lecteur au paragraphe précédent, et surtout aux travaux des frigoricoles de tous les pays, des Allemands et des Italiens en particulier, et, parmi les nationaux, de MM. Guersent, Josse fils, Bérard jeune, Breschet et Rognetta, travaux qui présentent un véritable intérêt dans l'espèce.

---

(1) Les assertions de l'auteur sur l'emploi de l'eau froide ou glaciale en chirurgie, soit qu'elle soit appliquée à l'extérieur en douches ou par une irrigation continue ou non interrompue, ne sont rien moins que fondées, et mon expérience, qu'il serait facile d'appuyer par des raisons physiologiques judicieuses, m'a prouvé que le topique sédatif a été plus nuisible qu'utile dans la plupart des cas pour lesquels cependant il est fort préconisé.

Cet article fera l'objet d'un mémoire que je me propose de faire un jour, étayé d'expériences et d'un grand nombre d'observations. (Baron Larrey).

§ 166. G. Affusions. — Elles participent de l'action des douches, dont elles ne sont pour ainsi dire que l'extension et la multiplication ; on peut leur appliquer en grande partie ce que nous avons dit de ces dernières. Elles en diffèrent toutefois un peu par leur mode d'action physique et primitif, la chute du liquide n'étant pas ici calculée pour la stimulation. Les douches produisent ce dernier effet, au moins dans un certain temps et dans un certain mode de leur application ; les affusions sont constamment et définitivement sédatives, contre-stimulantes. Depuis Hippocrate, qui les conseillait dans le *causus* ou fièvre ardente bilieuse, et dans le *typhus causodes*, les affusions, de même que l'eau qui en est la base, négligées des Arabes et des Romains, furent enfin, dans le dernier siècle, non-seulement appréciées à leur valeur, mais encore recommandées dans de bons écrits dont nous avons déjà signalé les auteurs à la reconnaissance publique. Ainsi Hahn, Samoïlowitz, Wright, Currie, Giannini (1), etc., etc., en avaient posé assez longuement et assez physiologiquement les indications, quand les modernes vinrent préciser davantage et agrandir le cercle de leur application.

De même que pour l'action du bain et des immersions, l'impression de l'eau, dans les affusions, provoque une série de phénomènes locaux et généraux qu'on a, non sans raison, comparés aux symptômes d'un accès de fièvre intermittente, et qu'on peut, comme eux, partager en trois périodes bien distinctes. Ainsi, dans la première : refroidissement et pâleur considérable avec astriction douloureuse et cuisante ; puis rougeur cyanosée de la peau, dont les papilles sont saillantes, hérissées, et donnent à cette enveloppe l'aspect de la *chair de poule* ; le sang, brusquement refoulé à l'intérieur, donne alors lieu à des horripilations et à des frissons ; la respiration, principalement chez les enfants, où la frayeur ajoute encore aux effets congestifs du froid, est entrecoupée, irrégulière, comme sanglotante ; le pouls se concentre, devient rare ou convulsif

(1) *Op. cit.*, § 3.

et quelquefois insensible. Si le malade est sous l'empire de quelque affection cérébrale (Parent et Martinet) ou circulatoire grave, telles que le *carus* ou le *collapsus*, l'impression inouïe et parfois douloureuse de l'eau froide en masse sur la tête, l'excite et le tire, au moins momentanément de cet état. Pendant toute cette première période, les sécrétions et même les exonérations sont complétement suspendues.

Dans la seconde période, assez courte et promptement suivie de la troisième, le calme se rétablit peu à peu dans tout l'organisme; les inspirations s'éloignent et reprennent leur régularité, le pouls se développe, reprend aussi son rhythme, s'accélère légèrement, et la chaleur extérieure revient par degrés.

Dans la troisième période, qui correspond au déclin de l'accès dans la fièvre intermittente, la respiration, ainsi que la circulation, est devenue beaucoup plus calme et plus régulière qu'avant l'opération; le pouls baisse ordinairement de fréquence d'une manière prodigieuse (de 10, 15 à 20 pulsations); la peau, d'abord moite et à une douce température, est maintenant d'une fraîcheur agréable; les facultés intellectuelles, si elles n'étaient pas interverties, ou lorsqu'elles n'avaient subi qu'une légère altération, reprennent leur empire; la soif, la chaleur et l'agitation ont disparu; les sécrétions et les exonérations sont revenues, l'excrétion urinaire surtout, et à tel point qu'elle devient parfois *critique;* enfin un bien-être, un calme si parfait se fait sentir, que le sommeil ne tarde pas à se manifester.....

Tel est l'heureux résultat d'une affusion convenablement administrée; mais il est souvent difficile d'en saisir toutes les indications, et les conséquences ne sont par cela même pas toujours aussi favorables. Alors il faut opiniâtrément s'attacher à en reconnaître la cause et suspendre les affusions, les modifier ou les supprimer, pour leur substituer, s'il y a lieu et suivant les circonstances, un autre mode d'application du froid.

Comme les douches, et plus souvent encore, les affusions s'emploient avantageusement en médecine, dans les phlégmasies cutanées aiguës, dans les érysipèles, dans les éruptions très-confluentes, la scarlatine, la rougeole et la variole elle-même ; alors surtout qu'elles se compliquent d'irritations cérébrales, où ce moyen est toujours favorable, que ces irritations soient primitives ou secondaires ; pourvu toutefois que les poumons ne soient pas trop malades, car elles auraient alors pour résultat d'accélérer la terminaison funeste, comme dans les cas où leur emploi prématuré devance les émissions sanguines dont l'indication prédomine. Les affusions sont aussi fort utiles, et Giannini l'a démontré surabondamment, dans les fièvres diverses qui traduisent des gastro-entérites, fièvres à fortes exacerbations que l'on supprime ainsi quelquefois par leur moyen et comme par enchantement. Enfin les affusions sont encore fréquemment et utilement employées dans plusieurs maladies nerveuses, telles que les hémicranies, les migraines, la chorée, le tétanos, etc., etc. — En *chirurgie*, elles font merveilles, dans les diverses phlégmasies aiguës ou chroniques de la peau, dans les plaies récentes et surtout dans les fractures avec ou sans complication ; dans les brûlures, etc., etc.

Nous passons sous silence la manière dont les affusions doivent être pratiquées, la manœuvre proprement dite ; la connaissance en doit être familière à tout médecin. Remarquons seulement que, comme elles se pratiquent avec d'assez grandes quantités d'eau, on doit soigneusement soustraire à leur action les parties autres que celles qui la réclament, surtout lorsqu'on a lieu de soupçonner l'existence de quelque irritation pulmonaire, sans que la gravité des symptômes permette de reculer devant cette considération. — Quant à la température des affusions, à leur nombre absolu ou relatif, à leur durée, etc., tout cela dépend d'indications particulières, et rentre dans des chapitres spéciaux.

§ 167. Immersions. — Leurs effets étant à peu près analogues à ceux des affusions et des bains, il ne nous reste presque rien à ajouter ici, si ce n'est que les immersions en agissant sur une plus grande surface, exigent un plus grand développement de chaleur générale de la peau, et par cela même l'intégrité des voies pulmonaires. Aussi, ne sont-elles point dirigées contre une irritation locale bien déterminée et bien prononcée de la tête ou du cœur, qu'elles ne feraient souvent qu'accroître, puisque dans ces cas il est important, il est essentiel que la réfrigération ne soit que locale comme la maladie elle-même ; mais on y a recours dans une phlegmasie générale de la peau, ou dans une irritation gastro-intestinale violemment fébrile, avec un énergique développement de sympathies morbides et une génèse extraordinaire de calorique ; comme aussi dans certaines névroses présentant ces derniers caractères, à condition toutefois que l'individu ne soit pas trop irritable. C'est dans ces conditions, et au milieu d'une atmosphère ardente, que Rovida, Cirillo, Giannini et tous les médecins méridionaux en ont obtenu de si heureux effets. Sous ce point de vue, je ne puis d'ailleurs mieux faire que de renvoyer aux écrits de ces médecins distingués, et surtout du dernier (1).

§ 168. I. Bains. — Leur action étant encore plus prononcée que celle des immersions, ils exigent plus fortement encore la triple condition d'une extrême production de calorique par la nature propre de la maladie, d'une énergique puissance de réaction de la part de l'individu, et enfin d'une grande élévation dans la température ambiante. Aussi, les cas de haute gravité exceptés, ce n'est guère que dans les pays méridionaux ou dans la saison chaude, et contre un assez petit nombre de maladies, qu'on devra y avoir recours. Ces maladies, au reste, sont les mêmes qui, dans des nuances moins prononcées, réclament les immersions.

Quand l'indication du bain froid est nettement établie, on comprend de quelles précautions il faudra le faire précéder, de quelles attentions le malade devra être entouré ; une erreur ou une négligence sur le plus ou moins de température, de

(1) J'ai vu périr des jeunes personnes pleines de forces et de vie sous l'action des immersions de l'eau froide ou glaciale, administrées sous mes yeux par des médecins marquants ou justement célèbres.

Contre l'opinion des auteurs italiens ou allemands, il serait facile d'en démontrer les inconvénients ou les effets pernicieux. (Baron Larrey).

durée, etc., d'un tel milieu, pourrait devenir funeste. C'est surtout pour les bains dits de *surprise*, que le médecin physiologiste devra rassembler toute sa force d'attention, afin de bien calculer, de bien apprécier non-seulement la nature de la maladie à laquelle il veut les opposer, ainsi que la force matérielle de l'individu, mais encore sa puissance morale et intellectuelle.....

On conçoit aussi que l'action des bains frais ou froids peut être modifiée, ainsi que dans les autres modes du froid aqueux, par les bases de toute nature, minérales, végétales ou animales. Mais comme ces bains ne sont en général donnés que comme moyen de réfrigération, et subséquemment de sédation, il n'entre pas dans notre sujet de nous occuper ici de ces bases. C'est pourquoi nous devrons également négliger de traiter des divers *bains composés*, qui n'on guère d'importance thérapeutique propre qu'autant qu'ils sont *thermaux*; les bains de mer font exception, par la double action qu'ils exercent constamment et qui se rapporte d'une part à leur constitution saline, et d'autre part à leur propriété réfrigérante, directement sédative. Aussi la médecine en retire-t-elle chaque jour de grands avantages dans les maladies des individus à constitution scrofuleuse, rachitique, alors toutefois qu'ils présentent assez de force de réaction; et chez les sujets à tempérament lymphatique, énervés, porteurs ou non de phlegmasies partielles chroniques des viscères abdominaux, moins le péritoine qui, comme toutes les séreuses, redoute l'influence du froid terrestre aussi bien que du froid atmosphérique.

a. Locaux... La thérapeutique fait un usage fréquent des bains locaux ou partiels. Ainsi on les oppose aux hémorrhagies, aux diastasis ou entorses, à la brûlure surtout, où ils font merveille; aux congestions et aux irritations des viscères du bassin, des organes génitaux et de la vessie, du rectum dans les hémorrhoïdes, et enfin du vagin et de l'utérus chez la femme, où ils produisent ordinairement les meilleurs résultats, etc., etc.

b. Généraux... Les considérations que fait naître ce mode de bains, ont trouvé place dans les généralités sur les bains.

§ III.

Variation d'action du froid curatif, considérée sous le rapport physiologique sur les animaux et spécialement sur l'homme, suivant son état de neige.

§ 169. Ainsi que l'eau de glace fondante, l'eau *frappée* et la glace elle-même, la neige qui s'en éloigne peu par le degré de sa température, exerce une action à peu près analogue à ces diverses formes de froid. Nous ne pensons pas du moins que la faible quantité de nitrate de potasse qu'elle peut, dit-on, contenir, puisse modifier grandement cette action. Nous ne pouvons donc que renvoyer le lecteur aux endroits de ce livre où nous avons complétement traité des autres modes du froid terrestre.

§ IV.

Variation d'action du froid curatif, considérée sous le rapport physiogique, sur les animaux et spécialement sur l'homme, suivant son état de glace.

§ 170. A son utilité hygiénique ou prophylactique longuement exposée ailleurs (§ 136), le lecteur a dû tout d'abord pressentir la haute importance que possède la glace en thérapeutique. La démontrer est ici notre but ; nous l'atteindrons par la production des autorités imposantes et des faits nombreux et authentiques sur lesquels elle se fonde.

La glace est l'adjuvant le plus fidèle, le plus puissant des émissions sanguines, dans le traitement d'un très-grand nombre de phlegmasies aiguës, internes ou externes. Dans certains cas, dans les grandes, profondes et terribles congestions des centres nerveux, dans celles qui s'opèrent directement ou indirectement vers le canal digestif (le choléra, par exemple), la concentration, l'*oppressio virium*, est tellement forte et rapide, la vie extérieure est tellement affaiblie, que la première loi, la première indication à remplir consistant à provoquer cette réaction, les émissions sanguines préalables ne pourraient être que dangereuses ou même mortelles.... Eh bien, alors le moyen par excellence pour faciliter, pour forcer cette salutaire réaction, consiste, non comme le pensaient les anciens, et comme le prétendent encore quelques empiriques ignorants ou quelques esprits faux, à prodiguer les cordiaux et les stimulants diffusibles (1), mais à prescrire la glace, seule capable d'enchaîner la fureur du mouvement congestif centripète, de tarir les effrayantes supersécrétions de l'appareil digestif, de rétablir les autres exonérations, et d'arrêter en un mot, s'il est possible, la destruction des viscères envahis, sauf à recourir, aussitôt la réaction produite, aux émissions sanguines, locales ou générales, puis à l'eau plus ou moins froide, etc., etc.

La glace intérieure, en médecine, arrête le vomissement ; et loin, je le répète, d'empêcher le mouvement excentrique, elle facilite, provoque et entretient constamment la transpiration; à moins cependant d'une inflammation des poumons. Aussi procure-t-elle aux malades qui en usent une satisfaction et un bien-être tels qu'ils la réclament (lorsque l'état de leurs facultés le leur permet), et l'ingurgitent avec une avidité vraiment incroyable !...

La glace n'est pas seulement indiquée dans les cas spéciaux précités, et dans la gastro-entérite aiguë (idiopathique ou sympathique), elle est encore de la plus grande utilité dans cette même irritation sub-aiguë et chronique, partielle ou plus ou

---

(1) Je sais bien qu'il existe, dans ces terribles congestions des centres viscéraux, un moment où le principe, où *les conditions* de la vie, l'action nerveuse et la circulation, sont tellement affaiblies et si près de s'éteindre, que l'emploi du froid extérieur et même intérieur, si l'ingestion était considérable, pourrait être dangereux... Mais jamais, dans ces cas, on ne saurait songer au froid extérieur : bien au contraire, tous les moyens propres à rechauffer, à exciter la peau sont mis en usage. La glace, par petits morceaux, lentement mais continuellement avalés, peut seule alors être fructueusement employée; car elle seule peut enchaîner le mouvement centripète sécrétoire extrême, incoërcible de la muqueuse digestive, et provoquer le mouvement centrifuge ou la réaction. D'ailleurs, l'instinct d'alimentivité du malade est là pour éclairer le médecin : en même temps que cet instinct répugne aux boissons chaudes, aromatiques ou diffusibles, il appète avidement le froid et surtout la glace... Si donc, ce que niait M. Broussais, les stimulants ont, dans ces maladies, un *temps d'élection* ou *d'indication*, il ne peut qu'être bien passager.

moins étendue. La sédation puissante qu'elle détermine, modère et corrige à la longue les phénomènes cérébraux ou précordiaux par décharge d'irritation du centre gastrique. J'ai maintes fois, à son aide, guéri des migraines, des douleurs de tête, des troubles circulatoires, etc., etc., désespérants par leur intensité et leur extrême opiniâtreté! Tous les praticiens savent aussi avec quel avantage on oppose la glace interne et externe aux flux hémorrhagiques, actifs ou soi-disant *passifs*, des organes digestifs; aux hématémèses, aux mélæna, aux épistaxis; à certaines hémoptysies, aux péricardites, et surtout aux endocardites; à certaines névroses, crampes de l'estomac, etc., etc. Mais c'est particulièrement dans les irritations du cerveau et de ses enveloppes, que l'emploi de la glace est de la plus haute importance, et dans l'opportunité et le mode de son application, gît souvent le seul espoir de salut.

La chirurgie ne doit pas de moindres succès à ce moyen thérapeutique dans les diverses hémorrhagies externes, dans les tumeurs anévrysmatiques (dont je rapporterai (§ 327) deux exemples remarquables de guérison), dans certaines tumeurs sanguines et subinflammatoires, dans certains érysipèles, dans les brûlures, dans les diastasis articulaires, dans les luxations, dans les fractures, etc., etc.

Quant au mode d'application de la glace, on ne saurait, je le répète, y donner trop d'attention, même à l'intérieur, mais surtout à l'extérieur, où son action énergique et profonde doit être soigneusement surveillée. Au reste, nous établirons ailleurs, et dans d'autres chapitres spéciaux, les nombreux et importants préceptes qui doivent présider à cette application de la forme la plus active du froid terrestre (1).

---

(1) Indépendamment des auteurs indiqués au § 8, on lira avec intérêt une *Dissertation sur l'administration thérapeutique de la glace*, insérée *Nel Giornale analitico di medicina, del dottore* STRAMBIO, tom. XV, p. 194; par le docteur FRANÇOIS.

CHAPITRE II.

Variation d'action du froid curatif, considérée sous le rapport physiologique, sur les animaux et spécialement sur l'homme, suivant son intensité.

§ 171. De même, et plus qu'en hygiène ou en prophylaxie, le froid, en thérapeutique, varie prodigieusement dans son action, non seulement suivant la force et la faiblesse, la puissance de réaction des individus, mais encore suivant l'intensité ou le peu d'activité de sa propre nature, soit qu'on le considère à l'état atmosphérique ou général, soit qu'on l'envisage à l'état terrestre ou local; c'est ce que nous nous proposons de démontrer ici.

§ Ier.

Variation d'action du froid curatif, atmosphérique ou général, considérée sous le rapport physiologique, sur les animaux et spécialement sur l'homme, suivant son intensité.

§ 172. Après avoir constaté l'influence immense exercée sur l'économie animale, par les températures, les saisons et les climats divers, on a dû réfléchir à l'avantage qu'on pourrait retirer de ce fait en thérapeutique. Et cet avantage, il fut bientôt démontré qu'il n'était pas illusoire... Il a été vérifié par les bons observateurs de toutes les époques, sans acception de climat ni de doctrines. Ainsi ils ont vu que telle affection étant soumise à telle température, à tel degré de froid atmosphérique, disparaissait ou s'aggravait suivant certains rapports de cette affection ou de la constitution du sujet avec le climat, etc., *et vice versâ*... Les médecins des armées de terre et de mer, et à leur tête, l'auteur des phlegmasies chroniques, ont enregistré dans leurs recueils les merveilles que peuvent opérer pathologiquement et physiologiquement les changements thermométriques dans l'organisation animale! Mais pour compléter ce que nous avons à dire à ce sujet, nous devons renvoyer au chapitre des climats, etc., considérés sous le point de vue de leur influence en thérapeutique (§ 184).

Répétons seulement ici que, indépendamment de toute influence de climat ou de saison, le froid (air) atmosphérique, est en médecine et en chirurgie d'un emploi de tous les instants, mais toujours à un degré modéré : l'état de maladie ne comportant pas assez de réaction pour être favorablement modifié par un air froid intense, qui ne laisse jamais de congestionner et de stupéfier les organes.

§ II.

Variation d'action du froid curatif, terrestre ou local, considérée sous le rapport physiologique, sur les animaux et spécialement sur l'homme, suivant son intensité.

§ 173. Le froid terrestre ou local (eau, neige et glace) présente dans ses résultats thérapeutiques de notables différences qui sont en proportion de son intensité. Ainsi, dans certaines gastro-entérites aiguës et violentes, dans le *choléra*, que nous avons déjà donné pour exemple, et qui est à mon avis l'expression la plus caractérisée de cette affection, l'eau froide, même *frappée*, ne saurait remplir la double indication d'apaiser l'irritation de la muqueuse et d'en modérer le flux : la glace seule agit efficacement dans cette redoutable maladie. C'est un fait mis en évidence par MM. Gravier, dans l'Inde, Treille, Sophianopoulo, Broussais, Bouillaud, etc., en France : A eux l'honneur d'avoir les premiers mis la glace en usage contre ce fléau; et cet honneur, ils le partagent avec quelques médecins allemands, à la tête desquels il faut nommer Hufeland et ses doctes collaborateurs.

Il en est de même dans la plupart des autres formes de la gastro-entérite, principalement lorsqu'elle est *vomitive;* qu'elle soit essentielle ou symptomatique d'une irritation cérébrale ou autre. Enfin, le froid intense, ou la glace qui l'exprime au maximum (1), est préférable à tous les autres modes de froid,

(1) L'intensité du froid produit par la glace peut encore être augmentée, ainsi que l'enseigne la chimie, en y mêlant dans des proportions déterminées quelques sels, tels que l'hydrochlorate de soude (sel

toutes les fois qu'il faut déterminer, à l'intérieur, le plus fort refroidissement ou la plus complète sédation sous le plus petit volume de froid terrestre possible.

A l'extérieur ou en chirurgie, même observation : en vertu de la loi de révulsion qui fait qu'une maladie s'accroît de tous les efforts, de toute l'irritation produite pour la déplacer, l'application d'un froid trop faible pourrait devenir funeste dans beaucoup de cas, si elle n'a pas amené le résultat voulu. Ainsi dans une gastrite, dans une endocardite, dans une céphalite violente, la glace seule encore, convenablement employée, pourra réprimer l'énorme dégagement de calorique, maîtriser le terrible mouvement congestif qui s'opère dans ces phlegmasies. C'est donc un point capital en thérapeutique que de savoir proportionner la sédation à la violence de la maladie !... Mais on ne doit pas oublier que l'aplication immédiate de la glace ou de mélanges réfrigérants dont on ne connaît pas bien l'énergie, a parfois donné lieu à la congélation de la peau, des membranes et même de la périphérie du cerveau et d'autres points de l'économie : on doit, dis-je, avoir ces cas présents à la mémoire, afin de les éviter en mesurant rigoureusement l'intensité du réfrigérant à la puissance de réaction de la partie qui y est soumise.

Bichat, ainsi que nous l'avons dit (§ 142), se servait quelquefois du froid local à son *maximum* comme *escharotique;* mais, à raison même de l'effet qu'il produit lorsqu'il est à ce degré, le froid créerait un danger s'il était administré dans une intention sédative. C'est ainsi qu'on l'a vu déterminer le sphacèle, la gangrène de certaines parties, d'une hernie, par exemple, où on l'avait appliqué comme moyen de réduction. En chirurgie comme en médecine, l'application du froid curatif intense doit toujours être précédée des émissions sanguines

---

commun). HOFFMANN (Fréd.), en Allemagne, et l'excellent M. NAUCHE en France, sont toutefois, sinon les premiers, du moins des premiers praticiens qui aient fait l'application de cette connaissance à la thérapeutique, et qui aient donné le conseil d'ajouter une certaine proportion de sel marin dans la vessie remplie de glace et destinée à poser sur la partie où l'on veut produire le maximum de refroidissement.

générales ou locales, et souvent de ces deux genres de déplétions sanguines à la fois, suivant les indications.

DEUXIÈME SECTION.

VARIATION D'ACTION DU FROID CURATIF, CONSIDÉRÉE SOUS LE RAPPORT PHYSIOLOGIQUE, SUR LES ANIMAUX ET SPÉCIALEMENT SUR L'HOMME, SUIVANT SES DIVERS MODES D'ADMINISTRATION.

§ 174. Bien plus encore en thérapeutique qu'en hygiène (§ 140), les divers modes d'administration du froid peuvent apporter des différences dans le résultat définitif de son emploi; en effet, à part la difficulté de calculer la force de réaction de l'individu, alors qu'il est plus ou moins épuisé, ne faut-il pas de plus, ici, analyser la nature, saisir les indications multiples de la cause ou de la maladie qui tend à le détruire? Il ne faut donc pas oublier, en thérapeutique, que le froid varie, non seulement par rapport à sa nature constitutive (air, eau, neige et glace), mais encore et surtout par rapport à la manière dont il est employé : c'est-à-dire suivant le lieu de son application (intérieur ou extérieur), l'étendue de cette application (générale ou locale), la quantité (faible ou à haute dose) et la durée (temps d'application) de son action.

Quand on sera bien pénétré de l'importance de cette condition, et qu'on l'aura suffisamment vérifiée par l'expérience pratique, l'art de guérir aura certainement et définitivement conquis dans le froid un de ses moyens les plus faciles, les plus fidèles et les plus énergiques.

CHAPITRE PREMIER.

Variation d'action du froid curatif, considérée sous le rapport physiologique, sur les animaux et spécialement sur l'homme, suivant qu'il est administré intérieurement ou extérieurement.

§ 175. Que l'on ait recours au froid dans un but curatif ou prophylactique (§ 141), il n'est pas indifférent de l'employer à l'extérieur ou à l'intérieur. La différence d'organisation, d'étendue, de sensibilité ou d'irritabilité des surfaces sur lesquelles on l'applique, dans l'un et l'autre cas, explique suffisamment cette différence d'action et partant d'indication... Quel que soit le cas spécial soumis au praticien, une lotion ou une affusion, un bain d'air ou d'eau produiront un effet thérapeutique tout autre qu'une injection, et surtout qu'une ingestion réfrigérante.

Lors donc que, en médecine ou en chirurgie, il sera nécessaire de produire une sédation rapide, étendue et profonde, comme dans certaines phlegmasies générales de la peau, du canal digestif ou de l'arbre artériel, il faudra préférer, comme indication spéciale, le froid externe, d'ailleurs secondé par l'usage intérieur du froid; celui-ci au contraire sera préféré quand il s'agira d'une irritation partielle et modérée du canal digestif, ou de l'un des épiphénomènes par dissémination qu'engendre si fréquemment l'irradiation morbide de cet appareil, soit sur le cerveau (céphalées, migraines, etc.), soit sur le cœur (douleurs *nerveuses*, palpitations, etc.), soit enfin sur tout autre organe ou appareil, excepté le poumon et les organes blancs, dont l'affection primitive ou secondaire exclut ordinairement l'emploi du froid interne comme du froid externe.

CHAPITRE II.

Variation d'action du froid curatif, considérée sous le rapport physiologique, sur les animaux et spécialement sur l'homme, suivant qu'il est général ou local, appliqué à toute la surface du corps ou sur une seule région.

§ 176. Nous avons vu comment et combien le froid prophylactique (§ 142) diffère dans son action, suivant qu'il est mis en contact avec une étendue plus ou moins considérable du tissu vivant. Cette connaissance ne doit point être perdue pour la thérapeutique, sur laquelle doivent se réfléchir toutes les lumières de la physiologie. On ne prescrira donc le froid général, atmosphérique ou terrestre (aérification ou bain), que dans les cas où l'individu présentant beaucoup de réaction ou une genèse exubérante de calorique, on voudra produire une grande et profonde sédation. Ainsi, dans les irritations générales aiguës et violentes de la peau, de la circulation, de l'appareil digestif, principal réflecteur de toutes les impressions externes ou internes, physiques et morales, et sur lequel on peut agir puissamment à l'aide d'une telle modification de l'enveloppe cutanée.

Quand l'individu a été débilité, soit par la longueur de la maladie, soit par la diète, soit enfin par d'abondantes émissions sanguines, ou par ces trois circonstances réunies; qu'il n'offre plus assez de réaction pour pouvoir supporter une immersion générale dans l'air ou dans l'eau froide, et que cependant il conserve une certaine fréquence du pouls, accompagnée d'insomnie, d'agacements nerveux et de chaleur âcre et sèche de la peau, alors, si l'état des poumons ne s'y oppose pas absolument, le froid local, sous forme d'ablutions, de lotions ou d'immersions partielles des extrémités, particulièrement des extrémités thoraciques, pourra produire de très-heureux résultats, surtout lorsque la température extérieure, le milieu atmosphérique sera très-élevé. J'ai fréquemment obtenu de bons effets de ces applications partielles du froid, tantôt par l'air, tantôt par l'eau ou par des corps froids appliqués sur des organes chroniquement irrités, et ayant contracté une sorte d'habitude de surexcitation qui y entretient sans cesse un état de congestion avec un dégagement de chaleur hypernormale. C'est ainsi que, porteur d'une gastrite chronique, j'ai été longtemps forcé, surtout quand je voulais me livrer à quelques travaux intellectuels, de me couvrir moins, de m'exposer à l'air, et même parfois de m'asperger la région épigastrite; sinon mon estomac s'échauffait, s'irritait, et j'étais forcé de suspendre les aliments ou le travail.

Quant au froid intérieur, nécessairement circonscrit dans son application, son action est constante et toujours sédative lorsqu'il est convenablement administré. On le donnera donc seul, ou comme adjuvant du froid local ou général, dans toutes les phlegmasies viscérales ou externes qui exercent, soit directement, soit indirectement, une vive influence sur le canal digestif, influence accusée par la chaleur de la bouche, l'ardeur de la soif, la rougeur et la sécheresse des orifices muqueux, etc.

CHAPITRE III.

Variation d'action du froid curatif, considérée sous le rapport physiologique, sur les animaux et spécialement sur l'homme, suivant qu'il est en petite ou en grande quantité, à faible ou à haute dose.

§ 177. Déterminer avec précision la quantité de froid applicable dans un cas donné ou d'une manière générale, est chose délicate en hygiène (§ 143), chose plus délicate encore dans la pratique de l'art. Ainsi, particulièrement à l'extérieur, une trop grande masse de glace ou de liquide froid amenant un refroidissement trop brusque et trop étendu, il peut en résulter, au lieu du soulagement attendu, des accidents plus ou moins graves, et quelquefois même la mort par congestion ou par anéantissement de l'action nerveuse. A l'intérieur, la *quantité* étant forcément déterminée par l'*espace*, il ne peut pas en résulter d'accidents aussi graves. Toutefois, lorsque la température n'est pas très-élevée et que le froid est pris en excès, on observe parfois une réaction funeste sur les poumons, et le plus souvent des dérangements d'entrailles qui peuvent revêtir le caractère inflammatoire, ou, si ce caractère préexiste, substituer à la gastro-entérite ou faire coïncider avec elle une péritonite, une pleurite, une péricardite ou un rhumatisme musculaire ou articulaire, etc., etc.

Avant donc de fixer la dose ou la quantité de froid, le praticien rassemblera et scrutera attentivement tous les éléments de l'indication, puisés à la triple source de cet agent lui-même, du malade et de la maladie considérés dans leur nature et dans leurs circonstances diverses.

CHAPITRE IV.

Variation d'action du froid curatif, considérée sous le rapport physiologique, sur les animaux et spécialement sur l'homme, suivant la durée de son application.

§ 178. Cette question de la durée ou du temps d'application du froid, très-importante en hygiène (§ 144), est de la plus haute gravité en médecine. Parmi les conditions d'administration de ce modificateur, il n'en est point qui influe davantage sur le résultat thérapeutique; à vrai dire, c'est elle qui décide du sort de la médication réfrigérante, c'est-à-dire souvent du sort du malade lui-même. On comprend avec quelle religieuse sollicitude il importe de la régler.

Ainsi à l'épigastre, sur le cœur et sur la tête principalement, l'application trop peu prolongée de la glace ne ferait qu'irriter ou n'atteindrait pas son but. L'est-elle au contraire durant un temps trop long, particulièrement chez un enfant ou chez un individu débile ou largement saigné, elle peut entraîner les plus funestes conséquences, et jusqu'à la mort *générale* (par asphyxie, sidération ou congestion), ou *locale* (par congélation). Lors donc qu'on devra prescrire le froid à l'extérieur, et en médecine surtout, il faudra rassembler toutes les forces de son intelligence pour calculer et la résistance du sujet, et la nature et l'intensité de la maladie; mais il est absolument impossible de poser *à priori* et empiriquement des règles de temps précises pour l'emploi d'un agent dont les résultats varient à l'infini, suivant des circonstances infiniment nombreuses, mobiles et saisissables seulement pour l'observateur. C'est un véritable service rendu à la science et à l'humanité, que la découverte de moyens mécaniques propres à remplir le diagnostic et les indications du médecin, déjà par eux-mêmes si difficiles à établir! Tel nous semble être l'ingénieux appareil destiné à régulariser l'application du froid dans les affections cérébrales, présenté dernièrement à l'Académie, sous le nom de *rigocéphale*, par M. le docteur Blatin (1).

(1) « Pour faire ressortir les avantages de son casque céphalique réfrigérant, l'auteur y joint un mémoire dans lequel il rappelle les moyens employés jusqu'ici, moyens dont il signale l'insuffisance, les inconvénients et les dangers. Selon lui, la plupart de ces moyens manquent le but qu'on se propose; car « pour que l'action sédative d'un corps froid se produise, il faut qu'il soit en contact presque sans interruption, autrement l'irritation qu'il cause d'abord à la peau étant trop fréquemment répétée, réagit sur l'encéphale et l'irrite au lieu de le calmer. Les affusions tourmentent et inondent le malade; les lotions et la ventilation (moyen toutefois trop négligé), ont, comme les douches, l'inconvénient de mouiller et de refroidir la couche. Les aspersions et les ablutions avec des liquides volatils, éthérés, acides, alcooliques qui, pour se vaporiser, soustraient du calorique, ont une action trop fugace, et peuvent exercer sur l'olfaction une impression nuisible. Les vessies remplies de glace n'embrassent ordinairement qu'un petit segment de la circonférence du crâne. Il est difficile de les maintenir surtout sur l'occiput où souvent le mal est le plus violent, à cause de la position de la tête dans la supination. On sait d'ailleurs, par des observations récentes, que l'application presque immédiate de la glace et surtout des mélanges réfrigérants dont il est difficile d'apprécier l'énergie, détermine quelquefois la congélation des membranes et même de la périphérie du cerveau; on pourra, après quelques essais, doser en quelque sorte la réfrigération à l'aide du rigocéphale, qui ne fatigue point les malades dociles, puisque dans aucun cas il ne s'appuie sur la tête; que les indociles ou les délirants ne pourront le déplacer, et qu'il ne s'opposera point à l'application simultanée d'autres topiques sur le crâne. » (*Gazette des hôpitaux* du 23 mars 1837.((*)

(*) J'invite l'auteur à prendre connaissance au secrétariat de l'Institut du rapport que j'ai fait à ce corps savant sur le *rigocéphale* du docteur Blatin (Baron LARREY).

A l'intérieur, je l'ai déjà dit, les conséquences ne peuvent pas être aussi graves, mais ce n'en est pas moins un devoir rigoureux de les prévenir et d'obtenir de cet agent, comme de tous et toujours, le plus de bien et le moins de mal possible.

TROISIÈME SECTION.

VARIATION D'ACTION DU FROID CURATIF, CONSIDÉRÉE SOUS LE RAPPORT PHYSIOLOGIQUE, SUR LES ANIMAUX ET SPÉCIALEMENT SUR L'HOMME, SUIVANT LEURS CONDITIONS OU LEURS ÉTATS DIVERS.

§ 179. Si chez l'homme et chez les animaux, les divers états ou conditions d'âge, de sexe, de constitution ou de tempérament, d'habitude ou d'hygiène, de repos ou de mouvement, de calme ou de passion, de climat ou d'expositions et de saisons...; si, dis-je, des circonstances aussi nombreuses et aussi puissantes sont, ainsi qu'on le pense bien, d'une haute importance, comme cause de modification du froid prophylactique chez l'homme ou chez l'animal sain (§ 145), que ne sera-ce pas alors qu'ils seront malades? Cette démonstration est d'une extrême importance, et c'est à la faire ressortir que nous consacrerons cette troisième section.

CHAPITRE PREMIER.

Variation d'action du froid curatif, considérée sous le rapport physiologique, sur les animaux et spécialement sur l'homme, suivant leur âge.

§ 180. Les âges, stades du temps qui marquent notre existence éphémère, modifiant, ainsi que nous l'avons dit ailleurs (§ 146), notre constitution et nos impressions, notre *sentir* et notre *mouvoir*..., en imprimant leur dure empreinte à tout notre être, les âges posent à la thérapeutique des règles d'action dont elle doit tenir un grand compte, particulièrement au point de vue qui nous occupe. Ainsi, à chaque époque de la vie, chaque mode d'irritabilité, chaque puissance de réaction, chaque tissu particulier, pour ainsi dire..., d'où chaque manière de faire, pour chacune de ces époques, dans l'application des agents thérapeutiques et du froid en particulier.

1° *Dans l'enfance*..., à mesure que l'homme s'éloigne de la naissance pour arriver à la puberté, le froid atmosphérique peut lui être de plus en plus utile dans les affections surtout aiguës, qui l'assiégent pendant cette première période. Mais moins elle est avancée, et plus le froid doit être modéré. Pour le froid terrestre, intérieur ou extérieur, il est aussi fréquemment employé dans l'enfance ; le premier moins souvent, toutefois, que le second, à raison de l'activité du mouvement centrifuge et du peu d'irritation persévérante et profonde qui existe ordinairement encore à cet âge dans les voies digestives. Mais le froid terrestre *extérieur* est souvent d'un grand secours pour combattre, quand elles sont excessives, les fréquentes et diverses maladies de la peau, et surtout de l'appareil encéphalique, si souvent atteint chez l'enfant à raison de sa sur-activité physiologique par le besoin impérieux et permanent de connaître, et de la sur-excitation pathologique par réaction du canal digestif dont il abuse tant ! mais considérant la délicatesse des tissus et la facilité avec laquelle ils se brisent à cette époque de la vie, on ne saurait prendre trop de précaution, ni mettre trop de soins éclairés et assidus dans l'emploi du froid terrestre extérieur. Je rends hommage et actions de grâces au nom de cette portion intéressante et faible de notre espèce, comme au nom de l'humanité, à la tendre sollicitude et au talent éclairé avec lequel MM. Guersent, Edwars, Tanchou, le Rivérend (1), etc., etc., ont insisté

(1) *Réflexions pratiques sur quelques-unes des maladies qu'on observe fréquemment dans les latitudes chaudes;* Annales de la médecine physiologique, mars et avril 1832; et *op. citat.*, p. 144 et 445.

sur ce point essentiel de la médecine si délicate et si difficile des enfants ! Toutes les fois donc qu'on prescrira le froid dans l'enfance, on aura présents à la mémoire les préceptes que nous avons donnés pour l'emploi sage et intelligent de ce moyen : on notera surtout soigneusement l'âge précis du petit malade ; cette condition étant la principale de sa résistance. Chez les très-jeunes sujets, dont les fontanelles ne sont pas encore ossifiées, ou lorsqu'il y aura exsudation croûteuse sur le cuir chevelu (ce qui est très-ordinaire), la glace sur la tête pouvant déterminer une sorte d'asphyxie du centre cérébral immédiatement mortelle, ou une répercussion dont la conséquence, quoique plus tardive, serait la même, la glace ne pourra être appliquée que dans les cas extrêmes.

2° *De la puberté à l'âge adulte*..., la force de réaction grandissant avec les organes, l'application du froid devient de moins en moins difficile. Cependant il ne faut pas oublier que cette époque étant particulièrement celle de la croissance et de la mise en jeu des organes sexuels parfois perturbateurs et fort *exigeants*, la constitution est souvent faible, irritable, épuisée et peu susceptible de réaction, les poumons en particulier, à raison de leurs rapports intimes avec l'appareil générateur. A cet âge encore l'emploi du froid sera d'une assez rare et assez délicate application.

3° Mais il n'en sera plus ainsi *de l'âge adulte à la vieillesse*... Pendant cette longue période de la vie, où l'individu, dans toute la force de son organisation, dans toute la puissance de ses facultés supérieures, mais aussi dans toute la fougue de ses passions, est soumis d'une manière incessante à toutes les perturbations physiques et morales qu'entraîne forcément à sa suite, dans son être entier, le mécanisme individuel comme le mécanisme social, tel surtout que ce dernier est aujourd'hui constitué..., l'adulte, fréquemment atteint dans ses grands appareils, le digestif en particulier, fera du froid, principalement à l'intérieur, un usage pour ainsi dire journalier. A l'apogée de sa force et de sa puissance de réaction, les phlegmasies, violentes et tenaces à mesure surtout qu'il avance en âge, seront chez lui énergiquement et persévéramment combattues par le froid *intùs et extùs*, successivement et simultanément, *selon l'urgence*.

4° Dans la dernière période de l'existence, circonscrite *entre le terme de l'âge adulte et la décrépitude*..., le drame de la vie, perdant par degré sa couleur et ses émotions, et tout revenant au calme dans l'organisation affaiblie, le froid devient d'une rare et dangereuse application, du moins à l'extérieur, et surtout s'il est intense, la peau ne conservant plus assez de vitalité, et l'organisme entier assez de puissance pour pouvoir déterminer une bienfaisante réaction. Il est cependant divers vieillards, à prédominance gastro-intestinale, qui, dans les maladies de cet appareil, conservent tard la faculté de supporter l'action du froid ; mais quelle que soit leur énergie, on doit s'en montrer d'autant plus avare pour eux, qu'ils s'approchent davantage du *commencement de la fin*.....

CHAPITRE II.

Variation d'action du froid curatif, considérée sous le rapport physiologique, sur les animaux et spécialement sur l'homme, suivant leur sexe.

§ 181. A l'encontre de tous les autres états ou circonstances qui font varier l'action du froid sur l'homme, le sexe exagère moins cette variation en thérapeutique qu'en prophylaxie (§ 147). Et cela est tout naturel, car l'état pathologique qui accroît l'importance de toutes les autres *influences* sur l'individu, par cela même qu'il diminue la sienne en l'affaiblissant, l'état pathologique, *nivelant* pour ainsi dire, tous les êtres qui y sont soumis, en faisant disparaître, ou à peu près, la condition des sexes (qui du reste n'exerce, et sur la femme seulement, qu'un empire intermittent et passager), ne laisse que peu de poids à cette condition. Aussi une phlegmasie violente, interne ou externe, étant donnée, le médecin s'occupera peu, pour concourir à son traitement par le froid, si le malade qui l'appelle est du sexe féminin ou masculin, et il n'en tiendra guère compte que comme d'un *virimètre*, d'un moyen d'estimation de sa force de réaction et d'irritabilité absolues.....

Toutefois, pendant l'époque de la fécondité, qui fait de la femme un être à part, remarquable par son extrême impressionnabilité, les règles étant toujours un phénomène important, même en état de maladie, et surtout à son déclin, où elles sont souvent un moyen dont la nature se sert pour *juger* cet état, le médecin alors les prendra en grande considération, et se gardera bien de s'exposer à les supprimer par l'emploi intempestif du froid extérieur ou même intérieur. Il tiendra compte encore de cette circonstance des sexes quand, pour une maladie chronique qui le réclame, il croira devoir conseiller le changement de climat, et il devra (à part l'indication formelle fournie par la maladie) le choisir tel qu'il puisse modérer l'extrême susceptibilité native de la femme, et favoriser la régularité de son importante fonction menstruelle. Mais il est clair que cette considération des sexes n'est, en thérapeutique comme en hygiène, que momentanée, puisqu'aux deux extrêmes de la vie les individus se confondent et rentrent à peu près dans la loi d'irritabilité commune à l'espèce.

CHAPITRE III.

Variation d'action du froid curatif considérée sous le rapport physiologique, sur les animaux et spécialement sur l'homme, suivant leur constitution ou leur tempérament, leur force ou leur faiblesse.

§ 182. C'est à cette question de force ou de faiblesse, de puissance ou d'énervation que se rattachent, en thérapeutique, toutes les règles d'administration du froid, et c'est d'elle surtout qu'on peut dire ici *qu'elle est une question de vie et de mort!* De sa solution dépend, en effet, le résultat définitif de la médecine débilitante, et de la réfrigération en particulier ; quiconque néglige cette solution essentielle, ou ne suffit point à l'atteindre, remplace, par un jeu de coupable témérité, le ministère conservateur de notre art... Donc, avant de recourir au froid atmosphérique ou terrestre, intérieur ou extérieur, médical ou chirurgical, il faut, indépendamment de toute appréciation de la nature de la maladie, de la température extérieure, etc., scruter attentivement les ressources du malade ; c'est-à-dire le volume et la densité de ses tissus, l'énergie de sa circulation, l'activité de ses centres nerveux, la puissance de ses instincts, de son caractère et de son intelligence... Ce n'est pas trop en effet de ce long et philosophique examen, pour juger sainement de la résistance physique et morale de l'homme ; et la phrénologie enseigne, au grand avantage de la médecine, que ces deux conditions de la *dualité humaine* ne doivent jamais être isolées dans l'étude physiologique et pathologique de tout individu. Cette détermination rigoureuse de la force de réaction individuelle, sera surtout d'une haute gravité aux deux extrêmes de la puissance de l'homme : chez l'adulte et chez l'enfant, où le froid, principalement lorsqu'il est en excès chez le dernier, ou en défaut chez le premier, peut amener de si terribles et de si soudaines conséquences ! La nature de la maladie fournit également un élément notable dans cette appréciation ; car il est, comme on le sait, des affections qui entraînent une diminution particulière, insolite dans l'innervation générale, et surtout dans la contractilité musculaire... Enfin l'on se souviendra que la résistance ou véritable force d'un individu n'est pas *toujours* ni même *ordinairement* en raison de sa *masse ;* mais qu'elle se calcule avec plus de certitude sur la coloration, sur l'activité de ses tissus, et sur *une certaine organisation phrénologique*.....

C'est ainsi que j'ai souvent vu dans les hôpitaux militaires, le gros, gras et frais, mais simple, affectueux et mélancolique habitant des plaines de la Champagne, ou des prairies de Normandie, tomber dans une nostalgie profonde, qui abolit la réaction, s'affaisser par degré dans la délirante réminiscence des objets de son affection, s'éteindre comme un souffle, et d'autant plus vite, qu'on le débilitait davantage; ne laissant, dans son cadavre, à l'anatomo-pathologiste stupéfait, aucune explication suffisante de sa mort... (1); tandis qu'à côté de lui, le Parisien insouciant et frivole, ou l'énergique montagnard, à fibre sèche et mobile, d'un courage et d'une gaîté imperturbables, guérissaient de maladies ou de lésions infiniment plus étendues et plus graves en apparence, que celles qui emportaient leur voisin pusillanime!.....

CHAPITRE IV.

Variation d'action du froid curatif, considérée sous le rapport physiologique, sur les animaux et spécialement sur l'homme, suivant leurs habitudes, leur hygiène.

§ 183. En thérapeutique, non moins qu'en prophylaxie, le médecin physiologiste doit, dans l'administration du froid, prendre en grande considération le genre de vie, le présent et le passé du malade... Ainsi, quant au changement de température, par exemple, on ne prescrira pas le même climat pour des affections identiques, autant qu'ils en sont susceptibles, à l'habitant des Antilles et à celui du Kamschatka... De même pour le froid terrestre : en ordonnant un bain froid, on devra tenir compte du pays ou de la latitude où le malade a vécu et s'est développé ; car le Russe et l'Africain n'en sont pas impressionnables au même degré... De même encore, pour le froid intérieur qu'appétera l'homme du Midi, tandis qu'il sera repoussé par l'habitant du Nord...

Mais indépendamment de ces grandes déviations, de ces nuances tranchées dues aux différences extrêmes des climats, les indications du froid peuvent varier sous les mêmes latitudes, entre les mêmes peuples, au sein des mêmes familles, chez les mêmes individus, à des époques différentes de la vie, et suivant des conditions qui se déduisent, soit de l'hygiène, soit des antécédents qui leur sont propres (§ 111 (5)).

---

(1) J'engage l'auteur à lire mon article sur la nostalgie dans le 1er volume de ma *Clinique chirurgicale* (Baron Larrey).

Dans l'état de maladie comme dans l'état de santé, le pauvre prolétaire, mal vêtu, mal nourri et exténué de fatigue; le jeune et efféminé citadin, énervé par des excès d'un tout autre genre; l'homme doué d'une médiocre *alimentivité*, et qui, pâle et anémique, se nourrit de peu; celui que ses préjugés ou ceux de sa famille ont constamment abrité contre l'action du froid; celui que domine une passion triste..., tous ces sujets qui s'offrent si fréquemment au praticien ne seront point modifiés par le froid de la même manière que l'homme sec ou plus ou moins riche en tissus, mais énergique et vigoureux, à circulation pleine et forte, qui se repose beaucoup et se procure une ample réparation, dont les organes digestifs s'hypertrophient sous l'influence d'une surexcitation habituelle; du reste, chez tous ces individus, dans chacune de ces constitutions, les maladies, quoique analogues essentiellement inflammatoires, prennent une physionomie, un caractère propre qui, à part les indications particulières que nous venons de poser, prescrit la mesure dans laquelle il convient de leur appliquer la médication débilitante et surtout réfrigérante. Autant, toutes choses égales, il faudra mettre de persévérance dans l'emploi du froid chez les sujets fortement constitués, autant il faudra s'en montrer avare chez les individus faibles.

CHAPITRE V.

Variation d'action du froid curatif, considérée sous le rapport physiologique, sur les animaux et spécialement sur l'homme, suivant les climats, les expositions.

§ 184. La médecine positive, inébranlable selon nous, quant à son principe fondamental ou à sa doctrine (§ 6 (3)), n'en présente pas moins, dans son application générale, des nuances, des modifications relatives, et à l'organisation propre à chaque individu, et surtout au milieu (saisons, climats, constitutions atmosphériques) qu'il habite : ce qui lui est contraire dans un climat lui étant souvent favorable dans un climat opposé... C'est là une vérité à double face, dont la science est en possession, dont l'art doit tenir compte, et que Celse proclamait, il y a à peu près deux mille ans, en ces termes : *differunt pro naturâ locorum, hominum quæ genera medicinæ...* Comment en serait-il autrement quand la médecine n'a d'autre but que de modérer, d'exciter, de régulariser l'irritabilité formée pour ainsi dire, à l'image des constitutions ou des tempéraments, dépendant eux-mêmes des climats ou des latitudes auxquels ils sont soumis?.....

Lors donc que le médecin physiologiste voudra prescrire le froid, et principalement le froid atmosphérique par changement de climat, il aura constamment présent à l'esprit cette influence réelle et puissante de la température, des expositions, etc., sur l'organisme en général, et, suivant leurs degrés divers, sur les différents appareils en particulier. Ainsi, il n'oubliera point que le froid sec et le froid humide, le froid intense et le froid modéré, le froid variable et le froid fixe, etc., agissent constamment sur les maladies d'une manière favorable ou défavorable suivant certains rapports d'affinité ou de répulsion, d'organisation intime des tissus vivants mais souffrants, avec ces milieux. C'est ainsi qu'il suffit quelquefois d'un déplacement de quelques degrés de latitude, pour arrêter le dépérissement d'un sujet qui se consumait malgré le plus ingénieux déploiement de toutes les autres ressources de la médecine et de l'hygiène (§ 249).

Mêmes considérations touchant l'emploi du froid atmosphérique local, et du froid terrestre, local ou général ; emploi non moins variable en thérapeutique qn'en hygiène. Suivant ces circonstances climatériques et calorifiques, et quelle que soit la nature de la maladie, le froid doit être proportionné à la température extérieure, au désir et à la force de réaction du malade : hardi et persévérant dans son administration vers l'équateur, on devient plus circonspect sous la zone moyenne, et on n'y a recours que rarement dans le Nord.

Mais, conformément à cette loi de physiologique médicale qui veut qu'on favorise autant que possible le mouvement centrifuge ou d'expansion vitale, à mesure que la température s'abaisse, et que l'individu présente moins de réaction, de puissance absolue, on se hâte de supprimer d'abord le froid extérieur dont l'application devient inopportune de la zone moyenne vers les cercles polaires, à une époque où le froid intérieur est encore rarement employé ; car dans les irritations aigues fébriles, pour peu qu'elles ne dépendent pas d'une pneumonie, et surtout dans les gastro-entérites, primitives ou secondaires, on en fait usage, quelle que soit la sévérité du climat où l'on pratique.

CHAPITRE VI.

Variation d'action du froid curatif, considérée sous le rapport physiologique, sur les animaux et spécialement sur l'homme, suivant les saisons.

§ 185. Les saisons (§ 153) étant en petit la représentation des climats, ce que nous venons de dire de ces derniers s'applique en grande partie aux premières. Mais comme celles-ci varient avec les latitudes, et qu'au point du globe où elles sont le plus régulières, les impressions qu'elles déterminent ne sont pas assez durables pour imprimer de profondes modifications à l'économie, elles ne sauraient changer beaucoup la modification organique essentielle et fondamentale due au climat proprement dit. Toutefois, à part la constitution individuelle, le genre de maladie, etc., le médecin physiologiste ne saurait ne pas tenir un très-grand compte de la saison où il traite.

En effet, quel que soit le point du globe ou la saison où il pratique, cette circonstance de température doit régler les allures du traitement sédatif; et jamais, nulle part, en hiver ou en été (les seules saisons qui s'observent vers l'équateur comme aux cercles polaires), au printemps ou en automne, l'emploi du froid ne sera plus le même. Dispensé avec modération au printemps, prodigué sans inconvénient en été, administré encore avec mesure en automne, le froid (du moins le froid extérieur), recevra peu d'applications en hiver, excepté dans quelques cas rares d'irritations cérébrales délirantes ou furieuses, par exemple, avec production excessive de calorique. On devra se rappeler encore, quand on croira convenable de prescrire les bains d'eau courante en été, que ces bains, par fois viciés à certaines époques de cette saison, doivent être alors supprimés.

Quant au froid intérieur, l'état morbide du canal digestif auquel on s'oppose, qu'il soit primitif ou secondaire, étant presque toujours le produit d'une irritation, le froid intérieur est partout et toujours de *saison*, sauf à en formuler la dose et l'intensité suivent les cas.

QUATRIÈME SECTION.

DU FROID CURATIF MÉDICAL.

§ 186. Nous venons d'examiner le froid à titre d'agent thérapeutique général, suivant ses formes et ses modes divers d'administration ; nous en avons noté les effets sur les animaux et particulièrement sur l'homme, sujet principal de notre étude, et nous avons signalé la cause de ses différences d'action dans les conditions même où se trouvent les êtres organisés, constamment en rapport avec la nature extérieure et modifiés par l'état de civilisation ou de société... Il nous reste à étudier le froid dans son action directe, immédiate, sur l'animal malade, c'est-à-dire sur les appareils, sur les organes et les tissus lésés dans leurs fonctions et dans leur composition intime.

Afin de faciliter cette étude, nous avons, à l'exemple de tous les pathologistes, divisé tous les états morbides de l'économie, en *internes* et en *externes*. Nous aurions voulu, suivant l'usage justement adopté, procéder de l'extérieur à l'intérieur, déversant ainsi sur les phénomènes plus vagues, plus indécis des affections profondes, les lumières fournies par l'étude des faits patents qui se passent dans des parties directement accessibles à nos sens ; mais les motifs suivants nous obligent à dévier de la méthode nosologique qui semble la plus naturelle : 1° Nous n'avons point à exposer ou à décrire les maladies, que nous acceptons et que nous proposons comme connues et admises de tous et par tous ; 2° leur traitement seul nous occupe, et dans l'exclusive limite d'un seul moyen qui y concourt ; 3° pour déterminer avec une utile prudence les applications du froid à la chirurgie, il convient de les approfondir préalablement dans les maladies internes où son action, mesurée sur l'importance des organes qu'elle atteint, est autrement grave et diffficile à régler ; 4° enfin, pour cet usage intelligent du froid chirurgical, il faut avoir calculé, *à posteriori*, l'influence du moyen non-seulement comme *topique*, mais encore comme modificateur général ou médical de toute l'économie et des centres viscéraux en particulier.

Une classification nosologique importe peu à un ouvrage de simple exposition ; nous n'avons pas à suivre la pathologie dans toutes ses ramifications ; car toutes les maladies ne sont point tributaires de la thérapeutique réfrigérente. Néanmoins il fallait adopter un ordre ; celui de notre illustre maître et ami a fixé notre choix ; il est en effet le plus rationnel, le plus philosophique et le plus complet à nos yeux que la science ait possédé jusqu'à ce jour.

Ainsi nous diviserons les malades ; 1° en inflammations aigues et chroniques ; 2° en sub-inflammation ; 3° en névroses ; 4° en altérations organiques, qui deviennent quelquefois des maladies prédominantes ; 5° en altérations des fluides stagnants, fluants ou dénaturés ; 6° en débilité ; 7° enfin en anomalies des phénomènes vitaux encore inexpliquées.

CHAPITRE PREMIER (1).

Du froid curatif médical dans les inflammations aigues et chroniques.

§ 187. Sans admettre, avec M. Rogerson (2), que *toutes les maladies sont des inflammations*, il est désormais incontestable que la plupart, sinon l'ensemble des affections morbides, reconnaissent dans leurs phases diverses ou leur péripéties, l'inflammation comme cause, comme effet, ou enfin comme épiphénomène ou complication (§ 3 (2))... Cette vérité reconnue, il ne nous reste plus, pour résoudre entièrement la question de L'EFFICACITÉ DU FROID DANS LES PHLEGMASIES, qu'à démontrer la nature du phénomène de l'inflammation, et l'avantage de l'action propre et immédiate du froid ressortira suffisamment de tout ce que nous dirons dans la suite au point de vue pratique, comme de tout ce que nous avons déjà émis au point de vue théorique.

L'inflammation, ainsi que l'ont démontré les travaux des Haller, Spallanzani, Cullin, Vicq-d'Azir; des J. Hunter, Bichat, Broussais, Sarlandière; des Burns, Kaltenbrunner, Bonorden, Hodges, Dezeimeris, etc.; l'inflammation, phénomène principal de la pathologie, phénomène éminemment actif, caractérisé par la tuméfaction, la chaleur, la rougeur et la douleur, est le produit complexe de la surexcitation nerveuse et de l'augmentation de l'expansibilité active ou de la sur-activité pathologique des capillaires des tissus qui en sont le siége. « Quand on a piqué fortement une partie de la membrane natatoire de la grenouille, le sang y afflue de telle sorte que les artères, les veines et les vaisseaux capillaires reçoivent une colonne de sang deux à trois fois plus forte qu'à l'ordinaire;

---

(1) Ici l'auteur est en erreur de croire que le froid puisse remédier aux engorgements ou phlegmasies chroniques des organes ou des tissus, c'est le contraire.

Les seuls remèdes efficaces dans ces affections sont les révulsifs.

J'engage l'auteur à lire mon mémoire sur le moxa (BARON LARREY).

(2) *Traité sur les inflammations*, par ROGERSON; Londres, 1833.

la circulation est arrêtée, les parois distendues des vaisseaux semblent se contracter autour de la colonne de sang qu'elles contiennent. La conversion du sang veineux en sang artériel est interrrompue; les globules offrent une teinte vive, tendent à se coller ensemble, et forment souvent de petits caillots qui passent par les canaux capillaires, et reparaissent dans les veines. La sécrétion de la lymphe est entravée, et les canaux lymphatiques qui l'absorbent restent vides, disparaissent à l'œil de l'observateur... Tous ces phénomènes s'étendent du du centre à la circonférence, etc... (Kaltenbrunner.) »

« Ne doit-on pas conclure que les choses se passent d'une manière tout à fait analogue dans les inflammations des animaux à sang chaud, du moins dans celle de la nuance phlegmoneuse? C'est ce qu'on est porté à conclure *à priori*, par déduction, et *à posteriori*, des expériences si curieuses de Leuwenhœc (1), de Dœllinger (2) et autres physiologistes et expérimentateurs distingués. »

« Or donc, la surexcitation (sa cause, s'entend) ayant pénétré dans l'économie par les deux voies obligées (3), les *sens externes* ou les *sens internes*, *membranes muqueuses*, *surfaces de rapport;* cette surexcitation est dirigée par le moyen des nerfs, par une sorte de courant *électro-vital* qui existe entre ces divers sens et la trame fondamentale des organes, vers le point le plus irritable, le plus *faible*, comme le disaient les anciens. Dès qu'elle est parvenue dans la matière nerveuse, qui est fondue dans tous les tissus, cette matière entre la première en mouvement, et bientôt le communique à d'autres fibres qui, comme elle, sont indépendantes de l'action du

---

(1) « LEUWENHŒC (Ant.) : *Arcana nat. op. micros. detecta;* Leyde, 1685, in-4. »

(2) « DŒLLINGER (Ignace) : *Beitråge zur Entwicklungsge schichte des Menschengehirsn;* Francfort-sur-Mein, 1814, in-fol. »

(3) « Je fais abstraction des causes vulnérantes, à l'occasion desquelles les stimulants agissent en même temps et sur les vaisseaux et sur les tissus nerveux; je n'entends parler ici que des irritations non traumatiques, et de toutes les innervations spontanées du cerveau, source si féconde de phlegmasies! »

cœur. Alors, en vertu de la loi *ubi stimulus, ibi fluxus* (1), ce mouvement fibrillaire détermine le premier appel des fluides (2).

« La présence des fluides bientôt détournés du *réservoir général*, accroît les mouvements moléculaires et fibrillaires, et par cette action et cette réaction alternatives, par cette sorte de dualisme morbide, la congestion se forme, l'hypertrophie commence; le sang, par une erreur de lieu secondaire, passe dans des vaisseaux jusque-là destinés à d'autres liquides, ou parfois même fait irruption dans la matière vasculaire, dans le tissu aréolaire (stases, ecchymoses), et cela avec d'autant plus de promptitude et d'intensité, que la partie est plus vasculaire et plus nerveuse, et que la douleur (qui cependant ne précède pas toujours la congestion, et ne la suit pas même toujours immédiatement) est plus vivement perçue (3). Dans ce cas la fièvre ne tarde pas à se développer, par la double cause de la liaison de la circulation capillaire à celle du cœur (4), et des sympathies.

« Telles sont, incontestablement, l'origine et la marche du drame inflammatoire... » (la CORBIÈRE) (5).

---

(1) « Loi de laquelle dépend et l'attraction inflammatoire et le *nisus formativus* qui se manifeste par un mode spécial d'irritabilité dans l'utérus, etc. »

(2) « Si toutefois il n'est pas trop violent ou d'une *certaine nature*, car alors il y a spasme ou contractilité permanente, et partant refus des fluides..., argument irrésistible contre l'expansibilité. »

(3) « Alors aussi, *la vie végétative* de la partie est à son maximum; et si l'inflammation n'est promptement éteinte, il arrive une époque où la contractilité s'affaiblit, où le mouvement cesse, où le ramollissement, la suppuration, la gangrène se manifestent; en un mot où l'asthénie remplace l'hypersthénie. »

(4) « Le cœur, comme on le voit, ne règle pas la circulation, mais obéit au système capillaire, *but* réel de cette fonction, vrai *commandeur* de *l'économie* (Sarlandière). Cette vérité avait d'ailleurs été péremptoirement établie par les belles expériences de Legallois (*Exposé sur le principe de la vie;* Paris, 1812, in-8), ayant pour but de déterminer les effets des diverses lésions de la moelle épinière sur la circulation. »

(5) Voir mon mémoire intitulé : *Des émissions sanguines dans les phlegmasies, et de la nécessité d'insister sur elles dans les phelgmasies aiguës:* ANN. DE LA MÉDEC. PHYSIOL.; mars et avril, 1832, p. 279, t. XXI.

L'inflammation est donc, je le répète, *un phénomène éminemment actif*, et le plus actif de tous ceux qui dépendent de la chimie vivante... Elle accroît démesurément la sensibilité et l'irritabilité des tissus, dont elle ralentit, trouble ou suspend la vie. Si donc il existe aussi deux moyens, mais deux moyens seulement de conjurer, d'arrêter ce terrible mouvement désorganisateur, en empêchant *l'afflux des liquides, ou bien en leur donnant issue*, il est évident que ces deux moyens seront les PREMIERS DE LA THÉPAPEUTIQUE (§ 3 (2)) : je n'hésite pas à proclamer tels LE FROID ET LES ÉMISSIONS SANGUINES.....

Sans doute il est des distinctions, des gradations à établir suivant le degré de l'inflammation et l'essence de la maladie, comme nous en avons établi suivant la constitution de l'individu, ou la nature de l'organe affecté : c'est ce dont nous allons nous occuper ici incessamment. Mais nous pouvons déjà dire, d'une manière générale et par anticipation, que plus l'inflammation, interne ou externe, sera récente et bornée, plus les effets du froid, comme ceux de la saignée, seront prompts et décisifs.

L'inflammation *aigue*, caractérisée par la tuméfaction, la chaleur, la rougeur et la douleur, est très-commune, puisqu'elle peut envahir successivement tous les organes de l'économie vivante, et même plusieurs à la fois ; mais l'inflammation aiguë présente des caractères particuliers, non-seulement suivant la cause qui l'a produite, mais encore suivant l'organe affecté ; ces caractères variables entraînent des indications particulières quant à l'emploi du froid ; le comportent, le réclament avec urgence, ou l'excluent complétement... : ainsi dans l'arthritis, la pneumonie et la gastrite aiguës, le froid n'est pas également applicable, quoique ces maladies soient de nature identique, c'est-à-dire essentiellement inflammatoires.

L'inflammation aiguë présente, en outre, des indications spéciales et relatives à la texture des organes qu'elle envahit ; à sa faiblesse ou à son intensité, à sa durée et à sa tendance vers l'une ou l'autre de ses terminaisons, *par résolution*, *par gangrène*, *par suppuration*, *par induration*, *par transformation des tissus, par hypertrophie, par altérations sécrétoires, par ulcération, par altération d'action, et enfin par état chronique.*

Cet état *chronique*, terme nécessaire et fatal de toute inflammation qui ne disparaît pas, dans un temps donné, par l'un des modes de résolution que nous venons d'indiquer, peut être aussi essentiellement primitif et conserver, quoi qu'à un moindre degré, en partie ou en totalité, les caractères de l'inflammation aiguë (tumeur, chaleur rougeur, douleur); le moyen qui réussit encore à le combattre, c'est le plus souvent le froid dont l'usage toutefois présente alors, ainsi que nous l'avons déjà fait remarquer, des indications particulières à cet état, à l'organe affecté, à la constitution du malade, etc...; indications que nous avons énoncées, et qui ressortiront mieux encore des faits pratiques.

Suivant pas à pas la méthode que nous avons adoptée, et procédant logiquement du plus simple au plus composé, ou de ce qui, situé à l'extérieur du corps, peut être matériellement constaté par les sens, nous traiterons d'abord des inflammations extérieures ou accidentelles, ou produites par des causes générales et ordinaires, leur imprimant une physionomie, un cachet commun et permanent; puis, transportant à l'intérieur les notions acquises, nous nous occuperons ensuite des inflammations spéciales, internes et cachées, ou dues à des causes qui les développent d'une manière irrégulière et insolite.

Des inflammations extérieures ou cutanées.

§ 188. Elles affectent trois formes : l'érythémateuse, la furonculeuse et la pustuleuse.

De l'inflammation érythémateuse ou érysipélateuse.

§ 189. Quoiqu'on ait répété depuis des siècles, d'après Hippocrate : *erysipelas extus diffusum intrò verti, non bonum...* (1), notre conviction est que cet axiome, vrai en lui-

(1) Aphor. 25, sect. vj.

même, a consacré un préjugé dangereux, qui consiste à laisser marcher la maladie de peur d'en occasionner la métastase intérieure en la traitant... Sans doute il faut, dans l'érisypèle, comme dans toutes les inflammations externes, considérer : 1° son intensité; 2° le temps de sa durée; 3° enfin, s'il est ou non compliqué de congestion ou d'irritation intérieure, en un mot s'il est simple ou complexe, afin de tenir compte de ces diverses conditions pour modifier l'emploi du froid, et lui associer au besoin les émissions sanguines, etc. Mais toujours est-il qu'il faut se hâter de le traiter, et que l'utilité du froid dans cette phlegmasie ne saurait être contestée, surtout si la température ambiante est élevée.

Je puis, au reste, sans invoquer ma propre expérience, citer à l'appui de mon opinion des autorités respectées, depuis Avicenne, jusqu'à Giannini (1), MM. Broussais (2), Rayer (3), Tanchou (4), etc.; à leurs nombreuses observations nous pourrions en joindre quelques-unes qui nous sont propres; mais nous nous bornons à en relater une qui appartient à ce dernier auteur, parce qu'elle nous semble la plus complète et la plus convaincante.

« Madame G*** était, depuis sa couche, fréquemment atteinte d'érysipèles erratiques ; depuis six mois qu'elle était accouchée, elle en avait eu cinq, qui avaient successivement paru sur la figure, sur les bras, sur les jambes et sur les cuisses; elle avait été convenablement traitée par un médecin ordinaire. Les délayants, les rafraîchissants, quelques légers purgatifs avaient été administrés. La dernière fois sa langue était sale ; il existait quelques indices de saburre bilieuse ; on la fit vomir. Madame G*** attribuait toutes ces indispositions à *son lait*, que son médecin, disait-elle, ne voulait pas traiter... — Le 25 août dernier, elle me consulta : elle portait sur la main gauche un petit érysipèle, qui avait commencé à se dé-

---

(1) GIANNINI : *Op. cit.*, t. II, p. 38, etc.

(2) BROUSSAIS : T. I, p. 117, *Cours de pathol.*

(3) RAYER : *Abrégé du Dictionnaire des sciences médicales;* article ÉRYTHÈME.

(4) TANCHOU : *Op. cit.*, p. 103 et suivantes.

velopper à la campagne, probablement par l'effet de l'insolation. Elle me proposa, comme à mon prédécesseur, de traiter son lait; mais elle ne me trouva pas plus complaisant que mon confrère : j'ordonnai le froid; des compresses d'oxycrat fort léger furent appliquées sur la partie malade et renouvelées toutes les demi-heures.

« En douze heures, l'érysipèle de madame G*** disparut. Deux jours après, il s'en manifesta un autre à la partie antérieure et supérieure de l'avant-bras droit. La malade me fit redemander, et je conseillai encore le même moyen; mais elle fut moins docile cette fois que la première; elle négligea de renouveler ses compresses aussi souvent que je l'avais dit; l'inflammation de la peau fut plus intense : il me fallut deux jours pour l'éteindre et l'en débarrasser. Le 10 septembre, madame G*** fut encore prise d'un troisième érysipèle. Celui-ci se développa à la partie supérieure de l'épaule du même côté; il était d'une plus large étendue, plus douloureux et menaçait de gagner le cuir chevelu. La malade, fatiguée de voir renouveler si souvent ses indispositions, avait tardé deux jours à me faire appeler. Pendant ce temps-là, le mal avait fait des progrès; il y avait un peu de fièvre, la langue était humide et muqueuse, mais un peu rouge à la pointe, comme elle l'est dans les irritations gastriques. Je proposai encore à la malade l'application du froid; pour cette fois je la trouvai rebelle : elle s'y refusa. Je consentis à patienter jusqu'au lendemain, l'assurant par avance qu'elle n'attendrait pas jusque-là pour me le redemander. En effet, vers le soir, elle m'envoya chercher : l'inflammation avait alors plus de six pouces de diamètre; la chaleur qui s'en dégageait était âcre, mordicante; la rougeur ne disparaissait qu'imparfaitement sous le doigt : en un mot, elle commençait déjà à devenir phlegmoneuse. Le pouls était fréquent, mais sans fièvre ; elle n'avait ni soif ni appétit. Je crus la saignée inutile ; je fis appliquer sur l'épaule de madame G*** des compresses trempées dans de l'eau dégourdie : celle-ci se desséchaient à l'instant, comme si elles eussent été imbibées d'alcool, tant la chaleur était vive. Je plaçai une garde auprès de madame G*** avec ordre de renouveler les compresses tous les quarts d'heure et de rendre l'eau de plus en plus froide. On commença à huit heures: à dix on l'employait à la température de la chambre; à minuit, on ajoutait un peu de glace; à sept heures du matin, j'en fis appliquer de pure; à quatre heures de l'après-midi, tout avait disparu. On maintint encore le froid le reste de la journée; on le diminua graduellement, et deux jours après, madame G*** ne se souvenait plus de son indisposition. J'employai ensuite le petit-lait, les doux laxatifs et les bains; et depuis lors, madame G*** n'a plus été malade, au moins, que je sache; car elle est partie dans le cours de l'hiver pour rejoindre son mari en Espagne. »

Du furoncle.

§ 130. Quand on n'a pu attaquer assez tôt le furoncle par les moyens abortifs, et qu'il marche, s'étend, devient douloureux et menace de réagir sur le canal digestif, d'ailleurs assez souvent primitivement malade dans cette affection; en même temps qu'on donne des boissons froides et même de la glace à l'intérieur, on applique avec avantage, sur la tumeur, des compresses d'eau d'abord à la température de l'appartement, puis graduellement de plus en plus froide, à laquelle on pourra mélanger des principes émollients et narcotiques. Je connais un jeune homme très-prédisposé à cette génération successive et fatigante de furoncles qui assiégent fréquemment certains individus, sans qu'on sache trop pourquoi. Quand il les voit paraître, il se couche, se met à un régime sévère et adoucissant, prend souvent des glaces, et couvre ses furoncles de compresses imbibées d'eau de guimauve et de pavots à la température de la chambre. De cette manière, il en détermine presque toujours la résolution, et il a constaté qu'à l'aide de ce qu'il nomme sa *méthode*, chaque *époque furonculaire* est infiniment moins longue que du temps où il se traitait par le chaud, par les purgatifs et les moyens ordinaires.

De l'inflammation pustulo-croûteuse de la peau.

Des dartres.

§ 191. La dartre n'étant autre chose qu'une inflammation particulière, mais une inflammation réelle de la peau, la dartre sera (quelle que soit sa nature si variée), favorablement combattue par le froid, mais surtout avant son ulcération, et lorsqu'elle est vierge encore de toute influence viscérale ou de complication. En même temps donc qu'on administre le froid à l'intérieur pour prévenir ou combattre la réaction intestinale, on l'applique localement, selon le mode le mieux approprié à la partie qui est le siége de la dartre, à la nature, au degré d'irritation, au temps d'existence de la maladie, etc., etc. Je le répète, convenablement administré, le froid *intùs et extrà*, seul ou adjuvant des émissions sanguines, etc., sera toujours d'un très-grand secours dans le traitement de la dartre. Je possède plusieurs exemples de guérisons remarquables sous cette salutaire influence, et je pourrais ici invoquer l'autorité de bon nombre d'auteurs, de Brandis (1) en particulier; mais je me bornerai à une seule observation, prise dans la pratique de l'un de mes honorables confrères et amis, le docteur Marcel Gaubert.

« En mars 1833, je fus appelé, dit notre ami, près de madame***, boulangère, rue Saint-Jacques. Elle était atteinte, depuis six mois, d'une dartre érythémoïde énorme et très-vivace, qui lui couvrait entièrement les mains et les avant-bras, depuis le bout des doigts jusqu'au coude, et la forçait, désespérée, de se couvrir d'amples gants de peau, le bras presque en entier, par propreté ou pour ne point dégoûter ses nombreuses *pratiques*. Souffrant alors, peu familiarisé avec la thérapeutique de cette spécialité, du moins d'après les principes exposés au livre des *dermatoses*..., et trouvant le cas assez grave, j'hésitais à me charger de cette malade,

(1) Brandis : *Op. cit.*, p. 46 et suivantes.

quand, pressé par elle, il me vint à la pensée de la soumettre à l'action du froid combiné avec les émollients narcotiques, et aidé de la *position* ou des lois de la pesanteur. Je fis donc construire un appareil à peu près semblable à une fontaine, percé à sa base de plusieurs trous étroits, qui laissaient tomber en pluie (irrigation multiple) une décoction de morelle et de guimauve, de guimauve et de pavots, etc., à une température graduellement abaissée, sur les parties malades, maintenues élevées et disposées en plan incliné, de manière à mettre successivement en contact avec le liquide tous les points malades, en commençant par la pointe des doigts. Cette opération était répétée deux ou trois fois par jour pendant un quart d'heure au plus; une diététique convenable était d'ailleurs prescrite.

« Quelques jours (douze ou quinze) s'étant écoulés, n'entendant point parler de ma malade, et croyant que, fatiguée d'un moyen si simple (§ 5 (4)) et peut-être sans résultat, elle l'avait sans doute abandonné pour en adopter un autre, et probablement aussi un autre médecin qui s'adressât davantage à ses organes d'*illusion et d'espérance*, et lui donnât *quelque bon spécifique*..., pour savoir, dis-je, ce qui en était de ma malade et aussi du moyen que je lui avais prescrit, je fus la voir et grande fut ma surprise en la trouvant dans son comptoir, rayonnante de joie et de santé; les mains et les bras découverts, parfaitement guéris, et la peau en voie de reprendre sa coloration et son état naturel. Et cette guérison, jusqu'à ce jour (1838) ne s'est point démentie. »

Du phlegmon.

§ 192. Que le phlegmon soit essentiel ou symptomatique, critique ou idiopathique, il faut bien se garder de suivre le précepte des anciens qui voulaient qu'on le respectât *parfois* et le laissât marcher... Il faut se hâter, au contraire, de l'anéantir à son début. Eh bien! lorsqu'on n'a pu arrêter le phlegmon dans son évolution, avant comme après les émissions sanguines, générales ou locales, rien ne peut être comparé au froid *intùs et extrà, pas même* les frictions mercurielles tant vantées depuis quelque temps ! Je compte dans ma pratique, et j'ai pu constater dans celle de mes confrères, maints cas de guérisons de cette affection, conséquentes à ces principes. Mais je ne puis mieux faire, pour leur confirmation, que de renvoyer à la partie chirurgicale de ce Traité (§ 313) et au travail de M. Josse, où se rencontrent plusieurs de ces cas si remarquables de solution favorable de phlegmons divers par le froid (1).

Toutefois, je ne saurais ne pas citer ici l'autorité de Dupuytren, et un passage approprié d'un travail de M. Tavernier (2), à ce sujet ; travail qu'on regrette de voir si limité par l'espace. « A ce moyen (les émissions sanguines générales ou locales, suivant les indications), Dupuytren, dit M. Tavernier, joint l'emploi des bains généraux et locaux, et des topiques résolutifs froids. Il blâme l'usage des cataplasmes émollients chauds, comme étant propres à entretenir la fluxion locale. Si les topiques réfrigérants ont été blâmés avec raison dans certains cas d'érysipède par cause externe, ils ne peuvent l'être dans ce cas, et leur emploi, combiné avec l'un des moyens déjà indiqués, ou que nous allons signaler, pourra souvent arrêter les progrès du phlegmon diffus. *On ne sait pas assez en France se servir de ce puissant agent de thérapeutique.....* »

Des inflammations articulaires.

De l'arthritis et de la goutte. (3)

§ 193. Le froid intérieur a été généralement admis contre l'arthritis et la goutte (deux nuances de la même maladie,

---

(1) C'est encore une plus grande erreur de croire à l'efficacité du froid dans le phlegmon ; au contraire, il provoque la gangrène et expose les jours du malade (Baron Larrey).

(2) *De l'érysipèle phlegmoneux, etc.*, par M. Tavernier ; *Journ. des conn. méd.* ; décembre 1833, p. 143.

(3) Dans les fluxions goutteuses le froid est aussi pernicieux que dans le phlegmon. C'est un moyen dangereux.

Il en est de même des affections catarrhales qui suivent (Baron Larrey).

dont l'une, ainsi que le remarque judicieusement le professeur Broussais (1), est à l'autre, ce que la gastro-entérite aiguë ou la fièvre typhoïde est à la gastro-entérite chronique) et surtout contre cette dernière, qui est le plus souvent, quoique non toujours, liée à une gastro-duodénite avec réaction sur le foie, qui finit bientôt lui-même par garder l'irritation pour son propre compte, et par devenir malade... Le froid intérieur, dis-je, fut de tout temps préconisé dans la goutte, et l'on observa sagement qu'elle attaquait rarement ceux qui menaient un régime abstème. Aussi, Hancockius (2), Maret (3), Pomme, Rondelet, Hoffmann, MM. Strambio, Mojon (4), etc., ont particulièrement ici insisté sur l'usage du froid comme étant le plus efficace, et la première, sinon la condition *sine quâ non* de guérison durable.

On recommandera donc également dans ces deux affections les boissons froides, et la glace elle-même à l'intérieur. Quant au froid extérieur, il est beaucoup plus délicat à manier, et il doit se mesurer, non seulement sur la force de réaction du malade, mais encore sur l'étendue et l'activité de la maladie, la température extérieure, etc... Dans les poly-arthritiques aiguës, le froid doit être constamment précédé d'émissions sanguines, souvent générales, et toujours locales. Dans ces irritations à l'état chronique, comme dans les *mono* et *micro-arthritiques* aiguës ou chroniques, dans la goutte enfin, il peut être employé seul ou concurremment avec les émissions sanguines. J'ai vérifié les bons résultats de cette pratique, et j'en pourrais ici consigner plusieurs exemples, mais je préfère invoquer, dans cette grave et importante question, les noms et les faits d'imposantes autorités. Ainsi, Hippocrate (5) n'hésite pas à dire : « Le froid, appliqué aux tumeurs des articulations,

---

(1) BROUSSAIS : *Cours de pathologie*, t. I, p. 161.

(2) HANCOCKIUS : *Maladies épidémiques du Dauphiné; op. cit.*

(3) MARET (Hug.) : *Traité sur les bains d'eau douce et d'eau de mer*; Paris, 1769, in-8.

(4) STRAMBIO : *Nel Giornale analitico di medicina*, etc., t. XIII, p. 109.

(5) HIPPOCRATE : § 5, aph. 25.

aux douleurs sans ulcération, aux parties affectées de goutte, dans certaines convulsions, non seulement diminue, soulage la douleur, mais même il l'emporte, etc. »

Hermann Van-der-Heyden conseille l'immersion des pieds et des jambes aux arthritiques, et rapporte avoir observé plusieurs succès de ce remède, que Th. Bartholin (1) assure avoir vu employer utilement par un grand d'Espagne. Sueberger (2) n'est pas moins explicite, et insiste surtout sur la neige et la glace; Scudamore (3) recommande les applications de compresses imbibées d'eau froide; M. Broussais (4), tout en la soumettant à des restrictions peut-être un peu exclusives, conseille néanmoins aussi la glace; et enfin M. Josse (5), l'un des propagateurs contemporains les plus éclairés comme les plus convaincus de cette doctrine du froid, s'exprime ainsi à ce sujet : « La nature des rhumatismes articulaires, essentiellement inflammatoires, l'autorité de plusieurs auteurs, l'expérience d'une pratique longue et nombreuse, ont engagé mon père à tenter l'usage de l'eau froide dans les fluxions arthritiques. Les faits n'étant pas assez nombreux, nous n'en ferons pas un article spécial, nous ne rapporterons que l'observation suivante : Madame A***, femme d'un conseiller de notre ville, sujette à éprouver, de temps à autre, des fluxions articulaires qui la tourmentaient longtemps, et qui, pour l'ordinaire, envahissaient successivement plusieurs articulations, fut prise d'une douleur violente au poignet droit, avec gonflement et rougeur des téguments ; l'application de l'eau froide, par le moyen de compresses mouillées, appliquées négligemment sur la partie, fréquemment renouvelées, fit cesser la maladie en moins de douze heures ; depuis un an, l'affection n'a pas reparu. »

---

(1) TH. BARTHOLIN : *Sur la neige*, ch. XXVIII, 1670.
(2) SUEBERGER : *Méth. import. contre les douleurs des articulations.*
(3) SCUDAMORE : *Traité de la goutte et des rhumatismes*, trad.; Paris, 1823, in-8.
(4) BROUSSAIS : *Op. cit.*, t. I, p. 176.
(5) JOSSE fils : *Op. cit.*, p. 84.

Du rhumatisme, des névralgies et de l'inflammation lymphatique extérieure.

§ 194. A. Rhumatisme. — Bien que le rhumatisme résultant (ainsi et plus encore peut-être que l'arthritis et la goutte) des variations de température, du froid en un mot, réclame ordinairement le chaud pour sa guérison, il n'en est pas moins vrai que, comme il est aussi le résultat prochain et définitif d'une irritation (musculaire), cette irritation ne cède parfois qu'à la modification locale de l'agent qui l'a produite. Au reste, je renvoie pour le complément du traitement du rhumatisme, à ce que j'ai dit de l'arthritis et de la goutte (§ 193), dont il est un *proche parent*... J'ajouterai que Homberg (1) prétend que la guérison du rhumatisme ne dépend pas moins du bain froid que du bain chaud ; que Tissot (2) affirme dans divers de ses écrits, n'avoir trouvé de remède plus souverain contre cette maladie, et que les bains de rivière et surtout de mer ont pu seuls débarrasser quelques malades qui ont vainement essayé du chaud et de toutes les autres méthodes de traitement du rhumatisme. Enfin Reuss (3), Brandis (4), etc., prétendent aussi avoir retiré de bons effets du froid dans le rhumatisme.

§ 195. B. Névralgie. — Mêmes observations pour les névralgies, qui ne sont que des rhumatismes ou des irritations du névrilème. Mais ici, aux autorités déjà citées plus haut, j'ajouterai le nom de MM. Dzondi, Wedenmeier, Tanchou, etc. (5).

§ 196. C. Leucites et angio-leucites. — Dans la *phlegmasia alba dolens*, lorsqu'elle survient chez une nouvelle accouchée, sans doute le froid, au moins le froid extérieur, et dans

(1) Homberg : *Histoire de l'Académie royale des sciences de Paris*, an 1770.
(2) Tissot : *Avis au peuple*, p. 159 ; Lausanne, 1761 ; Paris, 1763.
(3) Reuse : *Op. cit.*, p. 32.
(4) Brandis : *Op. cit.*, p. 71.
(5) Tanchou : *Op. cit.*, p. 28 et 29.

notre climat, serait dangereux, et il faut s'en tenir aux saignées locales (1) ; à la compression (2) et au traitement ordinaire ; mais lorsque la maladie survient plus tard, ou hors le temps des couches, ou bien encore chez un individu de l'autre sexe, je pense qu'on pourrait aussi avantageusement lui opposer le froid local. Ici je n'ai pas pardevers moi de faits à l'appui de mon opinion ; mais je l'ai formée par induction. Il est d'ailleurs des praticiens qui, en France comme à l'étranger, la partagent et la mettent en pratique dans le traitement des *leuco-phlegmasies* des membres inférieurs, survenues sans causes appréciables, ou sous l'influence de quelque plaie des extrémités. « Ayant quelquefois employé le bandage roulé dans cette sorte de maladie, dit le rédacteur en chef du *Journal des connaissances médicales* (3), nous avons été à même de constater que les cas qui résistaient à ce traitement mécanique, *cédaient bientôt et instantanément à l'immersion du membre malade dans l'eau froide ou glacée* pendant douze ou vingt-quatre heures, ou un temps plus ou moins long, selon l'intensité de la maladie. *Peut-être même serait-ce un moyen aussi sûr et plus prompt de guérison que de combattre par ce traitement toutes les leuco-phlegmasies?...* ».

De l'urétrite.

§ 197. Au début, alors que peu d'irritation encore existe dans le canal urétral, le froid en injection directe dans l'urètre, en même temps qu'on l'applique à l'extérieur sur le pénis et les bourses, peut assurément arrêter l'inflammation et anéantir la maladie. C'est un point de pratique que j'ai cent fois vérifié. Mais lorsque l'affection date de plusieurs jours, qu'elle est intense et que l'écoulement est abondant, il faut, avant d'en venir au froid *extùs*, recourir aux émissions sanguines. Toutefois, pendant ce temps, le froid *intérieur*, la glace elle-

(1) BROUSSAIS : *Op. cit.*, t. I, p. 232.
(2) VELPEAU : *Journ. des conn. méd.*, 15 février 1836, p. 200.
(3) BERIGNY : *Revue des hôpitaux; Journ. des connaiss. méd.*, 15 février 1836, p. 200.

même et les 1/4 de lavements d'eau de guimauve et de pavots, d'abord à la température de l'appartement, bientôt abaissée, seront avantageusement pris pour combattre ou prévenir la complication gastro-intestinale, et modérer ou réprimer les érections, alors si dangereuses et si funestes par les déchirures (cause trop féconde de rétrécissement) qu'elles provoquent dans la membrane urétrale ! Quelques jours s'étant écoulés, parfois dès le troisième ou le cinquième, l'inflammation est en retraite, la suppuration diminue et pâlit ; il faut alors, aux ablutions et aux applications, ajouter les injections urétrales prescrites pour le début, d'abord à une douce température, puis graduellement abaissée jusqu'à celle de la glace fondante. Le liquide de ces injections, d'abord émollient et narcotique (eau de guimauve et de morelle ou de pavot, de lin avec addition de laudanum, etc.), peut être, s'il en est besoin, et ce qui est assez rare, rendu légèrement astringent par addition de quelques gouttes d'acétate de plomb liquide, de sulfate de zinc, de pyrothonide et surtout de nitrate d'argent fondu.

Je possède, je le répète, bon nombre de faits et d'observations rédigées de semblables cures; mais afin de multiplier les autorités, d'éloigner toute idée de passion ou de partialité, et aussi à cause de son importance réelle, je préfère citer ici l'exemple très-concluant, à mon avis (bien que le froid n'y ait pas été aussi généralisé qu'il aurait pu l'être), qu'a publié(1), il y a deux ans, M. le docteur R*** de Paris. Après avoir émis quelques judicieuses considérations sur le travail de son ami, M. le docteur Troncin (2), qui, dans l'une de ses vues philantropiques, tend à faire sentir toute l'efficacité de l'eau froide dans la *blennorrhagie urétrale*, M. R*** continue :

« M'étant dernièrement exposé, *à dessein*, aux conditions nécessaires pour contracter une blennorrhagie urétrale, afin

---

(1) *Gazette des hôpitaux* du 11 novembre 1834.

(2) *De l'extinction de la maladie vénérienne*, etc., par le docteur TRONCIN; Paris, 1834.

de m'assurer si je n'avais pas été trompé par trois malades que je venais de traiter par l'eau froide : voici le résultat de mon observation sur moi-même. La blennorrhagie s'est déclarée soixante heures après le contact de la matière contagieuse. Je l'ai laissée marcher pendant six jours sans rien changer à mes habitudes ordinaires.

« Le mal progressait à vue d'œil ; il occupait déjà une étendue de trois pouces dans la partie antérieure du canal de l'urètre. Tout le cortége des symptômes ordinaires existait au plus haut degré : chaleur cuisante en urinant, érections nocturnes fort douloureuses, écoulement abondant de la matière puriforme, etc... J'ai résolu alors de me traiter de la manière suivante : 1° j'ai bu, avant de me coucher, deux verres d'eau sucrée dans le but de délayer l'urine et d'être éveillé plusieurs fois pendant la nuit par le besoin d'uriner. Cette circonstance est, selon moi, essentielle, non-seulement pour entraîner au dehors le pus déjà sécrété dans le canal de l'urètre, mais aussi pour renouveler le pansement dont je vais parler ; 2° j'ai vidé naturellement la vessie, et j'ai plongé le membre entier dans un bol plein d'eau fraîche, en l'y tenant pendant un quart d'heure. C'est là une sorte de bain salutaire fort agréable, qui éteint pour ainsi dire sur-le-champ cette sensation pénible de chaleur qu'on éprouve dans l'urètre ; ce bain doit être répété tous les soirs avant de se coucher, et même plusieurs fois dans le jour. Pour cela je m'assieds, et je tiens d'une main le bol plein d'eau froide, de l'autre je feuillette un journal. J'ai bien lavé dans cette eau le gland et tous les replis du prépuce, déjà couverts de pus ; 3° j'ai pris ensuite une bandelette de linge ayant un pied et demi de longueur et deux ou trois travers de doigts de largeur. Je l'ai bien trempée dans l'eau fraîche, et j'ai appliqué l'un des bouts autour du gland mis à découvert : j'ai tiré alors le prépuce en avant, et la bandelette est restée très-bien engagée entre le prépuce et le gland : sans cette précaution, l'appareil réfrigérant ne resterait pas en place. J'ai roulé mollement autour de la verge le reste de la bandelette. Deux autres bandelettes un peu plus longues que la précédente, également plongées dans de l'eau froide, ont servi à en envelopper encore la partie et à la matelasser en quelque sorte par cette espèce de cataplasme à l'eau froide. Un grand linge sec enfin a couvert tout l'appareil sans aucune ligature. Je me suis couché, ayant à côté de moi un bol d'eau froide et d'autres linges secs afin de garantir mon lit de l'humidité à chaque renouvellement de l'appareil. Position déclive du membre pour l'écoulement du pus.

« Je dois répéter ici que cette sensation de froid a été pour moi des plus agréables : la chaleur âcre, la fièvre locale, le sentiment pénible qui existaient dans les parties avant le pansement se sont dissipés complétement pour le moment. Vers les trois heures du matin, les linges de l'appareil étaient très-secs; j'ai été réveillé en sursaut par une chaleur très-vive de la partie et par l'ordinaire érection fort douloureuse. Renouvellement de l'appareil réfrigérant, après avoir expulsé le pus de l'urètre en vidant la vessie. Calme parfait en un instant. Pendant le reste de la nuit et jusqu'à l'heure du lever, les linges ont été plusieurs fois replongés dans l'eau froide; le membre a été pressé à chaque fois pour en faire sortir la matière blennorrhagique. Chaque renouvellement de l'appareil était un véritable soporifique, qui dissipait sur-le-champ les érections douloureuses, et me procurait en même temps ce calme réparateur que j'aurais cherché en vain sans cela.

« Le lendemain, le mieux était déjà très-manifeste : l'émission de l'urine et la pression du canal de l'urètre n'étaient plus aussi douloureuses. Les jours suivants ou plutôt les nuits suivantes, j'ai recommencé exactement le même traitement que je viens de décrire. Je n'ai rien, au reste, changé à mes habitudes d'alimentation; j'ai seulement bu plusieurs verres d'eau sucrée entre mes repas, et voilà tout. Je dois ajouter pourtant que d'habitude je ne prends pas de café et presque pas de vin. Six jours après ce traitement (treizième de la maladie), la phlogose blennorrhagique avait non-seulement été arrêtée dans ses progrès, mais aussi tous les symptômes inflammatoires étaient déjà dissipés en grande partie. Je n'avais plus à cette époque qu'un très-léger écoulement incolore; écoulement qui, abandonné à lui-même, s'est éteint complétement du vingtième au vingt-cinquième jour. Les érections douloureuses ne se sont plus reproduites. Trois autres malades que j'ai traités de la sorte ont été également guéris dans un espace de temps à peu près égal au précédent.

« Deux points surtout me semblent mériter l'attention des praticiens dans le mode de traitement que je viens de décrire : 1° le soulagement très-grand qu'éprouvent les malades par l'eau froide, surtout pour passer des nuits tranquilles; 2° la limitation et l'affaiblissement du mal dans la partie antérieure de l'urètre, ce qui prévient les conséquences fâcheuses dont j'ai parlé plus haut. L'on conçoit du reste que ce traitement ne peut être utile que dans la période aiguë de la blennorrhagie. »

De la vaginite.

§ 198. Même remarque, même traitement pour la vaginite qui ne diffère en rien de l'urétrite, si ce n'est par l'étendue de la surface malade. Toutefois j'ajouterai un mot quant à l'état chronique (leucorrhée, flueurs blanches des anciens) de cette maladie, ou plutôt de cette indisposition si commune à tous les âges, dans les grandes villes et surtout dans les classes élevées de la société... J'ai toujours vu le froid, convenablement employé et hors le temps des règles, bien entendu, produire ici les meilleurs résultats. Je pourrais en rapporter bon nombre d'exemples; mais je me bornerai à un seul parce qu'il résume en même temps le traitement de la vaginite par le froid, à l'état aigu comme à l'état chronique.

Madame du P***, âgée de vingt-huit ans, à cheveux noirs, à carnation animée, *à amativité forte*, à imagination exaltée; grande, belle et vigoureuse personne, me consulta en avril 1829, pour des flueurs blanches opiniâtres qui la contrariaient plus encore, disait-elle, qu'elles ne la fatiguaient. Je prescrivis les injections émollientes narcotiques, d'abord tièdes, puis graduellement fraîches, et enfin froides. A ces injections j'ajoutai, vers la fin du traitement, quelques gouttes de pyrothonide. En quinze jours la guérison fut complète.

Mais, madame du P*** étant parfaitement guérie, son mari qui, par raison, par affection pour elle et d'après mes conseils, mais aussi peut-être par une répugnance bien légitime (car véritablement l'écoulement était dégoûtant, tant il était abondant et fétide) la *ménageait* depuis longtemps; s'étant alors et trop tôt livré avec elle à des rapprochements très-nombreux et très-passionnés, la maladie reparut au mois de juillet suivant. Rappelé, je prescrivis le même traitement, auquel j'ajoutai les bains de rivière, qu'autorisait la saison. Madame du P*** guérit encore à peu près dans le même espace de temps; et sa guérison, *cette fois respectée par le mari*, se soutenait depuis plusieurs années, quand en octobre 1834, elle me fit en hâte appeler de nouveau pour une vaginite aiguë qu'un médecin qu'elle avait fait venir d'une ville voisine de sa campagne, pour quelques symptômes de son écoulement qui lui en faisaient craindre le retour, avait provoquée, disait-elle, en prescrivant des injections fortement irritantes avec des astringents concentrés... Deux applications de sangsues, *intrà* et *circùm-vaginales*, quelques bains de siége, d'abord tièdes, puis frais, et le froid *intùs* et *extrà*, à température graduellement abaissée, en injections ou fomentations et en applications, triomphèrent en quelques jours de cette inflammation, si intense et si grave dès son début, qu'elle provoquait déjà de violentes réactions viscérales.

Madame du P*** vivait heureuse et bien portante, lorsque tout à coup, dans le cours de l'année dernière, ayant perdu tragiquement son mari avec une partie de sa fortune, elle éprouva des dérangements d'entrailles qui ne tardèrent pas à réveiller la vaginite, mais dans le mode chronique seulement. Toutefois, le régime de la gastro-entérite, les bains de mer et les injections froides légèrement chlorurées, ne tardèrent pas à débarrasser encore une fois madame du P*** de sa redoutable incommodité; et jusqu'à ce jour (17 avril 1837), elle ne m'en a plus reparlé.

De l'inflammation de l'œil (1).

§ 199. Nul organe dans l'économie n'étant aussi complexe, ne présente, à l'état d'inflammation, des phénomènes aussi violents, aussi variés. Le médecin doit donc toujours être ici sur ses gardes, et ne pas perdre un seul instant. Eh bien! le froid qu'il a toujours le premier sous la main, est aussi le premier, le plus puissant entre tous les modificateurs auxquels il puisse avoir recours... Au début de l'ophthalmie, quand le malade n'éprouve encore qu'un sentiment de chaleur et de corps étranger, qui caractérise les premiers symptômes de l'ophthalmie, l'eau froide, en fomentation et en application, les arrêtera toujours si la maladie n'est pas le résultat d'une *décharge viscérale* violente ou de l'infection d'un *virus* (2). Dans ce cas, et surtout lorsqu'il existe des phénomènes de gastricité, car la gastro-entérite a une haute influence sur l'appareil oculaire et sur la production de ses maladies, il faut donner le froid à l'intérieur, et, de plus souvent traiter conjointement l'organe primitivement souffrant. Mais lorsque la maladie, négligée à son début, a marché, que l'inflammation pénétrant dans le globe de l'œil est violente et le *chemosis* imminent, il faut préalablement et conjointement avec le froid rirecuro aux émissions sanguines, aux purgatifs, si le canal digestif le permet, etc. Tel est, touchant le traitement des

(1) J'engage l'auteur à voir mon article sur les maladies des yeux au 1er volume de ma *Clinique chirurgicale* (Baron LARREY).

(2) Je connais une dame, aujourd'hui d'un certain âge, dont les yeux sont remarquablement purs et forts, qui me disait un jour où je lui en demandais la raison : « qu'elle attribuait la conservation de ses yeux à l'habitude qu'elle avait prise depuis sa jeunesse, époque à laquelle elle était sujette aux ophthalmies, de se laver, chaque matin, les yeux fermés avec de l'eau froide étendue d'eau de Cologne. » C'est ainsi que depuis plusieurs années, chez moi et chez mes malades, lorsqu'ils m'appellent à temps, j'arrête à leur début presque toutes les ophthalmies; dans certains cas et chez certains sujets lymphatiques, je substitue, d'après M. Carron du Villards, la décoction de thé à l'eau simple ou à l'eau légèrement chargée de principes émollients et narcotiques.

phlegmasies oculaires, non seulement ma conviction, mais encore celle des pathologistes nationaux ou étrangers les plus distingués, entre lesquels je dois particulièrement citer MM. Larrey, Sanson, Amussat (1) Carron du Villards (2), Rognetta (3), Sichel (4), etc.

« Le froid, dit ce dernier et habile ophthalmiste, trouve un emploi très-étendu dans les affections de l'organe visuel. C'est surtout l'application externe de l'eau froide, à tous les degrés, dont l'usage est pour ainsi dire indispensable dans un grand nombre de maux d'yeux. » (Note communiquée.) Telle est aussi l'opinion du professeur Broussais, dont je dois transcrire ici les termes positifs dans l'espèce : « On prescrit en même temps (que les émissions sanguines, générales ou locales, selon les indications) une diète sévère, des lavements purgatifs, s'il n'y a contre-indication, des pédiluves irritants; on fait baigner l'œil avec des collyres émollients froids, et l'on tire même un bon parti de la glace, quand l'œil peut la supporter. Si vous faites cela rapidement, sans perdre un seul moment, etc......, vous ne manquerez pas de faire avorter la maladie (5) »

Lorsque la maladie, non traitée ou mal traitée, l'organe ayant toutefois échappé à la désorganisation, est arrivée à l'état chronique, ou que cet état est primitif, c'est encore le froid qui offre le plus d'avantage; mais lorsque l'inflammation a long-temps persisté, et qu'il existe, comme on dit, du relâchement ou de la dilatation des capillaires (6), on ajoute

---

(1) AMUSSAT (J.-Z.) : *Cours inédit de clinique.*

(2) CARRON DU VILLARDS (C.-J.-F.) : *Recherch. prat. sur les causes qui font échouer l'opérat. de la cataracte;* Paris, 1834.

(3) ROGNETTA : *Cours public d'ophthalmologie*, etc.; Paris, 1837.

(4) SICHEL (Jules) : *Traité de l'ophthalmie, de la cataracte et de l'amaurose;* Paris, 1837.

(5) BROUSSAIS : *Op. cit.*, p. 301, t. I.

(6) « Dans la *conjonctivite chronique*, quand elle dépend d'une simple congestion, et qu'elle n'est pas de nature *catharrhale* ou *discrasique*, l'eau froide employée en lotions, est quelquefois le meilleur moyen pour rendre du ton aux vaisseaux engorgés de la membrane congestionnée; et les malades en supportent l'application topique, alors qu'ils ne pourraient encore supporter l'emploi d'un collyre tant soit peu astringent. » (SICHEL : Note communiquée).

à l'eau froide des principes astringents végétaux ou minéraux, tels que le mélilot, le thé, les roses de Provins, le fenouil, le pyrothonide de Rancque, les sulfates de zinc et de cuivre, l'acétate de plomb liquide, le nitrate d'argent fondu, etc. Tels furent les principes qui me guidèrent dans l'observation que je crois devoir consigner ici.

« M. ***, littérateur distingué, tête éminemment intellectuelle et active, bilioso-sanguin, vigoureuse constitution, me fit appeler, il y a quelques années, pour lui donner mon avis à l'occasion de cuissons, de chaleur et de sensibilité extrême de l'œil, accompagnées d'un peu d'injection de la conjonctive oculo-palpébrale; symptômes qui gênaient et contrariaient beaucoup M. ***, attendu qu'ils le forçaient à modérer son travail de composition d'un roman devenu célèbre, qu'il terminait alors. L'estomac, sur-excité par la double stimulation du cerveau et des ingesta diffusibles, du café particulièrement que M. ***, prenait abondamment pour prolonger ses veilles, participait à l'irritation des yeux.

Je le forçai de suspendre brusquement et impitoyablement le travail et ses *excitants artificiels*; je mis M. *** à un régime adoucissant et sévère; je lui prescrivis des bains de pieds sinapisés, et, de plus, le froid *intùs et extrà*. En moins de six jours, il était complétement guéri. Je le quittai donc en lui laissant force conseils de sobriété, surtout dans le travail. Mais M. *** n'en tint compte; ayant pu résister pendant quelques semaines à la fatigue de ses nouvelles élucubrations, il oublia le passé; et, voulant reprendre un travail important, il revint à ses veilles et à leurs excitateurs de tout genre... Mais quinze jours de cette vie fébricitante et sans sommeil, s'étaient à peine écoulés, qu'une double congestion ophthalmique se déclara subitement après un banquet en commémoration de Napoléon, et je fus de nouveau mandé.

Je trouvai le malade triste, sombre et irritable, caché dans l'alcôve d'une chambre obscure, car il ne pouvait supporter la lumière: les deux yeux étaient violemment congestés, chauds et tuméfiés; une abondante sécrétion mucoso-séreuse s'échappait entre les paupières rapprochées instinctivement et mécaniquement fermées. La langue était sale, et l'estomac souffrait manifestement, ainsi que la tête, où se faisaient sentir des douleurs sur-orbitaires assez violentes. Je pratiquai immédiatement une copieuse saignée de pied : je fis mettre aux deux jambes un large cataplasme chaud et fortement sinapisé. En même temps je faisais appliquer soixante sangsues également partagées entre l'épigastre et les deux tempes ; je donnais des boissons fraîches et acidulées, à l'intérieur, et je maintenais sur les yeux des compresses imbibées de décoction de racine de guimauve et de têtes de pavots, d'abord à la température de l'appartement, puis graduellement abaissée jusqu'à zéro R., dans l'espace de douze heures environ.

Alors, mais seulement alors, les symptômes commencèrent à s'amender, et, dans le même espace de temps, le mal de tête qui s'affaiblissait sensiblement, cessa. Les conjonctives se détuméfièrent, l'écoulement diminua et devint plus consistant; la chaleur et l'irritation s'apaisèrent, la langue se nettoya et la soif se calma. Pendant quelque temps, la maladie sembla rester stationnaire ; alors je donnai un purgatif salin, je répétai la stimulation des extrémités, continuant toujours le froid *intùs et extrà*, et enfin, la résolution reprenant sa marche accélérée, M. *** fut complétement débarrassé de l'état aigu en quatre jours ; ne conservant plus qu'un peu de sensibilité et d'injection de la conjonctive , qui cédèrent promptement aux collyres indiqués. Cette fois, *memor acti*, corrigé par sa propre expérience, il subordonna sa *verve* à sa *raison* et à sa force de résistance; et oncques depuis il n'a souffert de ses yeux, dont il maintient, dit-il, la *fraîcheur*, à l'aide des fomentations fraîches que nous lui avons apprises.

En Italie, M. le docteur Strambio fait également un très-grand emploi du froid dans les inflammations de l'appareil de la vision : on peut lire plusieurs exemples intéressants de guérisons de ces maladies dans son Recueil, *Giornale analitico di medicina;* entre autres, celle d'une *rétinite*, t. XII, p. 259.

De l'otite.

§ 200. Je n'ai eu l'occasion de constater l'emploi du froid extérieur que dans l'otite externe ; mais je ne doute pas que dans l'interne et la moyenne, comme dans celle-là, il ne fût également favorable. On l'appliquerait alors en injections émollientes narcotiques à température décroissante, par la trompe d'Eustache : en même temps qu'on maintiendrait des gargarismes froids dans l'arrière-gorge, qu'on pratiquerait aussi des injections dans l'oreille externe, et qu'on recouvrirait son pavillon de cataplasmes émollients et anodins frais ; mais lorsque l'otite est aiguë et grave, il faut préalablement en même temps saigner, généralement et surtout localement, selon les indications. A l'état chronique, dans *l'otorrhée*, on rend les injections plus ou moins stimulantes et astringentes avec les agents végétaux ou minéraux que nous avons déjà maintes fois indiqués : avec l'eau de Baréges, etc.

On donnerait en même temps, bien entendu, le froid à l'intérieur, surtout si l'estomac et le cerveau participaient plus ou moins à l'irritation de l'oreille.

Au reste, on ne peut guère, pour l'emploi du froid dans cette maladie, consulter les auteurs, qui en ont, que je sache, à peine parlé ; si ce n'est Reuss toutefois (1), qui en a dit quelques mots dans son travail d'ailleurs excellent.

Du coryza.

§ 201. Le coryza étant le plus souvent lié à la même cause que la bronchite, dont il est le prélude ordinaire, le froid *intùs* et surtout *extrà* lui serait en général défavorable ; mais lorsqu'il est parvenu à un très-haut degré d'inflammation, et qu'il est passé à l'état chronique et dégénéré *en ozène*, je suis convaincu que le froid serait alors utile en injections, simples ou médicamenteuses, seul ou comme adjuvant des saignées locales. Quoi qu'il en soit, je ne possède pas d'observation à

(1) Reuss, *op. cit*, page 8.

l'appui de cette opinion, que j'abandonne à la vérification des praticiens.

Des inflammations buccales et pharyngo-laryngiennes.

§ 202. A. GENGIVITE, APHTHES, ESQUINANCIE, AMYGDALITE, ANGINE GANGRÉNEUSE, DIPHTÉRITE (1). — Toutes ces maladies, qu'elles soient *à forme sanguine* (1° nuance membraneuse; 2° nuance phlegmoneuse), ou à *forme sécrétoire* (1° nuance catarrhale simple; 2° nuance exsudative, dense et tenace; angine couenneuse; 3° nuance exfoliatrice ou lichénoïde propagatrice; diphtérite, gengivites scorbutiques, etc.), toutes ces maladies, dis-je, étant des inflammations, quelles que soint leurs causes, *spécifiques* ou non, et en outre se rattachant très-souvent à titre de complications ou d'épiphénomènes à des irritations gastro-intestinales, le froid intérieur leur est toujours utilement applicable. Quand au froid extérieur ou plutôt *local*, il est aussi d'une efficacité réelle; mais il présente ici quelques variations particulières dans les indications. Ainsi au début, il sera toujours favorable. Cependant lorsque l'inflammation sera parvenue à son *maximum;* concourant d'une part avec les déplétions sanguines, surtout locales, et d'autre part avec les révulsions et les stimulations perturbatrices, sa température devra être momentanément élevée: intense et sans l'emploi préalable ou simultané de ces moyens, le froid local pourrait occasionner de graves accidents par mortification ou par répercussion. Les inflammations *bucco-pharyngiennes*, parvenues à l'état chronique, comportent à un haut degré l'emploi de la médication réfrigérante. C'est alors que, pour entraver les sécrétions morbides, on pourra lui associer utilement les astringents indiqués: l'alun, la pierre infernale, l'acide hydrochlorique, etc.

Indépendamment de l'autorité imposante d'auteurs nombreux et distingués, qui ont publié des résultats analogues

(1) Le froid est contraire dans toutes ces maladies (Baron LARREY.)

touchant l'action du froid dans ces affections multiples de la bouche et de l'arrière-gorge, je puis affirmer que par cette simple méthode j'ai le plus souvent arrêté à leur début, quand j'étais appelé à temps, ou maîtrisé plus tard avec une grande facilité, ces diverses phlegmasies que je voyais autrefois devenir funestes sous l'influence de la médecine stimulante ou empirique. Parmi les exemples nombreux de guérison que je possède, puisés dans ma pratique ou dans celle des disciples de la même école, je ne puis résister au désir d'en citer trois, qui me semblent bien résumer l'histoire et le traitement de l'une des formes nombreuses de cette mobile affection.

Au mois de mars de l'année dernière, je fus appelé par M. B***, rue L***, pour lui donner mes soins à l'occasion d'aphthes nombreuses qui gênaient surtout beaucoup la mastication. M. B*** est un homme de quarante-cinq ans, bilioso-lymphatique, un peu polysarce, de forte constitution, à *alimentivité* exubérante, *viveur* dans toute l'étendue du terme; il avait passé l'hiver en fêtes gastronomiques et *autres*, permanentes... L'aspect de son teint, de la peau en général et des conjonctives en particulier, décélait tout d'abord une gastro-duodénite; celui des ouvertures des membranes muqueuses, de la bouche et surtout de la langue, confirmait ce jugement. Il existait en outre un peu de fièvre, de constipation, de rénitence et de sensibilité vers l'épigastre et l'hypochondre droit. Je prescrivis immédiatement à M. B*** la diète, les boissons et les gargarismes émollients froids; les demi-lavements de même nature, et quelques bains généraux émollients-narcotiques à une douce température. Je lui fis en même temps appliquer vingt-cinq sangsues sur l'hypochondre droit; au bout de deux jours l'inflammation ayant perdu toute acuité, je cautérisai les aphthes avec la pierre infernale. En moins de six jours, M. B*** avait repris ses occupations et manifestait une vive tendance à revenir à ses *habitudes*... Je lui fis des reproches et le quittai en lui prédisant une rechute s'il ne persistait durant plusieurs semaines dans l'observance d'une rigoureuse hygiène.

Un mois se passa sans que j'entendisse parler de lui ; mais, vers la fin d'avril, M. B*** me fit demander à la hâte : il ne pouvait, disait-on, ni parler ni avaler, et avait peine à respirer. Cette fois je le trouvai au lit, avec une fièvre violente et une vive inflammation de toute l'arrière-gorge, y compris les amygdales, qui étaient fortement tuméfiées. Le malade ne pouvait ouvrir la bouche, et secouait brusquement la tête et tout le tronc, avec une effrayante grimace, à chaque effort de déglutition ; l'irritation gastro-duodénale avait reparu avec un caractère plus grave. M. B***, un peu confus et ne pouvant parler, fit signe à son valet de chambre, qui raconta avec beaucoup de ménagements, de circonspection et de circonlocutions : *Que monsieur n'avait pas suivi un régime assez sévère...; qu'il avait* SOUVENT *dîné en ville et* QUELQUEFOIS *reçu chez lui*, etc.....

La circulation étant vigoureusement lancée, le pouls plein et dur, je pratiquai une large saignée ; je fis mettre trente sangsues à la gorge, et, le soir, des ventouses scarifiées à l'épigastre et sur l'hypochondre droit ; je prescrivis des demi-lavements frais, des gargarismes émollients narcotiques à une douce température, successivement décroissante ; je fis en même temps appliquer des cataplasmes sinapisés aux pieds : les pédiluves exigeant plus ou moins de mouvements qui eussent été très-douloureux et nuisibles. Au bout de quelques heures, les gargarismes, maintenus en permanence dans l'arrière-gorge, furent donnés froids, puis à la température de la glace fondante. Dès le lendemain soir, les symptômes alarmants avaient disparu avec l'état aigu, et le troisième jour M. B*** demandait *sans scrupule* des aliments ! On ne l'écouta pas ; mais, après avoir cautérisé quelques aphthes persistantes, et avoir rendu les gargarismes légèrement astringents avec l'acide hydrochlorique, on supprima lentement et graduellement les divers moyens de traitement, y compris le froid ; et, le huitième jour, M. B*** se levait dans sa chambre, la résolution des amygdales étant complète, mangeait deux ou trois petits potages, et sortait parfaitement guéri le dixième jour.

En juin dernier (1837), notre excellent ami Casimir Broussais, fatigué par de longs et pénibles travaux, et surtout par la composition de son remarquable *Traité de l'hygiène morale*, qu'il venait de terminer, fut subitement atteint d'une angine fébrile à forte réaction sur le cerveau. Se trouvant dans une disposition sudorale, et obéissant machinalement au préjugé qui fait loi pour les meilleurs esprits, et qui oblige en pareil cas de boire toujours chaud, quelle que soit la nature de la maladie et la constitution du malade; Broussais, dis-je, prit, en se mettant au lit, une boisson chaude et légèrement sudorifique... Mais la transpiration se supprima, la peau devint chaude et sèche, la fièvre s'accrut et le mal de tête se prononça. — Alors notre ami me fit appeler. Mais en m'attendant, *il réfléchit physiologiquement* sur son état, et il arriva bientôt à cette induction, que, ses poumons étant sains et ses entrailles au contraire surexcitées, il devait remplacer les boissons chaudes et stimulantes par des boissons froides et adoucissantes...; ce qu'il fit aussitôt, et incontinent aussi la sueur se rétablit, devint abondante, et les autres épiphénomènes se calmèrent. Néanmoins, attendu la violence de l'invasion, une saignée générale fut jugée utile vers le soir; mais le froid qu'appétait vivement le malade, donné *altò et infimò*, fut manifestement favorable et concourut puissamment à amener une solution prompte et complète.

« John Bécher, âgé de vingt ans, tempérament nervoso-lymphatique, cordonnier, se plaint d'une abondante hémorrhagie continuelle par les gencives. Le mal existe depuis deux jours; il a débuté par un léger frisson. L'endroit que le malade habitait était une allée mal ventilée; il couchait habituellement dans un grenier, en compagnie de cinq ou six autres ouvriers. La langue ne peut pas bien être examinée, car elle est couverte continuellement de sang liquide. Pouls irritable et excité (*irritable and excited*); prescription : des sels et de l'antimoine à doses répétées; boissons glacées, gargarismes astringents, diète légère, séjour au lit.

« Le lendemain le malade n'est pas mieux; il a saigné prodigieusement dans la nuit. La langue est couverte d'un sang noir et coagulé; pouls tendu; sensibilité à l'épigastre par la pression. Les pertes sanguines n'ont que peu affaibli les forces du malade. On prescrit une saignée du bras. En pratiquant cette opération, on s'aperçoit que du sang noir s'était épanché spontanément dans le pli du coude. On ouvre cependant la veine, et vingt onces de sang sont tirées. Usage de la glace par la bouche; gargarisme glacé. Le soir, le malade est mieux. L'hémorrhagie a beaucoup diminué; le pouls est calme. On ordonne pour la nuit, une pilule composée de deux grains d'opium et d'autant d'acétate de plomb. Le sang de la saignée ne s'est pas divisé complétement; il est noir et clair comme de la gelée. Le jour suivant, le malade est beaucoup mieux; l'hémorrhagie a cessé. Eau de Sedlitz : guérison parfaite. » (Extrait du *Nort american archives : purpura hemorrhagica;* clinique de M. Backer.)

§ 203. B. Du croup. — Nous avons traité à part de cette maladie; car, bien qu'appartenant aux irritations pharyngo-laryngiennes, elle présente un cachet particulier qui suscite, dans son traitement, des indications particulières à l'emploi du froid. En effet, tandis que les autres indications de ce croup sont le plus souvent compliquées d'affections gastro-intestinales et cérébrales, celle-ci, au contraire, l'est ordinairement d'irritations pulmonaires de diverses nuances : inflammatoires, sécrétoires ou pseudo-membraneuses. C'est donc une chose délicate que l'application du froid, aussi bien *intùs* qu'*extrà*, dans le croup; et, malgré l'autorité de quelques médecins distingués, en particulier du docteur Harder (1), de Saint Pétersbourg, qui assure, d'après de nombreux faits, en avoir retiré un très-grand avantage, je n'oserais me prononcer pour l'affirmative, l'occasion ou le courage m'ayant manqué jusqu'à présent de tenter cette médication contre le croup; je partage l'hésitation ou les doutes des docteurs Wendt (2) et Guersent (3), qui déclarent ne pouvoir encore se

(1) Harder : *Abhandlüngen, aus. d. Gebiete d. Heilkunde;* Pétersbourg. 1821, in-8.

(2) Vendt (J.-M.) : *Hist. tracheot. nuperrim. administratæ;* Breslau, 1774, in-8.

(3) Guersent : *Op. citat.*, art. Group.

prononcer d'après leur propre expérience, et pensent qu'il n'a pu être favorable que dans le *pseudo-croup.*

Toutefois, Harder insiste en faveur du froid, qu'il déclare *promptement utile dans cette phlegmasie, et propre à la faire avorter ou à modifier favorablement son état d'acuité!...* Le docteur Strambio (1) vient à l'aide de cet auteur, et cite l'observation d'un croup guéri par l'emploi d'un froid intense; et le baron N. Heurteloup (2), commentant un passage de Giannini sur l'emploi du froid dans les affections analogues, est amené à faire cette question : « Le croup, auquel si peu d'enfants échappent, et particulièrement le croup aigu, malgré tous les moyens imaginés jusqu'à ce jour, ne pourrait-il pas aussi être attaqué avantageusement par les affusions ou les bains froids?... Au moins ne pourraient-ils pas servir à arrêter les progrès rapides du mal, et faciliter ainsi l'emploi d'autres remèdes?...

Malgré l'hésitation que j'éprouve, en raison de la gravité du cas et du manque de faits personnels, je penche à croire que le froid peut-être dirigé avec avantage, extérieurement ou intérieurement, ou par les deux voies, contre les croups exempts d'épiphénomènes pulmonaires, surtout s'ils sont compliqués d'irritation gastro-intestinale avec réaction sur le cerveau (3).

---

(1) Strambio : *Giornale analatico di medicina,* t. XV, p. 34.

(2) Heurteloup (N.) : *Op. citat. de Giannini,* t. II, p. 322.

(3) Au reste, sur tout ce qui se rattache à l'historique comme au traitement du croup, on ne peut mieux faire que de consulter le travail de M. Emangard, de l'Aigle (*Annales de la méd. physiolog.*, 1827), le plus rationnel et le plus complet qui ait encore été publié sur cette insidieuse et terrible maladie, parfaitement appréciée par ce praticien recommandable.

Remède contre le croup.

Le *Courrier de Paris* publie une lettre qui sera lue avec un grand intérêt, à cause du sujet dont elle traite et des indications peut-être très-précieuses qu'elle donne.

Nous engageons les lecteurs à consulter les dépositaires de la science médicale avant de mettre le remède en pratique :

Paris, 19 juillet 1860.

« Une épidémie d'angines couenneuses sévit en ce moment-ci à

Des inflammations gastro-intestinales.

§ 204. Par la nature, la forme, l'étendue et les fonctions de l'organe qui en est le siége, l'inflammation gastro-intestinale

---

Paris, et fait beaucoup de victimes. Ne pourriez-vous pas insérer dans votre journal cette communication dont le public appréciera l'utilité :

« Exerçant la médecine à la Havane, j'ai découvert, en 1850, un moyen héroïque contre l'angine couenneuse et contre l'angine croupale.

« Ce moyen est bien simple ; il consiste à maintenir constamment de petits morceaux de glace dans la bouche du malade.

« Dans le principe, je commençais le traitement par les vomitifs et les cautérisations avec l'acide chlorydrique ; j'ai reconnu bientôt que c'était parfaitement inutile : la glace toute seule suffit au traitement, et, quelle que soit la gravité du mal, il ne m'a jamais fallu plus de vingt-quatre heures pour éloigner toute espèce de danger.

« Ainsi, plus de gargarismes, plus de vomitifs, plus de cautérisation ; les petits morceaux de glace servant à la fois de remède topique et de boisson, telle est la médication héroïque que j'adjure mes confrères de vouloir bien essayer.

« Ceci a été déjà le sujet d'un article publié au mois de février passé dans le *Journal des Connaissances médico-chirurgicales;* mais les journaux spéciaux s'adressant à un public très-restreint, je ne crois pas que cet article ait été remarqué ; c'est pour cela, monsieur le rédacteur, que, dans l'intérêt de tout le monde, je fais appel à la grande publicité dont vous disposez par votre journal.

« Pour éloigner toute suspicion d'intérêt personnel, je me hâte de dire que je n'exerce plus la médecine, et j'ajoute que je ne tiens nullement à ce que ma signature soit imprimée au bas de cette lettre.

« Agréez, monsieur, l'assurance de ma considération la plus distinguée.

« Docteur de GRAND-BOULOGNE,
ancien vice-consul de France. »

(La *France centrale* du jeudi 2 août 1860).

TRAITEMENT DE L'ANGINE COUENNEUSE PAR LA GLACE, LES GARGARISMES ET LES BOISSONS GLACÉS, PAR LE Dr HONORÉ LACAZE DE SAINT-DENIS (ILE DE LA RÉUNION).

« J'avais lu dans le compte-rendu de la *Revue contemporaine* l'emploi merveilleux de la glace contre l'angine couenneuse, fait à la Havane, par un médecin français et répété avec succès dans d'autres localités. Les faits rapportés me paraissaient avoir un certain degré d'authenticité, et, du reste, l'amélioration et les succès annoncés par suite de ce moyen, étaient si prompts, que je me promis de l'essayer à la première occasion, quitte à revenir aux médications ordinaires si je ne constatais pas un résultat prompt.

« Cette occasion ne s'est pas fait attendre ; car, malheureusement, l'anest, entre toutes les inflammations internes, celle qui, comme nous allons le voir, réclame le plus fréquemment l'emploi du froid, et se modifie le plus favorablement par son influence.

---

gine couenneuse est une maladie assez fréquente et qui, depuis quelque temps, sévit tous les ans épidémiquement dans nos régions, en faisant de nombreuses victimes.

« Je ne sache pas, en médecine, de moyens réellement efficaces contre cette terrible affection lorsqu'elle a une certaine gravité, et leur multiplicité indique suffisamment leur impuissance. La cautérisation, tant vantée, agit au début; mais quand les fausses membranes se sont étendues dans l'arrière-gorge et les fosses nasales, elle ne peut rien. Et du reste, quel moyen douloureux, difficile, impossible même chez les jeunes enfants. Les vomitifs, si employés, que produisent-ils le plus souvent? Rien, ou peu de chose. Je ne sais même pas si leur administration répétée ne jette pas les jeunes malades dans un abattement, une faiblesse qui leur ôtent toute force de réaction. Je me suis souvent demandé, en présence de tant d'insuccès, de tant de moyens violents et le plus souvent impuissants, s'il ne valait pas mieux ne rien faire que de tourmenter ces pauvres petits êtres qu'on ne peut le plus souvent arracher à la mort, dont nous contribuons peut-être à hâter la fin affreuse en les accablant des agents les plus énergiques.

« Quel médecin n'a pas été pris de désolation profonde en présence d'une épidémie d'angine couenneuse? Quel est celui qui n'a pas agi avec la conscience le plus souvent de son impuissance? Dans cette disposition d'esprit, j'acceptai avec joie l'espoir d'avoir rencontré un moyen simple, facile et actif en même temps.

« Vers la fin de mars dernier, j'étais appelé dans une famille pour un enfant de deux ans et demi, pris d'angine couenneuse grave. Je proposai l'emploi de la glace. On préféra les moyens ordinaires, aidés de gargarismes astringents renommés dans le pays. Le malheureux enfant succombait croupé le cinquième jour. Dans la même maison, un enfant de treize mois est atteint: vomitifs, cautérisations, gargarismes, rien n'y fait, et le pauvre petit être périt croupé. Un jeune garçon de dix ans, que j'avais fait éloigner de la famille après le premier événement, avait emporté avec lui le germe de la maladie, et revient quatre jours après avec une angine couenneuse bien caractérisée. Je le vois dans l'après-midi, le 2 avril, dans l'état suivant : chaleur à la tête, fièvre légère, glandes et ganglions sous-maxillaires engorgés, amygdales tuméfiées, anfractueuses, recouvertes en partie de fausses membranes; dans l'arrière-gorge deux bandes blanchâtres assez épaisses. La glace fut employée immédiatement. Limonade de tamarin glacée toutes les heures; gargarisme fait avec une décoction de plantes astringentes, glacé, toutes les demi-heures; de temps en temps un glaçon est placé dans la bouche. Ce traitement fut suivi toute la nuit, sans presque laisser de repos au malade.

« Le 3 au matin. Les amygdales sont à peu près nettoyées; les bandes couenneuses du fond de la gorge ont beaucoup diminué; la muqueuse est rosée, lisse. Le père de l'enfant, qui suit le malade avec moi, est

De la gastrite.

§ 205. A ses prodrômes, la gastrite peut toujours être arrêtée : 1° par la soustraction des stimulants alimentaires et au-

---

lui-même frappé du changement opéré. Toute la journée du 3 les mêmes moyens sont continués. Alimentation légère.

« Le 3 au soir. Le mieux continue ; les amygdales, sensiblement diminuées, offrent encore quelques points blancs, mais très-amincis. Mêmes moyens plus espacés dans la nuit du 3 au 4.

« Le 4 au matin. La gorge est presque dans l'état naturel ; dans l'arrière-gorge, à peine quelques traces légères de fausses membranes. Le cou est dégonflé. Le malade ne sent plus aucune gêne et demande à sortir. Alimentation augmentée.

« Le 4 au soir. Plus de traces de taches ; muqueuse lisse, d'un rouge vif. Toux sèche de temps en temps. Cessation de la glace ; boissons adoucissantes. Transpiration abondante.

« Le 5. Gorge nette, toujours un peu rouge. La nuit a été excellente. Alimentation, boissons à volonté. Guérison complète.

« Dans la même maison, devenue un foyer épidémique, une jeune servante de sept à huit ans est atteinte, et je la vois le 3 avril pour la première fois. Les amygdales, tuméfiées, se touchent ; la luette est pendante ; rougeur violacée de la gorge. Les amygdales et la luette sont revêtues de fausses membranes épaisses. J'en détache un morceau avec ma pince : il est épais, résistant ; dans l'arrière-gorge des bandes couenneuses. Même traitement que dans le cas précédent, sans repos presque pour le malade pendant les vingt-quatre premières heures.

« Le 3 au soir. Les taches ont diminué et laissent voir la muqueuse rosée, lisse.

« Le 4 au matin. Mieux plus marqué ; quelques fausses membranes légères et comme sans adhérence sur les amygdales et dans l'arrière-gorge. La muqueuse me frappe surtout par sa couleur rosée et sa netteté.

« Le 4 au soir. Continuation du mieux ; traitement éloigné.

« Le 5. Amygdales encore légèrement tuméfiées, avec quelques points grisâtres dans les anfractuosités.

« Le 6. Guérison complète.

« Quelques jours après, un enfant de dix mois, atteint de la même affection, était vu par le docteur Azema, qui avait employé pendant quatre jours le chlorate de potasse sans succès. Le cinquième jour, je vis le petit malade avec le docteur Azema et le docteur Richard, qui se joint à nous pour observer les effets du traitement par la glace. C'était un cas complet de diphthérite ; toute la gorge envahie ainsi que les narines qui laissent écouler une matière muco-purulente caractéristique. Les ganglions du cou énormes ; la face pâle ; la respiration gênée ; toux rauque, mais non croupale. Pour quiconque a l'expérience de cette terrible affection, cet enfant était voué à une mort certaine, traité par les moyens ordinaires.

« L'eau glacée simple est injectée toutes les demi-heures dans la gorge et les narines. Un petit glaçon est maintenu de temps à autre

tres ; 2° par la substitution, à ces *ingesta* perturbateurs, du froid *intùs et extrà :* ainsi quelques lotions, quelques applications fraîches sur la région épigastrique ; des boissons rafraî-

---

par la mère dans la bouche. Au bout de vingt-quatre heures, amélioration sensible ; la gorge, les narines se nettoient ; la muqueuse apparaît rosée et lisse. Continuation des mêmes moyens pendant trois jours. Alors survient une bronchite intense, générale. La voix n'est pas croupale. On cesse la glace ; un vésicatoire est appliqué sur la région sternale. Les amygdales toujours tuméfiées, mais rosées, avec quelques taches insignifiantes. La respiration est gênée ; le pouls fréquent, déprimé. Boissons gommées ; bouillon léger. Au bout de douze jours, la convalescence est bien établie. Les amygdales restent encore un peu tuméfiées ; l'arrière-gorge est nette.

« Ce dernier fait me paraît avoir une importance marquée. L'âge de l'enfant, l'étendue de la maladie en faisaient un cas aussi grave que possible et d'un pronostic nécessairement fatal. Chez d'aussi jeunes sujets, les praticiens ne savent que trop la difficulté, l'impossibilité presque de l'emploi des agents actifs. Les cautérisations, les vomitifs, les gargarismes astringents, détersifs, sont d'un emploi douloureux, et j'ai vu plus d'un adulte reculer presque devant leur renouvellement. La glace et les boissons glacées, au contraire, se prennent sans peine, ne sont suivies d'aucune anxiété, d'aucune douleur.

« Les faits à ma connaissance sont trop peu nombreux pour me permettre de conclure ; mais les résultats ont tellement suivi de près la médication qu'il m'est impossible, cependant, de ne pas les y rattacher. En tous cas, ils m'ont paru trop importants pour ne pas inviter les médecins à expérimenter ce moyen. Cette affreuse maladie, contagieuse à l'excès, épidémique le plus souvent, fait des ravages partout et excite une terreur légitime. J'ai exposé ces faits exactement, scrupuleusement. Puissent-ils voir un jour se grouper autour d'eux des observations concluantes !

« La glace m'a paru agir activement sur la muqueuse en la contractant, en faisant cesser les sécrétions morbides et y ramenant une circulation vive et franche. J'ai toujours été frappé de la couleur rosée ou d'un rouge vif que prenait la muqueuse très-peu de temps après l'usage des boissons et gargarismes glacés.

« Je dois dire, en terminant, que j'ai observé et agi dans un climat chaud comme à la Havane ; mais j'ai lu que des succès avaient été obtenus aussi en Europe. »

(*L'Union médicale* du 2 juillet 1864).

Angine couenneuse traitée par la glace.

« M. le docteur Clochard, de Rocheservières, qui nous a adressé l'année dernière quatre observations d'*angines* traitées par les gargarismes à *l'eau froide*, nous communique une nouvelle observation, non sans nous faire remarquer que ce n'est pas le seul fait qu'il aurait à produire en faveur de ce mode de traitement, dont il n'a eu qu'à se louer.

« Il s'agit d'un cas d'*angine couenneuse traitée par la glace* avec un succès rapide. Et voici comment M. Clochard le rapporte :

chissantes, puis la glace en substance, suffisent avec la diète, pour amener cet heureux résultat. Mais si le médecin est appelé trop tard, ou que la maladie débute violemment sous

---

« Je suis appelé, le 20 juin, auprès de la nommée Clergeau, âgée de vingt-quatre ans, d'une assez bonne constitution; cette femme est accouchée heureusement il y a à peu près huit jours; elle n'a point eu de maladies antérieures, sa grossesse a été bonne. Elle se plaint d'avoir mal à la gorge; elle avale difficilement : à l'examen je constate une fausse membrane très-adhérente, assez épaisse, qui tapisse les deux amygdales, la luette, les piliers du voile du palais, une partie de la voûte palatine; les ganglions sous-maxillaire sont engorgés et douloureux; la déglutition est très-pénible. De temps en temps la malade fait entendre une petite toux; la voix a toutefois son timbre normal; pouls à 80, céphalalgie; il y a eu un peu de délire dans la nuit; prostration, faiblesse extrême; la sécrétion lactée ne se fait presque plus. La malade est incapable de se gargariser. Je prescris un collutoire avec : eau, 100 gr., miel rosat, 30 gr., chlorate de potasse, 10 gr.; badigeonner les parties malades toutes les deux heures; bouillons, quinquina.

« 21 juin. — Aucune amélioration : les fausses membranes sont très-adhérentes, le pinceau chargé du collutoire ne peut les détacher; la malade avale avec peine, le pouls est à 80, petit, dépressible, grande faiblesse. Je prescris la glace suivant la méthode du docteur Grand-Boulogne, bouillons gras, quinquina.

« 22 juin. — La glace n'a pu être administrée qu'aujourd'hui à onze heures du matin. Je vois la malade à six heures du soir : la glace a été prise avec continuité pendant 7 heures; la malade en a eu constamment un morceau dans la bouche; elle suit ce traitement avec plaisir; elle accuse un mieux sensible, elle avale assez bien.

« J'examine la gorge : les fausses membranes qui existaient ce matin ont presque entièrement disparu; il n'existe que quelques petites plaies sur l'amygdale droite; l'aspect général de la gorge est d'un beau rose; le pouls est à 76; il y a toujours de la faiblesse, mais moins de dégoût pour les aliments, moins de prostration. Continuer la glace, bouillons gras, quinquina.

« 23 juin. — La nuit a été bonne; la glace a été continuée jusqu'à minuit et reprise au réveil. Je revois la malade à onze heures : aucune trace de fausses membranes dans la gorge, déglutition facile, il y a encore peu d'appétit; la malade a pris un peu de tapioca dans la matinée. Suspendre la glace, légers potages, quinquina.

« 24 juin. — Rien dans la gorge, l'état général est meilleur.

« J'ai revu la malade les jours suivants: elle a pu se le lever, et la gorge n'a présenté aucune trace d'accidents; aujourd'hui, 1er juillet, elle est tout à fait bien. »

(Abeille médicale).

(*Le Conseiller de la Maison* du 12 août 1865).

l'influence de circonstances ou de causes particulières, *le choléra* par exemple, la plus haute expression de cette maladie, il faut d'abord saigner ; puis, en même temps, on emploie la glace et les boissons froides les plus légères, en très-petite quantité (1). Quant au froid extérieur, il ne doit alors être employé que lorsque, le cœur étant revenu de l'état spasmodique, de la *stupeur paralytique* dont il était frappé, la circulation s'est réveillée, la chaleur et la réaction se sont vivement manifestées. Mais quand celle-ci est violente, et que la force de la fièvre et l'excès d'innervation menacent l'économie d'un incendie général, il faut répandre le froid à flots.....

Le froid *intùs et extrà*, mais surtout le premier, n'est pas moins utile, moins nécessaire, dans le traitement de la gastrite chronique partielle circonscrite, que dans celui de la gastrite aiguë générale ou diffuse. L'estomac, en effet, se montre parfois tellement et si longtemps rebelle à l'action du calorique (2), que les aliments sont déjà permis depuis longtemps que parfois ils ne peuvent être tolérés que froids. C'est pour avoir saisi ce fait de physiologie pathologique que quelques anciens, Parménide d'Elée, Avicenne, etc. (3) ; et, parmi les modernes, MM. Broussais et ses disciples ; Récamier,

(1) Selon le conseil de MM. Broussais, Gravier, Sophianopoulo, etc.

(2) Je donne, depuis cinq ans passés, des soins pour une gastro-entérite organique à une dame qui, depuis ce long espace de temps, ne peut supporter que des aliments froids et liquides. S'il lui arrive d'en essayer de chauds, son estomac s'irrite, le cœur se débat, la tête se congestionne, et la fièvre ne tarde pas à se manifester avec une violente réaction... J'ai souvent remarqué que, longtemps avant que la maladie se déclarât manifestement, les porteurs de gastro-entérite ne pouvaient plus supporter les boissons ni même l'alimentation chaudes : hier encore j'ai eu l'occasion de constater ce fait dans un cas bien remarquable !

(3) Sénèque dit, en parlant des dames romaines : « qu'elles se sont faites hommes : elles rejettent comme eux, par régurgitation, la surcharge de leurs entrailles, et rendent en vomissements tout ce qu'elles ont avalé de vin ; *elles mangent également de la neige pour apaiser les ardeurs de leur estomac. — Æquè nivem rodunt, solatium stomachi æstuantis...* » SENECA : Epist. XCV.)

Strambio (1), Crato, Kraft, Heim (2), Brandis (3) et plusieurs autres praticiens de tous les pays et de toutes les écoles..., que ces médecins observateurs ont obtenu de si prodigieux résultats dans le traitement de gastrites regardées jusqu'à eux, par la généralité du peuple médical, comme essentiellement et fatalement mortelles.....

Quand l'individu, je le répète, conserve de la réaction, et que ses poumons sont sains, les *applications*, les bains de rivière et de mer, l'habitation sous une latitude tempérée, etc., doivent également aider à l'action du froid intérieur.

Sur aucune maladie je n'ai recueilli autant et d'aussi remarquables résultats de l'influence salutaire du froid, et dans nulle autre je n'ai pu le faire avec autant de succès, car j'ai été moi-même ici le sujet de mon observation..., car *je me suis senti souffrir* de la gastro-entérite dans toutes ses phases, dans toutes ses nuances, pendant nombre d'années... Toutefois, faisant exception de ma propre histoire, en renvoyant, pour tout ce qui se rattache à l'historique comme à la thérapeutique de cette maladie, aux *phlegmasies chroniques* et aux *annales de la médecine physiologique* (4), comme au recueil le plus riche, le plus complet, qui figure dans les fastes de la science, je me bornerai, dis-je, à citer ici quelques observations de gastrites, à l'état aigu et à l'état chronique, qui me semblent le mieux résumer, dans leurs gradations, et la maladie elle-même et le traitement qui lui convient le mieux.

---

(1) M. STRAMBIO a employé le froid avec le plus grand succès, non-seulement dans la gastrite, mais encore dans la gastro-péritonite aiguë. (*Giornale analitico di medicina*, t. IX, p. 453.)

(2) PITSCHAFT : *Op. cit.*, p. 83.

(3) BRANDIS : *Op. cit.*, p. 84, rapporte qu'après une longue et grave affection instestinale, qui lui occasionnait souvent la nuit des coliques et des ténesmes tellement violents, qu'ils provoquaient parfois la syncope, il avait pris l'habitude de combattre ces accidents par l'eau glacée à l'intérieur, qui les faisait aussitôt disparaître. — Je connais également plusieurs médecins non moins distingués qui, depuis le choléra ou autres maladies graves de l'estomac ou des intestins, ont senti la nécessité de contracter l'habitude de boire à la glace...

(4) Sans omettre mon travail déjà cité (avril 1832 de ce journal), où se trouvent quelques faits de ce genre vraiment intéressants.

(23 juillet 1835 : observation du docteur Jackson.)

« La chaleur avait été excessive pendant quelques jours ; le thermomètre s'était tenu de 90° à 98° F. ; je fus appelé auprès d'un homme qu'on supposait malade pour avoir bu de l'eau froide. Le sujet avait environ trente-cinq ans : complexion belle, constitution forte, tempérament nervoso-sanguin. Il était Irlandais de naissance, et tisserand de profession. Il avait travaillé assidument tout le jour à son métier, dans une chambre étroite et chaude, avait été fortement altéré, et avait bu abondamment des spiritueux et de l'eau, mais non pas en assez grande quantité pour s'enivrer. Le soir, il sortit après avoir mangé de bon cœur, et, à son retour, il fut tout à coup saisi de vertige, et ne put se tenir debout. Il fut porté chez lui, et, d'après la supposition que cet accident avait été produit par de l'eau froide, on lui donna des spiritueux et du laudanum. Les symptômes s'aggravèrent aussitôt, et, après quelques moments, furent suivis d'efforts spasmodiques et convulsifs très-violents.

« C'est dans cet état que je le vis. Ce n'était point sans difficulté que quatre ou cinq individus athlétiques parvenaient à le retenir sur un lit. Sa face était animée, tiraillée, et exprimant l'angoisse ; les yeux ardents. Les mouvements convulsifs venaient par paroxysmes, duraient cinq à six minutes, et laissaient peu d'intervalles de repos ; pendant ces intervalles, agitation des bras, cris d'angoisse ; le pouls était fréquent, plein, gêné, la peau chaude ; une sueur abondante couvrait la face et le cou ; l'épigastre était extrêmement sensible ; la pression sur cette partie excitait de vives plaintes et renouvelait les mouvements convulsifs ; soif intense ; la connaissance était intègre, mais l'esprit absorbé par la souffrance ; le malade ne pouvait arrêter son attention aux questions qui lui étaient adressées.

« Mon diagnostic fut : irritation nerveuse et vasculaire de l'estomac. La prédisposition à l'irritation gastrique venait de l'extrême chaleur ; l'irritation elle-même, excitée par l'usage du spiritueux pendant le jour, et par le repas du soir, avait été secondairement aggravée par les spiritueux et le laudanum, administrés comme remèdes; l'excitation générale du système vasculaire et l'irritation de la partie du cerveau présidant aux mouvements volontaires, avaient été transmises sympathiquement de l'estomac à ces organes.

« Le traitement fut conforme à ces vues : j'ordonnai d'avoir une cuve d'eau de puits froide, et de faire une saignée générale. Pendant que le sang coulait, un courant d'eau fut dirigé sur la tête, et de l'eau froide donnée à l'intérieur par petites gorgées. Au commencement de ce traitement, il survint un accès convulsif; il cessa bientôt, et quand on fut arrivé à la vingtième once de sang, qui fut la dernière qu'on tira au malade, l'excitation vasculaire se calma. Les boissons et l'affusion froides furent extrêmement agréables au patient, qui rendait par les expressions les plus extraordinaires, le bien qu'elles lui procuraient. Il m'apprit alors que la tête et l'estomac étaient le siége des angoisses qu'il avait éprouvées, et que, bien qu'il eût la conscience nette de ce qu'il faisait, il ne pouvait commander à la violence de ces mouvements convulsifs.

« Des compresses trempées dans de l'eau froide furent appliquées à l'épigastre ; de l'eau de gomme à la glace, acidulée avec le jus de limon, fut prescrite pour toute la nuit, et un lavement pour tenir les intestins libres. Le 24 juillet, point de retour des convulsions ; douleur violente dans l'estomac et les intestins, accompagnée d'une évacuation copieuse de sang; pouls plein et tendu : saignée de douze onces; eau froide en lavements, tartrate de potasse et de soude, un gros dissous dans une pinte d'eau, plein un verre chaque heure; continuer l'eau de gomme. Le 25, plus de chaleur ; l'évacuation du sang par l'anus a cessé après le premier lavement d'eau froide; peau douce et fraîche; pouls naturel, langue chargée : continuer l'eau de gomme. Le 26, convalescence. »

(23 avril : observation du docteur Laroche.)

« Madame F***, trente ans environ, d'un tempéramment nerveux et sanguin, fut attaquée, il y a à peu près quatre ans, tandis que je résidais dans l'état d'Alabama, d'une douleur violente à la région épigastrique, accompagnée de vomissements. Cela arriva peu après le dîner, et était probablement causé par ce qu'elle avait mangé.

« Aucun médecin ne se trouvant sous sa main, son mari lui donna, par cuillerées à bouche, du thé, de la camomille et du laudanum, qui furent cependant rejetés avec efforts par l'estomac, et les symptômes s'aggravèrent. Bientôt l'irritation gastrique et la douleur devinrent si violentes, qu'elles occasionnèrent de forts mouvements convulsifs dans les muscles, et qu'elles lui ôtèrent l'usage de ses sens pendant plus de six heures. Elle revint pourtant de cette attaque, plutôt par hasard et par les efforts de sa bonne constitution que par les secours de l'art. Depuis ce temps, elle est sujette à ce mal. Les attaques, plus ou moins fortes, sont excitées par les moindres irrégularités dans le régime, et ne s'apaisent qu'avec difficulté.

« A deux heures du matin, le 23 avril dernier, elle fut encore attaquée de son mal, et souffrit beaucoup jusqu'à huit heures, moment où l'on vint me chercher. J'appris, par ses amis, qu'elle avait été légèrement indisposée quelques jours auparavant, et qu'elle avait mangé la veille, au soir, un peu de homard. Cet aliment avait été vomi peu de temps avant ma visite, avec la plus grande partie de ce qu'elle avait mangé pendant le jour. On m'informa encore qu'elle avait pris vingt gouttes de laudanum, du thé chaud, et qu'on avait appliqué des flanelles chaudes à la région de l'estomac. La douleur qu'elle éprouvait était difficile à supporter; les muscles des extrémités supérieures, aussi bien que ceux du cou et de la face, se contractaient spasmodiquement; la peau était couverte d'une sueur froide, et le pouls, dans les courts intervalles que laissaient entre elles les convulsions, était fortement accéléré. Jugeant, d'après la gravité des symptômes, qu'il n'y avait pas de temps à perdre, et influencé par les anciens préjugés, j'ordonnai quarante gouttes de laudanum dans une petite quantité de menthe poivrée (madame F*** prenait toujours le laudanum de cette manière), la continuation du thé chaud, etc... Peu de temps après l'administration du laudanum, la douleur augmenta, mais elle diminua bientôt à la suite d'un vomissement. Une autre dose fut encore administrée; elle aggrava les symptômes et porta à vomir; alors l'estomac se trouva complétement purgé! Je prescrivis un cataplasme de moutarde sur la région épigastrique ; mais comme il fallait quelque temps pour le préparer, je jugeai convenable d'avoir recours, en attendant, à quelques moyens capables de diminuer les souffrances atroces de la malade, si cela était possible.

«Comme le laudanum et les autres remèdes employés en pareil cas, au lieu de diminuer la douleur semblaient l'aggraver, je me déterminai à essayer l'eau froide, comme elle avait été prescrite, dans des cas à peu près semblables, par mon ami le docteur Jackson, de cette ville. On se procura en conséquence un verre d'eau de source bien fraîche, et la malade en prit de suite la moitié. En moins de trois minutes il se manifesta du soulagement. Une égale quantité d'eau fut donnée avec une diminution encore plus grande de la douleur. Le cataplasme fut alors appliqué, et ne produisit d'irritation qu'au bout de dix minutes. Pendant ce temps, madame F*** avait bu un second verre d'eau, avait dormi quelques minutes sans aucun spasme, et se sentait délivrée de toute douleur. On ôta le cataplasme quinze minutes après son application, et il fut prescrit à la malade de boire souvent, pendant le jour, de l'eau froide édulcorée avec le sirop de fleurs d'oranger. Dans l'après-midi, la malade éprouva quelques douleurs spasmodiques dans l'estomac pour avoir mangé du sagou, mais une gorgée d'eau lui rendit le calme. Cependant, la langue resta rouge et un peu sèche. Le pouls était faible, et la peau un peu chaude, la tête douloureuse et la soif assez forte. Il fut ordonné de continuer l'eau ; un lavement émollient fut prescrit pour calmer un sentiment de pesanteur et de malaise dans les intestins.

«Le lendemain, j'eus le bonheur de trouver que tous les signes d'irritation gastrique s'étaient apaisés. Les intestins étaient constipés et la langue un peu sale, mais pâle; je prescrivis du sel d'Epsom et de la magnésie calcinée, et toute espèce de douleur disparut. Si l'on en excepte l'irritation causée par la moutarde, madame F*** fut alors rendue à une santé parfaite. Comme on le pense facilement, l'issue favorable de cette maladie sous l'influence de ce traitement, fit sur mon esprit une forte impression, et me conduisit à la détermination de recourir promptement à l'eau froide dans tous les cas d'affection douloureuse et spasmodique de l'estomac qui pourraient dorénavant se présenter à mon observation. Je suis intimement convaincu que le soulagement apporté dans ce cas ne peut être attribué à nul autre moyen qu'à l'eau, puisque les remèdes précédemment administrés avaient aggravé les symptômes, et que la malade se sentit soulagée avant que la moutarde ait eu le temps de rougir la peau, et ait produit la moindre sensation de chaleur et de douleur.

« Si cette conclusion est juste, le cas que je viens de rapporter est intéressant sous plus d'un rapport : 1° il montre l'excellence de l'eau froide pour calmer l'irritation nerveuse de l'estomac et l'irritation vasculaire qui s'ensuit; 2° il prouve qu'une irritation purement nerveuse, qui passe pour requérir l'emploi des narcotiques, des antispasmodiques et même des stimulants diffusibles, peut être guérie par les mêmes remèdes que l'inflammation, c'est-à-dire par les sédatifs; 3° il sert à faire ressortir un contraste frappant entre les effets de la pratique perturbatrice trop souvent employée contre l'irritation gastrique, et ceux de la méthode sédative recommandée par les médecins français de ce jour (1). »

Le 30 août 1832, je fus appelé pour donner des soins à madame A***, rue Sainte-Marie, dans un état *d'étisie*, me dit-on, et menacée de mort prochaine. J'eus hâte de me rendre auprès d'elle, je la trouvai penchée sur son lit et d'une maigreur extrême, et je n'appris point sans étonnement qu'elle avait été naguère encore une fort jolie femme. Elle était âgée d'environ quarante-cinq ans, grande et svelte, du tempéram-

(1) Suivent plusieurs observations analogues : *Annales de la médecine physiologique*, t. XI, p. 132 : Extrait du *North american medical and surgical journal*, n° 4, octobre 1826, t. II, p. 250. — Pour observations de gastrites graves et rebelles, voir les art. GRIPPE (§ 227) et CHOLÉRA (§ 260).

ment nervoso-sanguin, constitution usée, émaciation effrayante ! J'interrogeai la malade, et, d'un œil sec et morne, d'une voix presque éteinte, elle me raconta ainsi son histoire, fréquemment interrompue :

« Mariée à un brave officier d'ordonnance de l'empereur, j'eus la douleur de le voir s'éteindre, lentement miné par les chagrins que lui causaient la chute du grand homme et les persécutions de la restauration... Dépouillée de ma fortune par d'infâmes artifices, et restée veuve avec une modique pension qui devait suffire à peine à ma subsistance et à celle de mes trois enfants, je tombai bientôt malade, et ne tardai pas à arriver à la misère... Ceci, M. le docteur, remonte à 1817. Ma maladie, alors, comme toutes celles que j'ai faites, fut, je crois, une affection d'entrailles. J'étais sans sommeil, j'avais perdu l'appétit et les forces ; une soif inextinguible et une constipation opiniâtre me tourmentaient... On me traita par les purgatifs, et, tant bien que mal, après une quinzaine de jours de ce traitement, et d'une fièvre persistante, je repris mes occupations et le soin de mes pauvres enfants, depuis ce temps confiés à la pitié généreuse de bons voisins !....

« Élevée dans l'aisance, délicate et fière, je ne pouvais me faire à ma nouvelle position ; et, après quelque temps encore de cette lutte impuissante, je retombai malade, vers 1820 ; mais cette fois tellement épuisée, que je crus toucher à ma dernière heure. Un médecin fut encore appelé. Toutefois, comme il me donnait des *amers* et de prétendus *fortifiants*, qui m'irritaient et m'affaiblissaient de plus en plus, je le remerciai. Je me mis à confectionner moi-même des boissons adoucissantes et rafraîchissantes pour toute médication ; et tout le monde, ainsi que moi, fut étonné de ma prompte guérison ; de telle sorte que, avec le régime et l'hygiène que je m'étais créés, en 1825 je me portais assez passablement et je commençais à me façonner à ma dure condition, voyant grandir autour de moi, avec quelque bonheur, malgré le triste avenir qui l'attendait, ma chère petite famille ! quand un jour je bus de l'eau de *javelle* que, par inadvertance, un de mes fils encore enfant avait versée dans ma boisson.....

« Malgré les contre-poisons qu'on m'administra assez promptement, l'estomac, encore souffrant, reçut une profonde atteinte de l'action de ce corrosif; et jamais, depuis, il ne s'est remis au point de me permettre une alimentation un peu substentielle. Aujourd'hui, ma langue est épaisse, ma bouche amère et chaude; je vomis les choses les plus légères, et mon estomac délabré peut à peine supporter les liquides. Il y a donc sept ans, monsieur, que je mène la plus triste existence..., demandant et souhaitant la mort, car je ne puis plus être utile aux miens, et la vie m'est un trop lourd fardeau.... J'ai vu un grand nombre de vos confrères, qui ne m'ont en rien soulagée, avancée ou reculée : vous, monsieur, ne soyez pas aussi impitoyable, guérissez-moi ou aidez-moi à mourir..... »

Ce fut bien en désespoir de cause, et pour ne pas abandonner cette mère infortunée, que j'entrepris non pas de la guérir, mais de la soulager. Après lui avoir prescrit un bain général, tiède, avec addition de décoction de racines de guimauve et de têtes de pavots, et lui avoir recommandé d'y revenir tous les trois ou quatre jours, j'ordonnai des frictions sèches, des cataplasmes émollients à une douce température graduellement abaissée, sur l'épigastre chaud et pulsatile; et, la poitrine étant saine, je fis donner les boissons (gommées et acidulées) froides, puis enfin la glace en substance. Pour tout aliment, je permis le lait à la même température, et les quarts de lavement de bouillon, une ou deux fois par jour, que je faisais suivre, deux heures après, de quarts de lavement de guimauve, aussi froids.

Trois jours s'étaient à peine écoulés que la malade se trouva mieux : la langue s'était nettoyée, l'appétit commençait à se faire sentir, le sommeil revenait quelques heures; et moins sombre et moins affaissée, la pauvre femme commençait à renaître à l'espérance! Je ne changeai rien à son traitement; seulement j'augmentai un peu la dose du lait et du bouillon en lavement. Trois jours plus tard encore, c'est-à-dire le 4 septembre, l'amélioration progressait et la maladie semblait vraiment céder : la peau perdait sa couleur terreuse, les yeux reprenaient de l'expression et de la pureté; le ventre s'assouplissait, l'appétit se réveillait. Même traitement, et, de plus, quelques bains de pieds irritants pour réchauffer les extrémités; la teinture de digitale laudanisée en frictions et même en lavements est donnée contre des palpitations violentes et douloureuses qui se manifestaient parfois. Le 7, amélioration aussi de l'état du cœur; la convalescence marche : on veut ajouter un peu de fécule au lait cuit; mais la chaleur du potage plus encore que le potage lui-même est mal accueillie; l'envie de vomir reparaît, un peu de fièvre s'allume, etc. Retour au froid pour l'alimentation comme pour la boisson; retour rapide aussi au bien-être.

Le 10, persistance du bien-être; quelques petites coliques toutefois : suppression de la digitale. Le 15, amélioration marquée : l'appétit étant prononcé, les forces assez développées et la convalescence manifeste, on veut revenir aux potages chauds : mêmes accidents... On donne de la gelée de viandes blanches et des crêmes froides qui passent bien; on les entrepasse avec la glace (deux petits repas et deux fois la glace aux fruits, à quatre heures d'intervalle). Le 18, progrès des forces. Le 22, je trouve la malade levée et se promenant dans sa chambre; elle a mangé passablement de diverses préparations plus ou moins consistantes, mais toujours froides. Le 25, amélioration marquée. Le 28, l'état général de la malade est très-satisfaisant et elle sort en voiture; ce qui lui cause une joie indicible : *elle, prisonnière depuis tant d'années, rompre son ban!* disait-elle... Le 2 octobre la malade est si bien qu'elle désire sortir à pied avec sa fille, *ayant en réserve son pliant;* ce que j'autorise. On revient aux potages chauds, qui, cette fois, sont supportés; mais la glace est encore nécessaire une fois par jour, le soir en se mettant au lit, afin de rafraîchir l'estomac. Enfin le rétablissement progressif des forces me permet de quitter madame G*** le 6 novembre; et depuis ce temps, notre malade ayant recouvré son ancienne santé (j'allais dire sa fraîcheur), s'est maintenue si bien portante que je n'ai pas eu connaissance qu'elle ait gardé un jour son lit.

Enfin, à toutes ces histoires, à tous ces faits, si concluants en faveur de l'emploi du froid dans la gastrite aiguë et chronique, citons un dernier fait, une dernière histoire que je ne saurais passer sous silence. En effet, indépendamment de son importance pour notre démonstration, elle réveille, au cœur de tout homme bien organisé, tout à la fois de si glorieux et de si déchirants souvenirs, de si grands et de si terribles enseignements !!.....

Le soir du 29 avril 1821, six jours avant sa mort, Napoléon, sourdement détruit par une gastrite chronique fomentée par les chagrins, les humiliations et les angoisses de toutes sortes auxquelles il était en butte depuis six années, et aggravé par le traitement incendiaire auquel il était soumis ; d'ailleurs vivement sur-excité en ce moment par l'état d'exaltation où venait de le monter cette solennelle et magnifique apostrophe devant laquelle pâlissent les plus grandes beautés oratoires de l'antiquité... « J'ÉTAIS VENU M'ASSEOIR AU FOYER BRITANNIQUE; JE DEMANDAIS UNE LOYALE HOSPITALITÉ..., etc.; » Napoléon, se sentant altéré, demanda de l'eau fraîche... Après avoir bu un peu d'eau de la fontaine située à une lieue de Longwood, il se sentit plus calme, et dit à ceux qui l'entouraient : « Si la des-
« tinée veut que je vive encore quelques jours, j'élèverai un
« monument au lieu où jaillit cette source, en mémoire du
« soulagement qu'elle m'a procuré... Si après ma mort on ne
« proscrit pas mon cadavre comme on a proscrit ma per-
« sonne, si on ne me refuse pas un peu de terre, je souhaite
« qu'on ensevelisse mon corps là où coule cette eau si douce
« et si pure ; ou bien dans la cathédrale d'Ajaccio en Corse;
« ou mieux encore sur les bords de la Seine.....» (Emile Marco
« de Saint-Hilaire : *Souvenirs intimes du temps de l'empire.*)

De l'entérite.

§ 206. L'entérite étant de même nature, et ordinairement due aux mêmes causes que la gastrite, dont elle n'est, au reste, le plus souvent qu'une dépendance ou une complication, car il est rare qu'elle remonte du colon ou qu'elle soit primitive..; l'entérite est aussi favorablement modifiée par l'action du froid. Mais comme ici il ne peut, comme dans la gastrite ou dans la colite, être mis en contact immédiat avec la surface malade, il est d'une utilité, moins directe. Quelquefois le froid réclame ici, comme dans la plupart des phlegmasies aiguës, le déploiement antérieur ou simultané des émissions sanguines locales, rarement générales. On insiste donc pour son administration, sur les boissons froides, la glace ou les lavements frais, suivant que la complication ou la prédominance d'irritation existe dans la partie supérieure ou inférieure de l'intestin grêle. Quant au froid extérieur, il consiste, comme dans le cas précédent, en bains généraux et en application au pourtour de l'ombilic et sur la partie moyenne de l'abdomen.

Mais comme l'entérite est souvent occasionnée par une mauvaise alimentation, et que dans tous les cas elle entrave la nutrition, le malade est ici en général moins fort et moins capable de réaction. Aussi se rencontre-t-elle particulièrement chez les enfants et chez les individus faibles et malingres. Le froid est donc moins directement et moins longtemps utile dans l'entérite que dans la gastrite proprement dite. Il faut même le suspendre par en haut quand l'estomac, étant guéri et refroidi, appète les aliments et a besoin d'une certaine stimulation; car alors, en empêchant la digestion et en provoquant le bol alimentaire à des *erreurs de lieu* dans les intestins, il ne fait qu'accroître la maladie. Même remarque pour l'administration inférieure du froid, quand le gros intestin est entièrement rétabli.

L'entérite, arrivée au point d'appeler les secours de la médecine, n'étant déjà plus simple, mais participant de la gastrite et plus souvent de la colite, ou des deux à la fois, il serait impossible de produire une observation d'entérite pure et parfaitement circonscrite: son histoire sera donc implicitement contenue dans celles de ses deux sœurs aînée et cadette.

De la colite.

§ 207. Rarement aussi elle est primitive; elle est due le plus souvent à la propagation de l'irritation de la région moyenne de l'intestin à la région inférieure. Résultat des mêmes causes et entraînant les mêmes conséquences pour la nutrition que l'entérite, la colite donne lieu, quant à l'usage du froid, aux mêmes réflexions que la phlegmasie de l'intestin grêle. Mais comme on peut dans la colite, de même que dans la gastrite, agir immédiatement sur la surface malade, les effets produits sont beaucoup plus prompts et plus marqués sur elle que dans l'entérite. Les lavements froids seront donc ici d'un grand secours (1). Mais la complication gastrique étant assez rare dans ce genre d'irritation intestinale, surtout si la maladie se prolonge et passe à l'état chronique, le froid (la glace surtout) *par en haut*, ne sera donné qu'avec beaucoup de réserve, et seulement lorsque le malade en exprimera le désir; autrement, n'étant pas absorbé dans l'estomac, il serait précipité dans les intestins moyens, dérangerait les digestions et emporterait les *excreta* avant qu'ils ne soient réduits aux conditions nécessaires pour leur exonération, ne faisant ainsi qu'accroître les accidents au lieu de les combattre (§ 136 (2)). Un exemple pris sur moi-même, me semble assez bien résumer cette double histoire de l'entéro-colite, et je vais le consigner ici.

A peine remis d'une gastrite chronique qui m'avait épuisé par le régime extrêmement sévère auquel elle m'avait condamné, malgré ma vie active et laborieuse; l'estomac étant guéri et refroidi, et, l'appétit extrême, mes forces se rétablissaient, lorsque, sous l'influence de l'automne humide de 1829, oubliant d'ailleurs combien mon estomac était encore débile (mes digestions étaient toujours imparfaites, mes selles mal liées), je m'étais plusieurs fois livré à mon alimentivité... Un jour que, soit mauvaise disposition hygrométrique ou indivi-

(1) C'est sans doute en modérant, en arrêtant le mouvement péristaltique exagéré du canal digestif, que les lavements agissent, à la manière des narcotiques et des pilules du docteur Ségond (*), favorables dans certaines nuances de cette irritation, qu'elles modifient puissamment aux Antilles.

(*) *Documents pour servir à l'histoire et au traitement de la dyssenterie, d'après la méthode éclectique*, par A. Ségond; Paris, Baillière (J.-B.), 1836.

duelle, soit que mon appétit m'eût entraîné trop loin, je fus tout à coup pris de borborygmes, d'un peu de tympanite, de coliques, de dévoiement et d'une fièvre assez violente. C'était un soir (le 25 septembre). Je me mis au lit sans rien employer, voulant observer et attendre la marche que prendraient les symptômes; espérant d'ailleurs que cette indisposition, malgré son caractère un peu insolite, se terminerait franchement, comme cela était arrivé déjà tant de fois dans le cours de cette longue et désespérante maladie (elle datait de 1823).

Mais il n'en fut pas ainsi. Tous les accidents s'aggravèrent, et les selles et le ténesme devinrent tellement fréquents et douloureux, que je fus forcé de me mettre environ *cent fois* sur le vase en moins d'un jour, rendant du sang autant que de mucosités. Sur ces entrefaites, mon honoroble confrère et ami, M. Treille, et mes bons camarades MM. C. Broussais et Gaubert étant venus me voir, ils m'ordonnèrent trente sangsues à l'anus, la décoction légère de riz édulcorée avec le sirop de gomme froide pour boisson, des quarts de lavement amylacés et opiacés tièdes, et des bains entiers également tièdes. Le lendemain de cette médication, les accidents étaient calmés; mais je remarquai que les boissons froides, d'abord fort agréables et bien accueillies par l'estomac, lui devenaient lourdes et pénibles, filaient dans la longueur de l'intestin, et arrivaient dans le colon, où elles donnaient lieu à des coliques, à du ténesme et à de nouvelles selles; j'en élevai un peu la température, et il n'en fut plus ainsi. J'observai en même temps que, si peu élevée qu'elle fût, la température de mes lavements exaltait le mouvement péristaltique et les douleurs du colon.....

Je songeais donc à prendre des lavements froids, quand, m'étant mis, par la négligence de mon domestique, dans un bain très-chaud, les douleurs d'entrailles se développèrent avec une telle violence et avec une telle promptitude, que j'allais me retirer brusquement du bain; mais il me vint à la pensée de prendre le lavement frais que je me proposais un instant auparavant; et au moment même les coliques et tous les accidents cessèrent comme par enchantement; et j'éprouvai un tel bien-être que je m'endormis dans le bain même... Ce fut le terme de mes souffrances. Je continuai encore des quarts des lavements froids pendant quelques jours en en diminuant graduellement le nombre ; tout se termina après une semaine de séjour au lit, et je pus sortir le douzième jour.

Toutefois j'ai conservé pendant plus de deux années une susceptibilité extrême des intestins ; et le moindre écart de régime, le moindre excès d'aliments (en légumes herbacés surtout), le moindre froid aux pieds, le moindre travail après le repas, la moindre réaction morale, etc., suffisaient pour déranger mes digestions et me donner quelques selles lientériques. Longtemps aussi je dus me restreindre au *régime sec* (jus de viandes, poisson d'eau douce, fécules diverses, riz et maïs, en particulier ; œufs frais, volaille, perdrix, lapin, etc.), et me priver de froid à l'intérieur, de glaces surtout qui me dévoyaient immédiatement. Mais, au temps chaud, les bains froids à l'eau courante et *par immersions répétées*, me furent toujours favorables, et je ne doute pas que les bains de mer ne me l'eussent encore été bien davantage.

Les docteurs Maure-Ferrari, Agliati, Nardi, etc., en Italie, Reuss, Hufeland (1), Göden (2), etc., en Allemagne, rapportent également un très-grand nombre de guérisons de diarrhées et de dyssenteries par l'emploi du froid *intùs et extrà* (3).

Des fièvres dites essentielles.

§ 208. Je considère, avec le fondateur de l'école française, *la fièvre* comme l'expression physiologique constante d'une irritation locale primitive ou sympathique du cœur; et les fièvres essentielles, comme des phénomènes ou des symptômes consécutifs de l'irritation d'une des trois portions (supérieure moyenne ou inférieure) du canal digestif, ou de ce canal en-

---

(1) MAURE-FERRARI, AGLIATI, NARDI : *Giornale analitico di medicina del dottore Strambio*, t. XXII, p. 344 et 372, et t. I, p. 397. — *Annali universali di medicina*, t. 49, p. 225.

(2) REUSS : *Op. cit.*, p. 39.

(3) PITSCHAFT : *Op. cit.*, p. 35.

tier, par exemple dans *le choléra,* lors de la fièvre de réaction qui succède à la congestion torpéfiante du début ; que cette irritation soit due à une cause ordinaire et commune, ou à une cause extraordinaire ou spécifique... ; dans cette conviction, je pourrais me borner ici à ce que j'ai émis touchant l'action du froid dans la gastro-entèro-colite; mais pour me conformer aux errements encore suivis dans les écoles, je vais, tout en rapportant chaque essentialité à sa cause matérielle, passer successivement en revue les fièvres des auteurs, et rapporter des exemples qui démontrent l'utile part du froid dans leur traitement. Quoi qu'il en soit, et même en négligeant avec les *essentialistes,* et la nature et le siége de ces maladies, on peut induire de la seule définition de la fièvre, l'utilité de l'emploi du froid pour leur guérison. Les anciens, qui n'avaient d'autres guides que l'amour du vrai, le sens commun ou leur génie; et dont le jugement n'était pas faussé par la passion, n'ont-ils point, par la seule définition (1) qu'ils ont donnée de la fièvre, plus avancé l'histoire et partant la thérapeutique du phénomène multiple et particulier qui résulte de l'irritation, avec réaction sur le cœur, d'un point quelconque de l'économie (entité FIÈVRE), que toutes les subtilités entassées par les écoles qui se sont succédé, jusqu'à l'établissement de la médecine physiologique?....

On peut d'ailleurs se faire une idée de la manière de penser des médecins de l'antiquité sur l'usage de l'eau froide dans la fièvre, par le trait suivant que Plutarque nous a transmis dans la vie d'Antoine : « Comme donc que il fust un jour venu un médecin qui faisait merveille d'alléguer et d'arguer, tant qu'il rompait la teste à tous ceux qui estoient à table. Pour clore la bouche, Philotas lui fait cet argument sophistique : *Il est bon de donner à boire de l'eau froide à un malade qui a la fiebvre en quelque manière : or est-il que tout malade qui a la fiebvre, l'a en quelque manière ; il s'en suit donc qu'il*

(1) FIÈVRE, *febris,* de *fervere,* brûler, être en feu ; en grec πύρετος, de πῦρ, feu...

est bon de donner de l'eau froide à tout malade qui a la fiebvre... Le médecin demeura muet et fut si estonné qu'il sceut plus que dire (1). »

§ 209. A. FIÈVRE INFLAMMATOIRE (angio-tenique, synoque simple, etc.; *irritation gastro-intestinale au premier degré*). — Cette fièvre n'atteignant que les jeunes sujets, neufs, sanguins et vigoureux, il est évident que le froid *intùs et extrà* y sera d'une très-grande utilité. C'est ce qu'on vérifie tous les jours depuis nombre de siècles. Ainsi Galien parmi les anciens dit (2) nettement : « Les remèdes des fièvres continues sont au nombre de deux : la saignée et les *boissons froides*...» Je pourrais appuyer cette opinion d'un grand nombre de faits que je possède; mais je me borne au suivant, suffisamment explicite, quoique trop peu détaillé : « Un malade attaqué de synoque simple, avait été amplement purgé, saigné, etc. Il était dans un délire furieux; courant dans un jardin, et voulant sauter par dessus un puits, il tombe dedans : saisi par l'eau froide, le bon sens lui revient, il crie au secours; il est retiré du puits, on le met dans un lit, il sue beaucoup pendant une nuit, et la fièvre disparaît (3). Le délire du malade, dit le docteur Planchon (4), qui rappporte ce fait, l'instinct ou le hasard, le servit mieux que tous les moyens employés jusque-là..... »

Albinus, Rhazès, Etmüller, Heberden, Hieronymus Cardanus (5), Giannini, etc., comptent un grand nombre de cures analogues. Mais l'excès de fièvre et de caloricité étant de notre temps prudemment combattu par la saignée, et la transpiration étant ordinairement très-abondante dans la fièvre in-

---

(1) PLUTARQUE : *Vie d'Antoine*, traduction d'Amyot, p. 638. — C'est surtout dans les fièvres que les modernes ont aussi constaté l'utilité du froid *intùs et extrà*, et aux noms d'auteurs contemporains que je me suis fait un devoir de citer (§ 8), je dois aussi ajouter celui du docteur sir Robert CHERMSIDE, qui a soutenu sa thèse inaugurale sur cette question : *De Aquæ frigidæ in febribus usu;* Edimbourg, 1817.

(2) GALIEN : *Met. méd.*, liv. IX.

(3) *Journal de méd.*, t. XXX, p. 127.

(4) PLANCHON : *Op. cit.*, p. 20.

(5) REUSS et PITSCHAFT : *Op. cit.*, p. 80, 100, etc.

flammatoire, le froid extérieur n'y est pas toujours sans danger, du moins dans nos climats et pendant la saison rigoureuse. Le froid intérieur suffisant d'ailleurs à toutes les indications, doit être ici, dans les cas ordinaires, à peu près seul employé.

§ 210. B. Fièvre bilieuse (ardente, causus, méningo-gastrique; *gastro-duodénite*). — La fièvre bilieuse s'observant dans un âge plus avancé et dans les constitutions à prédominance du système ou tempérament gastro-intestinal, c'est-à-dire avec exaltation et souvent avec irritation de ce système, le froid *intùs et extrà* a été prescrit contre elle dans tous les temps et par tous les bons observateurs. Ainsi Galien dit positivement : « Non-seulement j'ai donné hardiment l'eau froide dans le *causus*, mais encore j'ai dit aux parents des malades qu'ils mourraient s'ils ne buvaient de l'eau froide, et j'assure que tous ont guéri... » Celse (1), Albucasis (2), Avicenne (3), Averrhoës (4), Rhazès (5), Paul d'Égine (6), apportent encore ici l'autorité de leur nom; et quant au froid extérieur, Celse le conseille en ces termes et d'après le mode suivant : « *Possunt etiam stomaco imponi folia vitis in aquâ frigidâ tinctâ...* » Un moine de Malte ne craignait pas, malgré l'opposition que suscitait une pratique alors si étrange, de mettre, dans cette affection, de la glace sur l'épigastre. Enfin les lavements et les bains froids ont encore été ici beaucoup vantés par Aétius (7), Cœlius Aurelianus (8), Pomme, Ray-

---

(1) Celse : *Op. cit.*, lib. III, cap. VII.

(2) Albucasis (1107) : *De chirurg. arab. et lat. cur.* Charming; Oxon., 1778, in-4.

(3) Avicenne : *Canon. arab.*, Rom., 1593, in-fol.; Venet, 1507, in-4.

(4) Averrhoes : *Op. méd.;* Lugd., 1537, in-4; et Venise, 1552-90, in-fol.

(5) Rhazes : *De pestil. arab. et lat. cur.* J. Charming; Londres, 1766, in-8.

(6) Paul d'Égine : *De re medica*, t. VII; Venet., 1528, in-8.

(7) Aetius : *Tetrabilia, s. synophis. vol. med.* t. XVI, lat. Basil., 1535, in-fol.

(8) Cœlius Aurelianus : *Op. med.*, trad. Conrad; Paris, 1523; Amsterdam, 1722, in-4.

mond (1), Giannini, etc., etc. Je crois donc inutile de citer de nouvelles autorités et de rapporter de nouvelles observations quand elles fourmillent dans les auteurs, et que chaque médecin en compte dans sa propre pratique.

§ 211. C. Fièvre entéro-mésentérique (fièvre muqueuse, pituiteuse; *gastro-entérite avec prédominance de l'irritation dans l'intestin grêle et les ganglions mésentériques*). — Cette fièvre, ainsi que je l'ai dit plus haut pour l'entérite, survenant plus particulièrement chez les enfants ou chez les individus malingres et de mauvaise constitution; en d'autres termes, la réaction étant ici peu prononcée, la fièvre muqueuse ne réclame pas le froid d'une manière aussi absolue que les irritations de la partie supérieure du canal digestif (ou les fièvres qui les représentent). Toutefois, les boissons, les lavements, les applications et les bains d'eau courante et de mer surtout, sagement combinés, peuvent être d'une haute importance dans le traitement de cette fièvre, quelle qu'en soit la nuance.

§ 212. D. Fièvre ataxique (méningo-gastrique maligne; *gastro-entérite avec réaction sur le centre cérébro-spinal*). — Cette fièvre, ou plutôt l'irritation qui la cause, siégeant dans la partie supérieure du tube digestif, et étant compliquée d'irritation des centres nerveux, s'accommode merveilleusement de l'usage extérieur et intérieur du froid; ce qui du reste n'a été contesté à aucune époque.

Hahn (2) est, entre tous les *frigoricoles*, celui qui a fait le plus grand usage du froid dans cette maladie. « Alors que l'état du malade, dit-il, était le plus désespéré, je faisais appliquer sur le scrotum et le bas-ventre des compresses trempées dans l'eau froide; j'en faisais laver la poitrine, le visage, les extrémités. Au simple contact de l'eau froide, les agonisants semblaient ressaisir la vie; ils se contractaient; un frisson annonçait l'action du froid, on essuyait les malades, on les couvrait, on leur faisait prendre du vin, une potion dans laquelle en-

(1) Raymond : *Dissertation sur les bains;* Lyon, 1552, in-16.
(2) Hahn : *Op. cit.*, (§ 8).

trait le sel volatil de corne de cerf; alors le pouls s'animait, les sueurs s'établissaient, le malade reprenait des forces, etc.....

« Dans un accès extraordinaire de frénésie qu'éprouva un malade atteint de fièvre ataxique du plus mauvais caractère, il s'échappa sans qu'on s'en aperçût et alla se jeter dans une rivière. Il y resta un quart d'heure et ensuite alla courir les champs : on le trouva encore tout mouillé, sa chemise froide, collée sur le corps, les cheveux épars et dégouttant. A peine l'eut-on saisi qu'il tomba en faiblesse, et il se fit une évacuation abondante de matières alvines. Il fut remis au lit, on le réchauffa, et dès ce moment tout alla mieux, le malade guérit. Précédemment on avait donné plusieurs purgatifs sans effet ; et ce qui est encore digne de remarque, c'est que le malade, ainsi qu'il se le rappela, n'avait eu d'autre intention, en allant se jeter à l'eau, que celle de se noyer; et lorsqu'on l'avait rencontré errant, il cherchait à gagner un village pour y trouver quelque autre moyen de se débarrasser de la vie (1).»

Quant au froid intérieur, il est encore d'un usage plus constant, plus général et plus facile, et la glace en substance produit parfois un effet sédatif étonnant dans cette irritation multiple.

Peut-être, au reste, est-ce à l'emploi du froid *intùs et extrà*, dans cette terrible maladie, que la science et l'humanité doivent l'existence de l'un des hommes de génie qui auront le plus influé sur leurs destinées... « Parmi les innombrables observations que Broussais put faire, dit M. de Montègre (2), en courant ainsi, comme médecin-chef d'armée, du nord au midi de l'Europe, il en est une dont il me semble important de conserver le souvenir, et je crois que Broussais n'en a d'ailleurs laissé aucune trace dans ses ouvrages ; il fit cette observation sur lui-même; il ne pouvait puiser à une source plus cer-

(1) *Journal de médecine*, t. XXV, etc., p. 346.

(2) *Notice historique sur la vie, les travaux, les opinions médicales et philosophiques*, etc., de F.-J.-V. BROUSSAIS, par H. de MONTÈGRE; J.-B. Baillère: Paris, 1839.

taine les germes de la réforme... Il était à Utrecht quand il fut saisi d'un mal, que dans le langage médical de l'époque on appelait *fièvre ataxo-adynamique* ; une fièvre dévorante lui causait une altération insupportable ; des nausées fréquentes amenèrent des vomissements qui furent bientôt suivis de la dyarrhée. On voulut le traiter d'après les idées régnantes, et on lui ordonna les purgatifs, les sudorifiques, etc.; mais il refusa la médication fatale qu'on lui proposait, et, resté seul pendant quelques jours dans sa chambre, il se réduisit à boire, selon que le besoin le lui demandait, de l'eau froide légèrement acidulée. Forcé de se lever par un froid assez rigoureux, il sentit l'ardeur qui le dévorait calmée par l'impression de l'air, et en quelques jours il fut parfaitement rétabli, au grand étonnement des médecins qui avaient vu commencer sa maladie. Cette observation, si elle fut une des premières, ne fut pas la seule de ce genre, et Broussais en fit un grand nombre de semblables avant d'avoir pu se fixer sur un point d'appui inébranlable ; l'essentialité des fièvres n'était pas encore à ses yeux une erreur manifeste. » — Je puis, bien que cela soit superflu, attester ici, après M. de Montègre, l'authenticité de ce fait que m'a plusieurs fois raconté Broussais.

§ 213. E. Fièvres putrides ou adynamiques (typhus, dothinentérie ; *gastro-entérite avec prédominance de l'irritation dans l'intestin moyen, réaction congestive et stupéfiante sur le cerveau*). — Cette fièvre survient ordinairement chez les individus porteurs de gastro-entérites chroniques, contractées sous l'influence de réactions morales tristes, d'une mauvaise alimentation, de chaleurs excessives et insolites, etc.; individus par conséquent plus ou moins affaiblis et détériorés...; elle exige donc certaines précautions dans l'usage du froid, surtout extérieur ; mais en l'administrant avec tact et sagesse, en surveillant l'état de la poitrine, on en obtient encore ici de très-favorables effets.

Bon nombre d'auteurs, parmi lesquels je pourrais citer Hahn, Samoïlowitz, Cirillo, Marcus, Horn, Giannini, Mojon et tant d'autres, ont consacré l'usage du froid dans cette affection ; les archives de l'art et notre pratique personnelle nous fourniraient des observations faites avec soin, à traitement régulier, lesquelles mettraient en parfaite évidence l'heureuse action du froid dans cette maladie ; mais nous aimons mieux en rapporter une qui la démontre d'autant mieux, que le traitement imposé au malade a été plus irrationnel, plus perturbateur ; point de doute qu'il n'eût succombé et par la marche naturelle de la maladie, et par les effets d'une médication incendiaire ou des substances indigestes dont on le gorgeait, si tout cela n'avait été énergiquement *assaisonné* de froid.

« Le chevalier Chardin (1) raconte qu'il contracta une fièvre maligne pendant son voyage de Bender-Abassi, ville célèbre du golfe Persique ; il en fut traité à Lahor. Après avoir avalé de suite deux verres d'émulsion, une livre de confection de mithridate (2) et une médecine d'environ deux pintes, on lui fit boire encore, à grandes doses, de l'eau d'orge ou de saule ; dans ce mélange on faisait fondre de la neige. Toutes les heures on arrosait la chambre avec de l'eau. On étendait le malade en chemise sur une natte ; deux hommes furent chargés d'agiter continuellement l'air autour de lui... Voyant que ces moyens produisaient peu d'effet sur le malade, on lui jeta peu à peu sur le corps, depuis les hanches jusqu'en bas, deux seaux d'eau fraîche ; on lui baigna ensuite, avec une grande bouteille d'une eau rose, la tête, le visage, les bras, la poitrine : il s'en suivit des sueurs abondantes ; la fièvre cessa promptement ; il y eut des évacuations alvines pendant deux heures sans douleurs, ni même beaucoup d'altération. Le lendemain, il y eut encore un peu de fièvre ; on fit manger au malade des concombres crus, des melons d'eau, et sucer des poires. Il prit encore des émulsions, du mithridate, et but abondamment du mélange d'eau de saule et d'orge à la glace ; on mettait beaucoup de verjus dans son potage. Le jour suivant un peu de fièvre ayant encore paru, on se comporta

(1) CHARDIN : *Op. cit.*, édition de Rouen, en 1723, t. IX, p. 300.
(2) Electuaire attribué au fameux roi de Pont, et fort stimulant.

comme la première fois, ce qui occasionna des évacuations si considérables, que le *patient* se trouva dans une faiblesse extrême. Cependant c'est en continuant de même, que la fièvre disparut..... »

« Quoi qu'il en soit, dit M. Broussais (1) (après d'intéressantes réflexions sur les fièvres de cet ordre, et après avoir énergiquement dépeint la période de doute et de tourmente intellectuelle qui précéda en lui l'idée de la réforme), en supprimant l'émétique prescrit par l'ontologie et me tenant aux émollients, je diminuais le nombre des fièvres adynamiques, qu'on appelle maintenant typhus ou *dothinentérie.* Quand il m'arrivait des individus dans ce dernier état, je n'osais plus leur donner le quinquina, le camphre, la serpentaire de Virginie, etc.; je me bornais à la limonade vineuse ; j'en guérissais beaucoup avec cette limonade. Enfin les ouvertures de cadavres me montrant toujours des inflammations dans le canal digestif, il s'éleva un doute dans mon esprit, et je me dis : « On prétend que ces inflammations sont l'effet de la maladie, et qu'il ne faut pas y avoir égard : si je retournais la proposition?....

« J'étais dans cette perplexité, lorsque je me trouvai relégué avec un grand nombre de malades dans une partie de l'Espagne que l'on nomme *el Puente del Argobispo,* sans ressources et sans médicaments, n'ayant que du vinaigre et de l'eau. Je donnai de l'eau vinaigrée à mes malades. Quelques-uns, qui éprouvaient des symptômes ataxiques, se trouvaient mieux dès le lendemain, et leur état s'améliora de jour en jour. Il en guérit plusieurs... Alors il s'opéra dans ma tête un bouleversement, comme il s'en opère un peut-être en ce moment dans la vôtre, et je compris que le moment d'une révision sur ce que j'avais appris était vraiment venu..... (2) »

(1) Broussais : *Cours de pathologie,* t. II, p. 11.

(2) A tous ces faits, à toutes ces autorités en faveur de l'emploi du froid en thérapeuthique, et dans le typhus en particulier, nous sommes heureux d'ajouter le nom d'un observateur consciencieux et distin-

De la névropathie.

§ 214. La névropathie n'est autre chose que la *mobilité* imprimée aux centres nerveux *prédisposés*, par l'influence longtemps soutenue de la gastro-entérite persistante ou mal traitée; c'est aux narcotiques, donnés par la méthode ender-

---

gué, notre excellent confrère, M. le docteur Charbonnier, qui a bien voulu nous communiquer la note suivante :

MON CHER ET HONORÉ CONFRÈRE,

« Voici l'exposé, aussi succinct que possible, des connaissances que j'ai acquises sur l'action du froid, et que vous désirez connaître.

« En 1807, des faits relatés par divers auteurs, m'avaient instruit de l'efficacité du froid dans les épidémies, qui ne sont pas un des moindres maux que la guerre entraîne avec elle : mais à cette époque, témoin des ravages du typhus en Pologne, et qui éclaircissait notablement nos rangs d'officiers de santé, je ne vis aucun des chirurgiens et médecins dont j'étais alors le subordonné, en qualité de sous-aide, mettre à profit un moyen si bien recommandé et dont nous pouvions si facilement disposer. Je ne voyais mettre en pratique que les suggestions de Pinel et de Brown, quand une occasion appela mon attention sur l'action du froid.

« Chargé d'accompagner une évacuation précipitée de malades de Varsovie, où l'arrivée de l'ennemi était à craindre, et de la diriger sur la Prusse orientale, je dus comprendre au nombre des malades plusieurs fiévreux pour lesquels je craignais l'influence du froid, dont nous ne pouvions nous garantir qu'imparfaitement, à l'aide de la paille et des couvertures dont nous étions pourvus avec trop de parcimonie. Toutefois, l'expérience ne justifia pas mes craintes : l'état de la plupart des fiévreux, loin de s'aggraver, s'améliora évidemment durant le transport, tant par l'effet de la température, heureusement peu sévère, que par l'emploi de la neige, qui nous fut imposé par la nécessité : les boissons aqueuses dont nous étions approvisionnés étant congelées. Un fait, entre autres, captiva mon attention; ce fut le cas d'un jeune officier arrivant de Saint-Cyr, et qui partageait le traîneau sur lequel j'étais placé : mon compagnon éprouvait les premiers accidents qui accompagnent le typhus; une céphalalgie intolérable, une gastralgie non moins pénible et une soif d'autant plus cruelle, que l'estomac rejetait les tisanes dont nous faisions usage. Le voyant chercher à prendre la neige sur laquelle nous glissions, je m'empressai de favoriser les efforts que l'instinct lui avait suggérés avant que je m'en fusse avisé : nous eûmes bientôt lieu de nous féliciter de cet expédient; les envies de vomir se calmèrent en peu de temps; les douleurs de tête et d'estomac diminuèrent notablement dès le premier jour. Cependant il nous fallut recourir à la neige pendant la nuit, parce qu'une

mique, que l'on s'adresse ordinairement pour combattre cette affection ; après eux, il n'est point de moyen plus efficace que le froid, si même il ne leur est préférable. Seulement son administration, soit au dedans, soit au dehors, exige mesure et tact. C'est ici surtout que les bains de mer et de fleuves par immersion, font merveille.

---

potion autispasmodique que je lui avais administrée avait ramené les accidents avec une nouvelle force : la réfrigération les dissipa encore heureusement, et dès lors elle fut l'unique remède auquel mon compagnon voulut se fier. Deux jours plus tard l'état fébrile avait entièrement cessé par ce seul moyen.

« Chez la plupart des autres malades, je pus constater les effets salutaires du même agent. Percy, à qui je relatai ces faits, à Gasterode, me dit avoir reçu des rapports semblables. Parmi ceux d'entre nous qui eurent les occasions de recueillir des observations sur l'action thérapeutique du froid, se trouva un médecin principal, M. Gilbert, si ma mémoire ne me trompe pas ; il crut devoir les publier, tant elles étaient probantes à ses yeux. Malheureusement il voulut expliquer les faits par une théorie qui parut peu sensée et qu'on ne jugea pas d'ailleurs impartialement ; les dogmes de l'école avaient alors une force perdue aujourd'hui ; on n'osait pas s'insurger contre l'orthodoxie reçue, et l'obéissance passive était généralement dans les mœurs du temps. Je regrette vivement d'avoir oublié le titre de l'ouvrage dont je rappelle le souvenir, car il contenait des faits très-propres à nous intéresser aujourd'hui.

« Chargé plus tard du service médical de différents hôpitaux militaires, j'ai souvent étudié l'action du froid dans le traitement des affections fébriles, et toujours avec succès, bien que jamais avec la rigueur requise : dominé par la théorie de Brown et de ceux qui l'avaient modifiée, j'ai à me reprocher d'avoir trop souvent contrarié des moyens de sédation par des moyens d'incitation. Une des principales occasions où j'ai pu me livrer à des recherches à ce sujet, est l'époque où la rareté et le prix élevé du kina engageaient les praticiens à s'ingénier pour trouver les moyens de suppléer ce médicament pour traiter les fièvres intermittentes. Les épreuves de l'écorce de maronnier d'Inde, des feuilles de saule, etc.. nous avaient découragés, quand notre inspecteur général, Heurteloup, nous engagea à essayer les réfrigérations, proposées par Giannini, dont il venait de traduire l'ouvrage : je fis plusieurs expériences à ce sujet, de concert avec M. Ubertini, alors chirurgien-major du 111e (aujourd'hui retiré à Lyon), dont l'instruction était perfectionnée par une longue expérience, et qui avait constaté aussi combien le traitement antiphlogistique est avantageux dans la plupart des maladies.

« Les expériences que nous fîmes alors confirmèrent les assertions de Giannini : nous apprîmes même de plusieurs soldats que les bains froids sont un remède populaire en diverses parties du Piémont pour

De la constipation.

§ 215. Lorsque la constipation dépend d'une irritation du canal digestif (portion moyenne), ce qui a lieu dix-neuf fois sur vingt, on en triomphe presque toujours, sinon toujours, par l'emploi du froid seul, convenablement administré à l'intérieur. « Dans les affections du canal digestif, souvent le foie devient paresseux, ne sécrète plus, dégénère, comme le prouvent les ouvertures de cadavres. Vous avez pour éteindre la duodénite qui en suspend l'action, les boissons aqueuses froides, vers la fin de la digestion : le régime végétal, les lavements émollients, etc. (1). »

En y ajoutant l'usage de la glace, le soir avant le coucher, des quarts de lavements froids et des bains de rivière, etc., j'ai corrigé de la sorte une infinité de ces intestins paresseux, qui ne sont autre chose que des intestins sur-excités, où l'absorption, la force d'exosmose est en excès. Plusieurs auteurs anciens, entre autres Stevenson (2), rapportent beaucoup

---

se guérir des fièvres intermittentes. Les effets de cette médication me font comprendre aujourd'hui les avantages qu'on attribue aux bains russes : ces derniers, après avoir excité un état fébrile, procurent le bien-être de la réfrigération. J'ai eu en outre diverses occasions d'apprécier la valeur thérapeutique du froid dans la pratique de quelques médecins allemands.

« Quand l'épidémie de Barcelonne se manifesta en 1822, je ne connaissais pas la réforme provoquée par Broussais, et qui plus tard m'a donné les moyens d'employer le froid avec une raison dont la pratique ne peut se passer : néanmoins je crus devoir signaler cet agent à l'Académie de médecine comme étant propre à combattre efficacement la fièvre jaune, mais j'eus le tort d'exclure les émissions sanguines, qui sont souvent indispensables. Aujourd'hui la théorie de l'irritation et de nouvelles expériences ont achevé de me persuader que le traitement qui nous a si bien réussi dans le choléra asiatique, aurait la même puissance dans la fièvre jaune. Sans doute le froid a été employé dans cette maladie par plusieurs de nos devanciers et sans résultats satisfaisants : mais nous ne devons pas nous en étonner, l'usage de ce moyen n'était pas raisonné par eux comme il l'est dans l'état actuel de nos connaissances.

« Agréez, etc.

« CHARBONNIER, D. M. P. »

(1) BROUSSAIS : *Op. cit.*, t. II, p. 180.

(2) STEVENSON : *Essai*, t. VI, p. 260.

d'exemples de l'influence étonnante du froid dans cette affection. Il n'est personne qui ne connaisse l'histoire de ce duc de Ferrare, qui, étant habituellement constipé, ne pouvait se procurer quelques évacuations qu'en marchand pieds nus (1), le matin à son lever, sur un pavé de marbre : pratique qui lui fut suscitée par le conseil de Savonarola. Dans certains cas de constipation persévérante et d'accumulation de *fœcès* dans la portion iléorectale du colon, au moment où, en désespoir de cause, l'opérateur était tenté et quelquefois sur le point de pratiquer un anus artificiel, des douches ascendantes froides ont suffi pour suspendre l'instrument tranchant et amener la débacle.....

Je pourrais encore ici accumuler de nombreux exemples à l'appui de l'utilité incontestable du froid dans la constipation. Je les trouverais facilement chez les Italiens et chez les Allemands, Brandis et Strambio entre autres, sans parler de la pratique de mes amis et de la mienne propre, mais je considérerais ces faits comme surabondants.

De l'hépatite.

§ 216. Dans l'hépatite, le tube digestif étant toujours primitivement ou secondairement malade, ainsi que l'a fort bien établi notre ami Casimir Broussais, dans son excellente thèse inaugurale (2) ; le froid, concurremment avec les émissions sanguines, est la médication la plus favorable qu'on puisse opposer à cette maladie. Aussi les auteurs de toutes les époques et de toutes les écoles, sans en reconnaître le véritable motif, ont-ils bien saisi ce point de thérapeutique. « Les aliments solides et gras, disent deux d'entre eux, répugnent en général aux personnes qui sont attaquées d'une maladie du foie ; on sait qu'au contraire, le goût, le désir d'aliments maigres, de fruits, de sucs végétaux, de gramen, ou de bois-

(1) SAVONAROLA (J.-Michel) : *De balneis et thermis naturalibus omnibus Italiæ*, etc. ; Ferrare, 1485, in-fol.

(2) *De la duodénite*, par C. BROUSSAIS ; Paris, 1825 ; et *Phlegm. chron.*, t. III, p. 268.

sons rafraîchissantes et acidules, etc., l'accompagnent presque toujours. » (Van-Svieten (1), Portal (2)).

Sarcône (3) recommande de tenir continuellement des linges mouillés dans l'eau froide sur le foie enflammé; pratique dont il a retiré, dit-il, de grands avantages. Suétone (4) rapporte que, dans tout le cours de sa vie, Auguste fut sujet à de graves maladies; et que, lorsqu'il eut dompté les Cantabres (aujourd'hui les Basques), il fut particulièrement attaqué d'une maladie de foie. Désespéré de voir que les fomentations chaudes ne produisaient aucun effet, il suivit le conseil d'Antonius Musa, qui employa une méthode tout opposée; des fomentations froides sauvèrent Auguste: *Graves et periculosas valetudines per omnem vitam aliquos expertus est. Cantabriâ domitâ, cum etiam distillationibus jecinore vitiatâ ad desperationem redactus, contrariam et ancipitem rationem medendi necessariò subiit. Quia calida fomenta non proderant frigidis curari coactus auctore Antonio Musa*... D'autres disent que ce fut sous la forme de bains, de boissons, et même de lavements que l'eau froide opéra la guérison d'Auguste (5). Quoi qu'il en soit, pour témoigner sa reconnaissance à l'auteur d'une si belle cure, le peuple romain lui érigea une statue de bronze à côté de celle d'Esculape. L'empereur le combla de largesses, et Musa, par un décret du sénat, acquit le droit de porter l'anneau d'or, distinction réservée jusque-là aux personnes de la plus haute condition, et qui put être accordée, à dater de cette époque, aux autres médecins de Rome (6).

On aura donc recours, dans l'hépatite, au froid *intùs et extrà*, suivant les indications. Si le temps et l'espace ne me pressaient, je pourrais rapporter ici de nombreuses observations

---

(1) Van-Svieten (Gérard): (1700-72), *Commentarii in Boerhave, Aph.*; Leyde, 1743, in-4.

(2) Portal (Ant.): *Hist. de l'anat. et de la chir.*; Paris, 1770; in-8.

(3) Sarcone (Michel): *Tratt. del. contag. del rasuolo*, etc.; Naples, 1770.

(4) Suétone: *Vie des douze Césars;* Rome, 1470, in-fol.; et Leipsick, 1802, 2 vol. in-8, p 81, t. II.

(5) Dio Cassinc, liber v.

(6) Suétone: *Op. citat.*, cap. LIX.

tirées des auteurs; de la clinique de quelques uns de nos maîtres et de ma propre pratique, à l'appui de cette proposition.

De la jaunisse ou de l'ictère.

§ 217. Mêmes remarques que pour l'hépatite, la jaunisse ou l'ictère n'étant qu'un symptôme dont l'existence, quoique non toujours liée à une irritation du canal digestif, est soumise à l'état de ce canal. J'ai souvent, chez les autres, et une fois sur moi-même, enlevé l'ictère en quelques jours avec des boissons froides et la glace; les bains frais en été et tièdes en hiver, après une ou deux applications préalables de sangsues à l'hypochondre droit.

De la pancréite ou inflammation du pancréas.

§ 218. Rien de plus à dire ici que pour l'ictère et l'hépatite.

De la splénite ou inflammation de la rate.

§ 219. A raison de sa nature spongieuse et celluleuse, comme diverticule du sang, la rate doit être très-impressionnable par le froid, et je ne doute pas que cet agent ne soit (*extùs*) d'un très-grand secours dans les divers degrés d'inflammation de cet organe. Mais je ne possède pas d'observation à l'appui de cette opinion. Quant au *froid intérieur*, son opportunité sera calculée sur le degré d'irritabilité du canal digestif, dont la maladie précède ordinairement celle de cet annexe, comme elle précède presque toujours celles de tous les autres.

De la cystite ou inflammation de la vessie.

§ 220. A raison de sa nature, de sa forme, de sa situation et de ses fonctions, la vessie est un des organes dont l'inflammation est tout à la fois le plus utilement et le plus facilement modifiable sous l'influence du froid *intùs et extrà*, directement ou indirectement appliqué. Aussi la cystite est-elle une des maladies où l'on en obtient les meilleurs résultats. Intérieurement son usage doit être constant, alors même qu'il n'existe pas de complication gastro-intestinale, et à *fortiori* lorsqu'elle existe ; car on sait combien cette affection tend à concentrer et à décomposer les urines, qu'il est si important de rendre aussi peu stimulantes que possible. Les boissons calmantes et rafraîchissantes, ainsi que les lavements de même nature, et, de plus, légèrement narcotiques, y seront donc largement administrés. On pourra même, vers le déclin de la maladie, les rendre médicamenteux, selon le précepte de Bordeu, avec les eaux minérales ferrugineuses, acidules ou sulfureuses d'Enghien (1), de Contrexeville, etc.; avec leurs bases et avec des principes émollients et narcotiques ; avec les toniques astringents : le quinquina, la gomme-kino, la térébenthine de Venise, etc.; mais je suis fermement convaincu qu'on use beaucoup trop à l'intérieur de ces prétendus spécifiques.

Quant au froid extérieur, il exige beaucoup plus de soins et de circonspection que le froid intérieur; mais sous une température ou une latitude chaude, lorsque le malade, puissant de réaction, développe beaucoup de calorique, et que les émissions sanguines, jugées nécessaires, auront trouvé leur place, on en obtiendra d'excellents effets. Les applications, les irrigations selon la méthode de Stales, les injections, par le mode ordinaire ou avec la sonde à double courant du professeur J. Cloquet (2), et les bains même seront ici d'une grande ressource. On peut, au reste, lorsque l'inflammation tend ou a passé à l'état chronique, et surtout dans le catarrhe muqueux, ajouter au liquide froid de l'injection, les bases précipitées.

---

(1) Toutes les fois que les eaux de cette nature sont indiquées, je pense qu'on ne saurait en prendre de préférables à celles de cette source ! C'est donc avec un vrai plaisir que je vois cesser l'indifférence ou la prévention inexplicables qui faisaient négliger les eaux d'Enghien. C'est un travers de l'esprit humain de mépriser ce qui est près de nous, et de facile usage, quelle qu'en soit d'ailleurs l'utilité. Les eaux d'Enghien commencent à prendre, parmi leurs analogues, le rang distingué qui leur appartient, et qu'elles occuperont bientôt, je n'en saurais douter, grâce surtout à la direction éclairée de notre honorable confrère M. le docteur Boulland.

(2) Cloquet (Jules) : *Pathologie chirurgicale;* 1831, in-4, etc.

Pour ce qui est des injections en particulier, trop négligées et injustement blâmées ici comme dans l'*urétrite*, l'expérience de Choppart (1), ainsi que l'autorité des praticiens estimables que je citerai plus bas, doit contribuer à leur réhabilitation. « On doit commencer, dit Choppart, par des injections de décoction d'orge, puis d'eau de Baréges coupée avec la précédente; ou d'eau de Balaruc, s'il y a paralysie de la vessie. J'en ai fait, ajoute cet illustre chirurgien, d'eau végéto-minérale, pour un vieillard de soixante-quinze ans, épuisé par la perte excessive de cette mucosité (vésicale) : il n'en a éprouvé aucun accident, ses urines sont devenues moins chargées de glaires; il a repris des forces, et a vécu deux années dans cet état..... »

MM. Cloquet, Civiale (2), Bretonneau (3), Devergie aîné (4), ont également obtenu de bons effets de cette médication, et en ont publié plusieurs exemples. Toutefois je pense que c'est beaucoup moins aux médicaments qu'à l'action propre du froid qu'est dû, ici comme en maintes autres circonstances, le succès des injections; et ce qui a formé ma conviction à cet égard, c'est le raisonnement et l'observation, et aussi la pratique heureuse des chirurgiens distingués qui ont substitué l'eau simple et froide à l'eau *polypharmaceutique* de Choppart et de ses imitateurs. Entre plusieurs observations propres à confirmer cette proposition, je citerai les deux suivantes, qui me semblent concluantes.

En 1826, un ancien officier supérieur, âgé de cinquante ans, tempérament bilioso-sanguin, d'une gaîté et tout à la fois d'un sang-froid imperturbables, autrefois très-robuste, mais depuis usé par la vie *libre et active* du soldat de l'empire, avait eu néanmoins la fantaisie de prendre femme, femme jeune, jolie et, qui plus est, d'une énergique et *exigeante* constitu-

(1) CHOPPART (1795) : *Traité des mal. des voies urinaires* (posth.); Paris, 1821, in-8.

(2) CIVIALE : *Traités, Lettres et Mémoires divers sur la lithotritie et les maladies des voies urinaires.*

(3) BRETONNEAU (P.) : *De la dothinentérite*, etc.; Paris, 1826, etc.

(4) DEVERGIE aîné : *Clinique de la maladie syphilitique;* Paris, 1836.

tion... La veille de son mariage, le 14 septembre, inquiet sur la manière dont il pourrait rendre les *honneurs conjugaux* de la première nuit, le major *** vint me confier ses sollicitudes secrètes, et me prier de l'*aider en lui donnant quelque moyen, non trop actif, mais suffisant pour le rassurer sans danger à cet égard*... Je répondis au major que son mariage et son recours médical me paraissaient double imprudence; que notre art ne doit point se faire le serviteur des appétits téméraires, etc.; et que d'ailleurs le moyen, quel que fût l'*aphrodisiaque* adopté, n'était pas sans danger.

Sans insister davantage, mais paraissant mal converti à ma doctrine, le major me quitta bientôt en me réitérant son invitation de noces, et rejetant ironiquement sur moi *la responsabilité de ce qui pouvait advenir, disait-il, si au moment suprême il ne se montrait pas aussi* MAGNIFIQUE *qu'il convenait à un homme d'épée*.....

Le lendemain je fus étonné, non pas de sa folle gaîté, car elle était suffisamment motivée (la mariée était intéressante à tous les titres!), mais de l'activité extrême du major, qui se montra vif, sémillant et même assez habile danseur, talent que je ne lui soupçonnais pas... Je me retirai donc satisfait et fort tranquille par rapport à certaines craintes dont il ne me toucha mot de tout le jour; mais le lendemain 16, le major me fit brusquement appeler; il était dans un état d'extrême anxiété. « Voyant l'autre jour (me dit-il à voix basse, après avoir éloigné sa jeune femme), que vous étiez peu disposé à *m'assister*..., au sortir de votre cabinet, cher docteur, je suis allé consulter un chirurgien militaire, ancien camarade de mes *fredaines* à l'armée, et je l'ai trouvé de meilleure composition que vous... Il me fit immédiatement préparer des pilules de cantharides, qu'il me remit avec recommandation d'en prendre deux toutes les heures, LE GRAND JOUR, à partir de l'après-dînée... J'ai ponctuellement, trop ponctuellement exécuté l'ordre, quoique, à la vérité, *je n'aie pas été jusqu'au lendemain matin, le seul à m'en bien trouver*...; mais en me réveillant, je me suis senti, *contre mon habitude, surtout après pareil office*, dans un état d'érection permanente, avec des douleurs de vessie fort vives, et presque impossibilité d'uriner...; c'est pourquoi, cher docteur, j'ai recours à votre indulgente amitié et... probablement à votre sonde.....»

L'hypogastre était effectivement un peu tendu, rénitent et très-sensible, l'épigastre également endolori, la fièvre assez forte et l'écoulement de l'urine maintenant impossible. Mais comme cette impuissance absolue ne datait que de quelques heures, que la vessie, d'ailleurs peu remplie, était, ainsi que l'urètre, d'une sensibilité extrême et probablement déjà enflammée, je ne cherchai point à sonder le malade. Je lui fis appliquer, *illico*, cinquante sangsues sur l'hypogastre, vingt à l'épigastre, et, à leur chute, après lui avoir fait donner un lavement émollient et narcotique à une assez basse température, je le fis plonger dans un bain tiède, où il resta une heure et demie. Le major s'y trouvant à merveille (les douleurs avaient aussitôt cessé), n'en voulait pas sortir; mais l'eau se refroidissant, je le fis retirer avant le frisson, et remettre dans son lit après l'avoir fait essuyer avec beaucoup de soin. Les morsures de sangsues donnaient encore avec abondance; je les fis recouvrir de cataplasmes émollients confectionnés avec une pâte molle et peu chaude. Je prescrivis en même temps une boisson adoucissante et rafraîchissante, une émulsion légèrement narcotique pour potion, et j'imposai la diète absolue. Il était alors deux heures : je quittai le malade sans cependant encore le sonder, bien qu'il n'eût pas uriné depuis environ huit à dix heures.

Le soir, à huit heures, il s'était écoulé un peu d'urine, mais avec des douleurs violentes. L'hypogastre était très-tendu, la fièvre était assez forte, la soif extrême (l'estomac souffrait toujours), etc. Je me déterminai alors à pratiquer le cathétérisme : l'expulsion d'un litre d'urine environ, concentrée et fort odorante, procura au malade un notable soulagement. Le 17, les accidents tendent à se renouveler; des érections insupportables ont encore lieu pendant la nuit qui a été sans sommeil, et la fièvre s'accroît. Je renouvelle la prescription de la veille; mais les sangsues au nombre de trente seulement sur l'hypogastre. Le soir, amélioration marquée : l'urine s'est écoulée en partie volontairement, quoique toujours avec beaucoup de douleur. Je fis continuer les cataplasmes tièdes, les boissons et les demi-lavements frais, mais huileux, car la constipation existait. Le 18, l'amélioration persiste, mais la région hypogastrique est toujours sensible, bien que l'épigastre ait cessé de l'être : *ut suprà*, moins les sangsues.

Le 19, le malade se trouvait assez bien, mais la fièvre persistait : la vessie était encore sensible et l'urine coulait moins fréquemment et toujours avec douleur. Me rappelant alors les conseils de Choppart et du professeur Cloquet, pour une autre nuance de la cystite, je résolus de les appliquer à celle-ci ; et j'injectai sur-le-champ dans la vessie, à l'aide d'une petite seringue articulée au pavillon de ma sonde, la décoction émolliente et narcotique préparée pour les lavements, à une assez basse température : + 12° R., environ. Le malade s'en trouva immédiatement soulagé. Toutefois la vessie ne garda pas longtemps le liquide et l'exonéra, mais sans douleur. Le malade se trouvant fort bien, et la fièvre étant tombée, il me demanda des aliments. Je lui accordai du bouillon aux herbes, lacté et assez chargé. Le 20, enhardi par ce premier succès, dont les bons effets s'étaient maintenus, je répétai l'injection à une plus basse température, et le résultat dépassa encore mon attente ; j'accrus la dose des aliments, et les selles se rétablirent ; je suspendis les lavements huileux. Mais je les continuai, à un quart, frais. Le major continua à aller de mieux en mieux. Je fis cependant encore quatre injections, et le 24, il se leva et reprit graduellement ses habitudes..., de garçon *continent* (je lui interdis les rapports conjugaux pour quelques jours encore). Le 26, il put sortir, et le 27 je cessai de le voir ; son rétablissement étant parfait, et s'étant soutenu *malgré sa nouvelle condition.....*

M. le docteur Lewis Campbel rapporte qu'un malade affecté de dyssenterie, était tourmenté par un besoin d'uriner qu'il ne pouvait satisfaire. On le plaça dans un bain tiède, on lui fit une forte saignée du bras, mais l'ischurie qui existait depuis quarante-huit heures n'en éprouva aucun amendement.

Alors, le malade étant toujours dans son bain, M. Campbel fit des affusions d'eau froide qu'il laissait couler d'une manière continue sur la région de la vessie et sur le pubis. Avant que le vase qui servait à faire l'affusion eût été vidé pour la troisième fois, l'urine commença à sortir à plein canal. Le même moyen fut employé pendant les quatre jours suivants : le traitement de la dyssenterie ayant été constamment employé dans cet intervalle, au bout duquel la convalescence se fit rapidement et sans interruption (*The N. Amer. med. and. surg. Journal*, octobre 1828).

« Lagrinais (Jean-Baptiste-Adrien), âgé de 9 ans, d'une constitution lymphatique et prédisposé aux scrofules, pissait au lit toutes les nuits, depuis sa plus tendre enfance ; ses parents avaient vainement employé plusieurs moyens pour faire cesser ce qui n'était suivant eux, qu'une mauvaise habitude, qu'ils attribuaient d'abord à la paresse de l'enfant, et qu'ils mirent plus tard sur le compte de sa faible constitution. Ils espéraient qu'avec l'âge cette infirmité disparaîtrait.

« C'est ainsi, au reste, que raisonnent la majeure partie des gens du monde.

« L'attention des parents du jeune Lagrinais fut toutefois éveillée sur les dangers qu'il pouvait courir par plusieurs phénomènes insolites qu'il présenta vers le mois d'août 1834. Ils remarquèrent ses fréquents besoins d'uriner, mais surtout ses efforts considérables et souvent impuissants pour les satisfaire ; ils furent frappés des douleurs cuisantes dont il se plaignait pendant et après l'émission de l'urine, dont le jet était menu, saccadé, bifurqué, tournoyant. Ses vêtements étaient salis par la sortie continuelle et goutte à goutte de ce liquide.

« Pensant que leur enfant avait la pierre, ses parents le présentèrent à la consultation de M. Civiale, le 23 novembre dernier. Le petit malade venait d'uriner avec beaucoup de douleur ; cependant la vessie était encore fort distendue ; elle dépassait l'ombilic de deux travers de doigts. L'enfant fut aussitôt sondé, non sans quelque difficulté, malgré ses cris et ses contorsions. Il s'écoula au moins une pinte d'urine limpide, qui sortait comme d'un vase inerte. Le jet, à travers la sonde, n'était activé que par la pression de la main appliquée à l'hypogastre. Ce cathétérisme évacuatif et en même temps explorateur ne fit découvrir aucun corps étranger dans la vessie; il permit cependant à M. Civiale de constater la nature de l'affection dont était atteint le jeune Lagrinais, qui se trouva momentanément soulagé, mais dont l'état général paraissait détérioré par de longues souffrances.

« M. Civiale diagnostiqua une paralysie incomplète des fibres musculaires du corps de la vessie, avec névralgie du col de ce viscère (1). »

« Voici, au reste, les principaux symptômes que cet enfant présenta à l'observation, les jours suivants : pendant les efforts considérables qu'il faisait pour vider la vessie, il tiraillait sa verge en tous sens; mais ses efforts répétés n'aboutissaient qu'à l'expulsion d'une petite quantité d'urine, accompagnée de vives souffrances, d'agitation générale, de trépignements quand le petit malade était debout; cette médiocre émission n'était pas en rapport avec le vif besoin d'uriner qu'il éprouvait, et qu'indiquait la saillie considérable de la vessie au-dessus du pubis. Pendant que l'enfant se livrait à ces pénibles efforts, les excréments sortaient malgré lui et entraînaient souvent la membrane muqueuse du rectum; sa figure devenait rouge, les veines jugulaires se gonflaient. Epuisé alors de lassitude et de douleur, il retombait sur son lit; il se reposait pendant quelques instants, jusqu'à ce que de nouveaux besoins sollicitassent de nouvelles souffrances. Son lit et ses vêtements étaient inondés d'urine qui s'échappait continuellement et goutte à goutte.

« L'incontinence d'urine n'était qu'un effet secondaire de

(1) Je ne partage pas ici tout à fait le sentiment du célèbre chirurgien sur la nature de cette maladie, que je crois encore plus *irritative* et *inflammatoire* que *nerveuse* ou *asthénique :* la paralysie n'étant ici à mon avis qu'un épiphénomène et le résultat de l'obstacle longtemps apporté à l'émission naturelle de l'urine par le spasme résultant lui-même de l'irritation du col et sans doute aussi du corps de l'organe, au moins primitivement.

la rétention de ce liquide, qui, en s'accumulant dans la vessie, la privait de sa contractilité normale, et en la distendant outre mesure, s'échappait alors par regorgement. Les douleurs vives ressenties pendant et encore quelque temps après l'émission, en se propageant autour du gland, ne pouvaient être attribuées qu'au trouble de fonctions des organes excréteurs de l'urine, au défaut d'harmonie entre la puissance expulsive et celle chargée de retenir ce liquide, en un mot, à l'état névralgique du col vésical.

« Trois indications principales se présentaient pour le traitement de cette affection ainsi précisée. Il fallait d'abord s'opposer à l'accumulation de l'urine dans la vessie, dont la dilatation excessive et prolongée était déjà seule capable d'entretenir et d'aggraver l'inertie de cet organe. En ranimant ensuite la contractilité musculaire de son corps et émoussant la sensibilité exagérée du col, on pouvait raisonnablement espérer de rétablir l'équilibre physiologique dans la fonction.

« Les moyens simples et locaux qu'employa M. Civiale furent dirigés vers ce but. Ce sont, au reste, ceux dont il fait usage en pareil cas, et qui réussissent ordinairement, surtout quand la paralysie de la vessie ne dépend pas d'une lésion de la moelle épinière.

« Ce traitement consista d'abord à procurer tous les matins l'évacuation de l'urine à l'aide d'une sonde flexible que l'on retirait ensuite; puis, quand l'enfant se fut familiarisé avec cette opération, qu'il repoussait les premiers jours; quand la sensibilité de l'urètre fut un peu diminuée par l'introduction journalière de l'instrument, le cathétérisme fut pratiqué deux fois par jour.

« Après huit ou dix jours de l'emploi de ce moyen, le petit malade commença à aller mieux; les besoins d'uriner devinrent moins fréquents, les douleurs moins vives, et les efforts moins considérables pour les satisfaire. On se borna, du reste, à prescrire des boissons délayantes et le régime ordinaire des malades du service des calculeux. L'enfant avait assez d'appétit.

« Le 6 décembre, il était tout à fait familiarisé avec l'usage de la sonde; il était beaucoup plus docile, parce que l'urètre était réellement moins sensible. M. Civiale se disposait alors à faire usage de moyens capables de réveiller la contractilité de la vessie, en agissant directement sur ce viscère; mais l'enfant fut pris tout à coup de dévoiement accompagné de fièvre et de douleurs abdominales, par suite d'imprudences commises dans son régime. Ses parents lui avaient apporté des pâtisseries qui avaient occasionné ce désordre. La gaîté qu'il avait commencé à prendre l'abandonna, il fut forcé de garder le lit.

« Cet accident n'eut toutefois aucunes suites fâcheuses, malgré les craintes qu'il dut inspirer d'abord, vu l'état des organes urinaires. La diète pendant quelques jours, des boissons adoucissantes, des lavements, puis de légers potages ensuite, et le cathétérisme évacuatif répété trois ou quatre fois par jour, suffirent pour rappeler le petit malade à son état primitif.

« Le 20 décembre, il était tout à fait rétabli : il reprit promptement des forces : il recommença à uriner en plus grande quantité chaque fois avec facilité, sans efforts ni douleurs, et par conséquent moins fréquemment. Chaque jour aussi, à la visite, sa vessie était moins distendue, cependant l'incontinence d'urine persistait encore, mais seulement pendant la nuit.

« Le 27, le jet de l'urine est gros, continu, chassé avec force, sans aucune souffrance; on ne sonde le malade que deux fois en vingt-quatre heures, et surtout le soir avant le coucher. Malgré cette précaution, son lit est toujours inondé pendant la nuit. Pendant le jour, au contraire, l'excrétion est volontaire. Du reste, l'état général de l'enfant est des plus satisfaisants, et fait concevoir l'espoir d'une prochaine guérison.

« M. Civiale eut alors recours aux injections froides dans la vessie. On les fit tous les matins. Cinq opérations de ce genre suffirent pour stimuler la contractilité de l'organe et achever la guérison déjà fort avancée par le seul emploi du cathétérisme évacuatif.

« Le 31 décembre, l'enfant ne pissa pas dans son lit. Cet accident lui arriva cependant encore le lendemain; mais à partir du 2 janvier il fut tout à fait débarrassé de sa dégoûtante infirmité. Il sortit de l'hôpital le 18 janvier.

« Il avait acquis de l'embonpoint et de la fraîcheur; la vessie chassait à plein canal l'urine qu'elle contenait; elle se vidait complétement chaque fois que le besoin se faisait sentir. Pendant la nuit l'enfant ne l'éprouvait que deux ou trois fois au plus, il se levait alors pour le satisfaire; la vessie ne se laissait plus distendre par l'urine, ce liquide ne sortait plus par regorgement; son excrétion était volontaire.

« Cet enfant a été revu il y a peu de jours, il continue à être dans l'état le plus satisfaisant; il y a tout lieu de croire que cet état se maintiendra (1). »

De la métrite, de l'ovarite, etc.

§ 221. Il est peu de phlegmasies, à l'état aigu comme à l'état chronique, où le froid intérieur et extérieur soit aussi généralement et aussi favorablement employé que dans celles-ci. *Intérieur*, il est d'une haute importance et d'un usage permanent, surtout à l'état aigu, pour prévenir la complication gastro-intestinale qui tend ici sans cesse à se produire. *Extérieur*, quoique assez délicat à manier, s'il est sagement et convenablement combiné avec les émissions sanguines, il peut amener les résultats les plus favorables. Ainsi en application « la glace même sur l'hypogastre, et le bain de siége froid, surtout en été, peuvent procurer de grands avantages chez les femmes sanguines bien constituées, capables de réaction, etc. (2). » A l'état chronique, aux bains et aux applications extérieures ou hypogastriques, on ajoute les injections plus ou moins consistantes, émollientes et narcotiques, *extrà*

(1) *Observation* de M. le docteur Ledain : *Gaz. des hôpitaux* du 10 février 1835.

(2) Broussais : *Op. cit.*, t. II, p. 256.

ou *intrà* (1) *utérines*, les douches même lorsqu'il n'existe plus que peu ou point de sensibilité de l'organe, mais surtout les petits cataplasmes de même nature et maintenus immédiatement appliqués et aussi froids que possible sur le col lui-même. L'air extérieur doit être fréquemment renouvelé, et la malade doit se couvrir légèrement et se coucher sur un sommier de crin, afin d'éviter tout ce qui pourrait prédisposer à la congestion du bassin.

Chaque praticien possède sans doute des faits propres à corroborer ce point de thérapeutique; et, pour mon compte, j'en ai plusieurs de remarquables à l'état aigu comme à l'état chronique. Je rapporterai ici seulement un des premiers; réservant les autres pour les produire en temps utile (§ 318).

Le 27 novembre 1829, je fus appelé auprès de mademoiselle Émilie, rue Rameau, jeune fille de vingt ans, sanguine-lymphatique, cheveux noirs et d'une assez bonne constitution, quoique un peu svelte. Je la trouvai dans une très-grande anxiété, avec une fièvre violente à réaction cérébrale, et une sensibilité extrême au toucher de tout l'abdomen, etc.

Les phénomènes de la gastro-entérite étant très-prononcés et absorbant toute mon attention, je ne constatai pas de métrite (qui du reste était masquée, si déjà elle existait, par les symptômes prédominants), et je me bornai, après la saignée générale, à une application de sangsues à l'épigastre, aux cataplasmes émollients, etc.; je prescrivis les boissons froides; les boissons chaudes, dont la malade faisait usage avant mon arrivée, me semblant contre-indiquées et étant d'ailleurs rejetées. La fièvre persistant, toutefois, avec assez de plénitude du pouls, l'épigastre n'offrant plus une si grande sensibilité, la saignée générale fut renouvelée deux jours après. Il s'ensuivit une amélioration assez marquée, et la maladie sembla en retraite; mais il y avait toujours de la fièvre, un air de souffrance *suspect* et une grande pâleur de la face et des tissus.

---

(1) Selon la méthode de MM. Mélier, Guillon, Ricord, Vidal de Cassis, Duparque, etc., dont on lira avec fruit les intéressantes publications à cet égard. Paris, 1833, 1836, 1838 et 1840.

L'investigation la plus attentive n'ayant pu me révéler aucune lésion locale capable d'expliquer cette persévérance de la fièvre, etc., j'en étais à me désespérer, à réfléchir tristement à l'état insidieux de ma malade et aux déboires de notre profession, quand, le 6 décembre, c'est-à-dire le neuvième jour de la maladie, on vint m'éveiller au milieu de la nuit pour mademoiselle Émilie, qui, disait-on, *tombait de syncope en syncope*... Effectivement je la trouvai pâle, froide, immobile et dans un état complet de lipothymie.

A l'aide de l'aérification, d'aspersions et du chatouillement, je la fis revenir ; et, placée en travers de son lit, les pieds pendants, elle reçut par mon ordre un pédiluve fortement sinapisé. Enfin, vingt minutes environ s'étant écoulées, je la fis remettre horizontalement dans son lit, après lui avoir enveloppé les pieds de laine chaude. La réaction étant survenue, et une fièvre assez forte se prononçant, je me mis de nouveau à palper et à *scruter* l'abdomen, ne trouvant rien d'anormal dans la poitrine ; mais cette fois je découvris, au-dessus du pubis, un point de sensibilité prononcée qui, à la pression, faisait *grimacer* la malade...; ce fut pour moi un trait de lumière. Le cas étant grave, et ne pouvant, chez une vierge, m'aider du *toucher*, j'appelai en consultation mon ami le docteur K***, médecin physiologiste d'un savoir profond. —Vous avez raison, me dit le confrère signalant la résistance de l'hypogastre ; c'est l'utérus qui souffre..., et qui souffre si violemment qu'il appelle à lui tout le sang et toute la vie de l'individu : *indè animi deliquium*... Ne vous laissez donc pas intimider par cette *faiblesse* qui n'est que *relative*, et appliquez là (en montrant l'hypogastre) trente-cinq sangsues qu'on fera largement saigner ; car la péritonite est imminente, si elle n'a déjà commencé...» Les sangsues furent aussitôt appliquées, partie sur l'hypogastre et partie dans l'intérieur du vagin, aussi profondément que possible ; et effectivement, avec l'écoulement du sang revinrent la chaleur, la coloration extérieure, et plus de calme dans la circulation !

Toutefois le 8, deux jours plus tard, les accidents se renouvelant avec une nouvelle intensité, il fallut revenir au même nombre de sangsues ; et le 10, malgré la faiblesse extrême, il m'en fallut encore prescrire vingt. Mais le lendemain, la fièvre persistant, et ne croyant pas devoir insister davantage sur les émissions sanguines, après m'être longtemps torturé l'esprit sur ce qu'il me restait à faire dans cette grave conjoncture, il me vint à la pensée, sans tenir compte de la rigueur de la saison, de recourir à l'emploi du froid. Faisant donc un peu élever la température de l'appartement, j'abaissai graduellement celle de la décoction de racines de guimauve et de pavots qui, imbibant des compresses de flanelle légère, remplaçait les cataplasmes dont le poids ne pouvait être supporté, et tous les symptômes cédaient successivement et comme par enchantement, en raison directe de l'abaissement de température des topiques. Cependant, considérant la rigueur de la saison et la constitution délicate, je ne portai pas cet abaissement jusqu'à zéro. A mesure que la fièvre s'en alla et que tout rentra dans l'ordre (dans l'espace de deux jours environ), je repris la gradation opposée, et, revenu à la température de l'appartement, je supprimai toute application fraîche ou autre, le 14, un peu de toux commençant à se manifester. Le 18, mademoiselle Emilie était en pleine convalescence, et, à part quelques petits accidents dus à son défaut de *circonspection* et aux exigences de son *alimentivité*, qui chez elle est autant en excès que la première est en défaut, notre malade se rétablit assez promptement et si parfaitement, que pendant plusieurs années que je suis resté son médecin, elle n'a été prise d'aucune maladie grave.

En Italie, M. le docteur Trivigno recommande également le froid, et particulièrement les douches sur l'hypogastre, dans diverses affections de l'utérus (1), et MM. Bergonzi et Gutto ont traité avec succès deux métrites aiguës par le seul moyen des applications froides (2).

---

(1) TRIVIGNO : Voir la *Gazette médicale* de 1834, p. 537.

(2) BERGONZI et GUTTO : Voir *Giornale analitico di medicina, del dottore Strambio*, t. XV, p. 387 ; et t. XIII, p. 24.

Quant à l'*ovarite*, son traitement ne presente aucune indication particulière.

De la néphrite simple et de la néphrite calculeuse.

§ 222. Organes sécréteurs de l'urine et liés par des rapports d'étroite sympathie avec le canal digestif, les reins sont singulièrement dépendants de l'état de ce dernier, et cette solidarité se manifeste surtout sous l'influence de la maladie. Donc, par une double considération, le froid *intùs* (l'eau surtout) convient éminemment dans le traitement de la néphrite aiguë comme il aide merveilleusement à la prévenir; car, après les abus vénériens, les excès de table sont la principale cause de cette maladie, et l'homme sobre et abstinent en subit rarement les atteintes.

Même efficacité du froid *intùs* dans la néphrite chronique et dans la néphrite calculeule. Aussi tous les bons praticiens sont-ils à peu près d'accord sur ce point, et je ne doute nullement que ce ne soit d'après cette remarque, à la vérité mal interprétée par la plupart d'entre eux, que les pathologistes ont tous insisté sur les eaux thermales dans cette maladie. Mais les médecins physiologistes ont encore réduit ces données à leurs véritables termes. « Quand je commençais à opérer ma réforme, dit M. Broussais, dans un cas de néphrite calculeuse, au lieu de me dire : ces douleurs de reins sont le résultat de calculs déjà formés dans ces organes, et l'indication la plus puissante est d'en solliciter l'évacuation par les diurétiques, je me suis dit : la douleur annonce une irritation du rein ; c'est elle qui produit les calculs, et si je puis la faire cesser avant qu'ils soient formés, leur sortie ne sera plus nécessaire puisqu'ils n'existeront plus. En conséquence, je prescrivis des applications de sangsues sur la région du rein, des bains, l'orangeade pour boisson ; de manger des oranges en grande quantité ; d'admettre peu des substances animales dans le régime habituel, etc... (1) »

Quant au froid extérieur, son efficacité n'est pas aussi bien

(1) Broussais : *Phlegm. chron.*, t. II, p. 291.

démontrée, et, à moins d'un état aigu très-prononcé, d'un phlegmon du rein, par exemple, son action, à raison de la profondeur de l'organe, n'est que peu marquée et n'est qu'une action relative et de sympathie de la peau (1).

Du diabète.

§ 223. Malgré l'autorité de Rollo, de Nicolas et de Gueudeville (2), de Thénard et de Dupuytren (3). presque unanimement adoptée de nos jours, sur l'utilité de la diète animale dans le diabète, je crois qu'il n'est rien d'absolu à cet égard, et qu'Aétius, Houllier (4) et son commentateur Duret, plaidant pour le traitement antiphlogistique et la diète végétale, pourraient bien avoir aussi souvent raison que leurs adversaires.

« Dans un cas de diabète *causé par des chagrins profonds et prolongés* et parvenu au plus haut degré, un malade à qui je donnais des soins l'année passée a été guéri en séjournant à la campagne, en se livrant à un exercice régulier, en sortant de son abattement, et en insistant autant sur le régime végétal que sur toute autre substance (5). » Je pense donc, quoique je ne possède pas encore d'observation bien concluante à l'appui de mon opinion, que le froid *intùs et extùs* pourrait être ici utilement tenté.

Du phlegmon de l'abdomen.

§ 224. Considérant la nature de cette maladie, raisonnant par induction et par analogie, et tenant compte des résultats

---

(1) NEPHRITE CALCULEUSE ET DIABÈTE.

Sans doute que Broussais a raison d'appeler l'attention des médecins sur la cause efficiente ou première de ces maladies, et assurément les meilleurs remèdes dans ces cas sont les saignées faites avec la ventouse sur les régions lombaires, et successivement les révulsifs (moxas) et les boissons acidulées mucilagineuses, etc. (Baron LARREY).

(2) NICOLAS et GUEUDEVILLE : *Du diabète sucré;* Caen.

(3) THÉNARD et DUPUYTREN : *Observ. des sciences méd.* et *Nouveau journal de méd.;* août, 1806.

(4) HOULLIER (Jacq.) : *Omnia op. practic.;* Paris, 1812, in-4; et 1664, in-fol.

(5) PINEL : *Nosographie philosoph.*, 3 vol. in-8; Paris, 1818.

obtenus dans le phlegmon externe par MM. Josse, Tavernier et quelques autres chirurgiens tant anciens que modernes, il est évident, pour moi, que le phlegmon de l'abdomen devra être combattu par le froid, qui pourra le faire avorter à son début, et que plus tard ce modificateur sera fort utilement associé aux émissions sanguines.

De la péritonite

§ 225. Cette maladie étant horrible de violence et d'impétuosité, les modificateurs, surtout lorsqu'ils sont aussi actifs que le froid, doivent lui être opposés avec beaucoup de tact et de circonspection. Les boissons froides sont généralement indiquées dans cette maladie ; elles le sont d'une manière indispensable quand l'affection a été précédée ou est compliquée de gastro-entérite, ce qui arrive très-fréquemment. « Quand au froid extérieur, si la chaleur atmosphérique est considérable, si la peau est très-chaude, la circulation fort active, les fomentations froides seront préférées. Le malade les désire, et il s'en trouve mieux : c'est une raison de ne pas les lui refuser. Il en est ainsi des bains : on fomente dans ce cas avec l'oxycrat, la limonade sans sucre ou l'eau pure. Si l'atmosphère est froide, la réaction peu vive, le malade exposé par son tempérament ou par la circonstance aux localisations subites, aux métastases, aux répercussions de transpiration, telles seraient les femmes en couches, les hommes assujétis à des évacuations périodiques, ceux qui ont la poitrine très-irritable, tous ceux qui sont facilement incommodés par les variations atmosphériques, il faut alors préférer les fomentations et les bains tièdes, *mais on ne doit jamais les appliquer qu'à un degré de chaleur très modérée. Il suffit que ces topiques ne causent pas de malaise et de frisson.* Il faut surtout consulter la sensation du malade : lorsqu'il éprouve du bien-être, c'est que la phlegmasie est favorablement modifiée (1). »

(1) Broussais : *Op. citat.* 23, p. 445.

En Italie, les docteurs Gutto et Strambio ont employé avec un succès complet le froid dans la péritonite et la gastro-péritonite (1). Quant à l'état chronique, le froid extérieur surtout est moins indiqué ; mais il est parfois utile, et le froid intérieur l'est toujours, principalement dans la péritonite sèche. Au reste, j'aurai complété ma pensée en ajoutant que c'est le régime et le traitement de la gastro-entérite qui doivent être opposés à la péritonite chronique (2).

Des inflammations pulmonaires en général.

§ 226. Serons-nous taxé d'hérésie médicale en parlant du froid comme moyen thérapeutique, etc., à l'occasion des irritations pulmonaires?... Il est toutefois des formes de ces irritations, avec certaines complications surtout, où le froid *intérieur* comme aussi le froid *extérieur* est utile, nécessaire même, ainsi que nous espérons le démontrer.

De la bronchite ou catarrhe *(bronchite convulsive, coqueluche, grippe, influenza.)*

§ 227. Certes, lorsque la bronchite a déjà marché et qu'elle est dans la nuance congestive ou inflammatoire, dans nos contrées froides ou tempérées surtout, ce n'est pas le cas de donner le froid à l'extérieur ni même à l'intérieur. Mais lorsqu'elle est tout à fait à son début ou vers son déclin, et que, reconnaissant pour cause prochaine une irritation gastro-intestinale, ce qui n'est pas rare..., elle perd de son intensité à mesure que l'autre semble en reprendre et le remplacer; ou bien que par ses progrès et par son extension, par continuité ou similitude de tissus, la bronchite coïncide également avec la gastro-entérite; quand la toux est devenue convulsive, et

---

(1) GUTTO et STRAMBIO : *Giornale analitico di medicina del dottore Strambio*, t. XIII, p. 24; et t. IX, p. 455.

(2) PÉRITONITE.

Lorsqu'on fait précéder l'application des sédatifs dans ce cas, de saignées révulsives sur le bas-ventre, assurément le froid extérieur est parfaitement indiqué. (Baron LARREY).

réagit par cela même mécaniquement, pour ainsi dire, sur l'estomac; dans ces circonstances, dis-je, le froid intérieur, convenablement administré, est favorable. « Modérer l'effort du système sanguin, s'il est suractivé, par la saignée générale ou locale, par les boissons mucilagineuses aqueuses un peu acidulées, et par l'abstinence de tout aliment..., telle est la médication générale qui convient dans le début des inflammations sanguines de l'organe pulmonaire. — *Quelques verres de limonade très-faible ou de tisane d'orge, de guimauve ou de lin, édulcorée avec un sirop acidule*, sont souvent opposés avec succès à l'irritabilité gastrique et à la tendance au vomissement, qui se manifeste pendant les quintes de toux; mais le médecin doit être toujours prêt à corriger le relâchement par les doux toniques, et ceux-ci par les relâchants... (1) »

Sans doute l'indication la plus ordinaire dans la bronchite n'est pas l'emploi du froid, et avant d'y recourir faut-il toujours se rappeler les distinctions que nous avons établies. « Cependant on voit beaucoup de personnes dans le monde n'opposer à leurs rhumes, même les plus intenses, que de l'eau froide. Madame C***, mère de M. C***, célèbre compositeur de musique, était de ce nombre. Cette dame, morte il y a quelques mois, âgée de plus de cent ans, n'avait pas d'autres moyens de traiter ses rhumes; dès qu'elle était affectée, elle cessait de manger, et elle buvait continuellement de l'eau froide jusqu'à ce que sa toux fût apaisée. Je connais plusieurs personnes qui tiennent beaucoup à cet usage...(2) »

M. le docteur Dannecy m'a souvent dit qu'il préférait de beaucoup l'emploi des boissons froides à celui des boissons chaudes dans la bronchite à son début, quelque forte qu'elle fût, et lorsque toutefois les malades étaient d'une bonne constitution et partant capables de réaction. Ainsi, cette double circonstance étant donnée, il ordonne le lit, couvre la poitrine du malade d'un large plastron de cataplasme émollient bien chaud, et fait prendre abondamment une boisson froide et

(1) Broussais : *Phlegm. chroniq.*, t. I, p. 179 et 187.
(2) Tanchou : *Op. citat.*, p. 74.

adoucissante... Une abondante transpiration ne tarde pas à se développer et la résolution à s'opérer.

Mais la maladie étant devenue chronique, si elle reconnaît l'étiologie que j'ai précisée, non-seulement le froid *intérieur*, mais encore le froid *extérieur*, peut lui devenir très-favorable; et cette opinion n'est pas seulement spéculative : elle a été confirmée par Reuss (1), Pitschaft (2) et maints observateurs; je rapporterai ici l'histoire de celui d'entre eux qui a expérimenté sur lui-même; car j'ai surtout foi aux paroles du médecin qui s'est senti souffrir... (§ 205.) « Le catarrhe chronique des voies respiratoires est une maladie désolante pour le malade et pour le médecin, qui voit souvent échouer les combinaisons thérapeutiques les mieux appropriées. Le docteur Germani conseille l'usage des bains de mer dans le catarrhe provenant des chaleurs immodérées de l'été, d'un excès de sensibilité ou des causes morales qui agissent sur le système respiratoire. L'auteur commence par rapporter l'histoire d'un catarrhe pulmonaire dont il fut atteint lui-même, et qui ne céda point aux remèdes béchiques, aux révulsifs et à la diète lactée continuée pendant deux mois. Les accès répétés de toux le forcèrent à faire des efforts qui furent cause de petites exulcérations dans l'arrière-bouche et le voile du palais. A tous ces symptômes vint se joindre une frébricule quotidienne qui faisait son invasion à la chute du jour. Tous les médecins confrères du malade lui conseillaient de retourner respirer l'air de sa patrie, tant sa position leur paraissait désespérante; mais comme il avait observé un léger soulagement par l'usage des choses froides, contre l'avis des hommes de l'art, il se décida à essayer des bains de mer. L'amélioration se fit sentir dès le premier bain. Il les continua pendant quinze jours de suite, et, au bout de ce temps, la fièvre disparut, ainsi que le catarrhe et les premières ulcérations du voile du palais (3). »

---

(1) Reuss : *Op. citat.*

(2) Pitschaft : *Op. citat.*, p. 39.

(3) Les bronchites au contraire commandent la chaleur, et le froid serait nuisible. (Baron Larrey).

L'auteur rapporte plusieurs observations analogues dans lesquelles les bains ont été fort avantageux. Voici la méthode qu'il emploie ordinairement (méthode que, toutefois, je ne conseillerais pas de tout point) : « D'abord on prend l'ipécacuanha à dose vomitive en en diminuant la quantité successivement pour la faire agir comme expectorante. Chez les personnes nerveuses et dans les cas douteux, on débute par quelques bains tièdes d'eau naturelle douce. Enfin, s'il y a réaction du côté du système circulatoire, on fera une saignée. Après ces préparatifs on commence les bains de mer, qui, nous le répétons, sont très-salutaires et dissipent jusqu'aux derniers restes du catarrhe... (1) »

Pour mon compte, et conséquemment aux principes et aux distinctions que j'ai établis, je soutiens, *ratione et experientiâ*, qu'il est certain nombre de coqueluches exaspérées par le chaud, par les toniques, les narcotiques, etc., qui cèdent promptement au froid, du moins au froid intérieur. Je possède d'ailleurs quelques faits à l'appui de cette manière de voir. Je le soutenais également, et je l'ai démontré dernièrement *coràm facultate*, pour la *grippe*, qui n'est pour moi, comme pour les médecins physiologiques, qu'une *gastro-bronchite ;* j'ai, dis-je, démontré l'utilité du froid dans la grippe persévérante, et je crois devoir ici en consigner une *preuve* qui me semble intéressante à plus d'un titre.

Il y a quatre ans environ, je fus appelé près de madame D***, rue Godot, jeune dame de vingt ans, brune, sanguino-lymphatique, et de petite taille, mais bien proportionnée et d'assez vigoureuse constitution. Toutefois, elle était beaucoup maigrie, disait-elle, et avait perdu le sommeil et l'appétit depuis un traitement par l'émétique d'abord, puis par les narcotiques à hautes doses qu'elle venait de subir pour une maladie violente, que je jugeai, d'après son dire, avoir été une gastro-bronchite aiguë avec réaction cérébrale. A ce traitement incendiaire, avait manifestement succédé une gastrite

(1) *Osservatore medico di Napoli ;* novembre 1835.

chronique, dont madame D*** présentait alors tous les caractères. Je la mis au régime de cette maladie, dans lequel je fis intervenir d'abord quelques émissions sanguines locales, puis largement le froid *intùs et extrà* (les glaces aux fruits, les fomentations et les bains frais par immersion.) Madame D*** se rétablit parfaitement, et reprit, en quelques semaines, son embonpoint, son éclat et sa fraîcheur naturelle. Depuis ce temps, sous l'empire d'une hygiène réglée d'après ces principes, madame D*** n'avait guère éprouvé que des indispositions ou des irritations légères, du côté de l'estomac et du cœur, un peu hypertrophié, et qui cédaient toujours à la diète, au froid, à quelques sangsues, lorsque, le 29 décembre dernier, elle m'envoya chercher à onze heures du soir; elle avait été subitement prise de la grippe.

Comme je souffrais moi-même, mon domestique prit sur lui de s'entendre avec celui de madame D***, pour ne pas me déranger, et ne m'avertit que le lendemain matin. Je me hâtai de me rendre chez elle; mais pendant la nuit la maladie avait fait de rapides progrès: la malade était agitée, sa figure était rouge, vultueuse; la peau chaude et sèche, la respiration accélérée, le pouls plein, dur et fréquent (il battait 100 fois, tandis que l'état normal est de 65 à 68); il existait de la toux, de la suffocation et un sentiment de malaise et de douleur particulier au haut du sternum... Je pratiquai immédiatement une large saignée (quinze onces) du bras; je fis mettre une bouteille d'eau chaude aux pieds; je fis donner une infusion pectorale (fleurs de guimauve et de violette) légère, et je recommandai d'isoler la malade et de ne pas trop élever la température de sa chambre. A deux heures de l'après-midi, il existait un mieux assez marqué; mais le soir les accidents semblaient tendre à se reproduire. Je fis donner un bain de pieds: il y eut une lipothymie. Le lendemain 31, tout s'était reproduit avec une effrayante intensité... Je saignai de nouveau avec l'intention de pousser l'émission jusqu'à la syncope; mais cette syncope ne se fit pas attendre, et madame D*** se trouva mal à la dixième once de sang environ. Sentant combien cet état est favorable au début des grandes phlegmasies (1), je le laissai durer, tout en surveillant le pouls, jusqu'à sa solution naturelle. Madame D*** étant revenue à elle, se trouva beaucoup mieux. Le soir, je crus la maladie enrayée. Mais le lendemain, 1er janvier, les intestins, qui jusque-là *n'avaient rien dit*, manifestèrent de la souffrance. Le ventre, et particulièrement l'épigastre, devint sensible et rénitent ; la langue était rouge et lancéolée, et ses papilles, éclatantes, faisaient relief à sa surface comme une multitude de petits cônes tronqués ; la constipation existait et la toux avait beaucoup diminué. Un de mes amis, le docteur Gaubert, se trouvant chez moi par hasard quand j'allais me rendre chez la malade, je le conduisis avec moi, et nous arrêtâmes les moyens suivants : quarante sangsues (dont, par *amendement*, trente seulement furent appliquées), réparties entre l'épigastre et l'hypocondre gauche , où la sensibilité était plus exquise ; cataplasmes émollients après leur chute ; cataplasmes sinapisés aux pieds ; boissons adoucissantes, dont la température sera graduellement abaissée, et qu'on finira, dans la journée, par donner froides et acidules, si elles ne font pas trop tousser.

Le 2, amélioration assez marquée ; la toux a encore diminué : demi-lavement émollient à une douce température, *ut suprà*, moins les sangsues. Le 3, rien de remarquable ; mais le pouls est toujours assez élevé (à 90) et assez dur. Le 4, les phénomènes gastro-intestinaux se reproduisent et la douleur, cette fois, se localise plus particulièrement dans l'hypocondre droit. Vingt sangsues *illicò et loco dolenti*, demi-lavement frais, *ut suprà*. Le 5, bien-être remarquable ; le pouls est tombé à 75 ; la maladie semble encore une fois enrayée.

« Le 6, madame D***, se trouvant au mieux, demande des aliments : je m'y refuse, mais je permets une glace aux fruits. Le 7, elle est mieux encore, et elle insiste pour les aliments : je cède malgré moi et je permets du bouillon aux herbes, *très-fractionné*. Le 8, retour de la fièvre : diète avec une glace,

---

(1) Voir un article de M. le docteur Labat, dans les *Annales de la méd. physiol.*, décembre 1834, p. 701.

cataplasmes sinapisés aux extrémités,. bain général tiède. Le 9, retour des accidents, une *spume* abondante (qui a persisté jusqu'à la fin de la maladie) se déclare, la malade se désole, la famille s'inquiète et paraît douter de l'opportunité du traitement employé, dont l'énergie l'effraie. J'appelle en consultation M. Broussais, qui commence par rassurer tout le monde, mais qui finit par ordonner vingt nouvelles sangsues sur divers points de l'abdomen, où il découvre des traces d'inflammation. Du reste, il approuve le traitement présuivi et prescrit *ut suprà*. Le 10, amélioration. Le 11, M. Broussais, avec qui j'avais pris jour, trouva la malade si bien, qu'il ne crut pas nécessaire de la revoir : bain quotidien. Le 12, la malade réclame avec instance du bouillon ; mais, trouvant le pouls plus élevé (à 80), de l'égarement général, la langue plus rouge et plus pointue, je m'y refuse... Toutefois, soit qu'on m'ait désobéi (son entourage l'excitant constamment contre nous et l'engageant à *prendre...*), soit la marche fatale de la maladie, le 13, la scène s'assombrissait, et les accidents étaient encore imminents. J'apprends par la garde que madame D*** se lève depuis quelques nuits, et se promène, autant qu'elle peut marcher, dans sa chambre : *l'air frais*, dit-elle, *lui faisant beaucoup de bien...* Dès lors la famille et les amis prennent une attitude hostile ; la malade elle-même, toujours et jusque-là d'une confiance absolue, est ébranlée, et l'on demande une consultation : je l'accepte en déclarant toutefois que, si l'on change le traitement et si l'on prescrit une marche contraire à mes convictions, je me retirerai.

Le 14, deux collègues de M. Broussais, à la faculté, nous sont adjoints, ils déclarent *qu'il n'existe plus que de l'état nerveux gastralgique ; que la malade a été suffisamment saignée et refroidie, et qu'il faut l'exciter et la nourrir...* — Les bains généraux, longtemps continués, sont toutefois autorisés. La malade les prendra chaque soir ou de deux jours l'un et les continuera plus ou moins longtemps, *secundùm effectus...* ; on donnera du *magister de Bismuth*, *des gouttes d'Hoffmann*, etc., et aussi du petit-lait et du bouillon de veau et de poulet, puis de bœuf, etc., etc. — M. Broussais proteste contre toute stimulation médicamenteuse, mais il concède la stimulation alimentaire et autorise le petit-lait et le bouillon. Je propose le froid *extùs* qui est rejeté. Je cède à la majorité; mais je soutiens que l'alimentation est intempestive, et prématurée, et ne sera pas supportée.....

Le 15, le bouillon a assez bien passé, il flatte la malade et déjà l'on se félicite; mais le 16, la langue rougit et le pouls s'accélère de nouveau. J'*avertis*; on désire continuer *l'expérience*, je laisse faire...; toutefois le 17, les accidents s'étant aggravés, la malade refuse d'elle-même le bouillon, qui d'ailleurs, comme tout ce qui est chaud, l'excite, augmente la spume et la soif, et ramène les envies de vomir. Elle s'en tient à son petit-lait. Le 18, à la fréquence du pouls (qui est remonté à 90), à la rougeur de la langue, à l'anorexie et à la soif, se joint un point de douleur et de rénitence gastrique: on propose de nouveau la consultation; mais cette fois, tout en ne voulant plus de M. Broussais, contre qui subsiste une fanatique prévention, on ne veut pas non plus du collègue qui s'était montré son antagoniste passionné, et l'on appelle son *adjoint*, sorte de *doctrinaire médical*, sans couleur comme sans caractère... Il approuve la suspension des aliments, qu'il désire remplacer par le lait, comme seule et unique nourriture, *pour des semaines, des mois entiers*, s'il le faut; il concède en outre la glace à l'intérieur et des sangsues sur le point douloureux, qui le 19 a disparu.

Le 20, les symptômes de recrudescence s'apaisent, et l'ARCHIATRE déclare sa présence inutile. Le 21, rien de remarquable, le 22, de même; mais le 23, quelques symptômes de mauvais augure reparaissent: la spume surtout est extrêmement abondante; le 24, ils sont tels, et un point de sensibilité duodénale reparu est si prononcé, que la malade se désespère, maudit son existence, la médecine et les médecins et tout ce qui lui est ordinairement cher et respectable.....

Toutefois, malgré la terreur que, grâce aux insinuations et aux calomnies de son entourage, lui causait naguères le nom de M. Broussais, elle désire le revoir, elle le demande même; et, d'après l'avis de ce professeur, un reste d'irritation tenace au bas-fond de l'estomac ayant été enlevé par dix nouvelles sangsues, la malade entre en convalescence et marche sans retard à la guérison, qui se consolide dans les premiers jours de mars. En sorte que madame D***, revenue à sa *foi primitive* en même temps qu'à la santé, sort le 9 en voiture, parfaitement rétablie. Mais de longtemps, dit-elle, elle n'a pu supporter le chaud (le bouillon lui-même était pris froid), et ce n'est qu'avec beaucoup de précautions, et par une gradation insensible qu'elle a pu revenir à ses habitudes d'alimentation ordinaire et chaude.

Aujourd'hui, madame D*** est aussi bien portante que jamais, mais elle conserve toujours le cœur et les entrailles *faibles* (vieux style), c'est-à-dire irritables.

« Le jeudi 2 février 1837, j'ai été atteint de l'épidémie régnante (grippe); et, depuis le 4 février jusqu'au 5 mars, je n'ai pas quitté le lit. Je crois pouvoir me dispenser d'entrer dans de trop grands détails sur la marche qu'a suivie la maladie. Je me bornerai à indiquer ses traits principaux. Les deux premiers jours, mal de tête violent, courbature générale, maux de reins; toux sèche et presque continuelle, constipation. Boissons chaudes antispasmodiques et lavements émollients. Le troisième jour, même état général, mais crampes horribles dans tous les muscles thoraciques; toux convulsive et sèche; pouls extrêmement petit et accéléré; délire par intervalle pendant trois jours; point d'émissions d'urine. Le septième jour, toux amenant des mucosités âcres et sanguinolentes; selles blanchâtres semblables pour la consistance au méconium; douleurs d'entrailles, envie de vomir; émission difficile et rare de quelques cuillerées d'urine. Manque de sommeil : même régime, et potion avec l'acétate de morphine.

« Les neuvième, dixième, onzième et douzième jours, amendement de tous les symptômes; je pris une soupe légère qui m'occasionna des coliques : toujours pas de sommeil. Le 14 février j'ai été atteint d'un coup affreux : ma femme a succombé à une complication de grippe et de fièvre ataxique. Depuis ce moment tous les symptômes se sont aggravés; les crampes de poitrine ont été extrêmes, ainsi que la toux durant quatre jours. Le crachement de sang était très-abondant; à chaque instant la bouche était remplie d'un liquide fade tel qu'il apparaît peu avant le vomissement occasionné par l'action d'un émétique; les urines étaient supprimées. L'estomac et les intestins se trouvaient dans un état d'inertie absolue, les boissons et les bouillons étaient rendus comme par l'effet de la pesanteur. Du 20 au 23, les crampes ont été un peu moins pénibles, mais l'état du ventre était le même. Le 21, il s'est manifesté un petit dévoiement de matières visqueuses, répandant une odeur cadavéreuse. Voulant profiter de ce mouvement de la nature, mon confrère et ami, le docteur Rognetta m'a prescrit une purgation qui m'a fait rendre de la matière visqueuse, blanchâtre, semblable à de la colle de farine. Il n'y a pas eu d'amendement. Le surlendemain je pris une autre médecine qui eut le même résultat.

« Mon corps était réduit au dernier degré d'amaigrissement; le canal intestinal ne faisait aucune fonction, je ne pouvais goûter un seul instant de repos; et l'acétate de morphine, le laudanum, l'extrait d'opium avaient été impuissants contre cette insomnie. J'étais d'ailleurs incessamment fatigué par une toux plus ou moins violente ; l'émission de l'urine avait à peine lieu ; ma faiblesse était extrême : j'attendais avec impatience l'heure de la dissolution..., lorsqu'un ami, le docteur Zugembuhler me conta qu'ayant eu, mais au *minimum*, la même maladie, il n'avait pu résister au désir de manger des oranges, et que depuis le moment où il avait satisfait ce désir, il avait recouvré rapidement la santé. J'avoue que je craignais en usant de ce moyen, d'irriter encore la toux; mais, pensant que je modifierais favorablement peut-être l'état des intestins, je me décidai à suivre l'exemple et les conseils du docteur Zugembuhler. J'essayai d'abord de sucer une tranche d'orange, qui m'a paru agréable. Dans la journée j'ai sucé une orange entière ; je n'en ai pas éprouvé de mal. La nuit et le lendemain j'ai sucé cinq oranges. Le soir se sont manifestés des gargouillements de ventre ; j'ai rendu pour la première fois depuis le 2 février des gaz par le haut et par le bas. Il me semblait que j'étais près du bien-être. Dès lors, plus hardi, je suçai un plus grand nombre d'oranges. J'ai éprouvé non des coliques douloureuses, mais un besoin d'aller à la garde-robe. J'ai pris un lavement qui a aidé à la déjection de matières presque à l'état normal.

« La nuit du 3 au 4 mars, j'ai dormi pour la première fois; le sommeil s'est prolongé de onze heures jusqu'à trois ; je n'ai pas toussé de la nuit. Le lendemain dans la journée, j'ai eu trois à quatre quintes de toux fort légères ; j'ai ressenti le besoin de prendre de la nourriture, et j'ai pris deux petits potages que j'ai digérés ; je me suis mis à l'usage d'une orangeade très-chargée. Depuis ce moment je vais mieux ; il n'y a que la faiblesse qui, encore aujourd'hui, 7 mars, est au même degré et me permet à peine de me soutenir. J'ignore si, en qualité de médecin, je ne serai pas blâmé d'attribuer à un moyen aussi insignifiant, *en apparence*, un effet aussi prompt et aussi marqué. Je répondrai que je ne présente qu'un fait, et un fait incontestable ; et que, malgré tout ce que je crois devoir de reconnaissance au moyen que j'ai employé, je suis loin de dire : *post hoc, ergo propter hoc*... Je ne veux être ici que simple narrateur. Toutefois, comme il pourrait être possible qu'après avoir lu ma narration dans votre journal si répandu, quelque malade désespéré, ainsi que je l'étais, puisse s'en faire une favorable application, vous penserez peut-être avec moi, qu'il mérite sous ce rapport d'être soumis à vos lecteurs (1). »

De la péripneumonie, pneumonie aiguë ou fluxion de poitrine.

§ 228. Sans doute le poumon, à raison de sa délicatesse, de sa vascularité et de son activité intérieure ou de ses fonctions de substitut ou de vicaire de la peau, et de l'énorme masse sanguine qui le traverse, présente, dans cette triple condition anatomique et fonctionnelle, etc., de quoi expliquer l'action extraordinaire et si souvent funeste du froid atmosphérique

(1) FABRÉ-PALAPRAT : *Gazette des hôpitaux*, etc., 18 avril 1837.

et terrestre sur cet important viscère. Sans doute aussi ce n'est pas légèrement qu'Hippocrate a formulé son fameux axiome : *Frigida velut nix, glacies, pectori inimica, tusses movent, sanguinis eruptiones ac catarrhos inducunt...*; axiome religieusement adopté par les écoles diverses qui se sont succédé depuis tant de siècles. Mais je n'en ose pas moins appeler de ce jugement comme trop exclusif et trop absolu ; et, m'appuyant des considérations que j'ai ci-dessus établies sur les nuances et les complications, sur la constitution individuelle et sur le degré de température, etc., en un mot sur les conditions d'affection, d'individu et de pays, je m'explique facilement comment Th. Bartholin, Hancockius, Sarcône, Bressani (1), Galen (2), Brandis (3), etc.. et tout dernièrement le docteur Campagnano (4) ont eu le courage, malgré l'empire des préjugés, d'expérimenter le froid *intùs et extrà*, à l'état d'eau froide, de neige et de glace dans les maladies de poitrine, et de proclamer hautement les beaux résultats qu'ils en ont obtenus. D'ailleurs l'anathème d'Hippocrate contre le froid dans les inflammations pulmonaires, n'a été ni durable ni absolu ; car, loin de le blâmer, il le recommande au contraire dans d'autres passages de ses écrits (5). Pour mon compte, j'en possède aussi quelques exemples de succès, mais non très-explicites, retenu que j'ai toujours été par la répugnance des malades, par les préventions des co-traitants et par ma *circonspection*... Je me bornerai donc ici à la pratique, d'ailleurs remarquable, du médecin distingué que je viens de citer.

M. Campagnano, après avoir repoussé les objections faites

---

(1) Bressani (F.-J.) : *Relation de la mission des jésuites dans la Nouvelle France;* Macerata, 1653, in-4.

(2) Galen : *Op., cit.*, et *In commentario* 3 *in librum Hippocrat. de Diætâ in morbis acutis.*

(3) Brandis : *Op. cit.*, p. 42 et suivantes.

(4) Campagnano : *Mémoire sur les effets thérapeutiques du froid dans les phlegmasies de poitrine; Osservatore medico di Napoli*, octobre 1834.

(5) Voir *De Diæta in morbis acutis, et de morbis*, lib. II, édit. Fœsii, sect. V, p. 38.

jusqu'ici à l'emploi du froid dans les affections de poitrine, rapporte un certain nombre d'observations dans lesquelles il en a obtenu de bons résultats. Le sujet de la première est une dame qui, affectée d'une grave pneumonie à la suite d'une hémoptysie, n'éprouva aucune amélioration par l'usage des saignées générales et locales, des vésicatoires, de la diète lactée, et ne fut guérie que par l'administration de la neige à l'intérieur. Dans la seconde observation, la malade se trouvait au dixième jour d'une péripneumonie très-grave ; la mort semblait prochaine. La cessation de l'expectoration, la dyspnée jointe à la respiration stertoreuse, le refroidissement des extrémités, le froid général et la sueur visqueuse, ne laissaient plus d'espoir. M. Campagnano, appelé auprès de cette malade, lui fit prendre de la neige, et, à la troisième cuillerée, l'expectoration recommença, la respiration devint plus libre, la fièvre moins forte, et, par l'ingestion continuée de cette substance, la malade fut guérie contre l'attente générale. Le sujet de la troisième observation est aussi une femme qui, enceinte de six mois, fut affectée d'une pleurésie grave, qui, ayant résisté aux moyens les plus efficaces, ne céda qu'à l'ingestion de la neige.

M. Campagnano ne rapporte que sept observations de l'emploi des bains froids dans les maladies de la poitrine, observations qui seraient bien plus nombreuses si les malades et les médecins eux-mêmes ne se refusaient généralement à cette médication. Le premier cas est celui d'un soldat qui fut conduit à l'hôpital central de la marine avec de la toux et de la fièvre, accidents auxquels s'ajouta bientôt une diarrhée bilieuse. Lorsqu'il fut soumis aux bains froids, il présentait les caractères suivants : Fièvre continuelle, chaleur brûlante, peau aride, langue sèche et rouge; toux avec expectoration abondante de matière puriforme, gêne de la respiration, diarrhée, abdomen contracté, dureté avec sensation douloureuse à l'hypochondre droit, consomption. L'effet des bains froids fut surprenant, dit l'auteur ; les symptômes diminuèrent graduellement, et le malade fut guéri.

Le 13 novembre, un jeune matelot, G. B. Exposito, admis

à l'hôpital central de la marine, présenta à l'observation les signes d'une grave péripneumonie survenue à la suite d'une chute à la mer. Les symptômes étaient une fièvre violente, un pouls fort, dur et vibrant; dyspnée considérable, douleur gravative au côté gauche du thorax, décubitus sur les côtés difficile, toux et expectoration de mucosités contenant des stries de sang, abattement du visage, taches rouges livides aux joues. Quatre saignées abondantes, seize sangsues appliquées en deux fois sur le siége de la douleur, six autres sur le ventre, un large vésicatoire sur la poitrine, des sinapismes répétés sous la plante des pieds, les boissons avec le nitrate de magnésie et la solution de tartre stibié, etc., rien ne put arrêter la maladie, qui au septième jour se compliqua de délire. A cette époque, M. Campagnano, n'osant plus recourir aux émissions sanguines, et craignant en outre de prendre sur lui la responsabilité de l'usage du bain froid dans une telle maladie, se retira en laissant le malade aux soins d'un prêtre. Cependant, à peine l'avait-il quitté, qu'il se décida à hasarder l'emploi de ce moyen; mais il fit auparavant reconnaître par les autres médecins de l'hôpital l'état du patient. Celui-ci fut plongé dans un bain d'eau froide; comme la température était très-basse, la dyspnée augmenta d'abord un peu, puis elle revint bientôt à son premier état. Au bout d'un quart d'heure, lorsque le malade commença à trembler, il fut séché avec soin et assis dans son lit. Son état s'améliora alors notablement, et le lendemain matin l'amélioration était décisive. M. Campagnano ne crut pas devoir répéter le bain. On continua l'usage du nitrate de magnésie. Le neuvième jour on commença à donner quelque aliment, et le douzième la convalescence fut établie (1).

Je pense donc que, même sous notre climat mobile et assez sévère de France et sous toute la zone moyenne, mais surtout vers les régions intertropicales, la médecine, dirigée toutefois par les lumières de la physiologie (car peu de modi-

(1) CAMPAGNANO : *Op. citat. Journal des connaiss. méd.*, 15 novembre 1834 et 15 mars 1835.

ficateurs peuvent être plus et plus promptement funestes que le froid ontologiquement et empiriquement administré), je pense, dis-je, que la médecine ne devra plus être aussi avare que par le passé de cet agent, *intùs* et *extùs*, dans les affections aiguës des poumons.

Mais c'est surtout dans ces maladies que des règles rationnelles, physiologiques, doivent être posées pour l'emploi du froid. Ainsi, au début, chez des sujets neufs, exempts de complication gastro-intestinale, quand la transpiration, le mouvement centrifuge sont bien établis, il serait imprudent d'entraver ce mouvement salutaire et vraiment critique. Ce n'est que dans les cas de complications, particulièrement intestinales et cérébro-spinales ; lorsque la maladie se prolonge ou touche à son déclin, tend ou est arrivée à la chronicité, que le froid *intùs* et surtout *extùs* doit être mis en usage ; mais aussi, convenablement administré dans ces cas, il peut procurer des résultats inespérés.

De la pleurésie ou pleurite, et de la pleuro-pneumonie.

§ 229. La pleurésie et la pneumonie se confondant et se remplaçant souvent l'une l'autre, à raison de la contiguité des tissus où elles siégent et de leur commune causalité, je n'ai rien à ajouter ici à ce que je viens de dire, si ce n'est que par l'antipathie, pour ainsi dire, qui existe entre les membranes séreuses et le froid, cet agent sera encore plus délicat à manier dans les phlegmasies de cet ordre, et dans la pleurésie en particulier, que dans la pneumonie. Cependant les auteurs que j'ai cités dans le paragraphe précédent, et plus spécialement Th. Bartholin, Hancockius et M. Campagnano, attestent avoir guéri également des pleurésies par le moyen de l'eau froide, de la neige et de la glace, intérieurement et extérieurement, ou par les deux méthodes à la fois, suivant les indications. Quant à l'état chronique, je ne connais pas d'exemple qui atteste l'utilité du froid extérieur dans la pleurésie chronique ; mais le froid intérieur convenablement administré pourrait être utile pour maintenir le canal digestif dans les conditions physiologiques, et corriger l'irritation que tend alors à fomenter en lui la résorption purulente.

De la pneumonie chronique et de la phthisie.

§ 230. La pneumonie chronique ou phthisie primitive ou secondaire, ne survient que chez des individus prédisposés, naturellement faibles ou épuisés par un traitement inopportun, ou par une lutte inutile à laquelle l'organisation, l'*autocratisme* de la nature a fini par succomber; elle implique : 1° la maladie de l'organe le plus antipathique ou l'un des plus antipathiques au froid ; 2° la perte d'équilibre ou de puissance de réaction. De là l'on est autorisé à conclure qu'elle ne peut recevoir de l'action du froid aucune modification favorable à sa solution. Cette opinion est vraie dans la grande majorité des cas ; chez tous les individus prédisposés, ou non, chez qui cette maladie a débuté d'une manière essentielle ou primitive et a lentement épuisé toutes les ressources de la vie ; mais il est une petite catégorie d'individus rentrant dans l'*espèce* (pneumoniques *par* ou *avec* gastro-entérite) que j'ai indiqués plus haut ; doués d'une organisation sèche, vigoureuse et résistante ; ces derniers ne portent qu'un point circonscrit de pneumonie alimenté par un point gastro-intestinal génésique (1), circonscrit aussi, et ils peuvent être favorablement modifiés par le froid, que leur phlegmasie soit suppurative, tuberculeuse, indurative ou hémoptysique (2). Je rapporterai plus loin un exemple de cette

(1) Cette action génésique de la gastro-entérite partielle sur le poumon, je l'ai encore observée sur moi-même, et, depuis ce temps, sur un grand nombre de malades. Elle se répète (l'irritation s'entend), non-seulement par dissémination, par sympathies à de grandes distances, mais encore par rapports de voisinage, par une sorte d'action exosmotique..... Ainsi la gastrite du cardia ou du bas-fond de l'estomac (c'était mon cas), se répète sur le poumon gauche et surtout à sa base, tandis que la pylorite ou la gastro-duodénite se répètent sur le poumon droit, etc.

(2) « Ces inflammations chroniques, ces phthisies purulentes qui s'accompagnent de chaleur brûlante, de sécheresse et d'altération, demandent des boissons fraîches acidulées, des aliments froids, etc. ; ils

dernière nuance, qui confirme notre idée d'une manière éclatante et sans réplique. Sans doute, ainsi que j'en conviens et que j'en pose moi-même les limites, cette catégorie de pneumoniques utilement modifiables par le froid est fort restreinte; mais elle existe, et cela suffit pour qu'elle rentre de droit dans notre sujet et que nous nous en emparions avec une vive sollicitude.

Il résulte d'ailleurs, des meilleurs et des plus modernes travaux publiés sur la matière, ce qu'a fait ressortir également la discussion importante soulevée dernièrement à l'Académie de médecine, à l'occasion du rapport de M. le docteur Louis (§ 94 (3)), à savoir, que si une température égale et chaude importe au rétablissement des pneumoniques, cette température ne doit jamais être trop élevée ni trop sèche, mais au contraire modérée, legèrement humide et d'ailleurs relative, comme le site du pays, au degré de l'irritation pulmonaire, à sa cause, au tempérament, aux dispositions morales de l'individu, etc., etc. Ainsi, tandis que M. Broussais et les médecins militaires constataient, à la suite des armées, que les irritations de poitrine diminuent de fréquence et d'intensité, et guérissent, en passant du nord au midi de l'Europe; on établissait d'un autre côté qu'aux Indes, à Java, à la Guyane, en Egypte, à Naples et même à Hyères, la phthisie pulmonaire marche plus vite, et qu'elle y est tout aussi, sinon plus fréquente, qu'au nord... Laennec, au lieu de chercher, pour ses derniers jours, le beau ciel d'Italie, qui convenait si bien à son imagination ardente, n'alla-t-il pas respirer l'air de la mer et périr dans un port français?.....

Je pense donc qu'il est des cas (et ces cas sont ceux où la gastro-entérite partielle préexiste et entretient la maladie qu'elle a causée et qu'elle tend sans cesse à accroître, selon son influence fatalement désorganisatrice) où le froid inté-

---

tempèrent l'ardeur interne qui consume ces malheureux voués à une mort certaine; ils modèrent les sueurs et le dévoiement, et apportent des moments de calme bien précieux! » PORTAL, *Phthisie pulmonaire*, p. 623.

rieur et même au dehors peut être utile dans la pneumonie chronique.

Un de mes amis, âgé alors de trente-cinq ans environ, d'une constitution sèche et énergique ; d'une organisation cérébrale également puissante au *coronal* et à l'*occipital* ; l'un des disciples et des collaborateurs les plus distingués de M. Broussais, s'était épuisé pendant plusieurs années à des travaux intellectuels, difficiles et opiniâtres, et avait fini par contracter une gastrite chronique, qui, pendant longtemps, le menaça de destruction. Malgré cet état, il continua son labeur et, par cette double circonstance de penseur et de malade, dut se soumettre à un régime sévère jusqu'à la débilitation ; il vivait ainsi aux dépens de sa *réserve* et de ses poumons ; ceux-ci (le gauche surtout : il souffrait, lui aussi, du bas-fond de l'estomac) s'irritèrent lentement et finirent par manifester leur souffrance par de la toux, par des catarrhes fréquents et opiniâtres, et enfin par des crachements de sang, d'abord légers, puis bientôt convertis en de violentes hémoptysies qui, dans l'espace de peu d'années, le mirent deux ou trois fois à deux doigts de sa perte.

A chacune de ces attaques, il avait adopté et suivi religieusement le traitement prescrit par notre école et par son fondateur, M. Broussais, qui le dirigeait en personne. Le confrère avait surtout été largement et opiniâtrément saigné ; et dans sa convalescence, sans égale pour la sévérité du régime et la régularité de l'hygiène, il avait une fois poussé le stoïcisme et la résignation jusqu'à se condamner à un silence absolu de TROIS MOIS !.. Cependant, malgré tous ces soins, et malgré la réserve qu'il avait mise dans l'ordonnance de ses habitudes, de ses travaux et de sa vie intérieure, il rechuta et plus gravement que jamais, l'année suivante. Il suivit encore la marche ordinaire, et se saigna autant que de raison..; mais les crachats purulents et toujours rouillés annonçaient la persistance de la maladie, et présageaient à nos yeux une destruction prochaine ; alors, prenant une résolution soudaine, et faisant *volte-face* dans son traitement, il fait, par un mois de février, éteindre son feu, ouvrir ses fenêtres nuit et jour ;

et s'abritant d'ailleurs chaudement les extrémités et le reste du torse, se découvre la poitrine, l'expose largement à l'air libre, et fait mettre deux verres d'eau froide à côté de son lit, l'un très-légèrement sucré pour boire, l'autre, simple, pour s'asperger et se fomenter parfois la poitrine, à l'aide d'une petite éponge. Qui fut étonné, stupéfait, en entrant un matin dans la chambre glacée et tout ouverte d'un pauvre camarade dont il croyait, encore après l'avoir examiné, n'avoir retrouvé que le cadavre ?.. Ce fut moi, assurément ! Je ne pouvais en revenir ni me contraindre malgré l'impassibilité que j'affectais ; et lui, d'un rire de moribond, mais toujours railleur, s'amusait de ma surprise ; me rassurant et m'expliquant, par signes, *le pourquoi* de ce spectacle nouveau.

Eh bien ! sous l'influence de ce traitement par le froid, par le froid seul, mais extérieur et intérieur ; ayant vainement éprouvé toutes les ressources ordinaires, tandis que tous (les deux Broussais, Treille, Frappart et moi) nous désespérions de lui, notre ami, par cette détermination subite et hardie, à l'aide d'un moyen jusqu'ici regardé comme destructeur, se guérit seul, même assez promptement ; et, cette fois, il s'est si bien rétabli, qu'après quatre années écoulées depuis cette mémorable cure, il n'a pas fait de rechute, malgré la vie qu'il a reprise, active, laborieuse et impressionnée, telle que le comportent et son organisation phrénologique et sa position sociale...

M. Campagnano, dans l'ouvrage intéressant que nous avons cité, rapporte encore une observation que je crois devoir consigner ici. « Le malade, dit cet honorable confrère, âgé de dix-sept ans, était affecté, depuis son enfance, d'une diathèse rachitique et strumeuse, rebelle à tous les modes de traitement. Au mois de juin 1833, après une fièvre gastro-rhumatique qui fut traitée heureusement, il commença à présenter les premiers caractères d'une affection tuberculeuse des poumons, laquelle, en s'aggravant, força, au mois d'octobre, ce jeune homme à garder le lit. La chaleur de la peau était brûlante, la toux insupportable, l'expectoration de matière puriforme abondante; il y avait de la dyspnée, de la sueur, un abattement général et de la consomption. L'inutilité de tous les autres moyens détermina M. Campagnano à faire usage de la neige; il en fit prendre très-souvent, tantôt seule, tantôt mêlée à une émulsion d'amandes amères, ou enfin dissoute dans le lait. A l'aide de ce traitement, tous les symptômes sus-indiqués cessèrent au bout de peu de jours, et il ne resta plus qu'une toux rare avec un léger mouvement fébrile. Au mois de mars suivant, le malade éprouva une rechute, et traité par la méthode réfrigérante, il échappa encore à un danger imminent. En juillet, la phlegmasie thoracique ayant fait une nouvelle apparition, et s'étant jointe à une inflammation des viscères abdominaux, le malade dut prendre un bain légèrement frais, et il en obtint un prompt soulagement. Maintenant le seul moyen utilement employé pour calmer les symptômes et arrêter les progrès de la maladie, consiste à mettre le malade dans le bain aussitôt que la fièvre augmente et que la chaleur, la dyspnée et la toux s'y ajoutent. »

Voici, au reste, les propositions que M. Campagnano a déduites de ces faits déjà nombreux : « 1° la méthode réfrigérante, interne et externe, prudemment employée, est de la plus grande utilité dans les phlegmasies thoraciques, aiguës et chroniques ; 2° je ne l'ai jamais trouvée nuisible dans tous les cas où je l'ai employée ; 3° l'utilité de cette méthode est en raison directe de la chaleur fébrile et de la diminution de la partie séreuse du sang ; 4° l'usage interne des substances froides dans ces affections phlogistiques, n'entrave pas l'expectoration, qui, loin d'être supprimée, reste facile ; 5° la méthode réfrigérante n'empêche en rien l'emploi des remèdes, à l'aide desquels on peut attaquer directement ou indirectement les phlegmasies de poitrine. Enfin, si elle ne peut vaincre toutes les inflammations aiguës ou chroniques, c'est au moins un très-bon traitement palliatif; car elle diminue la chaleur, la sueur, calme la toux et la dyspnée, et donne ainsi au malade un soulagement qu'il demande en vain à d'autres moyens. »

Phlegmasies des organes de la circulation.

§ 231. Il suffit de réfléchir à l'action physiologique immense du froid sur la circulation, pour pressentir tout d'abord le bienfait qu'on peut en retirer dans ces maladies, qu'elles siégent dans le système artériel ou dans le système veineux. Aussi, à l'intérieur comme à l'extérieur, et malgré le voisinage des poumons, lorsqu'elles affectent les centres circulatoires, cet agent en est-il le modificateur le plus efficace, non-seulement comme moyen prophylactique, mais encore comme moyen thérapeutique ; c'est ce que nous nous proposons de démontrer ici, et ce qui d'ailleurs est déjà établi *par les faits* dans quelques travaux remarquables sur la matière, et surtout dans ceux de MM. Bertin et Bouillaud (1), Hodgson (2), etc.

De la péricardite, de la cardite interne et de la cardite vasculo-musculaire ou endocardite.

§ 232. Les phlegmasies aiguës du cœur, dont le début est en général brusque et extrêmement violent, et qui souvent coïncident non-seulement avec le rhumatisme, comme l'a fort bien établi M. Bouillaud, mais encore avec la gastro-entérite, sont de celles qui réclament l'application du froid *intùs et extrà*, la plus prompte et la plus persévérante, mais aussi la plus intelligente, attendu les accidents qui peuvent en résulter, à raison du voisinage du poumon gauche, dans lequel cet organe est comme enfoui. Le plus souvent, à la vérité, les poumons restent étrangers aux mouvements phlegmasiques du cœur ; mais alors même qu'ils le partagent, primitivement ou secondairement, cette phlegmasie est quelquefois tellement violente, qu'on ne doit nullement en tenir compte, sur-

---

(1) Bertin et Bouillaud : *Traité clinique des maladies du cœur*; Paris, 1824-35.

(2) Hodgson (J.) : *A treatise*, etc.; London, 1815. Trad. *Traité des maladies des artères et des veines;* Paris, 1819, in-8.

tout si la température ambiante est élevée ; il faut alors appliquer le froid *intùs et extrà* comme s'il n'existait aucune complication pulmonaire: la première loi étant celle de la conservation immédiate... Voici un exemple remarquable à l'appui de ce précepte :

L'un de nos honorables confrères, le docteur F***, quarante-cinq ans environ, tempérament bilieux, vigoureuse constitution, néanmoins affaiblie par plusieurs phlegmasies viscérales terribles, subies en quelques années, ayant été pris vers la fin de l'hiver dernier, 1835-36, d'une violente cardio-artérite, l'enleva par le traitement antiphlogistique le plus énergique, sans toutefois employer le froid extérieurement, dont il se défiait, à cause de rhumatismes auxquels il est sujet, et surtout d'une vieille irritation du poumon droit qui lui avait autrefois causé quelque inquiétude, et dont il subsistait encore quelques traces. Le confrère se porta assez bien pendant l'été, qu'il passa en partie à la campagne; mais, rentré définitivement à Paris, dès l'automne, et s'étant livré de rechef aux fatigues de la pratique, il fut pris d'un rhumatisme arthritique aigu qui ne put être enlevé, dégénéra en sub-aigu et parcourut successivement les petites articulations des extrémités, des mains en particulier; ce rhumatisme le fit horriblement souffrir, et le retint, pendant plusieurs semaines, immobile et douloureusement étendu sur le dos. Mais bientôt le cœur et les gros vaisseaux s'étaient repris de nouveau, et les émissions sanguines avaient été répétées avec abondance, et cette fois encore le froid avait été proscrit.

Cependant la fréquence et la dureté du pouls persistaient; le malade s'affaiblissait, conservant son courage et sa résignation philosophique, au milieu des alarmes de sa famille... Nous-mêmes, trois ou quatre de ses amis, qui le voyions avec M. Broussais, commençions à nous inquiéter sérieusement, quand l'un de nous, le docteur Gaubert, qui le suivait plus particulièrement, proposa d'en venir au froid en *mani-brachi-luves* et en fomentations sur la région précordiale... Cet avis, unanimement accepté par nous, le fut aussi par le malade, malgré ses préventions plus ou moins fondées et le caractère primitivement rhumatismal de la maladie; et à peine eut-il les mains et les bras immergés dans l'eau fraîche, qu'il éprouva un mieux sensible et que la fièvre s'apaisa. Quelques jours suffirent pour anéantir cette fièvre sans retour; et, bien que la convalescence ait été fort longue à cause des débilitations antérieures et de la mauvaise saison, notre confrère a fini par se bien rétablir, et a repris depuis quelque temps ses habitudes de régime et de travail.

Dans le courant de 1832, je fus consulté par madame B***, rue et passage Montesquieu, jeune et belle femme de vingt-cinq ans environ, taille moyenne, brune, tempéramment sanguin-bilieux et de constitution énergique au physique comme au moral; mais porteur d'un obstacle à la circulation qui me parut tenir à une hypertrophie du ventricule gauche, avec rétrécissement de l'ouverture auriculo-ventriculaire aortique, et aussi à un peu de bronchite chronique du poumon gauche; cet obstacle déterminait parfois une très-grande gêne de la respiration, qui n'était jamais parfaitement libre, et rendait la danse et surtout la valse très-fatigantes; ce qui contrariait fort madame B***, autrefois, dit-elle, danseuse infatigable. — Elle avait fait, il y a quelques années, une forte maladie de poitrine pour laquelle on l'avait énergiquement stimulée par des médicaments *violents et nauséabonds*.....

Le malaise que madame B*** éprouvait actuellement me paraissant dû seulement à un état pléthorique inaccoutumé, le centre circulatoire ne pouvant supporter une très-grande masse de sang, je lui pratiquai une saignée du bras, je la mis à un régime adoucissant et peu nutritif, et lui recommandai surtout de s'abstenir de tout exercice violent. Sous l'influence de cette hygiène, madame B*** se portait beaucoup mieux, disait-elle, et avait même engraissé, malgré les fatigues de sa vie mondaine, lorsque tout à coup, sans cause connue, près d'une année après cette saignée, le 3 mai 1833, elle fut prise d'une fièvre violente, d'une agitation extrême avec suffocation et douleur vive dans la région du cœur, qui lui semblait comme brisé par une main de fer... Je me rendis en toute hâte auprès d'elle: c'était le matin; et voyant son anxiété, sa figure rouge-livide, sa parole entrecoupée et le désordre de la circulation, je pratiquai une saignée du bras de seize onces environ, qui se termina par une syncope. Je fis, aussitôt qu'elle fut revenue de sa syncope, révulser sur les extrémités inférieures par un bain de pieds fortement sinapisé, et je donnai des boissons froides et adoucissantes à petites doses; mais, vu l'état antérieur et même présent du poumon gauche, je n'osai appliquer le froid *extùs*. L'estomac, du reste, ne manifestait aucune souffrance, et tout semblait se passer dans la poitrine. Je revis la malade (comme dans toute la première semaine, de trois à cinq fois par jour) quelques heures plus tard, et j'eus lieu de croire, comme je l'avais pensé tout d'abord, qu'il s'agissait là d'une maladie grave et profonde de la circulation. Le soir, voyant se préparer une exacerbation, je fis appliquer trente sangsues sur la région précordiale et des cataplasmes sinapisés aux pieds, avec une bouteille d'eau chaude en permanence (1).

Le 4, je fus réveillé de grand matin par ma pauvre malade, chez qui je retrouvai tous les accidents de la veille; ce qui me fit reprendre exactement la même série de moyens, y compris les sangsues, auxquelles je me décidai à ajouter le

---

(1) C'est là un moyen bien simple, et selon moi très-propre à entretenir une température douce et uniforme, à produire une dérivation lente et continue en bas, et à solliciter puissamment le mouvement centrifuge... Mais quand il est urgent d'obtenir une révulsion prompte et considérable, on doit, conséquent aux préceptes de MM. Barry, Sarlandière, Demours, et surtout de M. Junod, recourir à l'emploi des ventouses appliquées sur les extrémités thoraciques ou abdominales. On sait maintenant quels prodigieux effets de révulsion on obtient à l'aide de la *ventouse monstre* du dernier de ces praticiens distingués! La délibération du conseil général d'administration des hôpitaux, hospices civils et secours à domicile de Paris (séance du 13 mars 1839), en même temps qu'elle est un juste hommage de gratitude envers notre digne confrère, est aussi une garantie suffisante de l'importance majeure d'un moyen thérapeutique dont M. Junod est pour ainsi dire le *second inventeur*, tant il en a modifié favorablement la forme primitive (*).

(*) On a exagéré les effets des ventouses monstres de Junod. Celles que nous employons journellement ont des effets plus avantageux et plus efficaces (Baron LARREY).

froid extérieur, gradué, de l'eau à la température de l'appartement, à la glace en substance au bout de quelques heures. Le 5, il existe un peu d'amélioration; mais à mesure que l'irritation diminue vers la poitrine, elle semble poindre vers l'estomac, ce à quoi je m'attendais, sachant cette complication ordinaire, sinon inévitable, dans ces grands ébranlements de l'économie où la douleur est vive et durable... La langue rougit, la soif se prononce : je fais mettre un cataplasme émollient sur l'épigastre. Mais vers le soir, la suffocation revient : troisième saignée de dix onces environ, *ut suprà*, plus un lavement adoucissant à basse température. Le 6, encore une rémission vers la poitrine; mais l'estomac est décidément souffrant et très-sensible, et il y a des envies de vomir : j'y fais appliquer vingt-cinq sangsues; de plus, l'anxiété, l'angine pectorale se reproduisant, le soir, je fais une quatrième saignée du bras : *ut suprà*. Toutefois, la glace qui détermine un peu de toux est enlevée, et je la remplace par des maniluves chauds et irritants. Le 7, de nouveaux accidents se manifestent avec des syncopes : j'applique des ventouses scarifiées sur le cœur et les sinapismes aux genoux; et le soir, le sang ayant cessé de couler, je rends la glace sur le cœur à la malade, qui la réclame hautement. Quelques heures plus tard, la suffocation étant imminente, je pratique une cinquième saignée du bras; lavement frais : *ut suprà*. Le 8, je retrouve la malade à peu près dans le même état, réclamant le froid qu'on lui a enlevé de nouveau à cause de la toux, et une nouvelle saignée qui, dit-elle, la soulage toujours immédiatement *et l'aidera du moins à mourir sans douleur si elle ne la sauve pas...* — J'omettais de dire que depuis quelques jours j'avais prescrit différentes potions ou juleps calmants, pectoraux, béchiques, etc., qui, tous, avaient été repoussés par l'estomac, qui ne gardait rien, si ce n'est l'eau simple et froide.

Voyant la famille justement alarmée, et peu rassuré moi-même, je propose une consultation..; mais sur cette entrefaite, l'anxiété et la suffocation deviennent telles, que je suis forcé de pratiquer, *illico*, une sixième saignée de huit à neuf onces. — Ma proposition est accueillie avec empressement, et l'on me désigne deux professeurs de l'Ecole dont j'estime d'ailleurs le talent, mais dont je ne partage pas les doctrines. Je suis obligé d'en faire la remarque ; on insiste : je déclare que je cesserai mes soins aussitôt qu'on aura adopté un système de traitement opposé à mes principes. Cela ayant eu lieu (ces messieurs arrêtèrent qu'on donnerait le tartre stibié à dose vomi-purgative, une potion pectorale avec addition de teinture de digitale, une infusion adoucissante, chaude, pour boisson, etc...), je veux me retirer ; mais le mari qui sait combien mon absence inquiéterait notre malade, me supplie de rester... Le sentiment du devoir comme aussi l'attachement que m'inspirait cette malade vraiment distinguée, me font obtempérer à sa prière, et désormais je me borne à *observer*.....

Dès le lendemain 9, la *tolérance* n'ayant pu s'établir, l'estomac et les intestins se surexcitent vivement ; plusieurs selles ont lieu, et des vomissements répétés viennent ajouter à la gêne de la respiration et au malaise déjà extrême de la malade, qui *étouffe*, selon son expression... Les deux Maîtres, appelés, ordonnent une septième saignée du bras, suspendent la potion *pectorale*, maintiennent le vomi-purgatif et ajoutent au tartre stibié de l'opium gommeux pour aider la tolérance! Mais vers le soir, l'estomac est en feu, la soif inextinguible, les selles et les vomissements répétés : la nuit est terrible! Le 10 au matin, la malade épuisée ne peut se mouvoir ; mais remarquant *mon rôle* près d'elle depuis deux jours, elle devine ce qui se passe, interroge la garde, qui a l'imprudence de confirmer ses soupçons : elle entre en fureur, brise la potion stibiée, défend à son mari et à sa famille de faire entrer chez elle *les consultants*...; et, reprenant aussitôt son sang-froid, elle me demande avec douceur et dignité : *Si je veux l'abandonner et la rendre responsable d'une faute qui n'est pas la sienne ?*...

Le mari et les parents voyant sa *résolution*, se conduisent en conséquence et me supplient de nouveau de reprendre la direction du traitement. J'y consens, mais à la condition que j'aurai l'assistance de l'un de mes confrères qui a déjà vu madame B*** en mon absence, il y a quelques mois, et le docteur Gaubert est appelé. Toute médication irritante interne est suspendue ; un lavement émollient est administré ; quinze sangsues à l'épigastre et dix à l'anus, et des cataplasmes après leur chute sont prescrits ; les boissons froides sont rendues à la malade, qui les réclame avec instance.

Le 10, les phénomènes gastro-intestinaux s'apaisent ; mais la poitrine semble se prendre de nouveau : une huitième saignée et la glace précordiale redeviennent nécessaires avec les révulsifs externes ; un large vésicatoire est appliqué sous l'aisselle gauche, par lequel on fera absorber l'hydrochlorate de morphine, puis la digitale, etc. Enfin, le 11, tout semble rentrer lentement dans l'ordre. On suspend le froid externe, un peu de râle se manifestant dans le poumon autrefois malade, où l'on applique, en arrière et sous l'omoplate, quelques ventouses scarifiées ; et depuis ce jour, le neuvième de la maladie, jusqu'au vingt-deuxième, où l'on put seulement commencer à nonrrir madame B***, on n'employa plus de moyens actifs, si ce n'est encore dix sangsues sur un *point ileo-cœcal* résistant, et qui entretenait la diarrhée. Grâce à ce traitement, le 1er juin, madame B*** put partir pour la campagne, couchée toutefois dans sa voiture : elle n'eût pu supporter la station, même assise. A part, en effet, l'énorme déperdition de sang qu'elle avait subie, la pauvre malade était bien faible, l'état du canal digestif n'ayant pas de longtemps permis une alimentation substantielle. Aussi la convalescence fut-elle, comme on doit bien le pressentir, longue et difficile;... mais enfin madame B*** finit par prendre le dessus, et rentra l'hiver bien portante à Paris. Depuis, sa santé s'est soutenue ; elle a repris de l'embonpoint, et a même perdu en grande partie, cette gêne de la respiration qu'elle appelait son *asthme*, et qui, au moindre mouvement violent, au moindre changement hygrométrique, la fatiguait tant avant sa maladie.

Des hypertrophies, des ampliations ou anévrysmes du cœur, et des obstacles au cours du sang.

§ 233. En l'absence de toute complication pulmonaire, chez les individus jeunes et vigoureux, dont les impulsions ventriculaires sont très-fortes, le froid *intùs et extrà* peut amener les résultats les plus favorables. Il est sans contredit l'un des adjuvants les plus puissants du traitement de Valsava (1), et j'en ai obtenu pour mon compte des effets vraiment étonnants. Plusieurs des auteurs que j'ai déjà maintes fois cités le préconisent aussi comme un des moyens les plus efficaces dans ces maladies, et produisent bon nombre d'observations à l'appui de leur opinion. Pour moi, j'en compte aussi quelques-unes ; mais je n'en rapporterai qu'une seule, qui, du reste, me semble concluante.

Dans les cas où l'on n'ose pas appliquer le froid à l'extérieur, il rend encore des services précieux à l'intérieur, vu l'imminence constante de la complication gastrique dans les maladies des organes de la circulation (2).

Le 24 janvier 1830, je fus consulté par M. L***, de la Pointe-à-Pître, alors étudiant en droit, à Paris. Ce jeune homme, blond, de constitution sanguino-lymphatique, à poitrine un peu étroite et cylindrique, bombée à la région précordiale, présentait tous les symptômes d'une hypertrophie du ventricule gauche du cœur, sans rétrécissement toutefois de l'ouverture auriculo-ventriculaire, mais avec un certain degré de dilatation du ventricule droit. M. L*** se plaignit surtout de violentes palpitations au moindre exercice, et particulièrement dans le coït ; ainsi que de cauchemars effrayants, pour peu qu'il s'endormît sur le côté gauche. Aussi le cœur était-il volumineux, s'étendant au loin, principalement à droite, et faisant entendre un bruit de râpe assez

(1) VALSALVA (Antoine-Marie) : *Oper. anat. de aure hum.*, édit. J.-A. Mogagni ; Venet., 1740, in-4.

(2) ANÉVRISME ACTIF DU CŒUR.
Sans doute que le froid est indiqué contre cette maladie (Baron LARREY).

prononcé. Du reste les poumons étaient sains, mais l'estomac assez irrité par la digitale à haute dose, et beaucoup d'autres médicaments stimulants auxquels on l'avait, disait-il, soumis depuis un an environ.

Ce jeune homme présentant une certaine résistance, et comme il avait le pouls dur et plein, je lui pratiquai d'abord une saignée du bras; je le mis au régime de la gastrite chronique, et j'insistai sur le froid *intùs et extrà;* sur les glaces aux fruits, les lavements frais, les compresses froides sur la région du cœur, et je lui recommandai une grande modération dans les rapports sexuels, auxquels il était assez enclin. M. L*** fut frappé de la concordance qui existait entre nos conseils et la consultation qu'il avait prise la veille du professeur Broussais. Il en conçut aussitôt une confiance et une soumission absolues qui, du reste, ne se sont pas démenties un seul instant pendant toute la durée du traitement. Le surlendemain, l'épigastre étant douloureux et l'appétit nul, en même temps qu'il y avait peu de rémission du côté du cœur, je fis appliquer trente sangsues sur ce dernier et dix à l'épigastre. Depuis cette époque jusqu'au 12 juin, le même traitement fut suivi avec addition de digitale en poudre nouvelle, en lavement, à doses graduellement croissantes; de teinture de digitale éthérée et laudanisée sur la région du cœur, ainsi que des ventouses ou quinze à vingt sangsues sur cette dernière région, répétées tous les quinze à vingt jours environ.

A cette époque, le malade se trouvant beaucoup mieux, je le conduisis à M. Broussais, qui fut agréablement surpris de l'amélioration marquée qui s'était si promptement opérée dans l'état de notre malade. Il conseilla, de plus, la saison étant favorable, des bains frais de rivière et préférablement de mer, *par immersions répétées*. Et vers la fin d'août, M. L*** était si parfaitement guéri, qu'il se trouva beaucoup plus vigoureux et plus capable d'exercices violents, sans en être incommodé ni essoufflé, qu'avant sa maladie.

Quelques mois après, il retourna aux Antilles, d'où je reçois quelquefois de ses nouvelles, et je n'ai pas appris qu'il ait jamais rien ressenti de sa maladie passée.

« J'emploie aussi, fréquemment, le froid contre les phlegmasies viscérales, me dit M. le professeur Alquié (1), dans une lettre du 18 décembre 1837, où il résume ses vues sur l'action du froit en thérapeutique ; j'ai vu pratiquer les *Italiens*, et je me suis convaincu de l'efficacité de ce moyen que nous ne manions pas avec assez de hardiesse. Dernièrement j'ai obtenu, au Val-de-Grâce, un admirable résultat de l'application de la glace, pendant près de trois jours sur la région du cœur d'un soldat atteint d'endo-cardite : ni huit saignées générales et plusieurs applications de sangsues et de ventouses, ni deux larges vésicatoires, n'avaient pu arrêter la maladie. La glace, employée en désespoir de cause, en triompha..... »

Des inflammations des artères ou artérites.

§ 234. Ce n'est pas seulement sur le centre circulatoire que le froid exerce une action puissante, mais encore sur les divisions principales des gros vaisseaux, particulièrement sur leurs subdivisions et leurs ramifications les plus ténues.

De l'inflammation de l'aorte ou aortite, crosse, pectorale, abdominale ; de la phlegmasie du tronc de l'artère pulmonaire et des branches artérielles internes ou viscérales.

§ 235. Ici comme pour le cœur lui-même, rien ne peut aider aussi efficacement les émissions sanguines et le régime que le froid *intùs et extrà*. Les praticiens qui ont su en user dans ces maladies, en ont obtenu des résultats vraiment surprenants. J'en ai observé bon nombre pour mon compte, et je connais plusieurs médecins distingués, entre autres MM. Broussais (2), Recamier, Dannecy, etc., à qui j'ai entendu dire en avoir obtenu les meilleurs effets.

« J'ai vu, dit aussi M. Tanchou, des anévrysmes de l'aorte prêts à se rompre ; la chute ou la formation d'eschares retar-

---

(1) ALQUIÉ, médecin en chef de l'hôpital militaire de Metz, officier de la Légion-d'Honneur, etc., et médecin physiologiste fort distingué.

(2) M. BROUSSAIS, qui d'ailleurs en cite un exemple remarquable dans son *Cours de pathologie*, troisième volume.

dées pendant plusieurs semaines, par des applications froides; des anévrysmes de petits vaisseaux commençants, réduits presqu'à rien par l'application de la glace (1) » — « Il n'y a pas longtemps encore, me disait dernièrement le digne confrère, M. Dannecy, que je citais tout à l'heure, que je fus appelé près d'un ancien officier supérieur polonais, atteint d'un anévrysme de la crosse de l'aorte, ayant usé la paroi de la poitrine et faisant saillie au voisinage du sternum; il n'y avait de guérison possible par aucune méthode de traitement; mais j'ai très-longtemps retardé la rupture du sac anévrysmal en maintenant constamment à sa surface une couche de glace pilée. »

Au reste, comme les faits parlent plus haut que les noms propres, si recommandables qu'ils soient, et que la logique elle-même, je vais en citer un fort remarquable, bien que l'auteur, auquel je l'emprunte, n'ait pas retiré tout le parti qu'il pouvait obtenir du froid *intùs et extrà*. « Angelina Corbellini, paysanne de la Toscane, âgée de 23 ans, non mariée, de bonne constitution, douée des plus belles proportions physiques et d'un caractère très-irascible, s'était toujours bien portée jusqu'en 1830, lorsqu'elle éprouva tout à coup une douleur très-vive et très-profonde dans le ventre, en faisant un effort pour soulever un fardeau. Elle s'aperçut plus tard d'une sorte de pulsation, entre l'estomac et l'ombilic, qui devint de plus en plus forte et incommode; si elle mangeait un peu trop, elle était obligée de vomir immédiatement; cela ne lui arrivait pas si elle mangeait peu et souvent. Elle cacha entièrement son état à toût le monde, même à ses parents. Elle continua à voir à l'ordinaire, et éprouva une supension de règles pendant un mois, à la suite d'une danse très-prolongée; puis elle fit une maladie inflammatoire dont elle fut traitée et guérie. Dans le courant de la même année. l'état de la malade empira : les vomissements devinrent plus fréquents et incommodes; la douleur abdominale s'aggrava;

(1) TANCHOU : *Op. cit.*, p. 89.

les battements prirent de l'étendue et de la force, surtout à l'épigastre ; les pieds se gonflèrent. La malade fut alors obligée de déclarer son état, et de demander du secours. Les vomissements avaient lieu sans de grands efforts ; la matière rendue n'offrait aucune altération, ni mélange d'aucun principe hétérogène ; la malade pouvait reprendre des aliments un moment après.

« A l'examen, M. Linoti trouve une tumeur pulsatile à la région épigastrique, qu'il considère comme un anévrysme de l'aorte sous-diaphragmatique. La tumeur est circonscrite, de forme sphérique, donnant des pulsations d'autant plus fortes qu'on la comprime davantage ; la malade est oppressée, se sent suffoquer, et tombe en syncope lorsqu'on augmente la pression avec la main. En comprimant le ventre au-dessus de l'ombilic, la tumeur augmente de volume et les pulsations deviennent plus fortes ; la malade y éprouve comme un sentiment de déchirement et tombe en syncope. Si l'on comprime fortement les artères brachiales, sous-clavières et carotides, les pulsations du cœur et de la tumeur augmentent ; le volume de cette dernière s'accroît également, et la malade est menacée de suffocation. La douleur, qui était d'abord épigastrique, se fait ensuite sentir dans le dos, vers le point correspondant de la colonne vertébrale, en s'étendant jusqu'à la région lombaire. L'auscultation immédiate sur la tumeur fait constater un bruit clair, une sorte de *susurrus* très-sonore.

« La malade fut d'abord soumise à un traitement affaiblissant, d'après la méthode de Vasalva : diète sévère, usage de substances liquides pour aliments, dont on diminue par degrés la quantité ; de l'eau pour boisson ; decubitus horizontal, repos parfait de corps et d'esprit ; une saignée tous les deux jours, de huit, de six et de deux onces de sang pendant les seize premiers jours (huit saignées en tout) ; digitale pourprée, tantôt en substance, tantôt en infusion à dose progressive, depuis douze grains jusqu'à un gros. Le pouls est devenu intermittent, puis régulier, moins fort, petit. L'action du cœur et des artères est presque éteinte. Quoique les battements de la tumeur aient peu diminué, on suspend la digitale : le pouls se relève deux jours après. On reprend l'usage des médicaments, on répète la saignée une fois par mois, on donne quelques pilules de jusquiame pour remédier à l'insomnie, *et l'on accorde des glaces pour aliment.....*

« Après plusieurs mois de ce traitement, la malade s'est trouvée dans les conditions les plus satisfaisantes : la tumeur a diminué de volume, les pulsations sont à peine sensibles ; la malade a pu se lever le 21 avril 1834, et faire quelques pas dans la chambre. On augmente graduellement la nourriture ; les règles reparaissent. Enfin elle se croit guérie, et reprend par degrés sa manière de vivre habituelle. Elle commet bientôt des écarts de régime, se livre à des exercices corporels très-violents. Les accidents reparaissent, on est obligé de recourir au traitement antiphlogistique. Le volume de la tumeur augmente ; elle s'élance en pointe entre l'épigastre et l'ombilic ; les pulsations deviennent visibles à l'œil nu, même à travers la chemise et le drap de la malade qu'elles soulèvent. On insiste sur le traitement et principalement sur l'usage de la digitale et de l'opium. Nouvelles améliorations progressives ; disparution de la tumeur et des pulsations ; convalescence. La malade se lève de nouveau, le 26 juin 1835. Convalescence et guérison durables jusqu'à ce jour (1). »

Voici un autre cas dont le succès ne s'est point consolidé, par le manque de suite et de persévérance dans le traitement, mais qui pourtant offre un résultat assez marqué pour jeter quelques lumières sur notre sujet. Le 17 juin 1833, je fus mandé auprès de M. B***, bourrelier, rue de Bondy. Cette homme, d'environ quarante-cinq ans, lymphatico-sanguin, moyenne stature, d'assez forte constitution, paraissait épuisé et découragé par la maladie. J'examinai d'abord, par le stéthoscope et le plessimètre, l'état des grands viscères thoraciques et abdominaux, et je reconnus qu'avec un certain

(1) *Cas remarquable d'anévrysme de l'aorte ventrale ; guérison à l'aide de la méthode affaiblissante*, par M. Edouard Linoti ; *Annali universali di medicina* ; février 1837.

degré d'irritation gastrique coïncidait une ampliation du ventricule droit du cœur, et un peu d'hypertrophie du ventricule opposé. Enfin je m'arrêtai à l'affection pour laquelle j'avais été spécialement appelé; et je constatai une tumeur dont l'hémisphère extérieur (car elle faisait saillie entre la troisième et la quatrième vraies côtes droites, près du sternum), offrait le volume d'un gros œuf de poule. Cette tumeur, sans changement de couleur à la peau, qui pourtant paraissait animée à son sommet, était chaude, rénitente, faisait entendre un bruit clair et sifflant, et présentait de violents battements isochrones à ceux du cœur. Elle datait de près de quatre mois.

Le malade était pâle et affaissé, sans appétit et sans sommeil; constipé, altéré, fébricitant, et souffrant au moindre mouvement un peu brusque, ou pour peu qu'il se couchât horizontalement. D'un courage et d'une douceur à toute épreuve « il était, disait-il, résigné à la volonté de Dieu, mais il osait lui demander une prochaine et prompte fin à ses souffrances...» Pourtant il n'était pas complétement alité, et, pendant le jour, il se levait parfois pour se livrer une ou deux heures aux occupations les moins fatigantes de son métier. Je consolai et j'encourageai de mon mieux ce digne et malheureux homme, bien que je n'eusse aucun espoir de le guérir; mais je voulais au moins le soulager. Ayant donc interrogé sa femme sur le traitement suivi jusque-là, et m'étant fait représenter plusieurs ordonnances de mes prédécesseurs (car divers médecins avaient déjà été consultés pour M. B***, et l'avaient, disait-on, successivement abandonné comme voué à une mort certaine et presque imminente); à l'aide de ce commémoratif, je vis qu'on avait largement usé des divers *sédatifs* du système nerveux et de la circulation, mais qu'on n'avait point saigné localement ni usé du froid extérieurement ou intérieurement. Je résolus donc de remplir cette lacune du traitement, et d'insister particulièrement sur ces deux moyens combinés ensemble, ainsi qu'avec la digitale, la thridace et les divers narcotiques, principalement en lavements, l'estomac ayant souffert de la superstimulation médicamenteuse.

De plus, j'ajoutai trois cautères appliqués au pourtour et à un pouce au moins de la base de la tumeur, et je les maintins en suppuration pendant que je recouvrais celle-ci de compresses imbibées d'eau simple ou végéto-minérale froide, puis à la glace, puis la glace elle-même, l'hydrochlorate d'ammoniaque, etc.; le tout aidé d'une légère compression au moyen de compresses graduées et d'un bandage de corps *ad hoc*. En même temps je prescrivis un régime sévère, des sorbets aux fruits, le soir, des boissons froides et rafraichissantes, des quarts de lavements frais, et le repos aussi absolu que possible. M. B***, patient et confiant autant que résigné, se soumit à mes prescriptions avec une docilité sans réserve, au repos absolu près, « ne pouvant, disait-il, tant qu'il aurait des jambes et quelques forces, se condamner à vivre ainsi à ne rien faire...» Il se levait donc, à l'ordinaire, deux ou trois fois par jour pour travailler quelques instants. Néanmoins il ne tarda pas à se trouver mieux : la fièvre et les sueurs nocturnes disparurent, l'appétit revint, les selles se régularisèrent, et avec cela le sommeil, un peu d'embonpoint et d'animation de la peau... La tumeur diminuait manifestement de volume et d'intensité dans ses battements, et la satisfaction que procure toujours un tel changement à l'âme la plus mélancolique et la plus désespérée, naissait au cœur de notre pauvre malade.

Enfin, pendant plus de six mois que je lui continuai mes soins (du 21 juin au 24 décembre), loin de s'accroître, alors qu'elle semblait naguère près de son terme, la maladie de M. B*** eut un temps de retrait marqué, puis resta stationnaire, lui permettant de vaquer jusqu'à un certain point à ses affaires, et du moins assez bornée pour lui rendre la vie désormais supportable. Malheureusement, au moment où j'espérais bientôt recueillir, pour lui et pour moi, les fruits de notre dévoûment et de notre constance (un nouveau mouvement de réduction semblant se produire dans la tumeur), sa femme, qui le *gouvernait*, persuada à mon malade qu'il pourrait à l'avenir se suffire à lui-même, et il en fut de moi, et probablement de mon traitement, comme il en avait été des médications et des médecins antérieurs...; triste et fatale péripétie de la plupart des maladies qui se prolongent : la confiance, le courage et la persévérance n'étant pas les facultés prédominantes de notre espèce.....

Toutefois je viens d'apprendre que ce malheureux, livré à lui-même, avait suivi, aussi exactement qu'il l'avait pu, notre traitement ; que l'état stationnaire s'était maintenu plus de deux années, et que ce n'est qu'en janvier dernier qu'il a succombé à une hémorrhagie foudroyante de la tumeur, après en avoir déjà eu deux ou trois petites dans les dernières semaines de sa pénible existence.

Des inflammations des veines ou phlébites.

§ 235 (bis). Les veines étant dépourvues à leur centre circulatoire, de l'impulsion du cœur propre aux artères, sont par cela même, soustraites à une cause puissante d'inflammation, phénomène qui, dans l'un et l'autre système, procède ordinainairement en sens inverse : de haut en bas dans les artères, et de bas en haut dans les veines ; mais plus molles dans leur texture, plus rapprochées du tissu cellulaire, plus irritables dans leurs membranes internes, plus exposées aux lésions traumatiques et aux influences morbides provenant de leur vaste, complexe et importante fonction, les veines sont plus souvent enflammées que les artères, les phlébites sont plus communes que les artérites; toutefois elles ne tendent pas autant à la chronicité que ces dernières et tuent beaucoup plus vite.

Quant à leur traitement, il devra être celui de leurs irritations *causatives*, c'est-à-dire les moyens propres à décongester le foie (§ 216), la rate (§ 219), l'utérus (§ 221), les poumons (§ 229), etc., et à guérir les plaies traumatiques : les antiphlogistiques et particulièrement le froid, les émissions sanguines et la compression.

De la lymphatite.

§ 235 (ter). L'analogie d'organisation entre les vaisseaux lymphatiques et les veines et la communauté d'étiologie (la métrite puerpérale surtout) entre la phlébite et la lymphatite, qui souvent se confondent, appellent pour l'une comme pour l'autre les mêmes moyens de traitement. Cependant cette dernière affection, bien que plus terrible encore que la première, par sa tendance à se généraliser et par ses redoutables terminaisons, survenant le plus souvent sous l'influence du froid humide, s'observant le plus fréquemment chez des individus faibles et décolorés, et les phénomènes inflammatoires y étant beaucoup moins intenses que dans la phlébite, l'action thérapeutique du froid y sera par cela même moins favorable. Cependant elle le sera d'autant plus à l'intérieur que les voies digestives seront plus irritées, et à l'extérieur, que la maladie sera plus aiguë, les poumons plus sains et le malade (lorsqu'il s'agira d'une lymphatite puerpérale) plus éloigné de l'époque de l'accouchement, ou qu'il présentera moins de traces de l'écoulement lochial (§ 196).

De la gangrène spontanée, dite aussi sénile, ou par cause interne.

§ 236. Cette maladie, quelle que soit sa cause, se produisant extérieurement, et son traitement appartenant à la chirurgie, nous avons cru devoir renvoyer à cette partie de notre travail (§ 309), pour ce que nous avions à dire de ce mode de gangrène. Au reste, nous ne pouvons mieux faire, je pense, que de renvoyer les lecteurs aux travaux de Dupuytren et de M. Lisfranc sur ce point, les premiers entre les chirurgiens modernes qui aient opposé le traitement antiphlogistique à la gangrène sénile ; ainsi qu'à l'excellent travail du docteur Gaubert, annoté par le professeur Broussais, inséré aux *Annales de la médecine physiologique*, t. XI, p. 384.

Phlegmasies des organes de l'innervation.

§ 237. Le système nerveux étant le moyen direct et essentiel de manifestation de la vie, le mode unique de transmission de *l'éther universel*, de *l'électricité générale* ou *animale*, ou de *l'impondérable biotique*, etc..., et la vie étant le mouvement exprimé par *l'irritabilité* ou la contractilité dans les êtres animés..., le système nerveux doit par dessus tout être modifiable par le froid, modificateur anticontractile et antivital par excellence (§ 11)... C'est aussi ce que l'expérience nous apprend, et les faits abondent ici, car cette vérité est devenue triviale tant elle est pratique en médecine.

De l'inflammation de la périphérie du cerveau (*encéphalite de la périphérie, méningite, arachnite, frénésie des anciens*).

§ 238. Personne ne conteste plus l'immense influence du froid, comme modificateur médical sur le système nerveux, et les rares dissidents ne pourraient accuser ici que le mode d'appplication, non le moyen en lui-même. Mais c'est principalement sur les centres que s'opère cette action salutaire; car, indépendamment de la disposition générale du système à subir cette influence, il y a là une action particulière due aux rapports intimes, extraordinaires et non encore suffisamment connus, qui unissent ces centres avec l'appareil digestif (§ 95)... Dans les inflammations qui nous occupent, on administrera donc, indépendamment des émissions sanguines (qui doivent précéder ou accompagner, suivant les indications), le froid *intùs* et *extrà*, par la bouche et par l'anus, en applications (1), en fomentations, en bains, etc (2).

Telle est d'ailleurs l'opinion des meilleurs praticiens : opinion d'autant moins suspecte que, à part leur immense talent,

(1) Pour lesquelles on n'oubliera point l'ingénieux appareil de M. Blatin (§ 178).

(2) Allucinations par irritation gastrite, guéries par le froid : journal la *Phrénologie* de P. Béraud, 5 juillet 1857, p. 210.

ils se montrent en général, selon moi, partisans trop circonspects du froid comme agent thérapeutique.

Ainsi Vogler, Lieutaud, Cullen, Pinel, Georget (1), Hann; ainsi MM. Récamier, Esquirol, Rostan, Abercrombie, Stokes, Voisin et Falret; ainsi MM. Lallemand dans son beau travail, Broussais (2) dans son excellent cours de pathologie générale, où il dit, positivement à l'article du traitement de cette affection : « Dans tous les cas (les émissions sanguines préalables, si elles sont jugées nécessaires, ayant été faites) administrez les boissons, les lavements froids, la glace, et appliquez le froid sur la tête »; Andral, dont je me fais un devoir de consigner ici l'opinion comme celle d'un esprit solide et consciencieux; tous ces hommes, recommandables à tant de titres, sont d'accord sur la question de l'utilité du froid dans les irritations du cerveau (3). « Après les saignées, dit ce der-

---

(1) GEORGET (N.) : *De la folie*, etc.; Paris, 1820, in-8.

(2) BROUSSAIS : *Op. cit.*, t. 3, p. 379.

(3) C'est sans aucun doute à cause de l'extrême activité de ce moyen, des nombreuses difficultés qui en accompagnent l'emploi, et des accidents graves et instantanés qui peuvent en être la conséquence entre des mains téméraires ou inhabiles, que l'usage du froid et surtout de la glace dans les phlegmasies en général, et dans celles de la tête en particulier, a provoqué une extrême circonspection, et même un dénigrement plus ou moins passionné de la part de médecins dont le talent et la loyauté ne sauraient d'ailleurs être mis en doute. Toutefois, en lisant attentivement et religieusement les objections ou les motifs d'exclusion donnés contre cet agent en médecine, et particulièrement dans l'espèce, par Hoffmann, dès le XVIIe siècle, et, dans ces derniers temps, par MM. Bompard (*), Ségond (**), Berthomé (***), etc., je n'en ai pas trouvé d'absolument fondés en principe; j'ai cru voir au contraire, qu'ils n'étaient que *spécieux*, et trouvaient une facile réponse dans les considérations théoriques dont nous avons fait précéder l'*application* ou la partie thérapeutique proprement dite de ce travail. Ainsi je dois répéter ici : 1° que le froid convenablement administré, c'est-à-dire à un degré d'intensité, de durée, etc., proportionnel à la réaction, et après l'emploi convenable des émissions san-

(*) BOMPARD (Alexis) : *Considérations sur quelques maladies de l'encéphale et de ses dépendances; sur leur traitement, et notamment sur le danger de l'emploi de la glace*; Paris, 1827.

(**) SÉGOND (A.) : *Op. cit.*, que je regrette doublement de rencontrer ici parmi nos adversaires.

(***) BERTHOMÉ : *Du danger de l'application de la glace dans les fièvres cérébrales*, etc.; Paris, 1831.

nier auteur, vient un moyen qui peut avoir une action puissante, c'est le froid ; mais il faut bien se garder de l'employer avant d'avoir abattu la réaction par des émissions sanguines plus ou moins répétées. Si la réaction ne s'est pas montrée, le froid peut être employé beaucoup plus tôt, mais toujours avec les plus grandes précautions. L'application du froid, avant la

---

guines locales ou générales, lorsqu'elles sont jugées nécessaires, n'est pas plus *tonique* ou *irritant* de sa nature, qu'il n'est *hypo-sthénique* ou *asphyxiant :* ces extrêmes ou oppositions d'action dans un même modificateur prouvant d'ailleurs assez que cette différence d'action est non *absolue*, mais *relative*, et complétement subordonnée au mode d'application ; 2° que l'emploi, même extérieur du froid ou de la glace, loin d'empêcher la transpiration, la favorise en détruisant le mouvement congestif ou centripète, et en rétablissant le mouvement opposé, qui seul peut la produire salutaire et vraiment *critique ;* 3° enfin, que l'observation faite par M. Berthomé sur lui-même, et qu'il donne comme négative de l'utilité du froid dans les *fièvres cérébrales*, n'est rien moins que concluante pour peu qu'on la considère avec la sévérité du raisonnement physiologique.

En effet, tout médecin observateur sait fort bien qu'il existe une différence immense entre l'état physiologique et l'état pathologique d'un individu ; différence en vertu de laquelle l'action des modificateurs est entièrement intervertie ; aussi ne sera-t-il nullement étonné du fait suivant : un homme déjà d'un certain âge (*), bien portant, *désirant se rendre compte des grands* inconvénients qui peuvent résulter du passage subit d'une *chaleur de* + 31° R., *à celle de* + 10 *à* + 12°, *se met au lit à onze du matin, boit, dans l'espace de trois heures, huit tasses de tisane sudorifique à* + 32°, *et se couvre suffisamment pour appeler une transpiration générale assez abondante ; puis, envoyant sur-le-champ chercher un seau d'eau de puits, y trempe deux serviettes ployées en plusieurs doubles, se découvre la tête et s'applique dessus ces deux serviettes mouillées dans le liquide à* + 10° *environ... (bien qu'il n'y eût qu'une différence de* + 20° *R. entre la température de l'eau et la sienne), la transpiration s'arrête sur-le-champ par tout le corps ; il ne peut renouveler l'appareil que trois fois, et persister plus de douze minutes dans cette expérience : un froid général l'ayant saisi, et une douleur considérable s'étant manifestée dans tout le cuir chevelu et même dans l'intérieur de la tête, et particulièrement au front... ; accidents qui ne cèdent qu'à des moyens opposés*, etc..... (**). — Pour mon compte, si quelque chose m'étonne en tout ceci, c'est vraiment que notre honorable confrère en ait été quitte à ce prix.....

(*) M. Berthomé nous apprend, dans le cours de sa brochure, qu'il était officier de santé en 1794, à la Virginie, et c'est de lui qu'il s'agit dans cet *exemple....*

(**) BERTHOMÉ : *Op. cit.*, p. 25.

chute de la réaction, rend celle-ci beaucoup plus violente et capable de causer les accidents les plus terribles. Un autre inconvénient dérive encore de l'usage de ce moyen, c'est la production d'un collapsus trop fort, d'un coma que rien ne peut vaincre. Il faut connaître ces deux écueils, entre lesquels on doit tâcher de se tenir. Pourtant il vaudrait mieux encore une réaction trop forte, qu'on peut combattre toujours, qu'un collapsus profond, contre lequel souvent tous les moyens échouent.

« L'application du froid se fait par la glace, en permanence sur la partie enflammée, et non d'une manière passagère et de courte durée, ces intervalles donnant à la réaction le temps de se reproduire. La glace ne doit pas peser sur la tête; il faut qu'elle soit pilée et renouvelée de temps en temps. Il est des individus qui reçoivent du froid une impression désagréable, non pas momentanée, ce qui est général, mais persistante, et alors il faut en interrompre l'usage. A d'autres, au contraire, l'application de la glace cause un plaisir extrême, et souvent le retour de l'intelligence; la cessation du délire suit immédiatement l'application de la glace, que ces malades demandent avec instance. On peut encore employer le froid sous une autre forme, en affusion d'eau à + 22°, + 20°, + 18°, + 16° R., très-rarement au-dessous. Ces affusions sont administrées à intervalles plus ou moins éloignés, et chacune a une durée qui peut être d'abord de une à deux minutes, pour être ensuite beaucoup plus longue. Dans certaines circonstances on a rétabli un courant continu, s'écoulant du crâne sur la face, à une température modérée. D'autrefois c'est par *stilicidium*, *guttatim*, qu'on fait tomber l'eau froide d'une certaine hauteur sur la tête : quelques médecins attachent à ce mode de faire une grande importance. J'ai vu une fille, ayant tous les signes d'encéphalite très-prononcée, qui, soumise à l'action de ce moyen pendant quatre jours, guérit parfaitement. Aucune autre médication n'avait été employée. Ce cas appartient à M. Récamier. Du reste, le froid est un agent puissant, mais dont le maniement demande une grande habileté; mal employé, il peut être la source d'une foule d'accidents terribles ; on a mis en usage les ablutions froides générales, dans des cas de mouvement fébrile intense : on promène sur toute la surface cutanée une éponge mouillée d'eau froide vinaigrée ou simple, en même temps qu'on a soin de tenir la tête fraîche (1). »

Je pourrais ici consigner plusieurs faits importants qui me sont propres, mais les motifs que nous avons déjà énoncés, nous engagent à faire parler ici l'expérience des maîtres dont le nom est une autorité dans la cause que nous soutenons.

« Un petit malade de M. Récamier, atteint de fièvre cérébrale, tombait au moment des paroxysmes, dans un côma profond ; il y avait dilatation extrême des pupilles, le pouls était petit et d'une fréquence moyenne, la peau chaude ; le malade jetait des cris et agitait violemment ses membres abdominaux. L'affusion, les bains frais pendant cinq minutes, et les lavements avec l'eau froide produisirent des effets salutaires. Il y eut de suite diminution de la température de la peau et de la coloration de la face, cessation de la respiration stertoreuse. La répétition du bain et de l'affusion graduellement refroidie à l'entrée des paroxysmes, affaiblirent de plus en plus la tendance à l'assoupissement, et l'enfant guérit (2). »

« M. H***, étudiant en droit, âgé de vingt-trois ans, brun, robuste, coloré, sanguin, est attaqué, le 6 mars 1821, par des maux de tête violents, avec dégoût, langue rouge, fréquence du pouls, chaleur âcre, prostration. Le troisième jour je suis appelé, et je lui fais appliquer trente sangsues à l'épigastre, limonade pour toute boisson et pour tout aliment. Diminution des accidents. Le quatrième jour, la langue est un peu dérougie, mais la fièvre persiste avec un pouls grand et fort, et la céphalalgie, ainsi que la rougeur de la face, sont très-prononcées. Vingt sangsues sur le trajet des jugulaires, mêmes boissons, lavement émollient, perte considérable de sang,

---

(1) ANDRAL : *Leçons sur les maladies des centres nerveux* recueillies par M. Leriverend (E.), Paris, 1836, etc.

(2) Thèse de M. Pavet : *Sur l'emploi du froid*, etc. ; Paris, 1814.

amélioration. Le cinquième jour, la céphalalgie est revenue avec beaucoup de force, d'embarras de la tête, de tristesse et de rougeur de la face. Il n'y a plus de symptômes gastriques, mais la fréquence du pouls avec une certaine force dans les pulsations et la chaleur de la peau persistent. Le malade redoutant les pertes de sang, je me décide alors à employer la sédation sur la tête et la révulsion sur les extrémités abdominales. En conséquence, M. H*** est tenu presque constamment les pieds dans l'eau chaude pendant qu'il a sur la tête une vessie de porc à demi remplie de glace ; lorsque le bain de pied le fatigue, on le recouche, mais l'application de la glace n'est jamais discontinuée. On lui accorde de la limonade et de l'eau de groseilles à discrétion, mais le bouillon est prohibé. Cette méthode, continuée avec persévérance pendant cinq jours, enlève peu à peu l'irritation cérébrale, et la convalescence est bientôt complète. Les forces se rétablissent avec promptitude (1). »

« Madame Thévenot, âgée de vingt-neuf ans, femme d'un sous-lieutenant du 41e de ligne, fut exposée, pendant cinq à six jours, à l'ardeur du soleil, n'ayant qu'un léger bonnet sur la tête pour s'en garantir. A son arrivée à Cande (Maine-et-Loire), où je me trouvais, elle réclame mes soins, et je reconnais sur-le-champ tous les symptômes d'une arachnitis très-violente, compliquée de gastrite aiguë : yeux brillants, pupilles étroites et presque immobiles, tension et douleur lancinante dans l'intérieur du crâne, regard hagard, paroles brèves, sensibilité extrême de l'épigastre, tension de l'abdomen, pouls petit et concentré. Diète absolue, eau de riz, saignée copieuse du bras, bain de pieds sinapisé; le soir, douze sangsues sur les apophyses mastoïdes. Le lendemain, 12 septembre 1841, mieux marqué, céphalalgie moindre, pouls plus libre. Diète, lavement émollient, pédiluve, quinze sangsues sur l'abdomen, même tisane. Le 13, même état, même prescription, à l'exception des sangsues. La malade se voyant affaiblie par cette sévérité de régime, prit sur elle de

(1) Broussais : *Phlegm. chroniq.*, t. 2, p. 434.

manger de la soupe et un petit poisson frit; cette imprudence fut payée cher ; car, le lendemain, je la trouvai dans l'état le plus alarmant. Radiale tendue, regard fixe et sinistre, rire immodéré et sans cause, réponse à contre sens, enfin commencement de délire. A entendre la malade, elle était on ne peut mieux, et tout, au contraire, annonçait une affection très-grave. Je combattis cet état avec toute l'énergie possible, pour prévenir le développement de la fièvre cérébrale ; mais ni les saignées, ni les sangsues à l'épigastre, ni les vésicatoires volants, ni les applications froides sur la tête ne purent arrêter la marche de cette terrible maladie.

» Le 15, délire complet et continuel, cris et chants joyeux, peau sèche et chaude, pouls accéléré, ventre assez souple, constipation opiniâtre : diète, nouvelle saignée du bras, séton à la nuque, lavement émollient. Le 16, même état : le délire ne cesse pas un instant; la malade reconnaît tout le monde, mais les paroles sont on ne peut plus discordantes; elle chante presque constamment. Diète, douze sangsues à la vulve, application de la glace sur la tête, synapismes aux mollets, lavement purgatif. Le 17, même état, pouls accéléré mais très-profond, insensibilité de l'estomac, chaleur âcre de la peau, yeux étincelants, pupille étroite et immobile : diète, potion purgative avec la manne. Le 18, légère amélioration, délire intermittent, pouls plus développé. Attribuant ce léger mieux à l'action du purgatif, j'en prescris un nouveau et un lavement laxatif; mais le lendemain, même état. Enfin le 20, tous les symptômes s'aggravent, et le délire devient furieux et permanent ; les extrémités se refroidissent, le pouls est profond et presque insensible, l'éréthisme général est à son comble et la réaction vitale semble vouloir s'éteindre : tout annonce un dernier effort de la nature et une catastrophe très-prochaine.....

» Dans un cas aussi désespéré, et après avoir employé tous les moyens connus, j'étais décidé à cesser toute médication, pour ne pas tourmenter inutilement cette infortunée, lorsque le souvenir des bains froids, que j'avais employés avec succès à Bordeaux, dans une circonstance à peu près semblable, me fit prendre la résolution de les tenter. Dans cinq minutes, la baignoire fut préparée à côté du lit, et un feu allumé dans la même chambre. Deux hommes la précipitèrent dans l'eau sortant du puits, pendant que, tenant la main au pouls, je m'assurais du degré de force de la nature. Madame Thévenot poussa un cri d'abord, se roidit ensuite, resta tendue comme une barre et immobile pendant cinq minutes. Jugeant alors le séjour assez prolongé, je la fis retirer de l'eau, en laissant tomber la chemise dans le bain. Elle fut présentée toute nue devant le feu très-vif, pendant qu'on la frottait fortement sur tout le corps avec des flanelles. Elle fut ensuite enveloppée dans une couverture de laine bien chaude, et placée dans un lit bassiné; une demi-heure après, la malade était d'un rouge écarlate; la peau commençait à devenir moite et chaude, le pouls se relevait sensiblement. La transpiration arriva bientôt; elle fut abondante et dura cinq quarts d'heure.

« Le 21 au matin, plus de délire, réponses presque justes, pouls dilaté, mieux général, demande d'aliments. Eau de riz, potion gommeuse, lavement émollient. Le 22, amélioration encore : même prescription. Le 23, rechute, délire affreux, agitation continuelle. La faiblesse et la maigreur extrêmes de la malade me faisant craindre qu'elle expirât dans un second bain, je n'osais l'employer. Cependant, après avoir pris l'avis de deux confrères, je m'y décidai, bien convaincu que tout était désormais perdu, et que ce moyen seul présentait quelque lueur d'espérance. Nous procédâmes de la même manière, mais je fus forcé de ne l'y laisser que trois minutes. La transpiration plus abondante que la première fois fut excitée par une infusion de sureau très-chaude. L'effet du bain fut bien plus marqué cette fois: les idées étant nettes et franches, la raison revint complétement. Le lendemain, mieux soutenu; les urines sont abondantes, sédimenteuses: bien général; bouillon de veau, tisane gommeuse. Le 25, amélioration très-évidente, pouls satisfaisant: bouillon de poulet, crême de riz, eau de groseilles. Le 26, les forces reviennent, les vésicatoires sont douloureux et suppurent; on les fait sécher, et le séton est entretenu. La malade fut toujours de mieux en mieux, à dater de cette époque, et put reprendre ses occupations habituelles au bout de six semaines. Cependant, son tempérament, de bilieux qu'il était, devint éminemment nerveux, et quatorze mois après, madame Thévenot fut enlevée, à Rouen, par une attaque de choléra algide, dans l'espace de cinq heures (1).»

De l'inflammation subaiguë de la périphérie du cerveau (*arachnitis subaiguë, méningite subaiguë, aliénation mentale, folie, manie*).

§ 239. Lorsque les malades sont forts, doués de réaction, et que l'irritation cérébrale est accompagnée de chaleur et de sensibilité, le froid *intùs et extrà* est utile, est nécessaire.... Ainsi le pensent, du reste, les hommes qui font autorité dans la matière, et que nous nous sommes fait un devoir de citer au paragraphe précédent. Le froid intérieur est surtout indispensable. Nulle autre boisson que l'eau froide ne doit être accordée au fou et surtout au maniaque; Leroy d'Anvers y attachait une telle efficacité, qu'il la conseillait, prise pure et abondamment, comme le véritable remède du suicide... La glace sera donc, à plus forte raison, fréquemment aussi employée dans ces diverses lésions cérébrales. Quant au froid externe, Theden, Hoffmann, Hufeland, Pinel, Georget. MM. Esquirol, Broussais, Voisin et Falret, Belhomme, Brierre de Boismont, etc., y attachent aussi une haute importance. Mais il doit être administré avec beaucoup de sagacité, et sous une forme relative, non-seulement au degré de l'irritation, et à la force de résistance du malade, mais aussi à sa disposition morale, à ses goûts et à ses antipathies. Les applications, les fomentations et les bains sont peut-être les modes préférables pour les aliénés, les affusions et les douches leur causant parfois une impression ou une terreur vraiment funestes.

Il me serait facile de multiplier ici les observations à l'appui et en preuve de l'immense utilité du froid dans ces dernières

(1) VILLARET, chirurgien aide-major au 41e de ligne : *Journal des connaiss. méd.*, numéro du 10 février 1834, p. 201.

nuances d'irritations encéphaliques ; mais, comme elles fourmillent dans les auteurs que j'ai indiqués, et que d'ailleurs le principe est à peu près admis aujourd'hui sans conteste, je le crois superflu. Je me bornerai donc à renvoyer ceux dont la religion a encore besoin d'être éclairée, aux maîtres précités, et je ne rapporterai qu'une seule observation, curieuse sous plus d'un rapport, publiée dernièrement par le docteur Cubiciotto, de Naples.

« Un homme, âgé de quarante-huit ans, de bonne constitution, tempérament phlegmatique, a été saisi, le 7 août, d'une vive cardialgie et de paralysie générale. On le traite en conséquence ; il paraît aller mieux jusqu'au 21 du même mois, lorsque la scène change tout à coup : il devient furieux, au point que trois hommes robustes peuvent à peine le tenir ; il sort de son lit, crie continuellement, brise les liens de sa camisole de force, mord tous ceux qui l'approchent, tient la langue dehors. Les yeux sont brillants et fixes, le visage exprime la colère : on pratique trois saignées générales, on applique des sangsues à la base du crâne, et on plonge plusieurs fois le malade dans un bain de surprise. Peu d'amélioration : le malade urine une fois par vingt-quatre heures. La famille s'était déjà décidée à le faire entrer dans une maison d'aliénés, lorsque son médecin s'est avisé de lui faire administrer des douches. On prépare donc un appareil approprié, et lorsque le malade est plongé dans un bain, on fait tomber sur la tête un filet d'eau glacée, de la hauteur de quatre pieds, pendant deux heures chaque fois. Après dix jours de ce traitement, une amélioration très-remarquable avait déjà eu lieu. L'intelligence est revenue à l'état normal, et la convalescence s'est bientôt déclarée. Deux abcès se sont ensuite formés à l'avant-bras et à la main. Enfin le malade a fini par se rétablir complètement (1). »

---

(1) Cubiciotto : *Osservatore medico di Napoli*; § 188, p. 471.

De l'inflammation chronique de la périphérie du cerveau, ou de la méningite chronique (*démence et paralysie générale*).

§ 240. Cette maladie étant le résultat de l'inflammation circum-cérébrale dans la nuance la plus chronique, le froid extérieur n'est, dans son traitement, que d'un faible secours, lorsqu'elle n'est pas accompagnée de phénomènes de surexcitation marquée. Mais il n'en est pas ainsi du froid intérieur, comme moyen préventif et même curatif de la complication gastro-intestinale, si fréquente dans les irritations de l'appareil cérébro-spinal, et c'est sans doute un cas de paralysie de ce genre que Paul de Sorbait (1) affirme avoir guéri par une abondante boisson d'eau froide. Quant au froid extérieur, il ne pourrait être que nuisible dans la paralysie symptômatique; et les rares observations de guérison par ce moyen (boissons, frictions avec la glace, etc.), qu'on trouve dans les auteurs (2), ne pourraient être, selon nous, que des paralysies idiopathiques, ou du moins non consécutives d'un état chronique fort avancé.

Mais dans les cas d'agitations extrêmes, de congestions apoplectiformes, d'attaque épyleptiforme, de complications d'encéphalites partielles ou de gastro-entérite, épiphénomènes assez fréquents, comme nous l'avons déjà dit, chez les fous en démence, le froid *intùs et extrà* peut être très-favorable, quoique moins directement que dans ces irritations à l'état aigu et primitif.

J'ai cru tout à fait inutile d'en consigner ici des exemples; ils regorgent dans les auteurs spéciaux, et il n'est presque pas un praticien qui n'en possède en propre.

---

(1) Paul de SORBAIT : *Ephém. cur.;* DE LA NEIGE, de 1 à 2, observation 49.

(2) Th. BARTHOLIN : *Op. cit.*, p. 210. — Tissot, *Vertu de l'eau commune*, p. 508, et *Gazette de* 1778, numéro 20, etc.

De l'inflammation des ventricules cérébraux ou de l'hydrocéphale (*méningite ventriculaire ou centrale, arachnitis des ventricules*).

§ 241. Mêmes réflexions qu'au paragraphe précédent. Je ne connais pas d'exemple où le froid extérieur ait été utile dans l'hydrocéphale chronique, surtout congéniale. Quant au froid intérieur, son utilité se mesure ici comme en tout autre maladie *intrà* ou *extrà* intestinale, sur le degré d'irritation ou d'irritabilité de l'appareil digestif. Cependant si la maladie était récente, et que la méningite ou arachnitis fût encore chaude (hydrocéphale aiguë), je pense qu'on pourrait utilement tenter la double action du froid *intùs et extùs*: glace sur la tête et à l'intérieur, lavements frais, etc. C'est au reste l'opinion d'auteurs distingués, de Wilmer's, Baader, Fleisch, Conradi, Von Portenschlag (1), et de MM. Broussais (2), Lallemand (3), et Formey (4), en particulier, qui citent plusieurs cas heureux de ce traitement.

Encéphalite de la substance blanche du cerveau (*encéphalite médullaire, apoplexie*).

§ 242. Cette variété d'apoplexie, ordinairement traumatique quand elle est aiguë, ne présentant pas d'indications particulières quant au traitement par le froid, nous renvoyons le lecteur au paragraphe de l'encéphalite proprement dite. Toutefois je ferai observer que si le froid, ainsi que le remarque Macquard (5), qui fait mention de trois hommes âgés de plus de cinquante ans, chez lesquels la disposition apoplectique céda aux affusions d'eau froide sur la tête, et qui dépassèrent

(1) Pitschaft : *Op. cit.*, p. 21.
(2) Broussais : *Op. cit.*, t. 3, p. 504.
(3) Lallemand (Cl.-Fr.) : *Recherches anatomico-pathol. sur l'encéphale*; Paris, 1820-23, in-8.
(4) Formey (Joh.-Ludw.) : *Versmischte medicinische Schriften;* Berlin, 1821.
(5) Macquard (H.-Math.) : *Medicimische versuche;* Leipzich, 1777, 2 vol. in-8.

soixante-dix ans; si, dis-je, le froid *intùs et extrà* est le meilleur moyen préventif de l'apoplexie, il faut se hâter de l'employer quand elle a éclaté, si l'on peut en saisir l'instant; mais dans ce cas, l'émission sanguine a dû précéder : cette règle est absolue. Le refoulement du sang, de la périphérie à l'intérieur, ne pourrait, avant la saignée, qu'accroître les accidents, à moins cependant que la congestion ne fût très-légère ou tout à fait à son début; alors le froid, largement employé, pourrait être d'une décisive utilité en prévenant l'explosion. C'est au médecin à déployer ici toute sa sagacité.

Quand la paralysie a succédé, mais est récente encore, le froid est toujours utile; mais, plus tard, il ne peut trouver place qu'à l'intérieur, ou tout au plus sur la tête seule quand il se manifeste une tendance à de nouvelles congestions : disposition, du reste, imminente et fatale chez les paralytiques par apoplexie.

Phlegmasies du cervelet et de la protubérance cérébrale.

§ 243. Ici rien encore de particulier à dire qui n'ait été mentionné aux paragraphes précédents, si ce n'est que le traitement doit être plus actif et plus prompt encore que celui des affections du cerveau lui-même, les progrès de ces phlegmasies menaçant toujours d'obstruer la source de l'innervation en interrompant la communication de l'encéphale avec le reste du corps.

De la myélite ou inflammation de la moelle épinière (*compression, commotion, congestion, apoplexie, méningite rachidienne, spina-bifida*).

§ 244. Ces affections prêtent aux mêmes réflexions que les précédentes. Seulement, à raison de la profondeur (surtout chez les individus très-gros ou très-musculeux) et de l'étendue de l'organe atteint, il faut agir largement dans l'application du froid extérieur. « On proportionne d'ailleurs l'énergie des moyens à la violence des symptômes; on insiste sur les saignées locales, sur les sangsues, les ventouses scarifiées, sur le froid et la glace opiniâtrément maintenus, sur les lavements frais, les boissons antiphlogistiques à une basse température, etc. (1). » Tel est aussi le sentiment d'un grand nombre d'autres praticiens distingués, et en particulier de MM. Olivier d'Angers (2), Rostan, Andral, Récamier, etc. J'ai vu ce dernier et savant praticien, dans un cas fatal de cette maladie : celui de notre infortuné collègue et ami Bailly (de Blois), ouvrir l'avis de soumettre le rachis, déjà vainement stygmatisé de plusieurs boutons de feu, à un double courant d'eau froide ; avis qu'il justifiait de sa parole ardente, non moins que de nombreux exemples de succès du froid dans des cas analogues, et qui ne fut abandonné par son auteur lui-même, après un religieux examen, qu'à raison de la faiblesse extrême du malade et du mauvais état de sa poitrine, encore aggravé par l'influence profonde d'une grippe opiniâtre, qui avait ouvert la scène dans cette funeste maladie.

De la neurite ou inflammation des nerfs.

§ 245. A moins d'un état aigu très-prononcé, le froid externe est d'un faible secours dans cette maladie. Pour le froid interne, il se règle encore ici comme partout et toujours sur l'état du canal digestif, parfois assez malade, la neurite étant fréquemment un épiphénomène de l'irritation gastro-intestinale. A l'état chronique, le froid externe serait nuisible comme dans le rhumatisme de la même nuance, et, comme dans ce dernier, le froid interne doit lui-même être donné très-modérément. On doit, au reste, dans la neurite, consulter le travail de Béclard (3), le meilleur qui ait encore été fait sur ce sujet.

---

(1) Broussais : *Op. cit.*, t. 4, p. 130.

(2) Olivier d'Angers : *Monographie des lésions de la moelle épinière ;* Paris, 1827, 2 vol. in-8.

(3) Béclard (P.-A.) : *Propositions sur quelques points de médecine ;* Paris, 1813, in-4.

Des névralgies (*considérées comme un des principaux effets des phlegmasies chroniques, et des subinflammations des nerfs* (1).

§ 246. Mêmes réflexions pour les névralgies que pour les neurites. Seulement, je ferai observer que comme elles sont plus fréquemment encore que ces dernières, des complications ou des épiphénomènes par décharges d'irritation viscérales, le froid interne pourra, dans ce cas, être très-utilement administré. Au reste, comme on y épuise souvent inutilement toutes les ressources de la médecine, sans recourir à l'emploi de cet agent à l'extérieur, peut-être ferait-on bien aussi de le tenter. Ainsi, la glace appliquée sur les parties où les nerfs sont sous-cutanés, à la face, par exemple, produirait, je pense,

---

(1) En plaçant les névralgies à la suite des neurites, nous n'entendons pas faire acte de doctrine; nous restons simplement fidèle au cadre nosologique que nous avons cru devoir adopter entre tous les autres (§ 6 (1) 186) pour l'étude spéciale d'un agent hygiénique et thérapeutique. L'ordre dans lequel se succèdent les maladies sous les yeux du lecteur, ne peut avoir ici qu'une médiocre importance. Il n'en serait point de même si nous avions à décrire les maladies et à en approfondir la nature... Cette dernière tâche nous eût imposé l'obligation de n'adopter, qu'après discussion, un plan de classification, et nous aurait mis en présence de ce problème : a-t-on fait, en pathologie philosophique, une part équitable, suffisante, aux divers systèmes organiques, au système nerveux en particulier? A-t-il joué, dans les doctrines émises jusqu'à ce jour, le rôle qui lui appartient? — Phrénologiste, nous sommes loin de le croire.....

Lobstein, dans un opuscule presque ignoré, dernier produit de sa plume (*Essai d'une nouvelle doctrine des maladies*), a grandi outre mesure le rôle pathogénique du système nerveux; les vues de MM. Braschet et Imbert de Lyon, se rapprochent de celles du professeur de Strasbourg; ces trois nosologistes exceptés, on s'est plus attaché à dépouiller le système nerveux au profit d'autres systèmes organiques, qu'à relier à son jeu mystérieux les multiples scènes du drame pathologique. L'école de Broussais n'est point à l'abri de ce reproche; sans doute elle fait intervenir, dans ses interprétations, la matière nerveuse; elle en fait irradier le travail morbide; mais l'élément vasculaire l'absorbe aussitôt et domine en première ligne, soit par la phénoménalité morbide, soit par l'importance relative des indications. Toutefois, au point de vue de la réforme médicale, de la thérapeutique surtout, dont il était si urgent d'arrêter l'influence alors désastreuse, convenons que c'était sur cette base que devaient d'abord reposer les fondements de la doctrine physiologique... Broussais, devenu

quelque résultat. Quoiqu'il en soit, les auteurs et Chaussier (1) lui-même, qui a fait le travail le plus complet sur ce point de la science, se sont bien gardés de parler de ce moyen, que d'ailleurs je n'indique ici que par analogie, sur lequel je ne possède encore aucun fait positif, mais que j'expérimenterai malgré l'autorité d'Hippocrate (2), quand l'occasion s'en présentera (3).

Des inflammations spécifiques.

§ 247. Le froid n'ayant pas d'autre action propre que celle qui résulte de sa propriété sédative ou anti-irritative, ne peut être utile qu'en raison du degré d'irritation qui accompagne ces phlegmasies particulières ; mais comme elles exercent toujours une influence plus ou moins marquée sur le canal

---

phrénologiste si la mort ne nous l'eût ravi, n'aurait pu manquer de compléter lui-même son œuvre.

Névroses, névralgies, fièvres intermittentes, ce sont trois points sur lesquels la science n'a point dit son dernier mot ; sur ces trois groupes nosologiques, la théorie reste à faire ; celle de l'irritation y a jeté une vive lumière, elle en a revendiqué avec raison plusieurs phénomènes ; elle a surtout influé avec bonheur sur leur thérapeuthique ; mais si l'on peut raisonnablement espérer de trouver un jour dans l'unité séduisante d'une conception, l'explication de l'infinie variété des manifestations morbides, Broussais n'a pas prétendu que dans l'*irritation* résidât cette conception ; bien au contraire, « *l'irritation doit être admise*, dit-il (*), *comme un moyen de se reconnaître, et non pour tout expliquer...* » Quoi qu'il en soit, dans l'état actuel de la science, ce que le nozoliste peut dire de plus vrai, c'est que : comme en physiologie, les forces qui émanent de l'organisme et celles qui relèvent de la nature physique, se croisent et se mêlent dans la production des actes successifs dont la vie se compose, ainsi les actes de cette autre vie qui constitue la maladie, reconnaissent, dans leur origine, plus d'un ordre de causes, plus d'un ordre étiologique.

(1) Chaussier (Fr.) : *Tables synoptiques*, et *Exposit. somm. de la structure et des diff. part. de l'encéph.*; Paris, 1807, in-8 avec figures.

(2) Hippocrate : Aphor. 18, sect. V.

(3) Paraplégie guérie avec la glace.

Une jeune fille éprouvant de la faiblesse du siége, quoique bien réglée et parfaitement portante d'ailleurs, fut atteinte graduellement de paralysie des membres inférieurs jusques au-dessus des genoux. A 21 ans, elle était couchée depuis plus d'un an sans mouvement ni sen-

(*) Broussais : *Cours de path. et de thérap. génér.*, t. III, p. 15 ; Paris, 1834.

digestif, alors qu'il n'est pas lui-même le siége de la maladie; quand le froid extérieur ne leur est pas applicable, le froid intérieur l'est toujours plus ou moins, hors les cas de complication pulmonaire. Je crois donc inutile de passer ici de nouveau en revue les affections déjà étudiées que peuvent compliquer (alors qu'elles ne transforment pas la maladie) ces causes spécifiques, et où nous avons suffisamment apprécié l'action du froid *intùs et extrà*. Ainsi, pour l'érysipèle gangréneux, la pustule maligne, l'anthrax gangréneux ou charbon, la gangrène spontanée des extrémités, dite sénile; l'angine gangréneuse, les ophthalmies syphilitiques, les corizas spécifiques, les métrites ou vaginites syphilitiques; les bubons, les chancres, pustules, végétations, ulcères, exostoses, etc., et les inflammations de la muqueuse du rectum, je ne puis que renvoyer à ces affections simples ou à la partie chirurgicale de ce travail (1).

Empoisonnement septique général dit typhus.

§ 248. Le typhus, qu'il soit sporadique ou contagieux, n'étant autre chose qu'une gastro-entérite miasmatique, mais une gastro-entérite des plus violentes, il est peu de maladies

---

sibilité de ces parties, lorsque M. Brongbton la vit. Etat normal des muscles des jambes, que l'on peut piquer et couper sans trace de sensibilité ni de douleur; pieds raides et atrophiés. Pas de courbure de la colonne vertébrale, mais extrême sensibilité à la pression et gonflement obscur dans la région sacrée; raccourcissement d'un pouce de la jambe gauche.

Des vessies remplies de glace appliquée sur l'épine, chaque matin pendant deux heures, suivies de frictions sèches locales pendant le même temps, et tout le corps enveloppé de flanelle ensuite, forme le traitement. La réaction locale produit d'abord une congestion vive, douloureuse; l'appétit même et les fonctions digestives en sont troublés, mais en le continuant exclusivement pendant plus d'un mois, le mouvement reparaît graduellement et la guérison a lieu par ce nouveau mode de révulsion à la glace. (*Méd. Times*, p. 587.) — P. G.

On pourra lire une autre observation intéressante d'un cas d'*ataxie locomotrice* publiée par le Dr Dufay, dans son mémoire sur les effets du traitement *hydrothérapique*, etc.; Blois, 1864.

(1) Les réflexions contenues dans ce paragraphe sont judicieuses et fondées. (Baron LARREY).

où le froid *intùs et extrà* soit plus utile et plus généralement employé. Aussi, depuis l'antiquité représentée par Celse, Galien, etc., jusqu'à Hoffmann, Samoïlowitz, Currie, Grégory, Brandreth, Wright, Larrey, Giannini, Kolbany, Hufeland, Marcus, Ackermann, Lœbenstein, Lehmann, Milius, Pitschaft, Reuss, Strambio, Brandis, etc.; jusqu'à nos contemporains les plus célèbres, et à M. Broussais entre autres, a-t-on hardiment et largement employé le froid dans le typhus ; en commençant par l'aération et le refroidissement de la température des appartements, laquelle est ici de la plus haute importance, pour arriver à la glace en substance. « Les boissons alimentaires et surtout animales, dit ce dernier auteur (1), sont ici nuisibles ; il faut préférer les boissons acidules, froides et même glacées, s'il n'existe point de complication pulmonaire. L'appel vers l'extérieur est important. La nature a une tendance à porter à l'extérieur les poisons septiques par deux grandes voies, la peau et le canal digestif. La première est la plus désirable ; on doit s'estimer heureux quand on obtient, dès le début, des sueurs qui éliminent le poison et contribuent en même temps à dégager les viscères. Il faut les favoriser par les fomentations et les cataplasmes émollients sur le torse ; les bains après les saignées ; les affusions froides et la glace à l'intérieur. La glace à l'intérieur détermine souvent une diaphorèse salutaire ; mais il faut soumettre à des règles l'usage de ce moyen et des affusions froides : 1° s'en abstenir quand il y a catarrhe ou pneumonie ; 2° craindre de les employer en hiver ; 3° n'y recourir qu'en été. En été on en obtient des effets admirables lorsque l'on a saigné suffisamment, ou que l'on craint de réitérer les saignées, à cause des progrès ou de l'excès de la prostration ; la glace à l'intérieur ou les affusions froides sont éminemment salutaires ; les frictions et les lavements acidules froids sont aussi avantageux. »

---

(1) Broussais : *Op. cit.*, t. 4, p. 258 et 259.

Des typhus intertropicaux, de la fièvre jaune.

§ 249. Depuis Wright, Jackson, Mac-Lean, Paloni, Warren et Chishull, le froid a été d'un usage assez général dans le traitement de la fièvre jaune; mais jusqu'à Giannini, et même jusqu'à nos jours, la manie des remèdes, léguée par l'empirisme grossier des temps de la barbarie, et aggravée par la doctrine funeste de Brown, domina les écoles; aussi voit-on ces auteurs, d'ailleurs distingués, mais soumis à l'empire du préjugé et dépourvus de conception dogmatique (car ce n'est pas en conséquence de principes que la plupart adoptèrent le froid dans les maladies, mais seulement par l'évidence et la force brutale des faits), proposer un traitement bigarré des oppositions les plus manifestes et les plus choquantes. Mais tel qu'il est, et peut-être même en raison de cette imperfection, il établit suffisamment l'influence salutaire du froid. Afin de mettre le lecteur à même d'en juger, nous croyons devoir rapporter un passage intéressant de Wright, renfermant sa propre observation.

« Le 1er août 1777, dit Wright, je partis d'Amérique sur un vaisseau qui leva l'ancre le soir, dans la baie de Montego. Le capitaine de vaisseau me dit que, le même jour, il avait pris à bord plusieurs matelots dont un avait été dans le quartier des malades, établi sur la plage, mais qu'il était en convalescence. Le 23 du même mois, nous étions à la hauteur des Bermudes, après avoir éprouvé pendant trois jours un vent froid et rigoureux, lorsque ce matelot retomba malade et atteint d'une *fièvre avec des symptômes de la plus grande malignité*. Je visitai souvent ce malade ; mais n'ayant pu le déterminer à quitter son réduit obscur et éloigné pour passer dans un autre endroit du vaisseau plus aéré et plus convenable; ayant, en outre, refusé de prendre des remèdes et des aliments, il mourut le huitième jour.

« En donnant mes soins à ce malade, je fus pris de la contagion, et je commençai à me sentir indisposé le 5 septembre. Voici l'histoire de ma maladie, extraite de mon registrejournal : 5 et 6 septembre, de temps en temps des frissons ; chaleur surnaturelle à la peau, douleur locale au front, pouls petit et fréquent, perte d'appétit, mais aucune sensation désagréable à l'estomac ; langue blanchâtre, pâteuse ; peu ou point de soif ; selles régulières, urines pâles et plus rares, inquiétude pendant la nuit, soubresauts et délire. 8, augmentation de tous les symptômes, même douleur aux lombes et aux extrémités inférieures ; raideur des jambes et des cuisses. Je pris un léger vomitif le second jour de la maladie, et le jour suivant une décoction de tamarins ; un peu d'opium le soir, avec du vin antimonié ; mais je n'en éprouvai ni sommeil ni transpiration. N'ayant aucun symptôme inflammatoire, je pris dix gros de quinquina (quarante grammes), et de temps en temps un verre de vin de Porto, mais sans aucun avantage apparent. Quand j'étais sur le tillac, mes douleurs se calmaient sensiblement, et l'air le plus frais était pour moi le meilleur. Cette circonstance, et l'inefficacité de tout autre moyen mis en œuvre, m'engagèrent à pratiquer sur moi-même ce que j'avais souvent désiré d'éprouver sur les autres dans les cas de fièvre de même nature que la mienne.

« Ayant fait les dispositions nécessaires, je me déshabillai entièrement vers les trois heures de l'après-midi, et je me plaçai sur le pont du vaisseau : trois seaux d'eau salée me furent jetés sur le corps en une seule fois. La secousse fut grande, mais je fus immédiatement soulagé. Toutes les douleurs disparurent sur-le-champ, et il s'établit une douce transpiration. Cependant, vers le soir, les symptômes fébriles menaçaient de reparaître ; j'eus recours au même moyen, qui de même fut suivi d'un bon effet. Je pris un peu de nourriture avec appétit, et pour la première fois j'eus une nuit entière de repos. 10, point de fièvre, mais sensation d'abattement aux cuisses et aux jambes ; je pris deux fois le bain froid. 11, disparution de tous les symptômes de la maladie ; mais pour prévenir une récidive, je fis usage de l'affusion froide, et tout fut terminé. »

Pour le complément du traitement de la fièvre jaune, je ne puis mieux faire que de renvoyer à Hildenbrand et à MM. Puguet, Dalmas, Guilbert, Devèze, Valentin, Lefort, Dariste et Thomas, qui ont traité spécialement de cette affection. Je dois également citer ici le nom de M. Chervin (1), bien que ce praticien n'ait été que témoin dans cette question. « J'ai souvent vu, dans mes voyages, me disait dernièrement cet honorable confrère, employer le froid contre diverses maladies, et surtout contre la fièvre jaune. Ainsi j'ai vu à Antigoa (Antilles), M. Antony Musgrave obtenir des résultats remarquables de ce traitement.»

Je ne saurais non plus, sans injustice et sans ingratitude, traiter du froid dans la fièvre jaune, sans mentionner particulièrement le mémoire lu, en 1822, à l'Académie de médecine sur cette question, par notre excellent et laborieux confrère, M. le docteur Charbonnier (2), à une époque où une terrible épidémie de fièvre jaune dépeuplait Barcelone. Enfin, je ne puis résister au désir de citer un passage d'un trop court travail du docteur Labat (3), ayant pour objet de prouver l'influence du froid atmosphérique dans cette maladie.

« Convaincu depuis longtemps des grands avantages que l'on pourrait retirer d'une atmosphère froide dans le traitement des diverses affections causées ou entretenues par une vive chaleur, voici comment j'eus l'occasion d'en faire l'heureuse application dans un cas de fièvre jaune qui paraissait tout-à-fait au-dessus des ressources de l'art. Dans le courant du mois de mai 1819, M. A. Bompard, commandant le brick l'*Hérault*, dont j'étais chirurgien-major, fut subitement atteint de la fièvre jaune, peu de jours après que nous eûmes quitté

(1) Chervin (N.), médecin non moins distingué que citoyen courageux et dévoué, dont les voyages multipliés, les nombreux travaux, la persévérance, l'abnégation et le patriotisme éprouvés, ont tant fait pour la solution *négative* de la question de la *contagion*; question si importante sous le point de vue tout à la fois médical et social!

(2) Charbonnier (M.-R.) : *Parallèle entre le typhus et la fièvre jaune*, etc.; commissaires : MM. Desgenettes, Dalmas et Double, rapporteurs.

(3) Labat (P.-A.-L.), ex-chirurgien du vice-roi d'Egypte : *Des bons effets d'une atmosphère froide dans le traitement de la fièvre jaune*, Ann. de la Méd. physiol.; décembre 1834, p. 689.

Saint-Pierre de la Martinique pour retourner en Europe. Justement alarmé sur le compte de notre capitaine, puisque dans l'espace de deux mois de séjour aux Antilles, la fièvre jaune avait enlevé les deux tiers de notre équipage, je mis en usage les moyens les plus énergiques pour arrêter ou du moins pour diminuer l'intensité du mal. Mais tous mes efforts furent infructueux : l'état du malade empirait à vue d'œil.

« Dès le second jour de l'invasion, la maladie atteignit son apogée. Le mal avait débuté par une céphalalgie sus-orbitaire des plus violentes, qui ne laissait pas un seul instant de repos au malade ; la peau était aride, d'un jaune brun, légèrement marbré vers le thorax ; le pouls dur et fréquent, l'épigastre douloureux et chaud, la conjonctive jaunâtre ; la langue rouge à la pointe et sur les bords ; enfin des vomissements brunâtres, des selles de la même couleur, la suppression des urines, accompagnée de douleurs lombaires, et de temps à autre des accès de délire, semblaient nous ôter toute possibilité de guérison. En désespoir de cause, et bien convaincu que le mal serait au-dessus des ressources de l'art tant que nous serions sous l'influence d'une forte chaleur, je priai le commandant en second de diriger le vaisseau à toutes voiles vers le nord, afin d'obtenir, par ce changement de température, une amélioration dans l'état affreux du capitaine. En effet, un vent favorable nous ayant amenés promptement sur le banc de Terre-Neuve, la transition progressive de température que nous éprouvions fut si favorable pour notre malade, que la fièvre jaune, parvenue au sixième jour, loin d'avoir acquis plus d'intensité, fut réduite aux symptômes les plus ordinaires d'une gastro-entérite dépouillée de toute complication. Dès lors le calme se rétablit, la phlegmasie des organes digestifs diminua à vue d'œil, et la convalescence ne tarda pas à s'établir. »

Du typhus pestilentiel ou peste du Levant.

§ 250. Currie et Samoïlowitz ont obtenu du froid *intùs et extrà* des effets remarquables dans le traitement de la fièvre ou du typhus pestilentiel. Je vais citer ici un résumé du traitement adopté par ce dernier, dans la peste qui désola sa patrie en 1777 ; rappelant toutefois, à cette occasion, les réflexions que j'ai faites plus haut (§ 249) sur les habitudes polypharmaques de nos devanciers, les médecins du nord en particulier.

« Si je voyais, dit Samoïlowitz, un malade qui eût par tout le corps grand nombre de pétéchies confluentes, je l'enveloppais tout nu dans un drap bien trempé de vinaigre, et je continuais ainsi jusqu'à ce que les pétéchies eussent tout-à-fait disparu. Il fallait aussi combattre la fièvre et la sécheresse de la langue, qui en était une suite. Pour y parvenir, je donnais de l'eau pure acidulée de vinaigre. On peut y substituer les sucs de tous les fruits acides, ainsi que les acides minéraux, l'acide sulfurique, par exemple, jusqu'à une agréable acidité.

« Faut-il saigner les pestiférés? La saignée est très-salutaire lorsque les malades sont d'une constitution vigoureuse, d'un tempérament sec, bilieux ; qu'ils ont le pouls fort, plein, dur, fréquent, la peau brûlante, et que dans le commencement de l'infection ils sont tourmentés de délire qui va jusqu'à la furie. Mais il est très-nécessaire de faire une attention particulière lorsque l'on pratique la saignée dans cette funeste maladie : car il arrivait quelquefois que les malades dont je parle s'affaiblissaient si étonnamment après une saignée, que le délire et la furie cessaient, *mais que la transpiration ne se manifestait pas* : ce n'était pas le cas d'une seconde saignée ; le malade eût expiré sous la lancette. J'administrais pour lors des frictions glaciales, et je les réitérais jusqu'à ce que les forces vitales reprissent vigueur. Le reste de mon traitement achevait de dissiper la maladie.

« Un écrivain du collége de révision, âgé de dix-sept ans, entre à l'hôpital, ayant la peste. Il avait, à toute la surface du corps, un grand nombre de pétéchies qui commençaient déjà à devenir confluentes ; un charbon très-large à la nuque, un autre plus petit à l'hypochondre gauche. Son pouls était très-faible, inégal, fréquent, quelquefois insensible au tact ; le visage était très-pâle ; il y avait diarrhée, tremblement de la tête aux pieds, somnolence presque continuelle. Le malade ne répondait à aucune des demandes qui lui étaient faites ; il n'avait ni vomissements ni nausées ; il était comme un agonisant : il fut facile d'en conclure que la maladie existait depuis plusieurs jours.

« Il fut déshabillé, et lavé avec de l'eau froide ; les charbons ayant été pansés, on lui fit une friction avec la glace, sans excepter aucune partie du corps. La friction fut continuée jusqu'à ce que le corps fût devenu tout rouge, et que le malade commençât à trembler par l'effet du froid. Les pétéchies étant très-noires et très-disséminées, le malade fut enveloppé dans un drap imbibé de vinaigre ; après quoi il fut remis dans son lit, et prit un émétique qui opéra très-bien. A trois heures de l'après-midi, on lui fit une seconde friction glaciale, après laquelle on l'enveloppa encore dans un drap trempé de vinaigre. Le soir, répétition de ces moyens. Le deuxième jour les pétéchies n'étaient pas plus considérables ; leur couleur noire paraissait changée, et même un peu rouge. La friction glaciale et le drap imbibé de vinaigre furent employés quatre fois. Le troisième jour les pétéchies étaient devenues plus rouges encore. Le malade commença à parler un peu intelligiblement : il n'était plus si faible ; son pouls avait plus de force, son visage plus de couleur. Les mêmes moyens furent administrés quatre fois. Le quatrième jour, diminution rassurante de tous les symptômes. Les pétéchies ne paraissent plus être que des taches de scarlatine ; les forces reprennent ; les charbons commencent à se séparer de la chair vive. On n'administre que deux légères frictions. Le sixième jour, le malade se lève et se promène dans la salle ; il avait beaucoup sué pendant la nuit. Le septième, les charbons s'étaient détachés de la chair vive, et le malade fut complétement guéri. »

Savary mentionne l'histoire d'un capitaine de vaisseau qui, ayant pris à bord quelques matelots, à Constantinople, infectés de la peste, en fut atttaqué, dit-il, par contagion. Ce capitaine, homme de sens, raconte ainsi lui-même le fait : « Je sortais de Constantinople où la peste exerçait ses ravages ;

mes matelots avaient contracté cette épidémie. Deux d'entre eux moururent subitement; en leur donnant des soins, je gagnai la contagion. J'éprouvais une chaleur excessive qui faisait bouillonner mon sang. Ma tête fut bientôt prise, et je m'aperçus que je n'avais plus que quelques moments à vivre. J'employai le peu de jugement qui me restait pour tenter une expérience : je me déshabillai tout nu, et je me couchai pendant la nuit sur le tillac. La rosée abondante me pénétra jusqu'aux os. Elle me rendit, en peu d'heures, la respiration plus libre et la tête plus saine. L'agitation de mon sang se calma, et le matin, après m'être baigné dans l'eau de mer, je fus parfaitement guéri (1). »

Bruce (2) parle aussi, dans ses Voyages, des fièvres violentes qui règnent à Mesnals, et qui, généralement, se terminent par la mort au troisième jour... « Si le malade, dit-il, survit jusqu'au cinquième, très-souvent il est sauvé, en lui faisant seulement boire de l'eau, et en lui jetant une quantité d'eau froide sur le corps, même dans son lit, au milieu duquel il reste sans être essuyé, jusqu'à ce qu'un autre déluge d'eau soit ajouté au premier. »

Morandi (3), médecin de Venise, observe que quelques matelots de Constantinople, étant dans le délire de la peste, se jetèrent à la mer, d'où l'on assure qu'ils sortirent guéris... Quoique cette heureuse témérité, dit Giannini (4), ne paraisse pas avoir été imitée par des praticiens capables de la diriger, le fait fut cependant confirmé ultérieurement par le docteur Russel (5), dans son AVIS sur le traitement de la peste d'Alep. » Il l'a été également par le docteur Brook, qui l'a vérifié sur deux pestiférés dans l'île de Malte.

« Lorsque l'armée d'Orient était devant Saint-Jean-d'Acre, plusieurs de nos pestiférés devinrent furieux. Dans leur délire, ils s'échappaient et couraient les champs, entraient dans la

---

(1) SAVARY : *Op. cit.*, vol. 3, p. 13.
(2) BRUCE : *Op. cit.*, vol. 31, p. 33.
(3) MORANDI (Mor.) : *De feb. quib. test. pern.*; Ferrare, 1748, in-4, etc.
(4) GIANNINI : *Op. cit.*, t. 1er, p. 55.
(5) RUSSEL : *Op. cit.*, p. 39.

mer jusqu'à mi-corps; et, après des mouvements, des exercices violents, la plupart revenaient au lieu de leur départ et guérissaient (1). »

Enfin, Cirillo (2), célèbre professeur de médecine, à Naples, y fit adopter, en 1729, contre la peste, un traitement que l'on connaît encore aujourd'hui dans cette ville, sous le nom de *régime aqueux*, et dont on obtient les plus favorables résultats. « Ce traitement, dit l'auteur, généralement admis, convient encore et nécessairement dans les *fièvres malignes et mortelles;* mais l'eau refroidie dans la neige est à toutes préférable : le malade commence par en boire une livre ou deux chaque deux heures, et pendant six, sept, dix jours et plus, qu'il ne doit point discontinuer l'usage de l'eau glacée, il ne peut prendre aucun aliment. Lorsqu'il sera en état d'en faire usage, il prendra quelque chose de léger, etc. »

De la variole.

§ 251. Il est essentiel ici, comme le remarque le professeur Broussais (3), lorsqu'elle déborde, « d'attaquer l'inflammation en deux temps : dans les prodrômes et au commencement de l'érysipèle de la partie supérieure. » Eh bien ! le moyen sans contredit le plus puissant et le plus convenable pour le résultat, est le froid *intùs* et *extrà*. « Il régnait autrefois, dans le traitement de la petite-vérole, une pratique bien funeste, c'était de chercher à aider la nature, dont les efforts sont souvent plus que suffisants, à chasser au dehors la matière de l'éruption. En conséquence, on plaçait le malade dans un lit bien chaud, on l'accablait de couvertures, on prodiguait les sudorifiques les plus excitants, etc. L'instinct des malades avait beau réclamer des boissons froides, un air frais, on ne daignait pas s'y arrêter... Les anxiétés, les angoisses, un délire furieux se mettaient de la partie. Ou l'éruption tardait à

---

(1) DESGENETTES : *Op. cit.*, p. 249.
(2) CIRILLO : *Op. cit.*, p. 142.
(3) BROUSSAIS : *Op. cit.*, t. 4, p. 296.

se faire, parce que le violent érithème de la peau y opposait un obstacle difficile à vaincre, ou bien les pustules paraissaient tumultueusement, et avant l'époque accoutumée; mais bientôt elles disparaissaient, et de leur délitescence résultaient des accidents très-funestes. Le moindre inconvénient de cette méthode incendiaire, était de rendre confluentes les petites véroles destinées à être simples.

« Sydenham, guidé dans sa pratique par un grand sens et le génie de l'observation, reconnut bientôt tout le vice d'une semblable conduite. Il y substitua une pratique tout opposée. Au lieu de renfermer ceux qui sentaient les préludes de cette maladie, de les tenir au lit bien couverts, de leur donner des boissons qui portent à la peau, il faisait lever les malades avant et pendant l'éruption, ou tout au moins les faisait mettre sur leur séant plusieurs fois par jour, quand ils ne pouvaient quitter le lit. Les autres parties du traitement étaient dirigées d'après le même principe d'humecter et de rafraichir. Les principaux avantages qu'il retirait de cette méthode gisaient dans la diminution du nombre des pustules (1), et par suite dans l'adoucissement de la fièvre secondaire ; en outre il prévenait les angoisses, les agitations, le pissement du sang, les taches de pourpre, les abcès sous-cutanés, etc. « Je ne dis rien, dit-il, du soulagement infini que le malade ressent dans tout son corps lorsqu'on le lève et qu'on lui donne l'air. Tous ceux qui en firent l'expérience me remercièrent comme si je leur eusse rendu la vie en leur donnant l'air (2). »

Il rapporte d'ailleurs, entre autres, un fait remarquable qui prouve le danger d'une trop grande chaleur dans cette maladie : « Un jeune homme atteint de variole, chez lequel on avait cherché à provoquer la sueur par tous les moyens possibles, tomba dans un état d'anéantissement qu'on prit pour la mort. Dans cette persuasion, les personnes qui le veillaient l'enveloppèrent d'un linceuil, et le placèrent tout

---

(1) « On a observé que les parties du corps qui étaient les plus déclives et les plus échauffées, offraient tous les caractères de petites-véroles confluentes, etc. «

(2) LAURAIN : *Op. cit.*, p. 175.

ou sur une table. Ce malheureux ne tarda pas à éprouver la salutaire influence du refroidissement ; il se ranima peu à peu, et finit par guérir de sa petite-vérole. »

Cullen, digne continuateur de Sydenham, s'exprime aussi d'une manière non moins remarquable au même sujet. « Il est assez vraisemblable que la nature de la variole dépend beaucoup du reste de la fièvre éruptive, et particulièrement de l'art de modérer l'état inflammatoire de la peau. D'où l'on peut croire, avec raison, que les moyens d'usage pour modérer la fièvre éruptive et l'état inflammatoire cutané, sont un des grands avantages que procure l'inoculation. On sait assez quel est l'effet des purgatifs, et quels avantages on retire ici des acides. D'après ces mêmes principes, on croirait aussi que la saignée est utile, *mais probablement on peut s'en passer, par la même raison qu'on l'obtient des autres remèdes, puisque l'on a reconnu qu'on avait un moyen plus sûr et plus convenable dans l'application de l'air frais, et dans l'usage des boissons froides*...Cette pratique est très-ancienne dans l'Indostan. Elle a été ensuite transmise et adoptée en Écosse, et elle s'y trouve confirmée par une expérience générale et très-multipliée (1). »

Theden, ami de Hahn et grand admirateur de son talent, dit aussi : « Instruit par ses observations, j'ai osé l'employer (le froid) extérieurement dans les petites-véroles et dans les fièvres malignes. Les clabauderies de l'envie et de la méchanceté m'ont empêché d'en étendre l'usage autant que je l'aurais bien voulu. Je l'ai employé dans des moments où il n'y avait absolument plus d'espoir, où personne n'osait plus entrevoir une ressource ; quelquefois il a été inutile, souvent il a fait des merveilles (2). »

Rhazès, Paulet (3), MM. Broussais, Guersent, Strambio, Mojon, Brandis, etc., prescrivent (lorsqu'il n'existe pas de complication pulmonaire) l'eau froide à petits coups, et même quelques-uns le froid extérieur, dans certains cas. Le second

---

(1) Cullen : *Op. cit.*, § 614.
(2) Theden : *Op. cit.*, section XV et XVII.
(3) Paulet (J.-J.) : *Histoire de la petite-vérole*, t. 2, p. 57 et 77.

de ces auteurs observe que certains charlatans de son temps s'étaient rendus fameux en évitant, à l'aide de l'emploi du froid, aux malades d'être défigurés. Enfin, Currie s'exprime ainsi sur cette question : « Le singulier succès de l'affusion de l'eau froide dans le typhus, m'encouragea à faire l'épreuve de ce remède dans quelques autres maladies fébriles. D'elles toutes, la variole sembla m'y inviter plus particulièrement. Le grand avantage que l'on retire dans cette maladie de l'admission de l'air frais me parut devoir appuyer l'usage externe de l'eau froide, parce qu'elle n'est que l'application d'un grand effet, et qu'elle devait être plus particulièrement adaptée aux varioles les plus malignes. Le résultat répondit entièrement à mon attente. Je choisirai l'observation suivante parmi plusieurs autres :

« Pendant l'automne de 1794, un Américain âgé de vingt-quatre ans, à peine arrivé à Liverpool, fut inoculé sous ma surveillance. La fièvre d'invasion se manifesta le septième jour; elle était assez forte : le malade avait le pouls accéléré et faible, l'haleine fétide; douleur à la tête, au dos et aux lombes. En peu d'heures, la chaleur s'éleva à 107°, et le pouls battait 119 fois en une minute. Je l'invitai à boire abondamment de l'eau froide et de la limonade, et je lui versai sur le corps trois seaux d'eau froide : il en résulta un grand rafraîchissement; la fièvre d'invasion fut totalement abattue. Le délire, qui déjà commençait, cessa; le pouls se ralentit, la chaleur devint moins forte, et il survint un sommeil tranquille. L'affusion froide fut répétée trois ou quatre fois dans l'espace de vingt-quatre heures; et, selon le désir du malade lui-même, je laissai des instructions pour l'administrer toutes les fois que les symptômes fébriles reparaîtraient et la lui feraient demander. L'éruption, quoique plus abondante qu'elle ne l'est ordinairement dans l'inoculation, fut bénigne; il n'y eut que très-peu de fièvre secondaire, et le malade se rétablit promptement (1). »

---

(1) CURRIE : *Op. cit.*, p. 59.

De la vaccine.

§ 252. La vaccine ne donnant en général lieu à aucun accident grave, ne constitue pas une maladie ; mais chez quelques enfants chétifs, elle entraîne une fièvre assez forte, pendant laquelle on ne doit pas négliger les boissons fraîches. Cette fièvre s'observe surtout, et quelquefois même des accidents plus graves, quand on a eu l'imprudence de vacciner les enfants soumis à une prédisposition inflammatoire manifeste des viscères gastro-intestinaux principalement ; pendant la gengivite par dentition, par exemple, qui entretient toujours un état de gastrite ou d'entérite.

« Odoard Yves, chirurgien anglais qui a demeuré lontemps au Bengale, raconte que, dès qu'un individu est inoculé, on le fait baigner trois fois le jour dans l'eau froide ; qu'on lui prescrit un régime très-rafraîchissant, qui consiste en concombres, citrouilles, melons et riz. On ne lui permet pas d'autres boissons que l'eau froide. Lorsqu'ensuite la fièvre se manifeste, le malade doit abandonner entièrement les bains froids (selon nous, il devrait en faire un plus grand usage). Ordinairement la fièvre dure trois jours. Le second jour de l'éruption, on lave tout le corps du malade avec de l'eau froide. Cette méthode contribue évidemment à ce que les pustules se remplissent, nous dirons mieux, à modérer la fièvre de suppuration, qui en est l'effet (1). »

De la rougeole.

§ 253. Ici le froid *intùs et extrà* n'est pas moins favorable que dans les exanthèmes précédents, pour peu qu'ils offrent de gravité. « Il est étonnant qu'après les progrès que la science a faits, il se trouve encore des personnes qui s'obstinent à donner des sudorifiques : toutes les infusions chaudes, même les pectorales, telles que celle de guimauve, de bourrache, etc., ne conviennent pas, tant qu'il y a de l'inflammation

(1) GIANNINI : *Op. cit.*, t. 2, p. 285.

à la peau. Si l'on veut en user, il faut les donner fraîches. Il m'est arrivé cent fois de les remplacer par l'eau de gomme et par la limonade ou le sirop de groseilles quand la toux n'était pas trop vive (1). »

Hancock rapporte l'histoire de sa propre fille, qui confirme pleinement ce précepte : « Ma fille, dit-il dans son langage simple et naïf, était prise de la rougeole; je voulus la traiter à ma manière; mais il me fallut céder à ma femme et la confier à un apothicaire. Cependant, *malgré* les remèdes que la malade prenait, son état devenait alarmant. Enfin elle fut à toute extrémité... Ce jour, sur les trois heures du matin, ma femme vint m'éveiller et me dire que ma fille était près de mourir; je me levai aussitôt. Je la trouvai encore plus mal que ma femme ne le croyait, et je jugeai qu'elle pourrait vivre encore trois heures. Nous conclûmes qu'il fallait envoyer chercher l'apothicaire; mais l'heure étant trop indue pour faire lever un homme de cet âge, et, persuadé que s'il venait il ne lui donnerait que des remèdes semblables à ceux qu'il lui avait déjà donnés sans succès; craignant d'abord qu'elle ne fût morte avant son arrivée, je persuadai à ma femme de me laisser faire, de se soumettre à la Providence divine, quelque chose qui m'arrivât, et d'aller se coucher...

« Ma fille était alors aux prises avec la mort : l'aspect de son sein me prouva que la rougeole était rentrée, il n'y avait plus que des taches livides, ce qui me fit désespérer d'elle. Cependant, j'allai chercher une chopine d'eau; je lui en fis prendre d'abord un petit verre, n'osant pas lui en donner davantage, dans l'incertitude où j'étais de l'événement; deux minutes après, je lui en donnai un second; puis, à quelque distance, un troisième et un quatrième. Après lui avoir donné le troisième verre, je visitai de nouveau son sein, et je trouvai que la rougeole était sortie de nouveau; l'éruption était fort rouge et aussi élevée qu'elle a coutume de l'être. Avant que ma fille eût pris de l'eau, elle avait beaucoup de peine à respirer, elle était dans une espèce d'angoisse; mais, dès les pre-

(1) Broussais : *Op. cit.*, t. 4, p. 303.

mières verrées, elle respira librement et sans aucune peine; et, peu après avoir bu le quatrième verre, elle s'endormit d'un sommeil tranquille, qui dura environ quatre heures; elle se trouva assez bien en s'éveillant, et ne fut plus en danger; mais se rétablit en peu de temps. De tout cela, je conclus que si on lui avait donné simplement de l'eau froide au commencement de la fièvre, elle n'aurait couru aucun danger. »

Quant au froid extérieur, il peut rendre aussi d'excellents services; mais il faut encore ici tenir compte et de la saison et de la latitude où l'on exerce, etc. « Si l'oppression est fort grande, dit Rhazès, et prête à causer la syncope, on prendra le bain d'eau froide, et on usera de frictions pour faire sortir la rougeole. »

Kœmpfer (1) rapporte qu'à Java, ceux qui ont la rougeole ne guérissent pas, s'ils ne se lavent exactement à l'eau froide. Il dit avoir connu à Batavia un chirurgien qui perdit, en un mois, trois de ses enfants, qu'il traitait obstinément à la méthode européenne, tandis qu'un naturel du pays conserva tous les siens, sans autre remède que les lotions froides, répétées matin et soir à l'air libre.

M. Guersent, après avoir posé les restrictions relatives au climat et à la complication pulmonaire, indique aussi beaucoup de cas où la rougeole s'accommode fort bien des affusions. Enfin, Giannini (2) s'exprime, à cet égard, en termes formels : « La rougeole est accompagnée de symptômes de catarrhe, un peu plus marqués que dans les autres maladies exanthématiques. L'immersion froide n'en est pas moins son vrai remède, de même que la saignée est aussi dangereuse que dans le cas précédent (la variole). J'inoculai la rougeole à un enfant de six ans; la fièvre d'éruption se manifesta le septième jour après l'insertion: elle fut coupée par l'immersion froide. L'éruption parcourut sa marche d'une manière si douce, que l'enfant en fut à peine incommodé, et qu'il ne fut point obligé de garder le lit; les symptômes de ce catarrhe furent très-

---

(1) KŒMPFER (Eug.) : *Amœnitat. exoticar.*, fasci. III, p. 531.
(2) GIANNINI : *Op. cit.*, t. II, p, 287.

légers, et à peine trouvai-je l'immersion froide indiquée une seconde fois. Cette première tentative m'encouragea à employer l'immersion froide dans d'autres cas de rougeole naturelle, et dans la dernière constitution *morbilleuse*, trois sujets m'ayant offert une occasion favorable, j'obtins le succès le plus complet. Chez l'un de ces malades, l'immersion froide, employée lorsque l'éruption était déjà développée, a modéré tous les symptômes de la maladie, sans exception de ceux qui appartenaient à l'affection catarrhale. Auprès du second, l'immersion employée pendant le temps de l'invasion, a rendu presque insensibles et la fièvre et la maladie. Enfin, dans le dernier cas, appliquée aussi à la même époque, elle a tellement diminué l'éruption *morbilleuse*, qu'à la seule vue on aurait pu douter du caractère de la maladie, si quelques rares accès de cette courte toux presque caractéristique de la rougeole, la rougeur du visage, un léger larmoiement et d'autres circonstances encore, ne l'avaient suffisamment attesté.»

De la scarlatine.

§ 264. L'usage interne et extérieur du froid convient d'autant mieux dans la scarlatine, que l'irritation est plus prononcée dans cette affection, et que les complications pulmonaires s'y joignent plus rarement ; aussi l'indication de cette ressource thérapeutique est-elle ici moins controversée par les auteurs que dans la rougeole. Rhazès, Paladius, Cirillo, Theden, Currie, Hoffmann, Speier, Reich (1), Gottfried, Albers, Nass, Greiner, Wendt, Frolich, Reuss, Pitschaft, Brandis, etc., la consacrent par des faits nombreux et authentiques. « Il ne s'agit point ici, dit M. Broussais (2), de donner des infusions de bourrache ou de sureau, comme on fait encore dans la rougeole : toutes les infusions sudorifiques de fleurs, même de mauve et de guimauve, sont excitantes ; je l'ai éprouvé sur les autres et sur moi-même. Si vous voulez

---

(1) Reich (Gott.-Christ.) : *Neue Auffchliffe über die Natur und Heilung des Scharlachfiebers;* Halle und Berlin, 1810.

(2) Broussais : *Op. cit.*, t. IV, p. 313.

donner du mucilage, prenez celui de gomme adragant, ajoutez-y même un peu d'acide, si la toux le permet, et ne craignez point de donner des boissons rafraîchissantes. »

Batemann (1), à l'exemple de plusieurs auteurs précités, va jusqu'à conseiller les affusions froides dans tous les cas ; mais à cause des craintes qu'elles inspirent aux malades, et surtout aux parents, il se contente ordinairement, et à moins d'indications urgentes, d'employer l'eau froide, simple ou vinaigrée, en lotions, sur diverses parties du corps et principalement sur les membres supérieurs, la peau et le tronc. Il recommande, en outre, les boissons et les gargarismes acidulés.

M. Guersent (2), se rangeant au même avis, s'exprime ainsi : « Quant aux affusions et aux lotions froides, leur emploi, dirigé avec circonspection et discernement, me paraît, en effet, l'un des moyens thérapeutiques les plus efficaces. »

Gérard, médecin de Liverpool, venant ajouter l'autorité de son nom à tant d'autres, raconte l'observation suivante, qui nous paraît du plus haut intérêt : « Vers la fin de décembre 1796, tous les enfants d'une même famille, au nombre de cinq, furent attaqués successivement de la fièvre scarlatine. Quatre étaient convalescents ; mais le cinquième était dangereusement malade, quand le père, avec lequel un des enfants avait couché, fut pris lui-même de tous les symptômes de la scarlatine. Il avait des douleurs excessives à la tête, au dos et presque partout ; de fréquents frissons : il n'avait plus d'appétit ; il éprouvait des malaises. Il avait un peu de rougeur au visage, mais sans aucune efflorescence à la peau, ni affection particulière au gosier. Tel était son état quand je fus appelé. Il y avait environ seize heures qu'il était malade ; on prescrivit un émétique, puis un cathartique, dont l'action fut presque sans succès, puisque, douze heures après, le malade n'était point soulagé.

« N'ayant aucun doute sur la nature du mal, et pouvant

---

(1) BATEMAN (Thom.) : *Abrégé pratiq. des malad. de la peau*, trad. de l'anglais ; Paris, 1820, in-8, fig.

(2) GUERSENT : *Op. cit.*, art. SCARLATINE, p. 160.

présumer, par les symptômes qui existaient, que la maladie deviendrait grave, je résolus de tenter l'affusion d'eau froide, dont j'avais vu de si bons effets dans le *typhus*. J'exécutai mon dessein, et le succès dépassa mes espérances. Comme le malade était très-affaibli, on lui donna un bain chaud. Lorsqu'il fut remis au lit, les symptômes de la fièvre avaient presque disparu. Une chaleur naturelle se répandit sur les extrémités, elle fut suivie de transpiration et de sommeil. Le lendemain, le malade se plaignit d'une légère douleur de tête et de faiblesse : on répéta l'affusion froide, et ensuite le bain chaud. Les symptômes se dissipèrent et ne reparurent plus.»

Enfin, Giannini vient corroborer à son tour cette série de jugements, par l'observation suivante, que rapporte M. Heurteloup (1) : « Une jeune fille, âgée de dix ans, eut la fièvre scarlatine de l'espèce la plus mauvaise, celle que Sauvages appelle *anginosa* (2). La jeune personne était d'une constitution délicate et valétudinaire, de sorte que les symptômes étaient d'autant plus graves, et le danger plus imminent. Après plusieurs jours de malaise, la fièvre se manifesta avec frisson: deux heures après, mal de gorge et vomissement de matière verdâtre et aqueuse. Le jour suivant, la peau était parsemée de points d'un rouge écarlate ; les yeux étaient allumés, la tête douloureuse, ainsi que le dos et les lombes. La chaleur de la peau était très-mordicante ; le gosier douloureux, d'un rouge foncé ; la malade ne buvait qu'avec peine et presque point. La voix était altérée et nasale ; l'haleine fétide. Des bonds universels avaient lieu fréquemment, ainsi que des soubresauts dans les tendons. Il y avait inquiétude, incertitude dans les idées, ce qui annonçait l'état voisin du délire, etc.

« Le docteur Giannini n'ayant point de baignoire à sa disposition, fit asseoir la malade toute nue dans un baquet. On lui versa, à trois ou quatre reprises, deux seaux d'eau froide, depuis les épaules jusqu'en bas. On lui en versa ensuite autant sur la tête, de sorte qu'il n'y eut aucune partie du corps

(1) HEURTELOUP : *Op. cit.*, t. II, p. 319.
(2) SAUVAGES : Art. SCARLATINE, *fièvre rouge*, p. 6.

qui n'en fût atteinte. L'impression fut vive, mais aussi les effets salutaires suivirent promptement; car, après avoir été essuyée légèrement et remise au lit, elle témoigna sa satisfaction du soulagement et de l'état de fraîcheur qu'elle éprouvait. Le pouls, qui auparavant était petit, mou, mais battant cent trente fois dans une minute, ne donnait plus que quatre-vingt-dix-huit pulsations. Tous les accidents étaient calmés, et, au bout d'un quart d'heure, la malade s'endormit tranquillement.

« Mais six heures s'étaient à peine écoulées, que son état se trouva plus alarmant qu'auparavant. Tous les symptômes augmentèrent, il y eut du délire. Le pouls battait cent trente-huit fois, la peau était très-brûlante : Il y avait supination; la respiration paraissait abdominale, etc. Quoique le docteur Giannini sût, par expérience, qu'il n'était pas rare de voir ainsi s'aggraver les symptômes après les premiers usages de l'eau froide à l'extérieur, néanmoins il n'était pas sans inquiétude sur les conséquences que le vulgaire tire ordinairement d'un remède inusité; et qui, eu égard aux préjugés, doit lui paraître encore plus étrange lorsque l'issue de la maladie est funeste. Toutefois, il obtint des parents effrayés, que les affusions seraient répétées; ce qui fut exécuté comme la première fois.

« Le soulagement ne fut pas moins prompt. Après une demi-heure, le pouls ne battit plus que quatre-vingt-seize fois. Enfin le calme se rétablit, le sommeil survint, une légère sueur, semblable à de la rosée, se répandit sur le front et les joues de la petite malade. La nuit se passa dans cet état. Cependant le pouls reprenait de la vélocité, il était déjà à cent huit, et la peau était très-rouge. L'affusion froide fut répétée avec le même avantage. Le soir, les symptômes reprennent encore, mais avec moins de violence; nouvelle affusion froide, même succès. Le troisième jour, pleine convalescence : on lava seulement la malade avec de l'eau tiède et du vinaigre, pour calmer les ardeurs de la peau, et faire tomber les efflorescences dont elle était couverte. »

Du pemphigus, phlegmasie érysipélato-vésiculaire.

§ 255. L'irritation des voies digestives, qui s'ajoute presque toujours au pemphigus, y rend opportun l'usage du froid intérieur; l'application externe du même agent n'est pas d'une moindre utilité; et souvent l'instinct conduit les malades à lotionner d'eau fraîche les régions envahies par l'exanthème, siége d'insupportables démangeaisons. Le bain, grâce à son action plus générale, sera plus favorable encore que les fomentations, et sera préféré en l'absence de complications pulmonaires : celles-ci s'y montrent d'ailleurs très-rarement. Pour aider l'action sédative des applications, et même du bain général, on y mêle avec avantage une décoction de racines de guimauve ou de morelle, de têtes de pavots, etc. (1).

De la suette.

§ 256. La constipation et tous les phénomènes gastro-intestinaux qui accompagnent cette maladie, les mauvais effets des stimulants sudorifiques ou autres, constatés par Bellot (2), Boyer (3) et tant d'autres, prouvent assez qu'elle consiste (quelle que soit sa cause inconnue) en une lésion de l'appareil digestif. Aussi le froid est-il l'une des bases essentielles de son traitement. Mais les sueurs, en raison même de leur excessive abondance, veulent être respectées, et tandis qu'elles se prolongent, il faut se borner à l'emploi du froid intérieur. « Le traitement est purement et simplement celui des gastro-entérites et de leur propagation et dissémination. La saignée, quand les viscères sont menacés de congestion, les sang-

---

(1) Dans le pemphigus et dans toutes les maladies éruptives, le froid ou les corps froids appliqués à l'extérieur ou pris intérieurement sont généralement nuisibles. L'application du feu sera plus rationnelle. J'engage l'auteur à lire mon article sur l'érysipèle. (Baron LARREY).

(2) BELLOT (Fl.-Ch.) : *An febri putridæ pericandis suette*, etc.

(3) BOYER (Al.) : *Traité des maladies chirurgicales*, etc.; Paris, 1814-25, 10 vol. in-8.

sues, les boissons rafraîchissantes, la glace, les lavements frais, etc... (1). »

De la miliaire et du millet ou sudamina.

§ 257. Cette maladie, fréquente dans les pays chauds, comme toutes les éruptions, est célèbre surtout en Italie, et n'est peut-être aussi qu'une gastro-entérite éruptive. Aussi son traitement pourrait-il être renvoyé à celui des typhus ou typhoïdes; et le froid *intùs et extrà* y est-il toujours favorable, ainsi que l'ont constaté les médecins d'Allemagne et de la Péninsule italique, Giannini et Reuss (2), entre autres.

« Un homme fortement constitué, âgé de trente-cinq ans, fut attaqué, au mois d'août, d'une *fièvre bilieuse putride miliaire*. La médecine, essentiellement active, comme dans tous les cas de péril imminent, employa tous ses moyens avec une insistance que semblait indiquer l'accroissement du mal. La peau, qui était sèche, se couvrit d'une éruption miliaire, surtout à la poitrine, au cou et au bras. Il y avait des convulsions générales, délire, soif inextinguible; le ventre était ballonné, la figure plombée, etc., tous accidents graves que l'excès des évacuants et l'usage habituel des remèdes toniques et irritants ne devaient pas faire cesser. Le malade, très-docile, avait fait et laissé faire tout ce qu'on avait voulu. Enfin, il ne voulut plus que des boissons très-froides.

« Fuscé-Aublet, médecin militaire, fut appelé en consultation, et proposa *l'eau à la glace;* malgré les clameurs des femmes et même de quelques personnes de l'art, le malade en but avec délices. On lui appliqua sur le ventre des compresses qui en étaient imbibées, et que l'on renouvelait lorsqu'elles étaient séchées. On lui donna des lavements d'infusion de camomille également froids; mais comme il était de sa destinée d'être encore médicamenté d'une autre manière, malgré le bienfait du nouveau moyen, il prit, pendant chacun des quatre jours qui suivirent, un minoratif et beaucoup de lave-

(1) Broussais : *Op. cit.*, t. IV, p. 324.
(2) Reuss : *Op. cit.*, p. 30.

ments : il est vrai qu'ils étaient à la glace. Enfin, il fut parfaitement rétabli après un mois de maladie. Il est bon d'observer qu'à mesure que le bas-ventre se détendait et que la chaleur diminuait, l'eau à la glace qui, jusque-là, n'avait fait aucune sensation désagréable, bien au contraire, sur le malade, en produisait une qui finit par être trop forte (1). »

« Noël Prada d'Abbiategrasso, âgé de dix-huit ans, entra à l'hôpital le 3 septembre 1802, avec l'apparence obscure d'une fièvre quotidienne. Vers les sept heures du soir, il se trouvait dans un état fébrile avec forte douleur de tête : il fut mis dans un bain froid, en même temps qu'on pratiqua des affusions de même nature sur la partie souffrante. Le soulagement qu'il en éprouva fut notable. Tous les symptômes nerveux disparurent. 6 septembre, on répéta plusieurs fois l'immersion froide, à raison de l'état fébrile : par cette méthode la fièvre ne fut jamais considérable; et, dès les premiers jours, elle donnait des indices de diminution. 7 septembre, la fièvre avait perdu tout faux symptôme d'intermittence. 8 septembre, éruption au bas-ventre de grosses miliaires blanches. Le 10, le malade est sans fièvre (2). »

« Un homme, âgé de trente-trois ans, malade depuis neuf jours, fut confié à mes soins, parce que son médecin ordinaire était aussi tombé malade. Il était dans un délire furieux et tout couvert de pétéchies. Il avait le pouls petit (à 109); la chaleur était au-dessus du degré naturel. Les immersions froides ne purent être pratiquées à cause de la résistance du malade ; mais il reçut, par affusion, deux seaux d'eau, qui amenèrent promptement le calme. Quatre heures après, la fièvre et le délire ayant reparu, on employa les immersions froides ; au bout de cinq heures, elles furent renouvelées. La maladie prit ensuite, par cette méthode, un cours régulier, et le treizième jour, le malade était convalescent (3). »

(1) Heurteloup : *Op. cit.*, t. I, p. 115.
(2) Observation du docteur Guidici : Giannini, *op. cit.*, t. II, p. 225.
(3) Giannini : *Op. cit.*, t. II, p. 257.

De la rage ou hydrophobie.

§ 258. Ecartons encore ici la cause déterminante qui reste inconnue : que peut être la rage, développée spontanément ou par inoculation, si ce n'est une violente inflammation du lobe cérébral moyen avec des réactions explosives sur tous les centres viscéraux? Broussais semble avoir pressenti sa nature, quand il dit : « Les traces des violentes convulsions ne se trouvent ici que dans les centres nerveux (1). » M. Capello (2) l'a vérifiée en partie, et notre excellent collègue et ami David Richard (3) me semble l'avoir rigoureusement démontrée... Le froid *intùs et extrà* doit être, avec la cautérisation (si la rage est communiquée), les ventouses, et les émissions sanguines générales et locales, la première indication à remplir. Quelques exemples de succès, au moins partiels, viennent confirmer cette simple et naturelle induction.

Quoique l'injection d'eau froide dans les veines, faite par M. Magendie et par les Anglais (4), n'ait pas été couronnée d'un plein succès, toujours est-il qu'il en résulta immédiatement la cessation momentanée des épouvantables symptômes de l'accès, auquel succéda un calme parfait. Les meilleurs praticiens s'accordent d'ailleurs à conseiller ici le froid. « L'eau doit être administrée froide, dit M. Broussais (5), par injection si elle ne peut être avalée, ainsi que la glace *intùs et extrà*. »

Giannini (6), après avoir insisté sur l'usage extérieur du mercure, auquel il attachait une grande importance, dit aussi : « Il faudrait couper promptement, avec les affusions froides,

---

(1) Broussais : *Op. cit.*, t. IV, p. 332.
(2) Capello : *Recherches sur la rage;* Rome, 1830.
(3) David-Richard : *Réflexions sur la rage;* Revue encyclopédique, avril-mai, 1833.
(4) Magendie : *Archives générales.*
(5) Broussais : *Op. cit.*, t. IV, p. 340.
(6) Giannini : *Op. cit.*, t. II, p. 289.

tous les mouvements fébriles les plus légers qui se manifesteraient ; les répéter attentivement toutes les fois que le pouls deviendrait plein et fréquent, que la peau serait plus chaude que dans l'état naturel, etc. On dit que le mercure et les immersions ont vieilli ; mais dans le traitement même de l'hydrophobie, ils seront nouveaux et surtout favorables, si on les administre d'après la méthode et les principes que nous avons posés. »

M. Coste (1) nous a conservé l'histoire d'une jeune fille qui devint hydrophobe le huitième jour d'une fièvre putride, et où le froid par injection anale fut d'un grand secours. « La maladie essentielle, dit-il, parcourut ses périodes jusqu'au 21, que tous les symptômes disparurent, et que la guérison fut complète. La malade ne pouvait vaincre l'horreur de l'eau et de tout aliment ou médicament solide ou liquide. On fit usage de beaucoup de lavements qu'elle ne refusa jamais. » « Coste en conclut, avec juste raison, dit M. Heurteloup, que l'hydrophobie peut exister indépendamment de la rage, et que les lavements froids peuvent être d'une grande ressource pour son traitement (2). »

Morsures des serpents venimeux.

§ 259. Ce qui précède, s'applique à cet autre empoisonnement qui, bien qu'il soit beaucoup moins violent, présente, avec le précédent, quelque analogie ; et qui doit être traité d'après les mêmes principes, mais avec moins d'énergie. Un médecin, physiologiste distingué, M. Faneau de La Cour (3), a, en partie, démontré ce point de doctrine en prescrivant à l'intérieur, après une saignée locale, le froid et même la glace, dont il a obtenu les meilleurs résultats. Je pense qu'une fois la réaction établie, on devrait administrer simultanément le

---

(1) Coste (J.-F.) : *Recueil des œuvres physiques et médicales de Richard Abead*, etc. ; trad. Bouillon, 1774, in-8, t. I.

(2) Heurteloup : *Op. cit.*, t. I, p. 327.

(3) Faneau de La Cour : Sur la morsure des Ophidiens, *Journal universel des sciences médicales* ; avril 1824, juillet 1826 et avril 1829.

froid à l'extérieur ; toutefois notre avis ne repose que sur l'induction et sur l'analogie; les faits nous manquent; mais nous puiserons dans l'expérience d'un praticien de l'armée, une observation qui fournit quelque fondement à notre opinion, quoiqu'elle ne rentre point exactement dans le cas spécial dont il s'agit :

« Voyageant, en 1799, dans la rivière de Gênes, au fort de l'été, je dus passer la nuit dans une chambre sans fenêtres. Excédé de fatigue et tourmenté par la chaleur, je m'endormis étendu sur le lit, sans être couvert et sans chemise. A mon réveil, je me trouvai cruellement piqué, de la tête aux pieds, par les cousins. Le prurit que je ressentais était extrêmement douloureux, et j'éprouvais une sensation générale de chaleur brûlante qui me dévorait et ne me laissait pas un moment de repos. Je courus de suite me jeter à la mer, je pris un bain d'une heure et demie : le soulagement fut prompt. Le soir, je pris un second bain, et tous les petits phlegmoses érysipélateux qui bosselaient mon corps disparurent (1). »

Du choléra-morbus épidémique.

§ 260. Le choléra épidémique ou indien, n'est à nos yeux comme à ceux de MM. Gravier, Broussais, Lanyer, (2), Treille, Sophianopoulo, etc., qu'une gastro-entérite générale et terrible, par empoisonnement virulent ou miasmatique, agissant d'abord sur les centres nerveux et, s'il n'en détermine point la sidération instantanée, se répétant bientôt sur l'appareil digestif; car c'est toujours, selon la remarque du professeur Broussais, définitivement sur cet appareil que les poisons agissent quand ils ne tuent pas; nous pourrions donc renvoyer le lecteur au chapitre où nous avons traité de cette dernière phlegmasie (§ 204); mais le choléra, outre qu'il présente quelques indications particulières, est une maladie tellement redoutable, qu'on ne saurait trop tenter pour la conjurer. Il

(1) MORICHEAU-BEAUPRÉ : *Op. cit.*, p. 291.
(2) LANYER : *Ann. de la méd. physiol.*, t. XVIII, p. 654.

convient donc d'insister ici sur son traitement; viendront ensuite deux observations intéressantes, qui retracent toutes les nuances de cette terrible affection, d'après l'état aigu le plus prononcé jusqu'à l'état chronique apyrétique.

Dans le début, durant la période de congestion, l'indication essentielle est de rétablir le mouvement centrifuge, et de corriger la supersécrétion intestinale produite par la violence du mouvement opposé. Cette médication se résume donc en ceci : *rafraîchir à l'intérieur et réchauffer à l'extérieur*... Or, avec les bains d'eau chaude ou de vapeur, les sinapismes, les liniments irritants, les bouteilles d'eau chaude, les briques, les couvertures de laine également chaudes, etc., on obtiendra ce dernier résultat; mais l'eau froide, *altò et infimò* (selon le précepte de Cœlius Aurelianus (1), de Théodore Priscianus (2), de Boissieu (3), de Brandis (4), de Casper, de Berlin, (5), etc.), et la glace surtout, par petits morceaux continuellement avalés, remplissent seuls convenablement le premier. Ensuite lorsque la réaction s'annonce formidable, comme il advient dans cette maladie, le froid extérieur trouve une utile application; c'est ce qu'a reconnu le docteur Hahn, lors de l'épidémie de Breslaw, qui présentait la plus grande analogie avec le choléra épidémique : « *Tum ad externas illas humectationes confugiebamus, indeffessa opera spongio omnem corporis habitum demulientes. Hoc consequebamur, ut felicius procederet blandus mador, ut resipisceret, hactenus vel loquax nimium, vel taciturnus ex delirio œger*, etc. »

Je ne doute pas, bien que nous ne l'ayons pas vérifié en France, que les bains et les immersions, tels que les pratiquait Giannini, ne soient aussi en parcil cas d'une haute importance. « Cependant il ne faut pas oublier que dans l'administration du froid, et de la glace surtout, la puissance

---

(1) Cœlius-Aurelianus : *Op. cit.*, lib. VII, p. 376.

(2) Theodor. Priscianus : *Medici antiqui*, des Aldes; Venise, 1547, in-fol. Anspach, 1791, in-8; lib. II, part. I, ch. XIII.

(3) Boissieu (B.-C. de) : *Méthode rafraîchissante*, p. 167.

(4) Brandis : *Op. cit.*, p. 88 et suivantes.

(5) Casper. Voir son travail sur la matière.

réactionnaire du sujet, l'époque et l'intensité de la maladie veulent être prises en grave considération ; dans le choléra plus qu'en toute autre affection, on a senti l'importance de ces conditions : des malades qui semblaient n'avoir plus de chaleur, mais qu'on avait peu saignés, se trouvaient bien de l'administration de la glace ; tandis que d'autres, qui avaient perdu beaucoup de sang, ne pouvaient la supporter. L'effet de la glace est toujours subordonné, non-seulement au degré d'irritabilité, mais encore à l'état de la circulation et au dégagement de la chaleur (1). »

Le 5 avril 1832, madame D***, rue de Rivoli, âgée de quarante ans environ, tempéramment bilieux-sanguin, stature au-dessus de la moyenne, cheveux noir de jais, vigoureuse constitution, belle et puissante organisation phrénologique, étant occupée de quelques devoirs de ménage, se sent tout à coup prise de vertiges, chanceler, et soumise à un malaise indéfinissable... Elle s'assied : tout tourne autour d'elle ; un froid glacial la saisit de la ceinture aux extrémités ; un anxieux et violent vomissement se déclare, la syncope est imminente. Madame D*** sent qu'elle est prise du CHOLÉRA ; mais, bonne et courageuse, elle veut absolument le cacher aux personnes de son intérieur et surtout à son vieil oncle, qui lui porte une affection toute paternelle ! Elle se fait donner un peu de vin généreux, revient à elle, prend sa femme de charge sous le bras et se met en devoir de monter dans sa chambre à coucher, située à un étage supérieur. Chemin faisant, déjà pâle et défaite, elle rencontre, sur l'escalier, un habitant de la maison qui, ayant une grande terreur de la maladie, questionnait tout le monde sur ses progrès, lui dit d'un ton fort ému : « Que dit-on du choléra, madame ? On assure qu'il fait de terribles ravages !... » — « Bah ! lui fit madame D***, vous êtes un PEUREUX qui le voyez partout et chez tous... ; vous allez sans doute dire aussi que je l'ai, moi, pour une légère indisposition dont vous me voyez atteinte... » Mais les forces étaient épuisées ; un éblouissement singulier, avec des feux-follets ;

(1) BROUSSAIS : *Op. cit.*, t. V, p. 128.

une sueur froide et un tremblement général s'étaient emparés de madame D***, et, en mettant le pied dans son appartement : « Enfin m'y voilà, dit-elle d'une voix éteinte et prophétique ; mais Dieu sait quand et comment j'en sortirai..... »

A peine a-t-elle gagné son lit que, saisie de stupeur, elle s'y jette tout habillée, et est instantanément prise de crampes très-douloureuses dans les muscles pelviens, de vomissements, de diarrhée involontaire à forme de décoction de riz ; de tintements d'oreille, de visions extraordinaires : un froid glacial envahissait sensiblement le tronc ; le pouls était rare et filiforme, et la voix inarticulée... Pendant qu'on envoie un exprès, en tout hâte, chercher M. Broussais, son médecin, un chirurgien du voisinage est appelé. Malade lui-même, il ne fait que paraître ; ordonne vingt sangsues à l'épigastre, des frictions sèches et des briques chaudes aux extrémités ; des boissons aromatiques à haute température, et il va se mettre au lit, atteint aussi de l'épidémie. M. Broussais arrive quelques heures après cette prescription ; tous les symptômes s'étaient accrus : la figure est décomposée ; les yeux caves et fixes, la voix éteinte et *soufflée*, le pouls imperceptible et le cœur comme paralysé ; les selles et les vomissements incessants, l'anéantissement progressif... — Les moyens de calorification extérieure sont accrus, vingt autres sangsues sur l'hypocondre gauche sont ordonnées, et la glace, en petits morceaux, est donnée pour toute boisson : bottes de cataplasmes sinapisés aux deux jambes.

Le lendemain 6, un peu d'amélioration existait, un peu de réaction se manifestait ; les selles et les vomissemens étaient moins fréquents ; mais l'épigastre était fort douloureux : quarante nouvelles sangsues sont appliquées sur les points les plus sensibles de cette région ; continuation de la glace et des autres moyens. Le 7, amélioration : la réaction s'accroît ; mais l'inflammation se généralise, file et se manifeste dans l'intestin grêle. Trente sangsues autour de l'ombilic ; le reste, *ut suprà*. Le 8, amélioration : *ut suprà*, moins les sangsues. Le 9, redoublement des accidents ; sensibilité de tout l'abdomen ; forte réaction sur le cerveau, et le cervelet en particulier qui est extrêmement chaud ; insomnie ou sommeil interrompu et agité par des rêves érotiques : quarante sangsues, ainsi réparties : vingt-cinq sur l'abdomen et quinze à l'anus ; vessie de glace sur la tête, lavement simple et froid, le reste *ut suprà*. Le 10, calme, mais plusieurs lipothymies ; les selles toutefois sont supprimées. La malade ne peut plus se passer de la glace extérieure, qu'elle fait porter tour à tour de la tête à l'épigastre, de l'épigastre à la tête ; elle dit *que la transpiration* disparaît quand on la lui retire... Sinapismes répétés sur les genoux. Le 11, un peu de mieux : *ut suprà*. Le 12, de même.

Le 13, des douleurs et un peu de rénitence se manifestent à la région iléo-cœcale ; il existe toujours des vomituritions : vingt sangsues *loco dolenti* : *ut suprà*. Le 14, de nouvelles syncopes sont imminentes ; une chaleur brûlante de la tête existe incoërcible ; le moral, calme et énergique jusqu'ici, est ébranlé... M. Broussais, extrêmement fatigué et surchargé de malades, me prie de lui venir en aide et de voir madame D***. Je suis appelé pendant la nuit. Dans le cours de cette nuit terrible, deux bouteilles de vinaigre franc, frappé à la glace, sont épuisées en lotions et en applications sur la tête et le cou, qui sont en feu : un lavement froid de guimauve est donné ; l'appartement est fréquemment aspergé et ventilé.

Le 15, diminution des douleurs céphaliques ; la réaction sur les organes sexuels, reparue d'intervalle en intervalle, n'existe plus ; les syncopes sont moins imminentes. Le 16 et le 17, amélioration. Le 18, une nouvelle congestion gastrique semble se préparer : on insiste sur la glace *extùs ;* les cataplasmes chauds, sans sinapismes, aux pieds, et les manuluves irritants. Le 19, état stationnaire. Le 20, explosion de douleur et de sensibilité dans la région gastro-duodénale : vingt-cinq sangsues au point souffrant, lavement froid ; pour le reste, *ut suprà*. Le 21, amélioration marquée ; la voix reprend un peu de force, le sourire reparaît sur les lèvres décolorées de la malade ; ses traits immobiles, et sa figure comme frappée de stupeur depuis quelques jours, s'animent et reprennent un peu d'expression. Le 22 et le 23, continuation du bien-être : cessation des révulsifs, mais persévérance dans l'emploi de la glace *intùs et extùs ;* un peu de limonade, réclamée avec instance, est accordée ; elle est prise avec délices et absorbée. Le 24, un peu moins bien ; la tête souffre de nouveau. Le 25, le ventre souffre à son tour : révulsifs aux extrémités ; glace en permanence sur l'ombilic, lavement froid. Le 26, nouvelle explosion dans la région gastro-duodénale, où reparaissent la douleur, la chaleur, la rénitence et la sensibilité : vingt-cinq sangsues, révulsifs, bottes de cataplasmes et manuluves sinapisés. Le 27, amélioration : les révulsifs sont rendus moins irritants. Le 28, le bien-être se soutient. Le 29, rien de remarquable. Le 30, de nouvelles douleurs et un point abdominal iléo-cœcal, menaçant d'un retour d'exaspération de l'irritation. Cette fois, averti par la marche de la dernière attaque et sans attendre plus, ce point d'irritation est atteint à son foyer par vingt nouvelles sangsues et un lavement froid.

Le 1er mai, amélioration marquée : les règles ont reparu à leur époque fixe : elles marchent... ; on veut en conséquence supprimer la glace ; mais elles disparaissent, et un cortége effrayant de phénomènes nerveux se manifeste avec tension et sensibilité de l'abdomen... On se hâte de remettre la glace et d'exciter les extrémités : l'écoulement reparaît, et tout rentre dans l'ordre. Le 2 et le 3, rien de nouveau. Le 4, retour d'un peu de mal de tête ; battements violents du cœur, douleur et sensibilité à la pression dans l'hypocondre gauche : la malade réclame les sangsues, disant *qu'elles lui ont chaque fois rendu des forces* : vingt sangsues, partagées entre la région précordiale et l'hypocondre douloureux : lavement froid. Le 5, amélioration. Le 6, le 7 et le 8, l'amélioration s'accroît ; on supprime la glace extérieure, qui fait un peu tousser. Le 9, quelques douleurs vers la région utérine : la glace, réappliquée au point douloureux, les enlève. Le 10 et le 11, retour de la sensibilité iléo-cœcale, application de la glace, comme dans le cas précédent. Le 12, la douleur persiste et tend à s'accroître : quinze sangsues l'enlèvent. Le 13, bien-être inexprimable ! Nouvelle suppression de la glace qui réveillait la toux. Le 14 et le 15, l'amélioration se soutient. Le 16, un peu de malaise. Le 17, il est accru par quelque réaction morale ; le duodénum souffre dans un point circonscrit : dix sangsues enlèvent cette douleur. Le 18, le malaise a disparu ; madame D*** a repris ses forces, se sent bien, et a même quelque velléité d'appétit : on ajoute un peu de gomme et de sirop à sa boisson ordinaire d'eau simple. Le 19 et le 20, le bien-être progresse : on augmente la dose et la consistance de la solution.

Le 21 et le 22, la convalescence se déclare ; et le 23, *quarante-huitième* de la maladie et de la diète absolue, sans autre aliment que l'air de sa chambre, la glace seule dans la première huitaine, plus tard l'eau simple, et enfin l'orangeade, etc. ; après *douze* applications de sangsues, ensemble n° 285 ; *trente jours* d'application permanente de la glace sur la tête, le cœur, l'épigastre et tout l'abdomen..., Madame D*** prit pour la première fois du bouillon de poulet (deux cuillerées à café), qui ne passa pas. Mais, pensant qu'il ne stimulait peut-être pas suffisamment l'estomac, dont l'irritabilité (*l'incitabilité*, Brown) était comme paralysée, anéantie par une diète et un usage du froid si prolongés, on donna le bouillon de bœuf, qui fut bien accueilli et procura sur-le-champ un sentiment de force et de bien-être inouï. Chaque jour on augmenta d'une légère fraction, en sorte que la convalescence, qui, chose étonnante ! ne fut entravée par aucune rechute ni aucune indisposition, marcha si franchement et si rapidement, que madame D*** put partir le 29 pour sa campagne, parfaitement rétablie, et ayant déjà repris de la vigneur et quelque peu d'embonpoint.

Depuis cinq ans, madame D*** se porte mieux qu'avant cette longue et terrible maladie : heureuse exception..., car on sait, et d'illustres et nombreuses victimes l'attestent, combien les suites du choléra ont été funestes chez ceux qui l'ont éprouvé dans la nuance asiatique.....

Le 11 juillet 1832, on vint me chercher en hâte pour madame H***, rue Croix-des-Petits-Champs ; je fus tout d'abord frappé de la maigreur et de l'air sombre et *résolu* de cette malade. Mais ce fut bien autre chose quand, m'ayant fait asseoir près d'elle, afin que je pusse mieux l'entendre (sa faiblesse extrême lui permettait à peine de parler), cette *femme-spectre*, se dressant avec effort sur son séant, me dit d'un ton sinistre : « Docteur, je vous connais..., mais apprenez à me connaître, vous, médecin phrénologiste... Je vous livre ma tête et mon corps (la malade ôta son bonnet, me présenta sa tête échevelée et, écartant ses vêtements et sa couverture, elle me montra son torse et ses extrémités flétris et décharnés...) J'ai quarante-cinq ans; je suis née, *vous devez le voir*, intelligente, mais passionnée; avec un cœur de feu et une âme de fer (vivement émue, elle s'arrêta et se reposa un instant)! Membre d'une famille distinguée par son rang, et que vous connaissez, j'ai été, dès ma jeunesse, en butte aux préjugés et aux petites tracasseries que fomentaient autour de moi mon allure indépendante et mes idées philosophiques. Je n'ai été comprise par personne, pas même par l'homme de mon choix, que j'avais cru à ma hauteur. Enfin, après une lutte intestine de vingt ans dans la famille, j'ai dû fuir la sottise et la jalousie des uns, la haine et la méchanceté des autres, l'indifférence et le défaut de sympathie de tous; et je me suis réfugiée dans le pays de la liberté...; en ce lieu où l'on peut voir sans être vu, observer en paix les hommes et les choses, et où l'on peut, avec quelque fortune, jouir de tous les avantages que comporte notre civilisation... (La malade s'interrompit de nouveau.)

« Je vivais donc à Paris depuis quelques années, selon mes goûts, faisant quelque bien et n'en attendant de personne, aussi heureuse que le comportent et mon organisation et ma position..., quand, il y a quelques mois, sans symptômes précurseurs, au milieu d'un état de santé maintenu satisfaisant, malgré mes chagrins, par une hygiène sage et régulière, je fus prise tout à coup d'un violent choléra. Quatre médecins, de vos célébrités pourtant, se sont accompagnés ou suivis à mon chevet; mais, vanité de votre science! tous et toujours en opposition, ils m'ont, ensemble ou tour à tour, *réduite* et *détruite* par tous les systèmes... On m'a enflammé l'estomac et irrité le cerveau; mes règles ont disparu avant l'âge; je n'ai plus que des nuits sans sommeil, et j'oublie ce que c'est que manger... A peine si je puis supporter quelque peu d'eau...Enfin, docteur, examinez, scrutez-moi attentivement, mais je vous préviens que vous êtes le dernier des vôtres que j'appelle à mon lit de douleur : hâtez-vous, car je ne vous donne que quinze jours... Si alors mon état ne s'est pas manifestement amélioré..., docteur, vous devez voir *que ce n'est pas par pur amour de la vie que je suis encore ici ; et, tout espoir de guérison parfaite étant perdu pour moi, cette vie ne sera plus à mes yeux un devoir de conscience : oh! alors je la rendrai violemment, mais sans remords, à celui qui m'en a fait un si funeste présent.....* » Madame H*** me prit et me serra la main, retomba oppressée sur son oreiller, et fut prise de quelques mouvements nerveux.

Je la laissai se remettre, et me contentai pendant quelques instants de l'observer... Elle était brune, bilioso-nerveuse; d'une taille assez élevée, et d'une charpente vigoureuse ; le développement et la conformation de sa tête justifiaient admirablement son histoire. Enfin j'examinai avec soin l'état de la poitrine et successivement celui de tous les viscères ; et, reconnaissant que la maladie n'était autre chose qu'une irritation sub-aiguë du canal digestif, touchant à la chronicité, accusant le choléra pour cause prochaine, et la réaction morale pour cause éloignée, je m'arrêtai au traitement de la gastro-entérite. Mais l'épuisement était tel, que, malgré un peu de rénitence et de douleur qui restaient encore appréciables au toucher, dans les régions épigastrique et hypocondriaque, j'éloignai l'idée des émissions sanguines, et je me bornai aux moyens suivants : 1° abaisser et renouveler fréquemment la température de l'appartement (le thermomètre marquait + 24° R.), à l'aide de ventilations et d'arrosements répétés; 2° vêtir légèrement la malade, lui donner d'abord un bain général tiède, aussi prolongé qu'elle pourra le supporter; y revenir deux ou trois fois par semaine; appliquer sur l'épigastre des compresses imbibées d'eau de guimauve et de pavots, à une température de 15 à 12° R., puis lentement décroissante jusqu'à 6 ou + 8° R.; exciter, matin et soir, les extrémités par des maniluves et des pédiluves sinapisés chauds; 3° donner à l'intérieur de petites tasses d'eau froide, très-légèrement gommée, sucrée et édulcorée avec un peu de sirop de fraises, de framboises, etc., ou une orangeade, ou encore l'eau de gomme avec le sirop d'althæa, ou enfin l'eau simple; la glace en substance donnée trois fois par jour, à petite dose (d'un quart à un demi-verre), pilée et réduite en bouillie : d'abord pure, puis mélangée à quelque sirop du goût de la malade; donner aussi, matin et soir, un quart de lavement frais de décoction de graine de lin, également à une basse température; 4° *révulser* sur l'intellect et le moral de la malade, par des lectures et un langage conformes à ses idées, à ses goûts et à sa situation.

Ce traitement, bien compris par un ami, homme de beaucoup d'esprit, qui veillait auprès d'elle, fut continué avec quelques légères variantes, pendant cinq à six jours, et déjà un changement remarquable s'était opéré dans l'état physique et moral de madame H*** : ainsi la langue s'était nettoyée, avait pâli et diminué d'épaisseur; la chaleur, la constriction de l'estomac et la soif avaient disparu, et un désir vague d'alimentation se faisait déjà sentir; le sommeil était en partie revenu, et avec lui le calme d'esprit et l'espérance : les idées de suicide avaient fait place à la résignation philosophique. Je fis alors ajouter quelque peu de lait à la boisson ordinaire (l'eau de gomme); puis j'en fis donner de pur, frappé à la glace, une, deux ou trois fois par jour. Ensuite je remplaçai le lait par le bouillon, d'abord extrêmement léger (de grenouilles et de veau), également frappé et rendu de jour en jour plus fort. Je permis en même temps de remplacer la glace simple par les glaces aux fruits, les sorbets de Tortoni (ananas, fraises, framboises, pêches, etc.), les biscuits-glaces du café de Paris, et la pulpe des fruits rouges et mucoso-sucrés, diversement préparée; et, en moins de quinze jours, l'appétit était tellement prononcé et la digestion si parfaite, que madame H*** reprenait ses forces à vue d'œil, et qu'elle put partir pour la compagne à la mi-août.

Etant venue me voir à son retour (fin d'octobre), elle me parut dans un tel état de forces, d'embonpoint et de santé, que, ne la connaissant pas, je la reçus comme une étrangère: « Eh! docteur, fit madame H***, en me fixant d'un œil malin, je n'en suis pas surprise : *je ne me reconnais pas moi-même*... Je suis agile et joyeuse, fraîche, vigoureuse et magnifique !... Enfin, le croiriez-vous, *je suis redevenue jeune fille*...» Depuis cette époque, madame H*** n'a cessé de bien se porter, sauf les petits inconvénients de congestion qui dénotent l'imminence de son époque critique et son état de pléthore, double circonstance qui m'oblige à la soumettre, par intervalle, à des déplétions sanguines générales ou locales.

Brandis, que j'ai cité au commencement de ce paragraphe, insiste beaucoup sur l'utilité de l'emploi du froid dans le choléra. Après avoir mentionné plusieurs exemples de guérison à l'appui de son opinion, il raconte même qu'étant atteint du fléau, il but vingt-et-une bouteilles, ou quarante-deux livres d'eau froide, depuis le matin onze heures, jusqu'au soir, moment où les accidents cessèrent. Ce praticien distingué rapporte également qu'ayant été appelé, vers la même époque (1813), dans une contrée voisine de la ville où il exerçait, pour une épidémie de cholérine, il employa l'eau froide à l'intérieur avec tant de succès, que les paysans avaient, par reconnaissance, donné à cette prescription le nom de *médecine du docteur Brandis*..... (1).

Des empoisonnements.

§ 261. Il est peu d'affections où l'emploi du froid au dedans et au dehors soit plus nécessaire et doive être plus hardi que dans les divers empoisonnements. Toutefois, lorsque le médecin est appelé à temps, et surtout lorsqu'il s'agit de poisons corrosifs, le premier soin doit être d'en provoquer l'expulsion

(1) Ceux qui voudraient des détails plus étendus, avec idée complète de cette terrible maladie, les trouveront incontestablement dans les travaux spéciaux importants de MM. Broussais (§ 8, p. 27), Treille (§ 8, p. 28), Bouillaud (§ 8, p. 28), Sophianopoulo (§ 8, p. 29), Vassal (*Considérations physiologiques et cliniques sur le choléra-morbus épidémique*; Paris, 1833), etc.

à l'aide du vomissement *mécanique* (par l'introduction des doigts, d'une barbe de plume, etc., dans l'arrière-gorge) ou *médicamenteux* (par l'ipécacuanha, le tartre stibié, etc.) ou d'en procurer la *neutralisation*. Mais lorsque le poison est ingéré depuis un certain temps, qu'il a dépassé l'estomac, et qu'il ne peut plus être expulsé ou neutralisé, il faut se hâter d'avoir recours aux boissons froides, et même, plus tard, à la glace en substance, en même temps qu'aux lavements, aux fomentations, applications et bains également froids. Tel est, au reste, l'avis des meilleurs médecins et toxicologistes.

Ainsi Hippocrate dit « qu'une femme inféconde qui se portait bien et qui avait de l'embonpoint, avait pris un bol purgatif pour devenir propre à la conception... Ce remède était à ce qu'il paraît, très-actif; car il fut suivi de coliques avec tranchées violentes, enflure du ventre et autres symptômes. Elle était tombée jusqu'à cinq fois dans une syncope telle qu'elle paraissait morte. Il lui fit répandre trente cruches d'eau froide sur le corps; il se fit une évacuation considérable de bile par le bas, et elle réchappa de cet état. » — Cullen pense que l'un des moyens les plus efficaces pour tirer de leur état de stupeur les personnes attaquées d'apoplexie par l'influence des poisons, est de jeter de l'eau froide sur différentes parties de leurs corps : — Plenck (1) recommande la boisson d'eau froide et à la glace dans l'empoisonnement, par les champignons et par la belladone. — Porta (2), médecin italien, a annoncé qu'au moyen de l'eau froide, administrée en boisson, en lavement, et appliquée en fomentations sur le bas-ventre, il a obtenu la guérison d'une dame qu'on avait empoisonnée par mégarde avec la décoction de trois gros d'opium. — Hieronymus Cardanus rapporte que son père, qui s'était empoisonné par inattention avec de l'orpiment, fut sauvé par l'emploi de l'eau froide à doses considérabies (3). On trouve dans

(1) Plenck (J.-J.) : *Toxicologia seu doc. de venen. et antidot.*; Vienne, 1785-1802, in-8.

(2) Porta (J.-B.) : *Phytognomoniæ oct. lib. content. in quibus*, etc.; Naples, 1583-8, in-fol; Rouen, 1650.

(3) Pitschaft : *Op. cit.*, p. 88.

les Ephémérides des Curieux de la nature, une observation de Wepfer (1) sur un empoisonnement par la ciguë aquatique. L'individu qui en fait le sujet, tourmenté par les premiers effets du poison, but aussitôt de l'eau froide, et ayant introduit ses doigts dans l'arrière-bouche, il réussit à se faire vomir et rejeta une grande partie de la substance vénéneuse. Mais les symptômes qui se manifestèrent, tels que la soif ardente, la sécheresse de la gorge, qui était noire comme de la poix; les ardeurs d'estomac, des mouvements nerveux mirent ce malade dans un état très-grave. Tous les accidents cessèrent cependant par la seule boisson d'eau de fontaine, dont il prit environ douze litres en vingt-deux heures que dura la période critique de cet empoisonnement (2). — On lit dans le *Giornale analitico di medicina del Sirambio*, t. XII, p. 448, l'histoire d'un cas d'ivresse, très-forte, traitée avec succès par l'immersion dans l'eau froide.

M. Orfila (3) donne aussi fréquemment le conseil de recourir aux boissons froides dans les divers empoisonnements, soit comme excipient des contre-poisons, soit comme antiphlogistique. M. Broussais insiste ici avec plus de sollicitude encore, sur l'usage du froid, dans ses nombreuses applications.

On a consigné dans les *Annales cliniques* de la Société de médecine de Montpellier (4), une observation sur un empoisonnement volontaire, par dépit amoureux, dans lequel l'eau à la glace a eu le plus grand succès. M. Cazals, qui en est l'auteur, arrive près d'une jeune fille qui offre les symptômes suivants : nausées continuelles, figure d'une pâleur extrême, vue troublée, vertiges, hoquet, respiration courte et embarrassée, pouls presque éteint. Il favorise le vomissement, et prescrit des boissons rafraîchissantes et tempérantes. Après avoir considérablement vomi, cette jeune personne a le visage fort animé; le pouls devient vif et la fièvre s'établit. Elle se plaint d'un pico-

(1) WEPFER (J.-J.) : *Cicutæ aquaticæ historia et noxæ*; Bâle, 1679-1716, in-4; Leyde, 1733; Venise, 1759, in-8.
(2) MORICHEAU-BEAUPRÉ : *Op. cit.*, p. 359, 361 et 363.
(3) ORFILA : *Op. cit.*, art. EMPOISONNEMENT.
(4) *Annales cliniques*, etc., t. XXIII, p. 337.

tement et d'uu feu ardent au gosier, il survient de fortes convulsions, qui se répètent souvent, et qui quelquefois laissent la malade sans connaissance. Dans un moment où elle a repris l'usage de ses sens, le médecin cherche à savoir d'elle ce qu'elle a pris.

« J'affectionnais, répondit-elle, un homme qui paraissait « me payer de retour; j'étais habituée à le voir tous les soirs. « Je ne sais par quel contre-temps j'avais été pendant trois « jours privée de sa visite : je ne pouvais m'en consoler, je « me plaisais encore à ne lui trouver aucun tort, lorsque je « l'aperçus, passant sous mes volets avec une compagne : je « crus à une rupture définitive; je me laissai aller à cette « idée, et ne pouvant y survivre, je pris à l'instant la résolu- « tion de m'empoisonner...» — « Elle avoua s'être procuré, chez divers pharmaciens, les substances nécessaires à l'exécution de son dessein, et avoir pris, en une seule dose, trente grains d'ipécacuanha, à peu près autant d'oxide rouge de mercure par l'acide nitrique, et six grains de muriate mercuriel ou sublimé-corrosif; le tout délayé dans une petite quantité d'eau.

« La saignée, exigée par l'état du pouls ; les boissons adoucissantes, de petites doses d'huile de ricin, les sangsues aux malléoles, ne furent pas d'un grand effet. La respiration était toujours courte et embarrassée, la soif ardente, la douleur d'estomac intolérable, et celle de la gorge excessive et brûlante : il y avait de l'anxiété et une extrême sensibilité à l'épigastre. Les boissons calmantes modérèrent les symptômes sans les dissiper. Le neuvième jour, on observa des irrégularités de froid ; au vomissement succéda une faiblesse extrême de l'estomac : eau de poulet dans laquelle on fait infuser une petite quantité de quinquina. Du 10 au 11, cessation brusque de la douleur sans aucun signe de solution : pouls petit et concentré, chute des forces, traits de la face altérés, rapports fétides, respiration stertoreuse, membres froids, urines copieuses. L'eau à la glace fut prescrite à l'intérieur, et, d'après le conseil de Van-Swieten en pareil cas, des affusions d'eau très-froide furent faites sur les pieds, puis sur les jambes, ensuite sur les cuisses et l'abdomen. La malade s'en trouva bien et recouvra la santé (1).»

Je possède moi-même deux observations de suicide par asphyxie au charbon: l'un, chez un homme du peuple, par dégoût de la vie, après une énorme ingestion alcoolique, et l'autre, chez une jeune demoiselle, aussi par chagrins d'amour, où le froid *intùs et extùs* m'a été du plus grand secours, et a puissamment contribué à une prompte guérison.

M. le docteur J.-F. Brown, de Tennessée, rapporte qu'une personne avait avalé de l'opium à deux reprises différentes. La première dose avait été vomie, et la seconde, d'après les renseignements donnés, devait être de deux gros. Quarante heures s'étaient écoulées depuis l'ingestion de l'opium, quand M. Brown arriva. Toutes les tentatives qu'il fit pour exciter le vomissement avaient échoué (le tartre émétique, le sulfate de zinc et la titillation de l'arrière-bouche), lorsqu'il se décida à appeler en consultation les docteurs Young et Snider, à l'effet de tenter les affusions froides. En conséquence, le malade fut placé sur le plancher, et on répandit de l'eau froide, au moyen d'un grand vase, sur la face et sur la poitrine. Le second vase d'eau employé occasionna un peu d'agitation, et aussitôt après qu'on eut commencé à verser le troisième, le malade se leva tout à coup sur son séant. On continua les affusions, et aussitôt que la sensibilité fut rétablie, on provoqua des vomissements, en irritant l'arrière-bouche. On fit prendre du café fort en abondance, et, au bout de deux heures, les vomitifs qu'on avait donnés provoquèrent des selles. Alors on prescrivit des frictions sur la peau, un exercice modéré et quelques médicaments. Sur le soir, le malade était gai, et n'éprouvait plus aucun des effets de l'empoisonnement par l'opium. (*The N. Anv. med. and surg. journ.*; oct. 1828).

M. le docteur E.-F. Gustave Herbst a également prouvé l'efficacité des affusions froides dans les empoisonnements par l'acide hydrocyanique, dans un fort bon mémoire inséré

(1) Moricheau-Beaupré : *Op. cit.*, p. 363.

aux *Meckel's Archiv.*, 1828, 2e cahier, que je regrette de ne pouvoir que citer ici (1).

Des vers intestinaux.

§ 262. Quand on réfléchit aux conditions de régime et d'atmosphère, d'âge et de santé qui disposent le plus ordinairement au développement de ces parasites chez l'homme (*ascarides et tricocéphales, tœnia et fascioles*), on est tenté de leur assigner la même origine qu'aux poux, à la vermine, dont nous parlerons tout à l'heure. Aussi, croyons-nous, avec le professeur Broussais (2), *qu'on peut rapporter leur cause déterminante* (*leur cause prochaine, leur germe venant probablement de l'extérieur* (3)) *à une gastro-entérite, et le plus souvent à une entérite, qui communique aux liquides animaux du canal digestif des conditions propres à favoriser leur développement*. Le froid *intùs et extrà* sera donc encore ici fort utile pour combattre l'irritation génésique de ces entozoaires ; et ce n'est que lorsqu'on l'aura détruite ou qu'elle n'existera plus qu'à l'état chronique, qu'on pourra recourir utilement aux anthelmintiques appropriés. Ainsi que Théden, Hoffmann, Hufeland, etc., j'ai bien des fois vérifié ces principes dans la pratique ; et l'année dernière encore, j'ai débarrassé, en quelques semaines, à l'aide de quarts de lavements froids, pris le soir en se couchant, un jeune homme de trente ans, qui portait, depuis plusieurs années, dans le rectum, une fourmillière fort incommode de *vermiculaires*. Quand il n'existe pas de *colite*, un excellent moyen est de les *appâter*, le matin, avec un quart de

(1) *Actions des affusions froides contre l'empoisonnement narcotique :* Journal l'*Union médicale*, n° 98, 15 août 1863, p. 319.

(2) Broussais : *Op. citat.*

(3) L'origine des entozoaires est encore un mystère ; le germe de ces parasites est-il introduit du dehors dans l'organisme, ou se forme-t-il dans les cavités, dans les tissus qu'ils habitent ? Nous n'oserions ni soutenir ni repousser la présomption émise par Broussais. Ce que l'on sait sur les générations spontanées, donne au moins autant de probabilité à l'opinon qui admet leur production au sein de l'économie qu'à celle qui les fait provenir du dehors.

lavement de lait, qu'on fait suivre, une heure après, d'un lavement purgatif ou fortement anthelmintique. La guérison étant obtenue, un régime doux et alibile, avec exclusion des *crudités*, doit être aussitôt prescrit.

Des poux.

§ 263. Cette autre espèce de *parasites* se développant aux deux extrêmes de la vie, dans la seconde enfance et dans la vieillesse, à l'époque où les irritations viscérales et la gastro-entérite surtout sont plus fréquentes, je la considère, ainsi que l'espèce précédente, non pas, avec les anciens, comme le produit d'une *faiblesse*, mais comme celui d'un *vice* de la nutrition, sous l'influence des irritations que nous avons indiquées ; d'une sorte de dépuration critique, de révulsion employée par la nature, à la façon du vésicatoire ou du cautère par le médecin. En conséquence, l'usage bien entendu du froid à l'intérieur et même à l'extérieur, du moins chez l'enfant d'ailleurs bien portant, pourra être ici d'un grand secours, et préparer le succès des frictions mercurielles et balsamiques spécifiques, qui détruisent la cause interne ou la diathèse de leur reproduction.

CHAPITRE II.

Du froid curatif médical dans les sub-inflammations.

§ 264. Le froid externe trouve des applications plus rares, plus modérées dans le traitement des sub-inflammations ; en effet, celles-ci, quoiqu'elles consistent dans une irritation vasculaire, déposent, en se prolongeant, le caractère sanguin, quand elles l'ont offert, et le plus souvent elles agissent sur des fluides blancs. Quant au froid intérieur, il est toujours utile, pour peu que les sub-inflammations soient considérables, car alors elles étendent jusqu'à un certain point leur influence sur le canal digestif, sans complication morbide duquel on ne meurt pas. M. Broussais nous a d'ailleurs appris l'action congestive des surfaces de rapport malades sur les lymphatiques et les ganglions voisins. Il importe donc ici de maintenir ces surfaces calmes et froides, et d'autant plus qu'on a besoin qu'elles soient à l'état physiologique pour agir sur elles par les médicaments propres ou *spécifiques* à chacune des maladies de cet ordre.

Des scrofules.

§ 265. Sans doute on ne répare pas, on ne revivifie pas la nutrition avec le froid, puisqu'il est, au contraire, avec le défaut d'air et de lumière, la principale cause de débilitation, et notamment la cause de cette maladie, qui consiste en une dépravation de l'organisme par défaut de stimulation normale..; mais aussi, sous l'influence de ces idées de *faiblesse* et de *vice de nutrition* dans les scrofules, on a beaucoup trop abusé des stimulants, des irritants (même alimentaires ou médicamenteux), et l'on a souvent produit des gastro-entérites et aggravé ainsi la maladie... Aussi tous les praticiens recommandables qui se sont le plus occupés de scrofules, et en particulier Kortum (1), Baumes (2), Hufeland (3), Thompson (4), White (5), Portal (6), Salmade (7), Lepeltier (de la Sarthe) (8), etc., sont-ils unanimement d'avis que le régime adoucissant et les moyens hygiéniques ont ici le plus d'importance et d'efficacité.

---

(1) Kortum (Ch.-G.-Th.) : *Comment. de vitio scroful.*, etc.; Lemgo, t. I, 1789, t. II, 1790, in-8.

(2) Baumes (J.-B.-Th.) : *Traité sur le vice scrofuleux;* Paris, 1805, in-8.

(3) Hufeland (Cr.-Guil.) : *Uber die Ursachen Erkentniss und Heilung der Skrofelkrankheit;* Berlin, 1795, in-8, trad. par Bousquet; Paris, 1821, in-8.

(4) Thomson (Alex.) : *Dissertat. med. de mot. quò renitent : can. in fluida*, etc.; Leide, 1705, in-8.

(5) Withe : *Cases in surgery;* Lond., 1770.

(6) Portal (Ant.) : *Sur la nature et le traitement du rachitisme*, etc.; Paris, 1779, in-8.

(7) Salmade père : *Maladies scrofuleuses.*

(8) Lepeltier de la Sarthe (Alm.) : *Traité complet sur la maladie scrofuleuse;* Paris, 1818, in-8, etc.

Lors donc que la complication gastro-intestinale existera, et même en son absence, afin de prévenir ou de combattre cette influence fatale qu'exerce tonte maladie grave et durable sur l'appareil digestif, pour peu qu'elle ait d'étendue, le froid intérieur, convenablement administré, pourra rendre d'utiles services. Quant au froid extérieur, il profitera, quoique plus rarement, en application sur les irritations locales (tumeurs, ulcères, etc.) chaudes et enflammées, et en bains, de mer particulièrement, au temps favorable, pris par immersions répétées, alternant avec l'insolation.

Ostéomalaxie, rachitisme, crétinisme.

§ 266. Renvoyés à la partie chirurgicale de ce travail (§ 333).

Des inflammations extérieures qui arrivent à la dégénération squirrheuse et cancéreuse.

§ 267. Egalement renvoyées à la partie chirurgicale (§ 318).

Des irritations intermittentes de l'extérieur du corps, dites fièvres larvées.

§ 268. Ces fièvres n'étant que des symptômes ou des épiphénomènes (dans le mode intermittent) d'irritations extérieures qui ne sont rien moins que *larvées*, mais au contraire fort *évidentes*, telles que des érysipèles, des ophtalmies, des sciatiques, etc., doivent naturellement être renvoyées à l'article des maladies dont elles dépendent.

Des irritations intermittentes viscérales simples, ou fièvres intermittentes simples.

§ 269. Que les fièvres intermittentes soient ou non le plus souvent (quatre-vingt-dix-neuf fois sur cent, selon la remarque du professeur Broussais) une gastro-duodénite ou entérite supérieure, le froid intérieur et extérieur, pendant l'accès en chaud ou la réaction, leur est très-utilement applicable.

La soif alors ne peut être calmée que par des boissons froides et rafraîchissantes; et d'excellents praticiens, Giannini et M. Mongellaz entre autres (1), ont retiré un très-grand avantage des immersions dans cette maladie. Le premier de ces auteurs surtout, après les avoir expérimentées dans nombre de cas, dont nous rapporterons seulement deux exemples, se résume positivement en ces termes : « *L'immersion froide, employée pendant la période du chaud, dans les fièvres intermittentes, en arrête immédiatement le paroxysme....* Mais il ne faut point entreprendre de guérir les fièvres intermittentes seulement avec l'immersion froide; il faut lui faire succéder l'usage du quinquina : donc l'usage de l'immersion sans celui du quinquina a ses bornes, comme l'usage du quinquina n'est point contradictoire avec celui de l'immersion. Nous dirons plus : l'effet de l'un de ces remèdes est admirablement favorisé par celui de l'autre, puisque si le quinquina peut empêcher le retour d'un paroxysme, il ne peut arrêter celui qui est commencé, ce qui s'obtient uniquement par l'immersion; et de même si l'immersion peut arrêter le paroxysme, il lui est impossible d'empêcher le retour de beaucoup d'autres, ce que l'on peut seul obtenir par l'usage du quinquina. »

Pour moi, j'ai souvent arrêté la maladie en prescrivant, une heure avant l'accès, un sorbet aux fruits ou un lavement froid suivant le siége présumé de l'irritation; moyen dont, en cas d'insuccès, j'ai parfois aussi aidé l'action par un pédiluve ou par un manuluve irritant.

« Un jeune homme, âgé de vingt ans, entra, le 2 septembre, à l'hôpital, avec une fièvre quotidienne, dont il avait eu trois accès avec frisson, chaleur et sueur. La période du chaud, pendant le quatrième accès, qui eut lieu vers les huit heures de l'après-midi, présentant les symptômes ordinaires, le malade subit l'immersion froide et éprouva le soulagement

(1) Giannini : *Op. cit.*, t. I, p. 140 et suivantes; Mongellaz (J.): *Essai sur les irritations intermittentes*, etc.; Paris, 1822, 2 vol. in-8.

accoutumé. Il ne prit aucun médicament. Le 3, à six heures de l'après-midi, accès fébrile avec froid, chaud et sueur. Immersion, point de médicament. Le 4, accès fébrile à la même heure ; symptômes moins graves : même traitement. A midi, accès fébrile ; symptômes graves : même traitement. Le 6, à dix heures, accès de chaud et de sueur, sans frisson préalable ; symtômes légers : même traitement. Le 7, à sept heures, accès de fièvre avec léger frisson, chaud et sueur : traitement à l'ordinaire. Le 8, douleur de tête presque continuelle, chaleur surnaturelle ; pouls plus fréquent : l'immersion froide dissipe ces symptômes ; le malade ne prend point de médicaments. Le 9, à midi, violent accès fébrile avec froid, chaud et sueur : le malade se plaint amèrement de ce qu'on ne lui donne aucun remède. Il subit l'immersion froide dans la période de chaud, et prend le quinquina. Le 10, léger accès de chaud et de sueur, sans froid : l'usage du quinquina est continué. Le 11, il subit encore deux fois l'immersion froide, continue le quinquina pendant quelques jours, et le 15, il est parfaitement guéri.

« Un homme, d'environ trente-huit ans, avait depuis trois mois la fièvre quarte. Il avait pris inutilement beaucoup de remèdes. Aussi, fatigué de sa maladie, il était déterminé à tout entreprendre pour s'en débarrasser. Le 8 décembre, il fut confié à mes soins. Le 9, au moment de la chaleur, qui était accompagnée de douleur de tête, de soif ardente, de malaise, avec un pouls fréquent et ondulant, de l'abattement, de la rougeur au visage et aux yeux, il subit l'immersion froide, laquelle, à l'instant, dissipa tous les symptômes : il ne prit aucun médicament. Les 10 et 11, il mangea de bon appétit, et se sentit bien. Le 12, accès fébrile : immersion qui arrête le paroxysme comme à l'ordinaire. Les 13 et 14, apyrexie. Le 15, accès fébrile : immersion. Les 16 et 17, apyrexie. Le 18 accès fébrile : légère immersion. Les 19 et 20, apyréxie. Le 21, accès fébrile encore plus léger : immersion. Les 22 et 23, apyrexie. Le 24, violent accès de fièvre : douleur de tête, soubresauts dans les tendons, garrulité : immersion. Le 25, apyrexie. Le 26, accès de fièvre ordinaire, quoique anticipé :

immersion. Les 27 et 28, apyrexie. Le 29, accès de fièvre : immersion. Les 30 et 31, apyrexie. Le 1er *janvier* 1830, accès fébrile. Le malade ennuyé, ainsi que moi, de tant d'immersions inutiles (ou du moins insuffisantes), prit alternativement avec elles du quinquina dans du vin chaud, pendant l'intervalle des deux accès qui suivirent. Le jour du dernier accès, je lui appliquai encore un synapisme à la nuque, avec un cataplasme de feuilles de tabac au *scrobicule* du cœur. Il fut définitivement guéri. »

M. le docteur Strambio, compatriote distingué du célèbre Giannini, rapporte aussi dans son excellent *Journal analytique de médecine*, une observation de fièvre tierce guérie par l'emploi du froid interne.

Des fièvres pernicieuses miasmatiques.

§ 270. Mêmes préceptes que pour les *intermittentes simples*, avec cette remarque, que la mort pouvant survenir *actu ipso* pendant l'accès, il n'y a pas un instant à perdre... Ainsi pendant l'accès en froid, il faut stimuler extérieurement comme dans le choléra ; et, aussitôt la réaction survenue, afin de favoriser l'action subséquente du fébrifuge, recourir au froid extérieur en immersion ou en bain, selon les conseils de Hahn, de Giannini, de Valentin (1), etc. « Lorsque, à Saint-Domingue, dit ce dernier auteur, il me fallait abattre le spasme, tempérer l'effort de réaction du système artériel, et prévenir une trop forte détermination des fluides vers la tête, les affusions d'eau froide sur cette partie, et quelquefois sur tout le tronc, procuraient ce bienfait. Il est surprenant jusqu'à quel point j'ai tiré parti de ce procédé, lorsqu'il était appliqué à propos. Je le fis employer sur moi-même à Norfolk, pendant des redoublements de fièvre, dans un temps fort chaud : J'en fus constamment soulagé ; le pouls devenait moins accéléré : l'accablement général, l'oppression, l'agitation et l'anxiété diminuaient très-sensiblement.

---

(1) VALENTIN : *Op. cit.* p. 137 et suiv.

« Un français, âgé d'environ trente ans, eut un accès de fièvre, avec frisson, chaleur et sueur. D'après le récit qu'on m'en fit, cet accès avait été assez violent. Je lui prescrivis deux bonnes doses de quinquina. Comme il assurait avoir eu des envies de vomir, avec quelque commencement de diarrhée, j'y ajoutai des grains d'opium, et j'ordonnai un clystère avec le *diascordium*. Vingt heures après le premier accès, il en eut un autre très-fort. Je le trouvai avec la peau brûlante, étrangement agité, délirant : on avait de la peine à le retenir dans son lit; il avait vomi une bonne portion du quinquina, dès le commencement de l'accès qui, d'ailleurs, avait commencé par un froid de très-courte durée; il avait une soif inextinguible, la bouche sèche, les yeux enflammés, et une douleur très-vive à l'arc supérieur de l'orbite. Il ne me fut pas possible de compter les pulsations du pouls pendant la période de la chaleur; deux heures après, la sueur se manifesta.

« Je craignis que le vomissement et la diarrhée n'éludassent de nouveau l'action salutaire du quinquina, et je devais naturellement m'y attendre. Mais le second accès a été si pénible au malade, qu'il menaçait d'attenter à ses jours, si l'art ne venait à bout d'empêcher le troisième... Je n'hésitai pas un instant à me décider pour le remède que l'analogie et même l'expérience m'indiquaient comme le plus opportun en cette circonstance. Je fis sur-le-champ disposer un bain, et j'en prévins le malade qui en parut content, cette pratique étant, disait-il, suivie en France. En attendant, je donnai de fortes doses de quinquina par la bouche et en lavement, et j'ajoutai à son action par le moyen de l'opium.

« Dix heures après le second accès; le malade éprouva le troisième. Après un frisson de très-courte durée, que l'on ne pouvait cependant distinguer au tact, la période de la chaleur commença. Elle était accompagnée, comme à l'ordinaire, d'agitation, d'un délire furieux et des autres symptômes ci-dessus-indiqués; ce qui m'obligea à faire garder ce malade par deux personnes robustes. Pendant qu'il se débattait dans les angoisses du vomissement le plus violent, je saisis un des petits moments d'intervalle qui avaient lieu, et je le fis plonger dans le bain froid. Une minute après, il éprouva beaucoup d'éructations : le vomissement cessa, ainsi que la douleur des yeux, la soif, l'agitation ; le plus grand calme reparut promptement, et les idées même redevinrent tout-à-fait lucides. A l'aide du quinquina, qui ne fut plus vomi, et d'une seconde immersion froide, qui fut prescrite à raison de la chaleur qui était survenue, le malade fut radicalement guéri (1). »

CHAPITRE III.

Du froid curatif médical dans les névroses.

§ 271. A mesure que nous avançons, et que les maladies perdent leur caractère d'irritation congestive, le froid devient de moins en moins applicable. Ainsi, dans les névroses, il est moins important que dans les sub-inflammations, et dans celles-ci moins que dans les inflammations.... Néanmoins, comme toutes les névroses (excepté les *passives*, qui rentrent dans les sous-excitations, les débilités et les asthénies), de même que les inflammations et les sub-inflammations, sont provoquées et entretenues par l'irritation, les névroses peuvent être utilement modifiées par le froid, non seulement en raison de l'irritation locale qui les constitue, mais encore en raison du trouble et de la surexcitation qu'elles déterminent parfois dans l'organisme, dans les centres gastrique et précordial en particulier, par la douleur et les mouvements convulsifs qui peuvent les accompagner (2).

Des névroses des centres nerveux, de la migraine ou hémicranie.

§ 272. L'appareil digestif, l'estomac en particulier, participent le plus souvent, directement ou indirectement, ainsi que

(1) GIANNINI : *Op. cit.*, t. I, p. 137.

(2) On consultera sur ce sujet, avec beaucoup de fruit et d'intérêt, une fort bonne thèse de M. MEURISSET de Noyon : *Quelques considérations sur les névroses et sur l'influence thérapeutique du froid...*; thèse dont les éléments ont été puisés dans le service de M. Récamier.

l'a prouvé un élève distingué de l'école française (1), à l'irritation qui cause ou entretient la migraine; aussi le froid intérieur est-il ordinairement un moyen très-efficace contre cette maladie. « Nous en avons guéri, dit M. Broussais (2), par la glace appliquée sur la tête et ingérée à plusieurs reprises dès le commencement de l'accès. » Pour moi, je puis affirmer que j'ai obtenu du froid, dans cette maladie, des effets vraiment extraordinaires! Je pourrais citer l'exemple de plusieurs personnes, et de ma femme en particulier, que j'ai débarrassées de ces migraines désolantes qui les rendaient au moins une ou deux fois par semaine, tout à fait *incapables*...; donnaient lieu à des maux de tête atroces, à des vomissements répétés, parfois à de la fièvre, et les forçaient souvent à prendre le lit. J'ai guéri ces personnes en les mettant à l'eau froide pour boisson, en leur faisant prendre de la glace à l'intérieur, non-seulement au moment de l'accès, mais fréquemment le soir, surtout au temps chaud, et au moment du repas, que je supprimais, lors de l'accès, en le remplaçant par un sorbet aux fruits et un bain tiède avec des applications ou des affusions froides sur la tête et sur le cou. Les lavements froids, ainsi que l'ont constaté plusieurs médecins distingués, entre autres le docteur Charbonnier, sont alors aussi de la plus haute importance, et font quelquefois disparaître les prodrômes les plus prononcés et même les symptômes les mieux confirmés de cette désolante affection.

Quant au froid extérieur, les fomentations, les applications sur la tête et sur la région gastro-duodénale, et les bains frais à la belle saison, joints à une coiffure blanche et légère, permettant l'accès de l'air dans son intérieur, m'ont aussi été d'un grand secours comme auxiliaires du froid intérieur.

Du vomissement.

§ 272 (*bis*). Que le vomissement soit *essentiel*, c'est-à-dire résultant de l'inflammation aiguë ou chronique de l'estomac:

---

(1) RICHOND des Brus : De l'influence de l'estomac sur la production de l'apoplexie, etc.; *Annales de la médecine physiologique*.

(2) BROUSSAIS : *Op. cit.*, t. IV, p. 430.

gastrite, squirrhe, ramollissement ou cancer, etc.; qu'il soit *mécanique, sympathique, symptomatique* ou *spamodique*; dans ces derniers cas comme dans le premier, car l'estomac, ainsi et plus que tout autre viscère, à raison de son organisation, de ses fonctions et de son importance physiologique, étant morbidement et indirectement influencé, finit, à la longue, par garder l'irritation pour son propre compte et par s'enflammer; dans ces derniers cas de vomissements, dis-je, l'emploi du froid, surtout à l'intérieur: l'eau froide et la glace particulièrement, est sans contredit le moyen le plus efficace. Quand l'individu est fort et conserve une grande genèse de calorique, principalement à l'épigastre, des compresses d'eau froide sur cette région, des bains frais, etc., peuvent utilement alors seconder le froid à l'intérieur.

Il en est de même dans le *mal de mer*, affection assez peu connue, assez mal étudiée jusqu'à ce jour, et qui entraîne constamment une énorme congestion des centres gastro-intestinaux... Aussi l'usage des stimulants intérieurs, diffusibles et autres, médicamenteux ou alimentaires, est-il ici parfaitement irrationnel. J'ai maintes fois vérifié, sur autrui comme sur moi-même, que le repos horizontal dans une atmosphère modérée, la diète absolue jusqu'à réapparition de l'appétit, les boissons fraîches, acidules, l'eau de Seltz (Alen-Ricord) et la glace en substance sont éminemment indiquées, tant que les accidents persistent, et que le besoin d'exercice ne se manifeste pas. La nature elle-même ne les sollicite-t-elle pas, tandis qu'elle repousse les *ingesta* irritants et le mouvement?.....

De l'épilepsie.

§ 273. L'épilepsie, qu'elle soit ou non compliquée d'irritation gastro-intestinale, est utilement modifiée par le froid *intùs et extùs*, au moment de l'accès. Les applications, les irrigations et les lavements doivent donc y être immédiatement mis en usage, selon le précepte de Georget, de M. Broussais (1),

(1) Broussais : *Op. cit.*, t. IV, p. 484.

etc. Quelques malades, habituellement prévenus par certains prodrômes, ont même assuré avoir évité plusieurs fois l'accès en usant de ces moyens, et en prenant intérieurement de la glace. Je pense qu'on pourrait utilement y ajouter le bain frais lorsque la latitude ou la saison le permettent; je crois même qu'on pourrait encore avec avantage tenter l'immersion au moment de l'accès, en prenant, bien entendu, les précautions nécessaires, et en employant des aides vigoureux et intelligents. Mais ce dont je suis convaincu, c'est que le régime abstème (1) est une condition de guérison, comme le principal moyen préventif de cette terrible maladie.

« La senora Dona Maria Josefa L***, âgée de vingt-six ans, tempérament sanguin, me fit appeler en décembre 1826, pour lui donner des soins. Elle me raconta qu'elle fit, en août 1825, contre son habitude, une course à pied, fortement serrée dans son corset; qu'elle éprouva bientôt des vomissements, et enfin des convulsions; que dès qu'elle fut délacée, elle fut prise d'un vomissement de sang et d'une attaque d'épilepsie; que la menstruation qu'elle avait lors de l'accident se supprima; que ses médecins lui avaient successivement administré le kina, le camphre, le musc, l'opium, le sous-nitrate de mercure, le vomi-purgatif Leroy, et enfin des pilules d'étain et mercure; que depuis l'invasion de la maladie, elle avait constamment vomi tous les aliments, tant solides que liquides qu'elle prenait, et que tous les mois, à l'approche de ses règles, qui coulaient fort peu, elle avait son attaque d'épilepsie.

« 7 décembre, voici l'état dans lequel je la trouvai : la mai-

(1) Sans répéter ce que j'ai dit plus haut (§ 126) de l'immense avantage de ce régime, pour l'*homme physique et moral*, comment ne pas parler du noble but et des généreux efforts de la *Société de tempérance américaine* et de ses pieuses sœurs, établies aux Etats-Unis et sur presque tous les continents civilisés? La déclaration de leurs vues et des principes de leur action est trop remarquable, et confirme d'une manière trop éclatante la thèse que je défends, pour que je ne me fasse pas un devoir de la proclamer ici : « *Nous sommes convaincus que les boissons énivrantes, prises comme breuvage par les personnes en bonne santé, ne sont jamais salutaires, mais malfaisantes, et que l'abandon de cet usage tendrait grandement à augmenter la santé, la vertu, le bonheur et la prospérité du genre humain*..... »

greur n'était point en raison du temps depuis lequel elle était malade; cela venait de l'embonpoint dont elle jouissait avant la maladie; les plis de la peau indiquaient qu'il avait été prodigieux : yeux sans éclat, langue rétrécie et rouge à la pointe, lèvres colorées, sensibilité à l'épigastre, foie tuméfié et douloureux à la pression; urine rare et rouge, à sédiment briqueté; extrémités froides, pouls à peine sensible : trois moxas sur l'épigastre, deux sur le foie, lait glacé pour nourriture et boisson; trois cueillerées de demi-heure en demi-heure; frictions sèches sur toute la peau.

« Le 11, le lait passe bien; j'en augmente la dose, et je prescris un léger exercice le matin. Le 21, les cinq moxas sont en suppuration, je fais suspendre dans le lait un mucilage de gomme adragant, et prescris une once de pâte de guimauve. Le 26, retour des vomissements, accès d'épilepsie : bains de pieds sinapisés, glace sur la tête pendant l'attaque qui dure vingt-cinq minutes. Le 27, abattement, somnolence, lassitude dans tous les membres, parole un peu embarrassée : bains de pieds sinapisés, glace sur la tête, lait pour nourriture. Le 28, la malade se trouve dans le même état qu'avant l'attaque : lait glacé, pâte de guimauve, frictions sur la peau; exercice léger le matin. Le 7 janvier, la malade n'a pas vomi depuis l'attaque d'épilepsie; la langue est moins rouge, plus large, les lèvres sont moins vermeilles; le pouls a repris un peu de force. Elle désire essayer les aliments solides : crême de riz le matin, lait le reste du jour, lavement émollient froid pour obvier à la constipation. Du 8 au 23 janvier, crême de riz matin et soir. A cette époque, je diminue les aliments; j'ordonne des bains de pieds et des frictions sèches sur les cuisses, et fais laver la tête de la malade cinq à six fois par jour. Je n'ose appliquer des sangsues à la vulve pour rétablir le flux menstruel, vu l'état de faiblesse où elle se trouve encore. Les 24 et 25, même état, mêmes moyens. Le 26, vomissement, attaque d'épilepsie moins forte et plus courte que les précédentes : moyens précédemment indiqués.

« J'abandonne la description journalière des symptômes

d'une maladie qui a demandé trois mois de traitement; il me suffira de dire qu'ayant toujours présente l'irritabilité de l'estomac, je ne déposais jamais dans son intérieur que des aliments en rapport avec sa susceptibilité; que le 25 février, je fis appliquer des sangsues à la vulve, qui rappelèrent les règles; que l'accès d'épilepsie ne dura que quinze minutes et ne fut pas précédé de vomissements. Le 30, je fis sécher trois moxas, et permis à la malade quelques viandes blanches au dîner; je lui ordonnai pour boisson, entre ses repas, l'eau sucrée à la glace. Le 15 mars, je prescrivis la pommade stibio-opiacée du docteur Peysson, en frictions sur la colonne spinale, et la potion du même nom, à prendre à la dose d'une cuillerée le premier jour, en augmentant d'une cuillerée chaque jour jusqu'à en prendre six. Le 25, quelques coliques précédèrent l'apparition des règles, qui coulèrent bien; l'accès disparut pour ne plus revenir; les moxas furent attentivement supprimés; et le 15 avril, la senora Josefa ne conservait de sa maladie qu'un peu de maigreur; aujourd'hui, avril 1828, elle a recouvré et son embonpoint et sa santé (1).»

Catalepsie, extase, somnambulisme, somnambulisme magnétique, etc.

§ 274. Ici, même causalité, même siége de la maladie, même traitement que dans la précédente; mais comme ces *soporeuses* sont accompagnées de moins de réaction, d'une décharge d'innervation viscérale et surtout musculaire infiniment moins considérable que dans cette dernière, l'usage du froid extérieur présente beaucoup moins de chances d'utilité, et n'est guère indiqué que sur la tête (en fomentations, douches, etc.), et parfois à l'épigastre. Cependant les bains frais, dans l'intervalle des accès, par immersions répétées, et convenablement administrés, pourraient fournir d'excellents résultats. Petetin (2) conseille même ces bains à la glace, con-

(1) Lerivereno, de la Havane : *Annales de la médecine physiologique*; août 1830, p. 524.

(2) Petetin (J.-H.-D.) : *Mém. sur la découv. des phén. que présente la catalepsie*; Lyon, 1787, in-8.

curremment avec l'application permanente du froid sur la tête. Quant au froid intérieur, dit-il, il est toujours indiqué par la bouche comme en lavements.

Des névroses convulsives.

Du tétanos (1).

§ 275. Sans doute, dans l'administration du froid *intùs et extrà*, il faut avoir ici grandement égard à la cause prochaine comme aux causes éloignées de la maladie; sans doute il faut aussi tenir compte de ses complications, et cette appréciation multiple n'appartient qu'au praticien consommé; mais guidé par l'analogie, éclairé par les résultats de l'application du froid dans les convulsions proprement dites, il nous est permis d'avancer qu'on a beaucoup trop négligé le froid dans le tétanos. Les anciens y attachaient plus d'importance que nous, et Hippocrate lui-même en faisait un fréquent usage: « *Est verò*, dit le père de la médecine (2), *ubi in tetano sine ulcere, juveni bene carnoso, æstate media, frigidæ multæ affusio caloris revocationem facit; calor autem hæc solvit...* » Mais malheureusement cette maladie, encore peu connue dans sa nature, inspire aux médecins une véritable terreur qui les rend circonspects à l'excès dans le choix de leurs moyens thérapeutiques, et les frappe d'une sorte d'impuissance.

Ce nous est un regret personnel de n'avoir pas insisté sur l'administration large et hardie du froid *intùs et extrà*, dans quelques cas dont nous avons été témoin, et qui nous semblaient présenter plusieurs conditions de succès par ce moyen. Mais alors nous ne connaissions pas toute la puissance du froid en médecine comme en chirurgie; M. Broussais n'avait pas encore écrit, bien qu'il l'eût plusieurs fois énoncé dans ses cours: « Le froid peut avoir, dans le tétanos, son avan-

---

(1) TÉTANOS.
J'engage l'auteur à lire cet article dans la *Clinique chirurgicale*. C'est assurément le plus important de cet ouvrage, et il verra quels ont été les effets du froid en bains (Baron LARREY).

(2) HIPPOCRATE : Sect. V, Aphor. 21.

tage, mais manié avec l'expérience consommée du médecin physiologiste (1) ; » et nous ignorions ce qu'avait publié M. Treille (2) sur ce point : « On attribue, dit ce chirurgien distingué, à la fève de Saint-Ignace et à la noix vomique une action directe sur le rachis, comme par une irritation élective qui produirait, suivant quelques-uns, une espèce de tétanos. Pourquoi désespérer de trouver une substance sédative de cette même portion du système nerveux? On pourrait alors exciter ou calmer le tétanos, pour ainsi dire à volonté. J'ai obtenu de très-grands succcès de l'opium administré à très-haute dose, en même temps que le malade était soumis aux aspersions d'eau froide. Sur cinq tétanos que j'ai soumis à ce traitement, trois ont été conduits à une complète guérison. Quelques détails sur l'emploi de ce moyen ne me paraissent pas inutiles. Dès que les accidents tétaniques se manifestaient, on répandait à grands flots de l'eau froide sur toute la surface du corps du malade; on l'essuyait légèrement, on l'enveloppait ensuite de quatre à cinq couvertures de laine; et, de demi-quart d'heure en demi-quart d'heure, on lui faisait prendre deux grains d'opium (dont on eût pu doubler la dose). Quinze minutes étaient à peine écoulées, que le pouls devenait fébrile; une sueur abondante couvrait tout le corps; les muscles ne tardaient pas à tomber dans un relâchement complet; parfois le sommeil avait lieu; enfin le tétanos ne semblait plus exister.

« Néanmoins cet état ne se maintenait ainsi que quatre à cinq heures; la sueur commençait alors à diminuer, puis elle disparaissait, et les accidents tétaniques se montraient de nouveau. Je faisais de suite répéter les aspersions froides, et les phénomènes que je viens de décrire se répétaient (l'opium était toujours administré à la dose et dans l'ordre que j'ai dits). Mais que de soins ne doit-on pas apporter dans l'administration des aspersions froides! Tous les instants du jour et

---

(1) Broussais : *Op. cit.*, t. V, p. 51.
(2) Treille : *Anc. cit. Proposit. médico-chirurg. pratiques;* Paris, 1816.

de la nuit doivent être employés à surveiller attentivement le malade. Il faut renouveler les aspersions dès que la peau cesse d'être couverte de sueur. Ces faits n'ont aucun rapport, ce me semble, avec le mauvais succès des aspersions à la glace, faites à grands flots sur la tête des tétaniques, pendant que ces infortunés étaient retenus dans un baquet d'eau très-froide. Ici, comme ailleurs, les extrêmes sont nuisibles. »

De la chorée ou danse de Saint-Guy (1).

§ 276. Primitive ou constitutive, la chorée doit être constamment combattue par le froid intérieur, aidé le plus souvent du froid extérieur et surtout de la natation au bain frais et du *bain de surprise.* Telle est, d'ailleurs, l'opinion des meilleurs praticiens, entre lesquels il faut citer Georget, MM. Guersent, Trousseau, Andral, etc. « Les bains tièdes, froids, dit (2) ce dernier auteur, ceux de mer, dont la réputation est méritée; les bains de surprise, l'immersion rapide du corps dans l'eau froide et répétée plusieurs fois; les affusions froides sous forme de pluie avec un arrosoir, sur la tête ou sur le corps, selon le cas, sont surtout les meilleurs moyens à faire servir contre cette névrose. Leur emploi, soutenu ou non par l'administration de quelques antispasmodiques, de la valériane particulièrement, a valu au grand chirurgien de l'Hôtel-Dieu, à l'immortel Dupuytren, des guérisons nombreuses. »

Cependant, les bains de surprise, comme tout ce qui agit fortement et brusquement sur l'organisation cérébrale d'un malade, et surtout d'un enfant pusillanime, peuvent avoir des conséquences graves, et tout opposées au but qu'on veut at-

---

(1) DANSE DE SAINT-GUY.

Le froid serait insuffisant dans cette névralgie, si on n'employait pas d'autres moyens.

J'engage l'auteur à lire mon mémoire inséré parmi ceux de l'*Académie des Sciences* (Baron LARREY).

(2) ANDRAL : *Op. cit.; Gazette des hôpitaux*, etc., 6 octobre 1836, p. 476.

teindre. Je crois donc qu'il faut reléguer aux *Arcanes* ce moyen né des temps barbares ; ou du moins n'y recourir qu'avec la plus grande circonspection.

« Zoé Dupin, âgée de onze ans, constitution grêle, stature élevée, cheveux bruns, système musculaire peu développé, entra à l'hôpital le 17 mai 1836, affectée de chorée pour la quatrième fois. La première atteinte a eu lieu vers la fin de la septième année ; la seconde, à neuf ans ; la troisième, à dix ans. Elles se sont toutes montrées dans la même saison. La première attaque avait duré deux mois ; elle avait été traitée en ville par les bains chauds, et par des applications de sangsues autour des malléoles. La deuxième atteinte n'eut pas plus de quinze jours de durée ; enfin la troisième dura à peine huit à dix jours. On ne fit usage, les deux dernières fois, d'aucun moyen de traitement. La maladie actuelle remonte à un mois ; elle paraît être survenue, ainsi que les précédentes attaques, sans cause appréciable. La malade n'a éprouvé aucune frayeur, n'a reçu aucun coup, n'a jamais rendu de vers. Relativement aux prédispositions, nous ferons remarquer que cette petite fille appartient à une famille dans laquelle les convulsions sont héréditaires. Sa mère y a été longtemps sujette ; ses frères et sœurs en ont tous éprouvé dans leur enfance.

« Le 18 mai, nous trouvons la malade couchée daus son lit, la tête échevelée et agitée par les mouvements les plus désordonnés ; les muscles de la face participent aux mêmes désordres ; l'agitation de la langue rend l'articulation des sons difficiles ; le tronc est projeté tantôt à droite, tantôt à gauche ; les membres supérieurs et inférieurs sont également agités. La malade ne peut porter à sa bouche un verre de tisane, sans en renverser une grande partie. Les muscles du côté droit sont un peu plus agités que ceux du côté gauche. Toutefois, d'après le récit de la mère, qui est confirmé par la malade, c'est par les membres du côté gauche que l'affection a débuté : les membres du côté droit n'ont été entrepris que dix jours après l'invasion. La progression est encore possible, mais elle est très-irrégulière. Du reste, les parties affectées ne sont le siége d'aucune douleur. La malade n'accuse également ni céphalalgie ni rachialgie. La pression exercée sur le trajet des apophyses épineuses des vertèbres ne fait naître aucune sensation douloureuse. L'intelligence est nette ; les voies digestives sont en bon état ; le pouls, que nous parvenons avec peine à compter, à cause de l'agitation de la malade, ne donne pas plus de quatre-vingt-quatre pulsations. La chaleur de la peau est naturelle : bain d'immersion à + 24° R. ; infusion de tilleul et de feuilles d'oranger, demi-portion d'aliments.

« Le 19, le premier bain ayant été très-bien supporté, on abaisse la température de l'eau à 20° ; le 20, à 18° et le 21 à 16°. Le 22, l'amélioration est déjà très-notable : la malade marche plus régulièrement ; elle peut se maintenir en équilibre sur l'une et sur l'autre jambe ; ce qu'elle ne pouvait faire les jours précédents ; elle commence à prendre quelques aliments sans le secours d'un aide ; aucune douleur de tête ne se fait sentir ; il n'est survenu ni toux, ni douleur de poitrine, ni gêne de la respiration. La malade n'éprouve aucune répugnance à se plonger dans un bain à 16°. Du 28 mai au 1er juin, les bains sont administrés à la température de 15°. La diminution des mouvements choréiques est telle dans les premiers jours de juin, que la malade est employée au service des salles, ce dont elle s'acquitte avec beaucoup de zèle. Le bégaiement a complétement cessé ; la face n'est plus grimaçante ; les membres supérieurs seuls sont encore le siége de quelques mouvements. Du 5 au 10, nous n'observons de légers mouvements involontaires que dans le bras droit. La force musculaire des deux membres supérieurs ne paraît d'ailleurs pas diminuée, car la malade presse avec force la main qu'on l'engage à serrer ; l'appétit est beaucoup plus vif qu'avant son entrée à l'hôpital, qu'elle quitte entièrement guérie le 16 juin (1). »

---

(1) *Hôpital des enfants malades ;* service de M. Guersent ; *Gazette des hôpitaux,* etc. ; 16 juillet 1836, p. 537, où sont encore consignées deux observations analogues.

(1) Chorée guérie par le froid.

« C'est par l'hydrothérapie ou tout simplement par le drap mouillé, à défaut d'autre ressource, que M. Villar a guéri la chorée, dont il re-

Des convulsions, ou de la faculté et de l'habitude de convulsion (*convulsions pour causes morales, imitation des névroses; de l'imitation dans plusieurs phénomènes nerveux*).

§ 277. Dès que l'on a soigneusement constaté la cause déterminante, primitive ou symptomatique de la maladie, il faut, comme dans le cas précédent, recourir immédiatement à l'usage du froid *intùs et extùs*; comme il s'agit ici de phénomènes ordinairement plus aigus, plus vasculaires et plus complexes, il convient d'agir promptement, quoique avec beaucoup de discernement et de circonspection, et de déterminer surtout avec soin si l'on doit préalablement saigner, où, et en quelle quantité l'on doit saigner?

« Mademoiselle D***, âgée de cinq ans, était indisposée depuis cinq à six jours. Elle avait habituellement la face colorée; très-précoce, elle était fort vive et parfois même colère: la moindre résistance à ses volontés la faisait entrer en convulsions. Un jour, après avoir été fortement contrariée, elle fut prise de douleurs de tête, il se manifesta des rougeurs et des pâleurs alternatives aux pommettes, et ensuite à toute la face, il survint quelques mouvements convulsifs, quelques soubresauts dans les muscles: un élève en médecine qui fréquentait la maison, conseilla des bains de pieds et des lavements; mais

---

late cinq observations (*Journal de médecine de Toulouse*). Beaucoup de praticiens, qui négligent cette méthode curative, à défaut d'un établissement à leur portée, pourront ainsi y recourir en suivant cet exemple, au lieu de saturer leurs malades de médicaments et des poisons les plus actifs. L'enveloppement se fait dans un drap mouillé avec de l'eau à 6 ou 8° c., au saut du lit, et ne dépasse pas 10 à 15 secondes, en portant surtout sur la colonne vertébrale et les membres convulsés. On le remplace par un drap bien sec, avec lequel on pratique de légères frictions en essuyant, puis une couverture en laine y succède, avec laquelle deux personnes robustes pratiquent des frictions. Aussitôt la réaction se fait, la chaleur apparaît, même en hiver, qui est la saison la plus favorable à ce traitement. La température de l'eau étant plus basse, la réaction est plus intense et les effets plus marqués. On comprend que, chez les sujets nerveux, chloroanémiques, lymphatiques, scrofuleux, ce moyen soit d'un puissant effet, car pour ce qui est de la chorée à forme congestive, c'est une autre affaire..... »
(L'*Union médicale* du 11 août 1864).

on ne fit rien : la volonté de l'enfant s'y opposa. Le lendemain les symptômes s'aggravèrent, la petite malade fut contrainte de garder le lit ; il survint de la fièvre, bientôt du délire, et enfin tous les symptômes d'une arachnitis bien prononcée. Des sangsues à plusieurs reprises, des cataplasmes, des sinapismes furent employés ; cependant le désordre continuait et le danger devenait imminent : ce fut dans ce moment que l'on m'appela. L'enfant était couchée sur le dos, la tête un peu renversée sur son oreiller ; les yeux étaient fixes, sensibles à la lumière et à moitié fermés ; la figure était pâle et grippée en haut ; le pouls était petit, vif et serré ; quelques mouvements convulsifs se manifestaient encore dans les membres, à la face, autour du nez et des lèvres : le cas, comme on le voit, était pressant ; il n'y avait pas de temps à perdre : un instant plus tard, l'épanchement se faisait, et l'enfant était perdue.

« On voulait encore lui mettre des vésicatoires et de nouveaux sinapismes : c'était aussi mon avis ; mais je proposai de les faire précéder de l'application de la glace. A cet effet, je plaçai la malade sur une chaise, les épaules couvertes de serviettes et de taffetas ciré, pour les prévenir de l'humidité ; les pieds furent mis dans l'eau tiède, et je procédai à tous ces préparatifs en faisant découvrir la tête de la malade. Soutenue ainsi par deux personnes, je commençai à lui verser sur la tête de l'eau à la température de l'appartement : douze à quinze degrés ; puis je me servis d'eau de puits nouvellement tirée, enfin j'employai de l'eau ordinaire, dans laquelle on faisait fondre de la glace. Peu à peu la tête, qui était penchée et abandonnée sur l'épaule droite se redressa d'elle-même, les yeux s'animèrent, et après une heure de cette manœuvre, l'enfant reconnut sa mère, et bientôt l'appela. Je continuai encore quelques instants mes affusions froides ; et, sans faire attentions aux épithètes et aux félicitations presque déifiques que chacun me prodiguait, je mis la malade dans un lit un peu chaud, la tête très-haute : c'est alors que je la coiffai de glace ; je plaçai une personne de chaque côté de son lit, avec injonction d'empêcher le sachet de tomber, et de le renouveler toutes les heures sans jamais l'enlever tout-à-fait, sous aucun prétexte que ce fût. Immédiatement après, et sans perdre de temps, je fis appliquer les vésicatoires et les sinapismes proposés; et le quatrième jour de ce traitement, dix jours après l'invasion de la maladie, mademoiselle D*** était en convalescence. Je dois dire que je continuai l'usage de la glace encore pendant douze heures, et que je ne cessai les applications froides entièrement qu'au bout de deux jours, et par une succession de température toujours croissante (1). »

Du tremblement (délirium tremens, *tremblement des vieillards,* dit *par débilité*).

§ 278. Le froid ne laisse pas que d'être utile dans cette affection, surtout si elle se complique de gastro-entérite ou d'irritation céphalo-spinale. Dans ce cas, il doit même être appliqué *intùs* et *extrà*; seulement chez les vieillards, il ne doit être administré au dehors qu'avec beaucoup de réserve, et borné aux points congestionnés.

Névroses des fonctions intérieures, névroses des appareils circulatoire et respiratoire (*des palpitations, des spasmes du cœur, de l'angine pectorale ou sterno-cardite, de l'asthme convulsif, de l'incube, cauchemar ou éphialte.*)

§ 279. Ces diverses maladies s'accompagnent souvent de la congestion des appareils où elles siégent; une autre complication fréquente, ce sont diverses nuances d'irritation gastro-intestinale; aussi ces névroses s'accommodent-elles du froid administré au dedans et même au dehors, s'il n'existe pas de contre-indication pulmonaire, etc. Quelques anciens, et parmi nos contemporains M. Wedenmeier, Dzondi, Broussais, Andral, Castel (2), Ferrus (3), etc., en ont retiré de très-bons effets dans le traitement de plusieurs d'entre elles.

(1) TANCHOU : *Op. cit.*, p. 54.
(2) CASTEL (Louis) : *Diverses notices sur l'aliénation mentale, le typhus*, etc.; Paris, 1826, etc.
(3) FERRUS (G.) : *Des aliénés;* Paris, 1834, etc.

Notre pratique personnelle nous a convaincu des avantages de ce moyen, et comme il est peu de confrères qui ne les aient éprouvés, point n'est besoin de consigner ici des faits cliniques qui les mettent en évidence.

Névroses de l'appareil digestif (*névroses de l'estomac, des intestins, de la colique saturnine*).

§ 280. Loin de nous la négation absolue des névroses pures du canal alimentaire; il en est, sans contredit, qui n'ont rien à démêler avec l'inflammation; mais combien de fois la gastro-entérite a précédé ou se montre imminente ! combien de gastralgies ou d'entéralgies qui ne sont, sous prétexte de névroses, que les reliquats ou les précurseurs d'une inflammation de la muqueuse ! Il y a donc un cachet de sagesse pratique dans les règles qu'a tracées à cet égard le professeur Broussais.

« Il faut, contre ces névroses, dit-il (1), lorsqu'elles sont prouvées pures et simples, employer les bains froids ou tièdes, la glace *intùs* et *extùs*, ingérée et appliquée sur l'épigastre (ou la portion de l'intestin irritée), s'il y a étoffe à réaction, c'est-à-dire circulation forte et chaleur, mais non s'il y a disposition au frisson, au malaise musculaire, au catarrhe, etc..., ou si la maladie ne s'accompagne pas d'un degré de chaleur suffisante. » Brandis (2) rapporte un cas d'ileus dont il triompha par ce mode de traitement.

Les bains frais, de mer surtout, au temps chaud, par immersions répétées et accompagnées de natation, d'action musculaire soutenue, produisent aussi de forts bons résultats. Dans la colique saturnine spécialement, je ne doute point que les lavements frais ne soient d'un excellent usage ; mais j'avoue ne les y avoir pas encore essayés, soit seuls, soit comme auxiliaires du traitement antiphlogistique pur.

(1) BROUSSAIS : *Op. cit.*, t. V, p. 128.
(2) BRANDIS : *Op. cit.*, p. 86.

Des névralgies viscérales.

§ 281. Ces affections doivent toujours tenir le médecin en éveil ; elles sont comme *le feu sous la cendre*, et menacent toujours, à la moindre cause de surexcitation, de se convertir en une irritation inflammatoire, aussi ne saurait-on leur opposer avec assez de persévérance toutes les ressources de la médication sédative.

Névroses des organes des sens (*névroses du goût, de l'odorat, de l'audition, de la vue, du toucher*).

§ 282. Malgré les différences qui résultent entre elles de la composition anatomique des parties où elles siégent, ces maladies présentant un caractère commun, la surexcitation ou l'irritation, peuvent toutes être favorablement modifiées par le froid *intùs* et *extùs*. Mais avant de l'appliquer, le médecin recherchera soigneusement leurs causes et leurs complications, s'il en existe, afin de combiner convenablement le traitement. Ainsi l'opportunité du froid intérieur ressort de la co-existence d'une gastro-entérite ; les bains, les applications, les fomentations, etc., avec ou sans mélanges émollients, astringents ou narcotiques, seront préférablement adoptés suivant les indications. J'ai obtenu du froid, administré d'après ces principes et employé avec persévérance, de très-beaux résultats dans quelques névroses des sens, surtout de la vue et du toucher.

Névroses des organes sexuels, du priapisme et du satyriasis, de la spermatorrhée ou pollutions.

§ 283. Quelles que soient les causes dont elles dépendent, inflammatoires ou nerveuses, primitives ou secondaires, ces maladies sont très-efficacement combattues par le froid *intùs* et *extrà*. Les boissons froides, la glace prise à l'intérieur, mais principalement les lavements, les lotions, les applications sur les organes génitaux et aussi sur le cervelet, les bains avec natation, etc., modifient puissamment aussi cette double affection génitale (1). « Nous avons vérifié, mes amis et moi, que les sangsues et le froid appliqués à la nuque, diminuent beaucoup le pouvoir générateur. Gall l'avait avancé; mais on n'avait pas voulu le croire. Le traitement doit être ensuite dans la mesure convenable, essentiellement diététique, et nerveusement révulsif vers la raison et les bons instincts, révulsif vers les muscles par les voyages et la diversion qui s'y joint. Le régime doit être peu nourrissant, et presque entièrement végétal et aqueux (2).

« Un trait qui m'est arrivé à moi-même à Brescia en Italie, me frappa singulièrement. Je fus attaqué tout à coup, à la suite d'un voyage en voiture, de coliques violentes dans l'hypogastre, avec ténesme, érections fréquentes et excessivement douloureuses, sans fièvre. Je me mis à l'usage ordonné en pareil cas, de boissons tièdes et délayantes, de lavements dits émollients, et répétés, de bains chauds, etc. Je

---

(1) REMÈDE CONTRE LA MASTURBATION HABITUELLE.

« Monsieur,

« En parcourant, il y a quelque temps, votre analyse d'un ouvrage sur les abus vénériens, je me suis rappelé quelques faits très-intéressants de la pratique de M, le docteur Ferroresi, à Naples.

« En voyant tout récemment les réflexions que vous avez insérées sur un aliéné adonné à la masturbation, et sur les inconvénients de la continence forcée produite par l'appareil coercitif dont on avait dû le munir, je me suis décidé à vous communiquer ces faits, dont le succès pourrait conduire à de hautes réflexions, mais qu'en l'état il s'agit d'abord de constater. Or, c'est à vous, Monsieur, à rappeler sur cet objet l'attention des praticiens.

« M. le docteur Ferroresi a guéri une jeune fille qui était en proie à la nymphomanie la plus effrénée, et deux jeunes gens qui se mouraient sous l'habitude la plus incorrigible de la masturbation, *au moyen de simples applications de glace sur le lobe postérieur du cervelet*, ou plutôt *sur la protubérance occipitale.*

« Ce sont, je le dis bien, *des faits* indépendants de tout système, et des faits d'un haut intérêt pratique. Comme il m'a paru que vous n'aviez jamais aucune répugnance à louer la médecine étrangère à la France et à lui faire des emprunts, j'espère que vous accueillerez cette observation.

« Agréez, etc.

« Michel SAINT-MARTIN. »

Turin, 9 mars 1835.

(2) BROUSSAIS : *Op. cit.*, t. V, p. 187.

me mis sur la vapeur d'eau. Tout était inutile ; et, bien au contraire, les accidents semblaient augmenter. Vingt fois par nuit, les souffrances des érections me forçaient à me lever. La fraîcheur seule les faisait cesser, et me soulageait momentanément. Ce n'était pas encore assez pour m'affranchir des préceptes de l'art dans une affaire qui m'était personnelle : il fallait que la nécessité me contraignît. Réveillé par le même organisme vénérien, et décidé à prendre encore un lavement, je ne trouvai point d'eau chaude à ma disposition. Je le pris froid, et me crus guéri sur-le-champ, tant le soulagement fut prompt et complet. Dès-lors je ne pris que les mêmes boissons, mais froides, des lavements froids, et dès le surlendemain, j'étais parfaitement guéri. Quel trait de lumière !... J'en ai profité souvent depuis dans ma pratique, et je m'en suis très-bien trouvé. Quelques symptômes propres aux affections vaporeuses nous éclaireront encore.

« Une femme très-irritable est prise, sans cause connue ou pour un sujet très-léger, de vertiges, de défaillance, de convulsions terribles. Elle est naturellement délicate et faible, et deux hommes vigoureux peuvent maintenant à peine la contenir. Les assistants, instruits par leur raison naturelle ou par l'habitude, ouvrent portes et fenêtres pour lui donner de la fraîcheur. On la dégage des vêtements trop serrés ou trop chauds ; on baigne ses mains dans l'eau froide, on lui en éponge le front et les tempes, on lui en fait avaler, et la malade recouvre de suite l'usage de ses sens. Tous les accidents ont disparu sans même laisser de traces (1). »

De l'hystérie.

§ 284. Cette maladie est à la femme ce que la précédente est à l'homme ; d'où même traitement. Mais il faut ici s'attacher avec un soin minutieux à bien déterminer la cause, et à reconnaître les complications qui peuvent exister. On ne doit point se borner à l'examen attentif de l'utérus ; tous les vis-

---

(1) ROZIÈRE : *Op. cit.*, p. 225-4-5.

cères doivent être interrogés et en première ligne le cœur et le tube digestif. « Rejetez, dit Pomme, ces remèdes antihystériques et antispasmodiques, tels que le castor, l'éther, le succin, le camphre, l'assa fœtida, le musc, la valériane, la menthe, les eaux spiritueuses, etc.; mais préférez bien plutôt les bains simples tièdes et froids, souvent répétés et prolongés plusieurs heures; les boissons mucilagineuses et rafraichissantes, les pédiluves, les lavements froids, l'eau pure pour boisson, en un mot une médication émolliente, des remèdes doux et aucun stimulant. — « C'est peut-être, observe Georget (1) commentant ces paroles, le seul auteur qui ait eu la sagesse de ne point opposer de moyens violents à un mal si peu connu dans sa nature, et pour lequel les secours de la pharmacie sont presque toujours inutiles, lorsqu'ils ne sont pas nuisibles. »

De la nymphomanie ou fureur utérine.

§ 285. Due aux mêmes causes essentielles que l'hystérie, dont elle n'est pour ainsi dire que l'exagération, la nymphomanie réclame les mêmes moyens que la première, seulement avec plus d'énergie et de persévérance dans leur application. Un praticien distingué, dont les principes médicaux toutefois sont rarement les nôtres, mais dont la sagacité est parfois prodigieuse, et que nous nous faisons un plaisir et un devoir de citer ici, M. Récamier, l'un des médecins de notre époque qui a le mieux compris l'action du froid, l'a souvent et utilement dirigé contre la maladie dont nous nous occupons. Entre plusieurs faits remarquables qu'il possède, se trouvent les deux suivants :

« Une fille âgée de trente-deux ans, maigre, pâle, dont les règles coulent en petite quantité et irrégulièrement, éprouvait constamment vers la région utérine une ardeur brûlante, accompagnée d'un mouvement fébrile quotidien, d'insomnie avec des rêves érotiques, que sa chasteté bien constatée ne

(1) GEORGET : *Op. cit.*, art. HYSTÉRIE.

permettait pas d'attribuer au dérèglement de ses mœurs. Sa physionomie portait évidemment l'empreinte de la lutte qu'elle livrait en vain à des désirs qu'elle s'efforçait vainement aussi de réprimer. L'usage des bains tièdes, et l'abstinence des excitants, de la nourriture animale, loin de pallier ses souffrances, semblaient les avoir accrues. Deux demi-bains par jour, de quinze à vingt minutes de durée, et d'une température de + 20° à + 24° R., renouvelés pendant sept à huit jours de suite, ont fait cesser la fièvre, ramené le calme et le sommeil. En ce moment on la soumet à l'usage des préparations ferrugineuses, pour tâcher de régulariser le flux menstruel.

« Le second fait, plus probant encore que le premier, a pour objet une jeune fille de douze à treize ans, non encore réglée. Depuis six ou huit mois, elle souffrait de maux de reins, de douleurs aux parties sexuelles, où elle portait incessamment la main. La sensation de volupté qu'elle éprouva par cet attouchement la conduisit à un autre manége, qu'elle renouvelait un grand nombre de fois par jour depuis quelques mois, lorsque son amaigrissement croissant et la perte de sa fraîcheur naturelle donnèrent l'éveil à sa mère, à laquelle cette jeune personne fit ses confidences, avouant ingénûment comment elle avait été conduite à satisfaire un penchant irrésistible. On fit valoir auprès de la malade, pour la détourner de ces pratiques, toutes les raisons suggérées par les circonstances; on joignit une surveillance très-active, des distractions de toute espèce et l'usage des bains. Rien ne fit contre les habitudes auxquelles elle cédait malgré elle, en présence même de ses parents. Quelques bains froids, employés d'après les règles prescrites, éteignirent immédiatement cette ardeur désordonnée. En ce moment on a remplacé les bains généraux par les bains locaux. Toute sensation irrégulière du côté de la région utérine a entièrement cessé. Voici en quoi consiste la méthode réfrigérante appliquée à cette maladie.

« Les bains locaux ou bains de fauteuil doivent presque toujours précéder. La température de ces bains, maintenue à un degré modéré, est abaissée, suivant la susceptibilité, de + 24 à 20° R., jusqu'à 14, 12 ou même 10°. La malade y reste plongée pendant dix minutes, un quart d'heure ou vingt minutes, plus ou moins ; après quoi elle en est retirée et convenablement essuyée. On répète ces bains tous les jours. Il est bon de remarquer que le bain local est promptement échauffé par la malade, de manière que si le besoin exigeait de la replonger, il serait nécessaire d'y ajouter de l'eau froide. Pendant qu'on administre ces bains locaux, on agit en même temps, par les injections, dans le conduit vaginal et dans le rectum. Ces sortes d'injections soutiennent l'efficacité du bain, en procurant à l'intérieur les effets qu'il procure à la surface du corps. La température de ces injections doit être de trois ou quatre degrés plus élevée que celle du bain : la raison, c'est que l'intérieur du corps, plus chaud que l'extérieur, est plus sensible et ressent plus vivement les impressions du froid. Deux autres injections vaginales par jour, d'après la méthode usitée, et autant d'injections par le rectum, après avoir évacué le gros intestin, sont en général la mesure ordinaire de cet auxiliaire des bains locaux.

« Les affusions locales sur la région hypogastrique ont plus d'utilité encore que les injections et surtout que les bains. D'abord l'abaissement de l'eau qui sert aux affusions est plus grand : la température n'excède pas dix-huit degrés et peut être réduite au-dessous de dix degrés ; et puis la hauteur de un ou deux pieds, de laquelle on laisse tomber l'eau, accroît son énergie. L'action des affusions, beaucoup plus prompte que celle des bains, indique d'avance qu'elles ne doivent pas se prolonger pendant le même espace de temps. Deux ou trois minutes suffisent, en général, surtout si l'on emploie conjointement les moyens précédents. Les bains frais complètent la méthode réfrigérante du traitement de la nymphomanie. L'instrument de leur administration est toujours une baignoire dans laquelle on plonge la malade. La température de ces bains est plus élevée que celle des bains locaux et des affusions ; elle est depuis + 20, jusqu'à 24 et même 26° R., dans la saison rigoureuse, et de 4 à 5 degrés plus bas dans la saison chaude. La durée de ces bains est de deux ou trois minutes quand ils sont d'une basse température, et de cinq, dix ou quinze minutes quand leur température est de + 26° et au dessus. On en recommande trois ou quatre par semaine, particulièrement si dans les intervalles on ne fait pas usage des bains locaux ni des injections.

« Dans les cas ordinaires de nymphomanie, une réfrigération locale suffit à l'indication. On choisit alors entre les bains locaux et les injections. Quand l'affection résiste à l'un ou à l'autre de ces topiques, on les combine ensemble de manière à faire prendre, dans le même jour, ou alternativement de deux jours l'un, un ou deux bains de fauteuil, plusieurs injections et quelques affusions. Ce n'est que dans les circonstances où le système général témoigne, par la fièvre, qu'il participe à la surexcitation des organes génitaux, qu'on fait intervenir les bains généraux. Du reste, la contre-indication de la méthode réfrigérante se déduira ici comme partout ailleurs de la présence d'une inflammation ou d'une aptitude à la contracter » (1).

De l'hypochondrie ou de la névropathie (*hypocondrie ordinaire, hypochondrie avec maux réels et délire continu, hypochondrie purement mentale*).

§ 286. L'hypochondrie est constamment le double produit d'une double surexcitation de l'appareil digestif, surtout de sa partie supérieure, qui est en rapport plus intime avec le cerveau, et de certaines portions de ce dernier viscère, ou *certaines forces* (la circonspection, l'amour de la vie, la vanité, etc.), sont exubérantes tandis que les autres (le courage, l'espérance, la fermeté, etc.), sont trop faibles ; on comprend qu'elle est une des névroses où le froid est indiqué avec le plus d'avantage, au dehors comme au dedans, mais à condition d'un usage persévérant. Rondelet, Lieutaud, Hancok, Pomme, etc., se sont appesantis sur ce point important de thérapeutique ; et Leuthner (2) a composé un livre pour prouver que l'hypochondrie peut être guérie par le seul usage

(1) Récamier : *Journal des connaiss. méd.*, 15 juillet 1835, p. 359.
(2) Leuthner (J.-N.-A.) : *Gazette de Saltz*, 1782, n° 12.

de l'eau froide. On habituera les personnes atteintes de cette maladie à digérer avec l'eau seule et sans addition de stimulant vineux ou autre quelconque. On leur fera prendre souvent de la glace à l'intérieur, préférablement le soir, après complète et *dernière* digestion ; on les habituera également à se faire fréquemment des ablutions et des fomentations sur l'épigastre, les hypochondres, la tête et le cœur, suivant les prédominances de surexcitation viscérale, et suivant qu'il existe ou n'existe pas de contre-indication, et à prendre des bains frais, par immersions répétées, et avec natation prolongée, etc.

CHAPITRE IV.

Du froid curatif médical dans les altérations organiques, qui deviennent quelquefois des maladies prédominantes.

§ 287. Produits de l'inflammation, de la sub-inflammation ou de la névrose, ces maladies sont encore utilement modifiables par le froid. Mais cet agent leur est surtout applicable lorsque, dans leur marche fatale, ces altérations passent ou reviennent à l'état d'inflammation.

Des altérations de tissus (*tuméfactions, ulcérations, extravasations*).

§ 288. Tant que ces altérations sont stationnaires et ab-irritatives, le froid n'y peut rien ; mais lorsqu'elles sont devenues le siége d'un mouvement inflammatoire et qu'elles tendent à la désorganisation, alors « tant que l'état inflammatoire existe, il faut le combattre par les moyens connus, l'eau froide, les douches, les irrigations (1). » Quand les douleurs sont très-violentes, on associe au froid divers narcotiques. Toutefois, quelle que soit notre confiance dans cet ordre d'agents thérapeutiques, nous n'oserions promettre avec Pouteau (2) la guérison du cancer par le seul usage de l'eau froide.

---

(1) BROUSSAIS : *Op. cit.*, t. V, p. 250.
(2) POUTEAU : *Op. cit.*, t. 1er, p, 95, 105, et 131.

Le froid sera donc ici applicable extérieurement pour détruire l'irritation locale, et au dedans pour combattre ou prévenir la complication gastro-intestinale que ces maladies, dans leur marche funeste, tendent sans cesse à produire et produisent *nécessairement* (diathèse), si elles ne sont promptement anéanties. On a pu, à l'aide d'un traitement conçu d'après ces principes, maintenir longtemps inertes ou stationnaires, et même quelquefois guérir ces altérations fort avancées. C'est ainsi que, indépendamment des exemples de Pouteau et de quelques autres encore, un vieillard, qui avait présenté tous les symptômes de la désorganisation squirrheuse ou plutôt cancéreuse de l'estomac, s'étant rétabli sous l'influence d'un traitement physiologique où dominait l'action du froid ; quand il eut succombé quelques années plus tard, à une autre maladie, on trouva l'ouverture pylorique de l'estomac, maintenue libre, entourée d'une tumeur large, inégale, mais aplatie, refroidie, et qui présentait les restes manifestes d'un ancien cancer (1). Quant à moi, je crois avoir évité, pour mon propre compte, le sort de ce vieillard, et avoir arrêté chez plusieurs malades quelques-unes de ces altérations organiques dans leur mouvement désorganisateur.

CHAPITRE V.

Du froid curatif médical dans les maladies des fluides (stagnants, fluants et dénaturés).

§ 289. Certes le froid, moins que tout autre moyen, ne peut avoir d'action sur les fluides indépendamment des solides. Mais comme je suis fermement convaincu qu'il faut en général et particulièrement dans ces maladies tenir compte de l'état des solides ; je pense que c'est sur cet état, sur les indications physiologiques ou pathologiques qui en découlent, qu'il convient de régler l'administration du froid dans les maladies des

(1) Annales de la méd. physiologiq., t. , p.

fluides. Néanmoins il existe, ainsi que l'a établi le professeur Broussais (1), quatre grandes séries de maux où les fluides fournissent les indications prédominantes ; nous allons les étudier.

Des hémorrhagies en général.

§ 290. Les hémorrhagies, à part leur disposition quelquefois appréciable, étant suites ou moteurs des inflammations et des sub-inflammations, dont elles reconnaissent les causes générales, et ayant pour premier élément la congestion sanguine ; les hémorrhagies, quand on juge convenable de les arrêter, réclament constamment l'action du froid terrestre et atmosphérique *intùs et extrà*, auquel on peut, au besoin, surtout dans ce dernier mode d'application (terrestre extérieur), ajouter les astringents végétaux ou minéraux. Quant à la loi d'Hippocrate : *In his autem frigido uti oportet unde sanguis erumpit aut eruptus est, non super ipsa sed circà hæc unde influit...*, elle nous semble avoir une médiocre valeur pour ceux qui ne se décident à arrêter l'hémorrhagie que sur bonne et flagrante indication, et qui n'appliquent le froid que d'après les principes physiologiques posés ailleurs.

De l'épistaxis.

§ 291. Avant de se décider à combattre l'épistaxis, il faut en étudier avec soin la cause prochaine et éloignée, et déterminer s'il y a ou non opportunité à l'arrêter. Dans le premier cas, le froid *intùs et extrà* en triomphe presque toujours seul, quand il est convenablement administré. Récemment encore j'en ai ainsi supprimé un fort inquiétant chez un enfant de trois ans, à l'aide d'injections naso-anales et de boissons frappées à la glace.

« Une jeune fille de campagne, robuste, après six journées de fenaison à l'ardeur d'un soleil brûlant, est prise tout à coup d'une douleur de tête violente, avec boursoufflure érysipélateuse de la figure, et d'une hémorrhagie nasale consi-

(1) Broussais : *Op. cit.*, t. V, p. 263.

dérable, qui la réduisit bientôt à l'extrémité. Quelques compresses d'eau froide sur la tête, la figure, les mains, le cou, avaient inutilement arrêté cette hémorrhagie à plusieurs reprises. Lorsque je m'y transportai quelques jours après, la malade venait de recevoir les derniers secours de l'Église : la faiblesse était extrême, la tête brûlante, le pouls petit et accéléré, ce qui m'annonçait encore beaucoup d'effervescence intérieure ; on continua les mêmes fomentations froides ; j'y joignis une limonade très-froide, faite avec le sirop de vinaigre, pour boisson, et deux lavements les plus froids possibles par jour. Le sang s'arrêta le jour même, et ne reparut plus qu'une seule fois et en petite quantité. Elle entra de suite en convalescence et guérit radicalement (1).

De l'hémoptysie ou crachement de sang.

§ 292. Il est essentiel, avant tout, de déterminer si la congestion se fait dans un poumon malade ou non avant l'hémorrhagie ; car, bien que les moyens soient les mêmes, on peut les appliquer beaucoup plus efficacement et plus hardiment dans ce dernier cas que dans le premier. Quoi qu'il en soit, après les émissions sanguines convenables, si elles sont jugées nécessaires, « le malade doit se tenir complétement immobile, et ne point parler, même à voix basse. Il ne doit boire que de l'eau fraîche, avec addition d'un peu de sucre, de mucilage ou de gomme tout au plus. Dans les pays chauds et chez les personnes qui ont une vive réaction, on se trouve bien d'appliquer le froid, la glace sur la poitrine, ou tout au moins de la découvrir et de la rafraîchir en la mettant en contact avec l'air ; d'y appliquer des topiques réfrigérants, par intervalle ou d'une manière continue, pour diminuer la congestion ; on agit ainsi avec toute la persévérance possible, tant que les crachats continuent d'être mêlés de sang, etc. (2). »

Je pourrais citer ici quelques exemples à l'appui de cet

(1) ROZIÈRE : *Op. cit.*, p. 244.
(2) BROUSSAIS : *Op. cit.*, t. V, p. 301.

exposé; mais je n'en connais pas de plus concluant que celui que je rapporte du docteur G***, au chapitre des inflammations du poumon (§ 230), et nous y renvoyons le lecteur.

De l'hématémèse (*melæna*).

§ 293. Pouvant agir immédiatement sur le lieu de l'hémorrhagie, on obtient ici de très-beaux résultats du froid *intùs et extrà*. Ainsi pendant qu'on stimule et qu'on réchauffe les extrémités, ordinairement refroidies, on donne les boissons froides, adoucissantes d'abord, puis rafraîchissantes et acidules, et enfin légèrement astringentes. Les lavements frais ne sont pas non plus négligés; pas plus que les lotions et les applications sur l'épigastre, alors surtout qu'il y a beaucoup de chaleur et de réaction. Je possède deux observations intéressantes et très-concluantes dans la question; mais je me bornerai à citer ici celle qu'a consignée M. Broussais (1) dans son *Cours de Pathologie;* observation que je pourrai d'ailleurs compléter.

« Je fus appelé, l'automne dernier, pour un jeune homme qui avait fait une chute de tilbury aux Champs-Élysées. Lorsque j'arrivai, on l'avait saigné; il était dans son lit, immobile. presque sans pouls, la figure décomposée, dans une prostration effrayante. Les personnes qui se trouvaient près de lui disaient: quel malheur qu'on l'ait saigné! Comme je connais les sympathies d'un estomac souffrant, il me parut que cet état d'accablement était l'effet de la souffrance de cet organe. Je le palpai, le comprimai, et il sortit par la bouche une fusée de sang noir si brusquement, que je n'eus pas le temps de l'éviter, et que j'en fus inondé. Il s'en était amoncelé une masse considérable dans l'estomac pendant la syncope. Le jeune homme était vigoureux: après qu'il eut vomi ce sang, je lui fis appliquer des sangsues à l'estomac pour prévenir le développement d'une gastrite, et au cou, pour obvier aux suites de la commotion, et depuis lors il ne s'aperçut plus de rien.» — J'ajouterai que, médecin ordinaire et ami du malade, je

(1) Broussais : *Op. cit.*, t. V, p. 296.

fus appelé immédiatement après l'accident; mais qu'étant en ce moment à la campagne, à quelques lieues de Paris, je ne pus être de retour que le soir assez tard; vers cette heure, la prévision de l'illustre maître commençait à se vérifier : une forte réaction, une fièvre violente, qu'il avait redoutée, se déclaraient; incertain d'abord si je saignerais de nouveau le malade, d'après la prescription conditionnelle de M. Broussais, je me décidai à administrer le froid par haut et bas. Notre ami en usa largement, et il eut lieu de s'en féliciter; car ce moyen ne tarda point à abattre la réaction; il fit tomber le pouls, provoqua le sommeil et rendit la saignée inutile.

Des hémorrhagies intestinales.

§ 294. Elles sollicitent le même genre de traitement, si ce n'est qu'on doit insister, plus encore que dans le cas précédent, sur les lavements froids, principalement quand l'hémorrhagie a lieu dans le gros intestin.

De l'hématurie.

§ 295. Soit qu'elles siégent dans les reins, dans la vessie ou le canal de l'urètre, mais surtout dans ces deux derniers organes, l'hématurie s'amende ou cède sous l'influence du froid *intùs et extrà*. Aussi les chirurgiens spéciaux des maladies des voies urinaires, et surtout MM. Civiale, Amussat, Leroy d'Étiolles, Ségalas, Labat, etc., en font-ils un très-grand usage dans ces cas d'irritation hémorrhagique fluente. Moi-même je pourrais consigner ici quelques cas remarquables de ce genre. Quant aux injections, la maladie siégeant dans la vessie, on peut se servir utilement de la sonde à double courant, du professeur Jules Cloquet.

Hémorrhagies de l'appareil utérin (*ménorrhagie, métrorrhagie, aménorrhée, ménespausie*).

§ 296. Il est rare que les hémorrhagies utérines ne soient le produit d'une irritation directe de l'utérus, ou d'une irritation indirecte, provocatrice d'un viscère, notamment de l'appareil digestif, qui se décharge et se débarrasse de sa congestion sur l'*émonctoir naturel*; c'est dire qu'elles réclament impérieusement le froid terrestre et atmosphérique, *intùs et extrà*. Dans les aménorrhées, même phénomène, opposé à celui qui fait ici l'objet particulier de notre étude, mais qui est souvent lié aux mêmes causes (1). Le froid, à défaut d'application directe, peut-être administré *indirectement* sur les organes malades et révulsifs des règles, autres que les poumons. Le froid intérieur est d'une utilité constante, principalement dans l'aménorrhée, du moins primitivement, l'estomac et l'intestin supérieur étant alors plus ou moins irrités. M. Strambio cite, dans son Journal, t. XII, p. 262, l'observation d'une suppression de lochies qu'il combattit ainsi avec beaucoup de succès par le froid.

Quant à la ménorrhagie, lorsqu'elle est portée à l'excès, et qu'il est urgent de l'arrêter, il faut, conjointement avec la compression de l'aorte ventrale (Baudelocque neveu) etc., employer largement le froid intérieur et extérieur. Tel est du moins, sans parler du nôtre, l'avis des médecins et des accoucheurs les plus justement célèbres, et principalement de Baudelocque (2), de MM. Dubois (3), Capuron, Désormeaux (4), Everat, Moreau (5), Broussais (6), Hoffmann, Leake (7), Bezold (8), Foucault (9), etc. En même temps donc qu'on donnera les lavements, les boissons froides et acidules, et même

---

(1) Irritations du cœur, de l'estomac par les passions tristes, par l'abus des *emménagogues*, etc.

(2) BAUDELOCQUE (J.-L.) : *L'art des accouchements; maladies des femmes et des enfants*, etc.; Paris, 1781-1815, etc.

(3) DUBOIS (Ant.) : *Cours de chirurgie inédits;* et DUBOIS (Paul) : *Thèses et mémoires divers.*

(4) DÉSORMEAUX : *Divers articles et mémoires sur l'obstétrite et les maladies des femmes et des enfants.*

(5) MOREAU (F.-J.) : *Traité des accouchements, des maladies des femmes et des enfants;* Paris, 1837.

(6) BROUSSAIS : *Op. cit.*, t. V, p. 328.

(7) LEAKE (John) : *A practical essay on the diseases of the viscera;* London, 1792, in-8.

(8) BEZOLD : *Dissertat. de hémorrh. ut. part. inseq.*

(9) FOUCAULT : *Gazette médicale* du 24 mai 1838, p. 183.

la glace à l'intérieur, on exposera la femme à l'air libre; on l'aspergera d'eau froide sur la vulve, les seins et l'hypogastre, que l'on recouvrira parfois de compresses imbibées de ce liquide, et aussi de glace en substance; enfin ces liquides, rendus plus ou moins astringents, et la glace elle-même sont portés vers la vulve, la matrice et jusque dans son intérieur, lorsqu'il s'agit d'une hémorrhagie intérieure ou *perte interne* après l'accouchement, ou après l'avortement naturel ou provoqué. Dans ces affections, « Hoffmann et Leake louent beaucoup l'eau froide bue en grande quantité. Bézold dit avoir vu employer avec un prompt succès les lavements d'eau à la glace dans un cas désespéré. On applique des linges trempés dans l'eau, le vinaigre, l'oxycrat, les différentes solutions salines, et même de la glace sur la région lombaire, sur l'hypogastre, sur la vulve et sur la partie supérieure des cuisses. Dans des cas qui paraissent ne laisser aucune ressource, on a réussi à arrêter l'hémorrhagie en faisant d'abondantes affusions d'eau froide sur la région du bassin. Les bains de siége ou les bains entiers froids ont aussi été employés. On a recommandé des injections astringentes et l'introduction des pessaires astringents dans le vagin (1).

A ces faits, hâtons-nous d'ajouter celui dont l'Académie de médecine a reçu communication, dans sa séance du 1er octobre dernier, et dont M. Capuron a fait un rapport favorable. Il s'agit d'un cas grave de métrorrhagie, observé par M. Foucault, sur une femme de trente-trois ans, à la suite d'une fausse couche de six mois. La perte durait depuis plusieurs jours; le seigle ergoté, la compression de l'aorte, les remèdes réfrigérants et le repos avaient réussi à diminuer l'hémorrhagie; mais comme celle-ci s'était renouvelée plusieurs fois, de manière à faire craindre pour la vie de la malade, M. Foucault s'avisa de porter une sonde dans le col de l'utérus, et d'y établir un courant continu d'eau froide. Cette tentative eut un plein succès, la perte ne s'est plus reproduite, et la guérison s'est confirmée. On peut admettre, avec l'auteur de

(1) DÉSORMEAUX : *Op. cit.*, art. MÉTRORRHAGIE, p. 298.

cette observation, que le même moyen pourra trouver d'heureuses applications dans d'autres espèces d'hémorrhagies utérines, et sans doute aussi dans la plupart des affections organiques du col.

Mais le mode d'emploi du froid le plus ingénieux et le plus efficace pour combattre l'hémorrhagie utérine après l'accouchement, le placenta étant retenu dans la matrice, par l'état d'inertie de ce viscère ou par toute autre cause, est sans contredit celui proposé par le docteur Mojon (1) ; il consiste à injecter par la veine ombilicale un liquide froid styptique, ou préférablement l'eau simple à très-basse température. Aussitôt les contractions utérines se réveillent, le placenta est expulsé, et la matrice revenant sur elle-même, l'hémorrhagie a cessé. Aussi l'heureuse idée du savant professeur de Gênes a-t-elle été promptement adoptée par les accoucheurs les plus distingués d'Italie, de France et d'Allemagne, et a-t-elle reçu une mention particulière dans le *Traité des accouchements* du professeur Velpeau, t. II, p. 548.

Je possède un grand nombre de faits qui attestent ici la puisssance du froid, même employé seul ; mais je préfère en consigner un, où la gravité du cas m'a porté à y associer un médicament dont on abuse sans doute, mais qui dans certaines circonstances, et en particulier vers la fin des hémorrhagies excessives, ou dans celles qui sont accompagnées d'une extrême faiblesse, peut procurer de très-heureux résultats.

Madame D***, rue de Grammont, femme de vingt-huit à trente ans, grande et svelte, mais d'une bonne constitution ayant eu trois enfants dont je l'ai accouchée heureusement, le dernier, il y a cinq ans environ, me fit brusquement appeler au milieu de la nuit du 22 janvier 1836. Elle venait de rendre un fœtus de quelques semaines (7 à 8) sur son placenta : une hémorrhagie assez abondante s'ensuivait, et la

---

(1) *Considérations sur un nouveau moyen proposé par le docteur* MOJON, *pour l'extraction du placenta*, par le docteur P. CALDERONI ; Gênes, 1828.

matrice revenait lentement sur elle-même. Comme la malade était encore faible et convalescente d'une maladie grave (gastro-entérite typhoïde) qu'elle venait de faire (1), je me tins sur mes gardes. Je prescrivis d'*aérer* l'appartement, dont l'air était chaud et fétide ; une chaleur très-modérée du lit, la position horizontale, les boissons froides et les lavements à peu près à la même température ; et comme la malade, exténuée, manifestait le désir de se reposer, je m'en retournai, recommandant au mari et à la garde de veiller attentivement, et de m'aller promptement chercher aux premiers symptômes que je leur indiquai. On ne vint pas ; mais, inquiet, je retournai de bonne heure auprès de madame D***. L'hémorrhagie, quoique modérée, persistait, et la malade s'affaiblissait... J'appliquai le froid un peu plus largement et à une température plus basse, mais non aussi hardiment que je l'aurais voulu, retenu que j'étais par l'état de faiblesse et d'épuisement de la malade. Néanmoins, elle parut se trouver mieux, et je la quittai encore, renouvelant mes recommandations au mari et aux assistants. Mais quand, le soir, je revins, l'hémorrhagie persistait, la matrice ne revenait sur elle-même qu'avec une extrême lenteur, madame D*** s'affaiblissait à vue d'œil et était menacée d'une syncope au moindre mouvement.....

Alors je fus vraiment consterné, et je voulus donner aussitôt le seigle ergoté à haute dose. Toutefois, me rappelant les répugnances du professeur Capuron, mon maître, pour ce moyen, je voulus l'entendre : il était absent... J'appelai son aide distingué, M. le docteur Bazignan (2), qui ne fit que m'encourager dans ma résolution. En même temps que je

---

(1) Cette maladie avait été tellement violente que, dans le soupçon même de la grossesse, j'avais été obligé d'appliquer plusieurs fois les sangsues à l'épigastre et aux hypocondres. Cependant il n'en était résulté aucun accident, et la convalescence marchait franchement, lorsque madame D*** voulut se lever trop tôt, malgré ma défense doublement motivée, et par la faiblesse de la malade et par sa grossesse présumée, et provoqua ainsi son avortement.

(2) BAZIGNAN (J.-B.) : *Dans les cas de présentations vicieuses du fœtus, que convient-il de faire?* etc. ; Paris, 1833.

maintenais le froid sur l'hypogastre et la vulve (j'aurais dû le porter sur le col ou dans l'utérus lui-même ; mais je respectais le caillot utérin), je donnai le seigle ergoté à la dose de dix-huit grains en trois fois. Dès la seconde dose, la matrice entra en contraction, chassa le caillot qu'elle contenait; et, à partir de ce moment, tous les accidents furent conjurés, et la malade entra pour la seconde fois en convalescence : convalescence qui toutefois a été longue à raison de l'anhémie profonde, et de la rigueur de la saison. Du reste, la malade s'est parfaitement rétablie, et jouit aujourd'hui de la meilleure santé.

Le docteur Strambio (1) rapporte un cas de suppression des lochies où il obtint également les meilleurs résultats de l'emploi du froid *intùs et extrà*.

Hémorrhagies de la peau, saine ou malade.

§ 297. Que cette maladie soit partielle ou générale (car bien que cette dernière soit rare, on peut la concevoir sous l'influence de l'hypérhémie générale des capillaires de la peau, et elle a d'ailleurs été observée), que cette maladie, dis-je, soit locale ou universelle (sueur de sang), le froid *intùs et extrà*, terrestre et atmosphérique, en est la principale médication. On le dirige alors non-seulement contre la maladie principale, mais encore contre les complications ou les *viscérites* qui peuvent en être le point de départ. Ainsi l'irritation de l'estomac et des intestins; ainsi la diathèse irritative générale du cœur et du système artériel.

L'air frais d'une latitude moins chaude que celle où vit habituellement le malade ; les boissons froides à l'intérieur ; les lavements, les lotions, les applications simples ou narcotiques à la même température; les bains également froids, longtemps prolongés avec natation, etc., tels sont les divers modes d'emploi du froid dans cette maladie, heureusement assez rare.

---

(1) STRAMBIO : *Giornale analitico di medicina*, t. XII, p. 26.

Des hémorrhagies internes ou qui ne sortent point au dehors.

§ 298. Rien à ajouter à ce que nous avons dit pour les hémorrhagies de l'estomac, des intestins, de l'utérus et de la vessie. Quant à celles du péricarde, de la plèvre, du péritoine, des tissus aréolaires et des articulations, elles se traitent par le froid d'après les mêmes principes que nous avons émis pour le traitement des irritations inflammatoires de ces viscères ou de ces organes.

Des flux non sanguins.

§ 299. Ces flux proviennent de source *normale* (évacuation exagérée de fèces et de mucus diarrhoïque, d'urine et de sueurs); ou de source *anormale*, 1° par *voies naturelles* (vomissements bilieux, muqueux, pancréatiques, purulents; l'urétrorrhée, la leuchorrhée, la bronchorrhée, la spermatorrhée, l'ophthalmorrhée, l'olfactorrhée l'otorrhée, la salivation); 2° par *voies accidentelles* ou *artificielles* (les suppurations et exsudations cutanées et les fistules)...; tous ces flux peuvent être utilement modifiés par le froid, selon les indications: c'est-à-dire selon le degré d'irritation qui les accompagne, la date de leur existence, l'état des viscères, la constitution du malade, la température extérieure, etc., etc.; mais le plus souvent ils ne sont, eux aussi, que le produit d'une irritation dans un certain mode, et pour laquelle il n'est, au reste, rien de plus à dire que ce que nous avons énoncé au traitement de chacune des phlegmasies dont ils sont presque tous la conséquence.

Du scorbut.

§ 300. Sans doute cette maladie a son siége primitif dans le sang et surtout dans le vice de la fibrine, comme le pensaient Lind (1), MM. Keraudren (2), Broussais (3), Lepeltier

(1) LIND (Jacq.) : *Traité sur le scorbut;* Édimb., 1757, in-8, trad. de J. Savary; Paris, 1758, vol. in-12.

(2) KERAUDREN (F.-F.) : *Réflexions sommaires sur le scorbut;* Paris, an XII.

(3) BROUSSAIS : *Op. cit.*, t. V, p. 380.

de la Sarthe (1), etc.; mais il est non moins incontestable qu'elle est souvent compliquée d'irritation viscérale (scorbut chaud) et surtout de gastro-entérite primitive ou secondaire. Il suffit, en effet, pour s'en convaincre, de lire attentivement les observations publiées par les auteurs spéciaux ; et surtout les autopsies bien faites, quand les malades succombèrent ; ce qui malheureusement n'était que trop fréquent avec le traitement incendiaire qu'on faisait autrefois subir aux scorbutiques. On est aussi frappé dans ces observations de la répugnance des malades pour les mets sur-excitants, salés, fumés, sur-animalisés, tandis qu'ils appètent avec délices, selon la remarque de MM. Keraudren et Broussais, le régime végéto-animal frais et léger ; les viandes blanches, les légumes et les fruits mucoso-sucrés et acidulés, les oranges, les citrons, etc.

Ainsi le scorbut est fréquemment chaud, c'est-à-dire inflammatoire ; et il est alors d'autant plus grave que, selon la réflexion des Browniens eux-mêmes, il n'y a rien de plus funeste que la réunion de la faiblesse avec l'irritation... Remarque immense qui fut mortelle entre leurs mains, et qu'il n'était donné qu'à la doctrine physiologique de féconder ! Dans ces cas donc, le froid *intùs et extrà* pourra être d'un puissant secours, modérément et convenablement employé à l'intérieur en ingestion et en injection ; et à l'extérieur en applications et en bains ; compte sera tenu soigneusement des complications pulmonaires qui pourront se rencontrer.

M. Broussais cite l'observation d'une pléthore tuberculeuse compliquée de scorbut, où le malade, gourmand et intempérant par nature, ne pouvait cependant supporter les *spécifiques* antiscorbutiques ; et qui, après avoir succombé, ne présentait à la nécroscopie, pas moins de désordres dans l'appareil digestif que dans la poitrine.

Le professeur Desgenettes, alors premier médecin des

(1) LEPELTIER de la Sarthe : *Traité complet sur la maladie scrofuleuse*; Paris, 1818, in-8.

armées françaises, a publié un article (1) qui contient la description d'un catarrhe épidémique observé sur les troupes, qui m'a semblé confirmer pleinement l'idée que je me fais de la maladie que nous étudions. « Chez certains sujets, dit ce célèbre médecin, le catarrhe était accompagné d'une tuméfaction et d'un engorgement de la membrane qui tapisse la bouche, l'arrière-bouche et les narines. Les amygdales se tuméfiaient aussi; les gencives, très-enflammées, s'ulcéraient, et donnaient une suppuration ichoreuse et fétide; les alvéoles étaient souvent dénudées. Les antiscorbutiques furent reconnus nuisibles: on ne put en rien conserver que le régime végétal. Les gargarismes furent faits avec la décoction d'orge, un peu de vinaigre et du suc de limon. » — « En Italie, dit M. Broussais (2), j'ai guéri un homme d'une hémorrhagie scorbutique de la bouche, en lui faisant garder quelque temps une solution de sulfate d'alumine froide dans cette cavité.»

Quant au scorbut froid, il repousse par cela même le *froid..*, du moins comme moyen médicamenteux; mais encore faut-il ici renfermer la stimulation intérieure dans les bornes tracées par la loi de l'irritation et par l'irritabilité propre du malade et de son appareil digestif en particulier.

« Cent cas de scorbut se sont déclarés l'année dernière dans les troupes casernées dans la province de Queen-Adelaïde. MM. Murray, Beylen et Amstrong, qui ont soigné ces malades, publient chacun leurs observations particulières. M. Murray fait remarquer que le traitement antiphlogistique a donné de bien meilleurs résultats que les remèdes toniques qu'on préconise communément. Ce médecin affirme que, dans les occasions précédentes, où il avait été à même de traiter des scorbutiques, la méthode antiphlogistique s'était aussi montrée supérieure à celle des toniqnes. Il a traité les uns avec de la bonne soupe, thé, viandes, végétaux frais, fruits (raisins et citrons) et de la bière pour boisson; de la quinine de

(1) Desgenettes : *Journal général de médecine*, alors *Recueil périodique de la Société de médecine de Paris.*

(2) Broussais : *Op. cit.*, t. V, p. 180.

temps en temps, et des médicaments apéritifs. Les autres, à l'aide de la diète ou d'un régime tout à fait végétal ; de petites saignées lorsqu'il y avait de l'oppression ; des doses répétées de mercure, des antimoniaux et des médicaments purgatifs salins (1).

« Le résulat a été que, chez les premiers, l'oppression de poitrine a persisté, l'appétit est resté nul, les forces ont décliné, la peau est devenue sèche et rugueuse, les gencives spongieuses ; la lividité, la faiblesse et la rigidité des membres n'ont pas changé en mieux pendant longtemps ; le sommeil n'était point réparateur (2), le malaise était général et sta-

(1) M. Jacques Arago fait, dans un passage de son intéressant ouvrage (*), de judicieuses remarques sur les causes prédisposantes du scorbut. Parlant des climats meurtriers de Timor et de Diely, et de leurs habitants cruels et abrutis par les excès de tous genres, il dit : « Il ne serait peut-être pas inutile ici de faire remarquer que les hommes les plus robustes, ces vigoureuses constitutions endurcies déjà par une vie de fatigues et de privations, ne résistent pas le plus énergiquement aux atteintes du scorbut et de la dyssenterie. Au contraire, il m'a semblé que les gens sobres et délicats parvenaient plus efficacement à s'en garantir. Pour ma part, je dirai que, *quoique* n'ayant jamais bu une goutte d'eau-de-vie et n'ayant jamais fumé un seul cigare, je n'ai pas été attaqué par ces épouvantables maladies si funestes aux navires voyageurs de tous les pays... » Cela se conçoit... ; et M. Arago, au lieu d'employer ici le mot QUOIQUE, devrait, avec M. Dupin aîné, dans une discussion politique fameuse, dire PARCE QUE.....

(2) Je suis depuis longtemps convaincu que le sommeil, loin d'être toujours et pour tous les malades un état de repos, de quiétisme parfait, une source constante de réparation des forces, est quelquefois au contraire très-fatigant, dangereux même, et à tel point que celui qui, dans *certaines conditions*, s'y livre imprudemment, ne se réveille plus.....

Il y a donc dans cet état ou dans cet *acte*, comme l'a qualifié le professeur Broussais, quelque chose d'*actif* de la part du cerveau, auquel l'homme affaibli, troublé, surexcité tout à la fois, généralement et localement, par une grave maladie, n'est point propre ? Si ce n'est plutôt encore que le cerveau étant le père commun, le gouverneur général, la sentinelle vigilante de tout l'organisme comme de chacun de ses centres secondaires, il ne saurait se livrer au repos tant qu'un ou plusieurs de ses enfants ou de ses subordonnés souffrent et sont menacés dans leur existence ?

Quoi qu'il en soit, j'ai souvent remarqué chez les autres et sur moi-

(*) ARAGO (Jacques) : *Voyage autour du monde* (1820) ; Timor, etc.

tionnaire; leur convalescence a été imparfaite et fort longue; tandis que chez les autres, traités antiphlogistiquement, la guérison a été prompte et franche. L'appétit, la force et la liberté de la respiration sont revenues en peu de jours chez

---

même (car j'ai eu ce triste privilége), atteints d'irritations viscérales profondes, surtout des appareils digestif, circulatoire et cérébral, que lorsque, en vertu de la *loi d'intermittence d'action*, la veille était vaincue malgré la douleur, ces malades avaient, comme on le dit, le *sommeil agité;* et, pour peu qu'il se prolongeât, ils se réveillaient dans un état d'anxiété, de cauchemar effrayant, avec une fréquence et un désordre extrêmes du pouls et de la circulation, une douleur vive du cœur, une congestion apoplectiforme de la tête, etc.....

D'où je conclus qu'il faut surveiller le sommeil de *certains malades;* que lorsqu'il est agité, fréquemment interrompu, accompagné de rêves (*) fatigants et de cauchemar, il est toujours l'indice ou d'une faiblesse extrême (exemple : les convalescences des grandes maladies), ou d'un défaut d'harmonie, d'équilibre et de rapports fonctionnels entre les trois grands viscères (estomac, tête et cœur), ou enfin d'un reste d'irritation aiguë ou même chronique (**) dans l'un ou l'autre, ou plusieurs de ces viscères à la fois; que dans les cas d'insomnie par de violentes réactions cérébrales, loin de la combattre par les opiacés ou tous autres narcotiques, il faut respecter les intentions de la nature et *la laisser en éveil...;* et que, lorsqu'au contraire, le sommeil est prolongé, calme et profond, il est alors vraiment réparateur, il est alors *toujours* l'indice le plus vrai de la santé parfaite de l'individu, en particulier de l'état normal des trois grands viscères, DU TRÉPIED VITAL, pour parler le langage de Bordeu.

Mais une cause ordinaire, *accidentelle* et trop commune de mauvais sommeil, en France et dans les pays où on en a la mauvaise habitude, est *le coucher à deux*, pratique fatale à tous et surtout aux porteurs d'irritations chroniques des poumons... En effet, conçoit-on rien de plus funeste que d'être, pendant un sommeil paisible et dans un état de douce transpiration, tout à coup découvert par un voisin remuant, qui vous laisse presque entièrement dénudé, jusqu'à ce que la sensation du froid et souvent d'autres impressions bien autrement graves sollicitent votre instinct de conservation, et vous réveillent transi de froid ou fébricitant?.....

(*) Les rêves, ainsi que le sommeil, dont ils sont un accompagnement presque inévitable, quand il est *mauvais*, composent un sujet plein d'intérêt pour le médecin physiologique... Ils ont, en effet, un cachet propre et (à part l'âge et les habitudes du malade) constamment relatif 1° au degré d'irritation du viscère souffrant; 2° à sa nature ou à son espèce; 3° à la conformation phrénologique de la tête du rêveur.....

(**) Il suffit, par exemple, d'un point d'inflammation chronique très-limité dans le canal digestif, principalement dans sa partie supérieure et particulièrement dans l'estomac, pour tenir ainsi le cœur et nécessairement le cerveau en éveil, et produire ces désordres et ces phénomènes étranges du sommeil imparfait, dont le somnambulisme n'est pas le moins triste et le moins curieux.

ces derniers, de même que le bon teint et le bon état des excréments.

« Les observations de M. Beylen s'accordent parfaitement avec celles de M. Murray. Le docteur Amstrong assure également que c'est la méthode antiphlogistique qui lui a le mieux réussi. Il dit avoir ordonné, avec le plus grand succès, des purgatifs mercuriaux, la diète végétale, les fruits mûrs, les bains tièdes, les lotions vinaigrées des jambes, l'exercice modéré à l'air libre. Autrefois, dit-il, on regardait le scorbut comme une maladie de langeur de tout le système organique; on ne songeait pas que la langueur ne constitue pas la maladie, mais bien un symptôme de l'état d'oppression dans lequel se trouve l'organisme. Traité par un régime généreux, le bon vin, les préparations de quinquina, les martiaux, les acides minéraux, les astringents, les embrocations stimulantes, etc., le mal ne fait qu'empirer et se perpétuer le plus souvent. Les évacuants et la diète, tels sont les remèdes que ce médecin préconise sur tous les autres (1). »

Des épanchements séreux ou des hydropisies ou hyperhydries.

§ 301. Sans admettre, avec Geromini (2), que toutes les collections séreuses dépendent de l'inflammation, toujours est-il maintenant démontré, grâces aux travaux de Monro (3), de Sœmmering (4), de Morgagni (5), de Portal, de Scarpa (6), de MM. Broussais, Dupuytren, Marcadel et Breschet, Béclard, Bouillaud, Rayer, etc., que les hydropisies sont fréquemment précédées et accompagnées d'inflammations; sont, en d'autres termes, de véritables hydro-phlegmasies. Le traitement

---

(1) *Remarques pratiques sur le scorbut maritime*, par MM. Murray, Beylen et Amstrong; *Gazette des hôpitaux*, 10 août 1837.

(2) Geromini (F.-G.) : *Sulla gen. e cura dell'idrope;* Cremone, 1816.

(3) Monro (Alex.) : *Dissertat. de hydrope;* Edimb., 1753, in-4; trad. de Souneaux; Paris, 1820-3.

(4) Sœmmering (S.-Th.) : *De morb. vasor, absorbent. corp. humani;* Francfort, 1795, in-8.

(5) Morgagni (J.-B.) : *De sed. et caus. morborum*, etc.; Bassano, 1761.

(6) Scarpa (Ant.) : *Memoria sull idrocele*, etc.; Pavie, 1823, in-4.

antiphlogistique, le froid *intùs et extrà*, pourra donc encore (l'inflammation productive ou concomitante étant connue) être utile ici, et on l'appliquera à cette inflammation comme si elle était simple. Toutefois, les collections séreuses ayant lieu dans des membranes qui, comme nous l'avons déjà dit, sont pour ainsi dire antipathiques au froid; et les hydropiques étant en général plus ou moins débilités, ce modificateur sera manié avec beaucoup de tact et de circonspection dans ces maladies, surtout quand elles siégeront dans la poitrine, les poumons n'étant pas tout-à-fait sains. Pour les hydropisies des tissus aréolaires, nous avons démontré qu'elles peuvent être parfois fort avantageusement modifiées par le froid intérieur.

Quant aux hydropisies *passives*, nulle phlegmasie viscérale et surtout intestinale n'existant ici, ce n'est plus au froid qu'on a recours pour les combattre, mais bien aux stimulants médicamenteux, diurétiques ou autres (scille, nitrate de potasse, vin de Chablis, etc.), adoptés dans ces maladies en général et pour chacun en particulier. Les Italiens, et surtout les Allemands, Giannini, Strambio, Wilmers, Baader, Fleisch, Conradi, Von Portenschlag, Formey, Formey à qui nous devons un excellent travail (1) sur l'hydrocéphalite, ont surtout médicamenté avec succès les hydropisies par le froid.

CHAPITRE VI.

Du froid curatif médical dans les affaiblissements et les abolitions des phénomènes vitaux ou débilités.

§ 302. Il est évident que le froid *intùs*, comme le froid *extùs*, serait nuisible dans les débilités par *air humide et malsain*, par *perte trop abondante de sang* et par l'*inédie*; mais dans celles qui sont la conséquence de l'inflammation, de la

---

(1) FORMEY (John-Ludw.) : *Vermischte medicinische Schriften;* Berlin, 1821.

sub-inflammation ou de la névrose; des diverses asphyxies, du froid ou asphyxie par congestion, d'une sécrétion ou d'une exonération trop forte, d'une bronchorrhée ou du croup, des gaz délétères, etc..., dans ces diverses débilités, dis-je, le froid, *intùs et extrà*, terrestre ou atmosphérique, pourra être d'un très-grand secours, comme moyen local et général. Alors il sera employé d'après les règles posées, ou que nous poserons en chirurgie, à l'examen thérapeutique de chacune des affections qui précèdent et amènent ces débilités.

CHAPITRE VII.

Du froid curatif médical dans les anomalies des actes vitaux encore inexpliqués.

§ 303. Ces maladies, alors surtout qu'elles sont produites par les affections des centres ou des cordons nerveux et du système circulatoire (les seules que nous ayons intérêt à considérer à notre point de vue), se rattachant et ressemblant, quant au fond, aux maladies que nous avons déjà étudiées, nous n'avons rien à ajouter ici à leur traitement par le froid, soit *intùs*, soit *extùs*, soit *terrestre*, soit *atmosphérique* (1).

---

(1) C'est avec empressement que nous mentionnerons, parmi les médecins qui ont manié avec succès la médication réfrigérante, un jeune praticien qui, depuis trois ans, placé par le concours sur un grand théâtre nosocomial, a eu de fréquentes occasions de la mettre en usage. Notre ami, M. Michel Lévy, médecin d'un mérite éminent et professeur au Val-de-Grâce, vient de nous faire connaître, dans une note qu'il a bien voulu nous adresser, qu'il prescrit avec avantage le froid en lotions cutanées génerales dans les gastro-entérites typhoïdes; ces lotions, tantôt vinaigrées, tantôt chlorurées, pratiquées sur toute la surface de la peau deux ou trois fois par jour, rétablissent souvent les fonctions de cet organe, et contribuent ainsi à favoriser la solution de l'état morbide complexe que l'on désigne sous le nom d'affection, de fièvre ou de gastro-entérite typhoïde. M. Michel Lévy, à l'exemple de son collègue Casimir Broussais, traite la plupart des ictères qui lui arrivent par les bains frais chlorurés, ayant soin toutefois de combattre les phénomènes d'irritation gastro-duodénale ou hépatique qui, chez les jeunes militaires, coïncident presque toujours avec l'ictère.

CONCLUSION DE LA PARTIE MÉDICALE.

Telles sont les applications que peut rencontrer la méthode réfrigérante dans le vaste domaine des affections internes. Elle constitue, sans contredit, l'une des ressources les plus étendues, les plus efficaces de la thérapeutique médicale. Ce qui élargit singulièrement le cercle de ses indications, c'est la généralité d'un phénomène qui, n'en déplaise aux adversaires systématiques de la doctrine du Val-de-Grâce, domine la pathogénie, et commande la thérapeutique : nous voulons dire l'irritation... L'existence de ce grand fait morbide, ses nuances, ses transformations, sa durée, ses rayonnements sympathiques, voilà un premier groupe de conditions pour l'emploi rationnel du froid : partout où l'irritation a passé, si faible et fugitive que soit la trace qui la dénote, une somme variable de chances prospères est acquise à la médecine du refroidissement. C'est cette circonstance d'une irritation antérieure qui la dote parfois d'une efficacité inespérée dans le traitement des maladies chroniques, reliquats déplorables de phlegmasies méconnues, négligées ou maltraitées ; c'est elle encore qui en fait un moyen de soulagement et parfois de guérison dans les lésions organiques ; car, sous quelque point de vue que l'on envisage celles-ci, produits lointains de l'inflammation ou reflets disséminés d'une diathèse spéciale, elles ne sauraient naître, se développer, envahir profondément

Ce même praticien a parfois guéri, au moyen de demi-lavements froids répétés et administrés une à deux heures avant l'accès, des fièvres intermittentes qui avaient résisté à l'usage des médicaments anti-périodiques par excellence. Dans les affections aiguës du cerveau et de ses enveloppes, les applications permanentes du froid sur la tête sont, pour M. Lévy, une règle invariable de traitement, fondée sur les effets heureux, parfois inespérés, qu'il en retire. Il donne la glace en fragments à tous les malades atteints d'irritation aiguë de la section supérieure du tube digestif, comme aussi dans les cas d'entéro-colite aiguë, de dyssenterie, accompagnées presque toujours d'une soif inextinguible qu'on ne peut satisfaire par la boisson sans entretenir la diarrhée.

les tissus, élargir la sphère de leurs dégénérescences, sans amener le cortége phénoménal de l'irritation.

Il est un autre ordre de conditions auxquelles est subordonnée l'administration des réfrigérants : elles se résument dans l'individualité. Il ne suffit point que la maladie soit de celles que tous les observateurs rangent dans le cadre des inflammations, des hypersthénies, des surexcitations; l'intensité des symptômes elle-même ne peut décider l'emploi du froid ; il faut encore que la constitution du sujet présente les garanties de réaction nécessaire, sans laquelle le moyen qui doit guérir devient un instrument de mort... C'est au praticien à déduire, dans le coup d'œil de son exploration réfléchie, l'ensemble des éléments qui traduisent la force d'expansion vitale de chaque individu : le sexe, l'âge, les habitudes, les antécédents morbides, les caractères du moral et de l'intellect, doivent entrer dans cette appréciation sommaire et décisive, aussi bien que le développement relatif et absolu des organes. En mettant une surface vivante en contact avec le froid, calculez d'avance le mode, l'énergie, la durée de la réaction qu'elle manifestera. Le bénéfice thérapeutique que l'on poursuit réside tantôt dans les effets immédiats du froid, tantôt dans ses effets consécutifs ; ceux-ci sont tout entiers dans la réaction organique qui succède à l'apposition plus ou moins prolongée du froid.

L'opportunité de la médecine réfrigérante, fondée sur la double série des conditions précitées, se déduit encore de l'époque de la maladie. Elle a son heure, son indication fugitive, comme les autres médications ; si rien ne remplace une saignée nettement indiquée, si un vomitif prescrit à propos, juge parfois une maladie qui débute, la réfrigération a ses chances décisives et vaut à elle seule, employée avec discernement, toutes les ressources du formulaire.

Les circonstances qui doivent faire rejeter l'usage des réfrigérants varient suivant la nature des maladies, et c'est dans l'étude de celles-ci que nous avons tracé les contre-indications. Mais il en existe deux que le praticien ne doit jamais perdre de vue : l'une est fournie par les conditions propres aux organes, l'autre par ses relations sympathiques. Si la structure et les fonctions d'un organe sont telles que l'impression répétée du froid puisse en compromettre l'intégrité, il faut renoncer à l'emploi de ce modificateur : le poumon est dans ce cas. Les connexions sympathiques qui lient entre eux les différents appareils, ne méritent pas une moindre attention, et c'est dans le maniement d'un agent aussi énergique que le froid, qu'il importe de ne point circonscrire ses prévisions et sa sollicitude dans le cercle où on le fait agir : la modification locale est passagère ; ce que l'économie tout entière en réfléchit, importe bien autrement au but d'une saine thérapeutique.

Celle-ci ne se résout point, du reste, dans l'administration d'une seule classe d'agents ; le froid seul n'est pas plus la thérapeutique, que l'irritation n'explique toutes les maladies. Dans celles même où domine cet élément pathogénique, un autre ordre de moyens doit souvent précéder la médecine réfrigérante. Ailleurs ce sont les astringents, les styptiques, les résolutifs les émollients, les narcotiques que l'on associe au froid. Loin de nous donc la prétention de tout guérir par le froid, de guérir par le froid seul... En développant toutes les ressources, encore inappréciées, que contient un genre de médication moins expérimenté jusqu'aujourd'hui que les autres, nous ne voulons point appauvrir la thérapeutique : le succès du praticien est dans l'habile combinaison des moyens d'action dont il dispose, non dans l'emploi exclusif d'un seul modificateur ; souvent le froid est d'autant plus efficace qu'il succède à d'autres médications ; mais en est-il une qui joigne à la simplicité des moyens une plus grande variété d'applications, une somme plus imposante de résultats heureux ?.....

CINQUIÈME SECTION.

DU FROID CURATIF CHIRURGICAL.

§ 304. Maintenant que nous venons d'étudier l'influence du froid comme modificateur *général ou médical* proprement dit, c'est-à-dire des centres viscéraux en particulier, il ne nous reste plus à le considérer que comme modificateur *local ou chirurgical*, ou spécialement comme *topique*. C'est ce que nous nous proposons de faire ici.

Quant à la classification des maladies dans lesquelles il nous reste à apprécier la part de la médication réfrigérante (§ 186), elle n'importe pas plus à l'étude du froid en chirurgie qu'en médecine. Mais nous n'en adopterons pas moins celle qui nous semble la plus rationnelle et la plus complète, malgré son ancienneté; je veux parler de la classification attribuée à Fabrice d'Aquapendente, et qui traite les maladies, d'abord en général, puis en particulier, suivant leur siége, *de capite ad calcem*. Nous diviserons donc les maladies externes, 1° en inflammations aiguës et chroniques; 2° en tumeurs; 3° en plaies; 4° en ulcères; 5° en maladies des os proprement dites; 6° en luxations; 7° en fractures.

CHAPITRE PREMIER.

Du froid curatif chirurgical dans les inflammations aiguës et chroniques.

§ 305. Le phénomène de l'inflammation, considéré en général, est UN et constamment le même quant à sa nature ou à son essence, l'IRRITATION... Il ne donne pas lieu, en chirurgie, à d'autres considérations que celles que nous avons développées sous le point de vue médical (§ 187).

De l'érysipèle (1).

§ 306. Nous n'avons ici, touchant la théorie, que peu de chose à ajouter à ce que nous avons dit ailleurs (§ 189) de l'action favorable du froid dans l'érysipèle ; nous ferons seulement observer qu'Erasistrate, Galien, Avicenne, Paré (2), Desault (3), Hufeland, Reuss, etc., avaient apprécié ce mode de traitement, et avaient déjà prescrit la réfrigération de la partie malade, soit par l'aération, l'exposition à l'air frais, soit par les fomentations ou les applications de compresses dans un liquide froid, lorsque MM. Tanchou, Brandis et Josse soumirent ce point de thérapeutique à des règles physiologiques. J'ai déjà mentionné un exemple de guérison d'érysipèle d'après ce mode de traitement, par l'un des praticiens distingués que je viens de citer. Je vais choisir entre plusieurs autres exemples, dans l'ouvrage d'un autre d'entre eux, deux faits non moins remarquables.

« Le nommé *** était à l'Hôtel-Dieu depuis quelque temps, pour une affection cutanée (*psoriasis*, Biett). Il était sur le point de sortir ; sans cause connue, il fut pris d'un érysipèle de la face. La maladie débuta avec une telle violence, que

---

(1) ÉRYSIPÈLE.

Il y aurait beaucoup de choses à dire sur cet article, mais en général les liquides froids ne peuvent être que pernicieux dans l'érysipèle caractérisé ou bien développé.

C'est une injection pathologique des vaisseaux capillaires du *cutis* qui ont presque entièrement perdu leur ressort.

L'application des sédatifs sur ces phlegmasies portées au 3e degré jettent ces vaisseaux dans un état de stupeur en absorbant le calorique et en paralysant le système nerveux qui pénètre les tissus, et les parties sont promptement privées du reste de principe vital qu'elles conservent ; et la gangrène se déclare.

Ces sédatifs ne sont indiqués que dans les cas où l'érysipèle serait traumatique et à son invasion ou produit par l'insolation.

J'engage l'auteur à lire cet article dans ma clinique chirurgicale. (Baron LARREY).

(2) PARÉ (Ambroise) : *Manuel de trait. des plaies d'arqueb.*; Paris, 1551 ; *Œuvres*, 8e édit. ; Paris, 1628, in-fol.

(3) DESAULT (P.-J.) : *Œuvres chirurgicales* publiées par Bichat ; Paris, 1801-13, t. II, p. 522.

vingt-quatre heures après l'invasion, le malade était dans le délire. Malgré le traitement ordinaire (deux saignées et une application de sangsues), le cuir chevelu commençait à devenir sensible, la langue était sèche, contractée, la fièvre violente, la peau brûlante, le gonflement de la face énorme. Sans avoir égard au voisinage du cerveau et de ses membranes, sans craindre la métastase, on appliqua sur la tête et sur la face des compresses trempées dans l'eau froide. Ces compresses étaient renouvelées à chaque instant et n'étaient que placées légèrement sans être immédiatement appliquées sur les parties; de sorte qu'elles permettaient à l'air de traverser les intervalles des plis qu'elles faisaient. De cette manière l'air enlevait constamment l'eau réduite en vapeur par le calorique qu'elle recevait des parties malades, et celles-ci se trouvaient toujours en contact avec une couche d'eau froide sans cesse renouvelée. Sous l'influence de cette seule médication, le délire cessa le jour même, la fièvre disparut, la langue reprit sa couleur et son humidité normales; la tension, la rougeur, la chaleur de la peau au visage diminuèrent bientôt; l'appétit se fit sentir. Au bout de quatre jours la résolution de l'érysipèle était presque complète. On continua cependant l'application de l'eau. Au sixième jour le malade mangeait *le quart*, et peu après il sortit parfaitement guéri.

« Cet homme a été depuis atteint de plusieurs érysipèles de la face, il s'est traité lui-même. Aussitôt qu'il sentait les prodrômes de la maladie, il faisait mettre près de lui un vase plein d'eau, et mouillait des linges qu'il posait négligemment sur la partie malade, et qu'il renouvelait aussitôt qu'ils commençaient à s'échauffer. La dernière fois qu'il fut atteint de cette affection, il revint à l'Hôtel-Dieu plutôt pour y trouver un logement et la nourriture (cet homme est ouvrier), que pour réclamer des soins. Il avait commencé le traitement chez lui, et était en partie guéri lorsqu'il entra à l'hospice.

« Une femme âgée de quarante-cinq ans entra à l'Hôtel-Dieu avec un érysipèle de la jambe et de la cuisse, cinq jours après l'invasion de la maladie. A cette époque, elle était dans l'état suivant : Toute la jambe, le genou et la face externe de la cuisse sont envahis par un érysipèle phlegmoneux. Le volume de la jambe est considérablement augmenté ; la peau de cette partie est tendue, luisante, d'un rouge vif, violacée dans plusieurs points, couverte de phlyctènes volumineuses dont plusieurs sont creusées et laissent voir à leur place des taches gangréneuses noires, et semblables à celles de brûlures au troisième degré. La partie externe de la cuisse offre plusieurs points mortifiés. Cependant, malgré la tuméfaction énorme des parties et les altérations que je viens de décrire, il n'y a pas de fluctuation sensible, mais seulement un empâtement étendu et profond. La chaleur du membre est excessive et très-sensible à distance ; les douleurs sont profondes, pulsatives, insupportables ; fièvre violente, pouls dur, peau sèche, brûlante ; céphalalgie, douleurs épigastriques ; langue sèche, fendillée, contractée ; soif vive ; nausées, agitation, angoisses extrêmes. Il y avait eu des vomissements avant l'entrée de la malade à l'Hôtel-Dieu.

« Voici comment on dirigea le traitement : toute la partie affectée, mise hors du lit, fut placée sur une toile cirée ; des linges trempés dans l'eau froide furent jetés négligemment sur elle ; quelques points cependant étaient exposés au contact de l'air ; mais toute l'étendue affectée du membre se trouvait, pour ainsi dire, inondée d'eau froide, qui ruisselait des linges. Le premier effet de ce traitement fut d'apaiser presque instantanément les douleurs atroces de la malade, qui bientôt ne souffrit presque plus. Le frisson léger qu'avait fait naître ce refroidissement subit, cessa aussi immédiatement. Le lendemain, les parties les plus voisines de l'érysipèle, qui étaient tendues, chaudes et douloureuses, avaient repris leur souplesse ordinaire, leur température et leur sensibilité propres. La maladie s'était donc bornée tout à coup ; les parties affectées d'érysipèle conservaient à peu près le même aspect : cependant la tension de la peau était beaucoup moindre ; les phlytènes étaient flétries, et l'épiderme qui les formait, épaissi et blanchâtre. Le contour des eschares avait aussi pris une teinte grise, la rougeur du reste était à peu près la même ;

mais les douleurs étaient tellement diminuées, qu'on pouvait palper les parties enflammées sans que la malade en souffrît beaucoup. Céphalalgie nulle; pouls ordinaire, quoique un peu fort; langue humide quoique chargée : la malade avait dormi.

« Le troisième jour, la rougeur du membre a beaucoup diminué; la tension n'est plus qu'œdémateuse; l'impression du doigt reste sur les parties; douleurs nulles; sensation de bien-être. Si les affusions ne sont pas assez abondantes, si les linges se sèchent, la chaleur et la douleur reparaissent, et sont bientôt dissipées par une nouvelle application d'eau froide. Les eschares sont noires, dures, et ne paraissent pas vouloir se détacher; il n'y a pas de suppuration au-dessous d'elles. Langue humide, couverte d'un léger enduit blanchâtre; pouls naturel : la malade a de l'appétit. Le quatrième jour, le mieux a fait des progrès sensibles : la langue a repris sa couleur naturelle; elle est large, humide. L'érysipèle marche à grands pas vers la résolution; la peau commence à se flétrir aux limites de la maladie. Les jours suivants, le mieux continue, et, au bout de douze jours, la malade sort de l'hôpital parfaitement guérie, et sans qu'il y ait eu d'abcès (1). »

Des engelures.

§ 307. Les engelures étant le produit d'une irritation congestive et parfois inflammatoire de la peau chez des individus à tissus peu énergiques; irritation analogue, au degré près, à l'asphyxie locale par congélation, le froid, associé à quelques légers astringents ou toniques (noix de Galles, pomme épineuse, alun, acétate de plomb, camphre, alcool, sel ammoniac, etc.), sera toujours utile, soit comme moyen préventif, soit pour combattre la maladie encore peu avancée, ou bien enfin lorsque, après un état aigu violent, l'inflammation aura passé à l'état chronique ou sub-aigu qui suit si fréquemment cette affection. Alors la neige, ou l'eau froide

(1) JOSSE fils, *Op. cit.*, p. 53 et 59.

à un degré proportionné à l'irritation de la peau, servira d'excipient aux diverses bases indiquées. Si, ce qui arrive fréquemment dans les constitutions prédisposées à cette affection, il existait quelque complication viscérale, gastro-intestinale surtout, on donnerait en même temps avec avantage le froid à l'intérieur. Tel est d'ailleurs l'avis de Vrignaud (1), de MM. Bécourt (2), Maurial-Griffoul (3), Marjolin (4), etc., qui comptent à l'appui de l'autorité de leur nom, l'autorité non moins imposante des faits.

De la brûlure.

§ 308. Quoi qu'en aient dit Fabrice de Hilden (5), Heister (6), Callisen (7); et, dans ce dernier temps, M. Keutisch, qui assurent qu'en approchant du feu une partie récemment brûlée, on prévient très-efficacement le développement de l'inflammation et l'apparition des phlyctènes...; quoique ce résultat ait été constaté et n'échappe même point à l'explication, il n'est pas moins vrai que cette sorte de moyen *homœophatique* est inhumain, souvent dangereux et rarement applicable; car il ne peut l'être que sur des parties très-circonscrites et éloignées des centres viscéraux, attendu la douleur et la réaction que causerait en eux la concentration du calorique. Il faut donc revenir à des moyens contraires; la vérité est là où sont les conséquences immédiatement salutaires; à ce prix, n'hésitons pas à admettre la théorie qui a dit : *nàm non similia, sed contraria contrariis curantur* (8).

Évidemment, dans une brûlure, l'inflammation est la cause de tous les désordres, non-seulement locaux et immédiats,

(1) VRIGNAUD : *Recherches sur l'économie animale*, p. 67.
(2) BÉCOURT : *Op. cit.*, p. 26.
(3) MAURIAL-GRIFFOUL : *Op. cit.*, p. 12 et 26.
(4) MARJOLIN : *Op. cit.*, art. ENGELURES.
(5) FABRICE DE HILDEN (Guill.) : *Opera omnia;* Francfort, 1683, in-fol.
(6) HEISTER (Laut.) : *Chirurgie;* Nuremberg, 1718, in-8.
(7) CALLISEN (Hen.) : *Inst. chir. Hod.;* Hafn, 1778, in-8, 1815.
(8) Il faut être très-circonspect sur l'emploi des sédatifs dans les brûlures (Baron LARREY).

mais encore généraux et consécutifs, à la vive influence qu'elle propage aux centres viscéraux et à l'appareil digestif en particulier : « L'inflammation est-elle primitive, la réaction générale se montre analogue aux phénomènes de l'érysipèle. Le pouls devient fréquent, fort, la peau chaude, et l'irritation des voies digestives se décèle par la rougeur, la sécheresse de la peau, la soif, les nausées ou l'inappétence (1). » — Aussi, qui ne sait que les remèdes les plus, les seuls vraiment efficaces dans la brûlure, sont les antiphlogistiques, les réfrigérants : et que les stimulants, de quelque nature qu'ils soient, ou sous quelque forme qu'ils s'appliquent, sont nuisibles ?... Ce n'est qu'en vertu de leur double propriété émolliente et rafraîchissante, que les pulpes de racines ou de tubercules frais et aqueux, modifient favorablement cette maladie, et commencent à être assez généralement adoptés parmi le peuple, dont le bon sens triomphe souvent du charlatanisme.

Mais l'inflammation n'est pas seulement, comme dans toute lésion traumatique, en rapport avec l'intensité de l'adustion et l'étendue des tissus que celle-ci envahit ; il existe dans la brûlure, ainsi que l'a fort bien établi M. Magnin de Grammont, médecin distingué à Bellême (Orne), une action permanente qui continue l'action du feu qui a cessé, et qui dépend de ce que le calorique, en se combinant dans les tissus, détermine la décomposition de l'oxygène de l'air qui produit la combustion. En effet, l'air ambiant, qui n'a pas d'action sur la peau à l'état normal, en a une dès qu'elle a reçu un certain degré de chaleur ; alors ce fluide devient pour nous une atmosphère brûlante, une espèce de fournaise où nous sommes incessamment consumés par un feu lent... « Lors donc, dit M. de Grammont, qu'à la suite d'une brûlure on éprouve de vives douleurs, on peut être certain de deux choses : que la peau n'a reçu qu'une légère atteinte, et que c'est l'air qui la brûle. L'immersion dans l'eau fraîche, en prévenant le contact de ce fluide, fait cesser la cause du mal et les douleurs, qui disparaissent instantanément, et reparaissent immédiatement au-

(1) DUPUYTREN : *Op. cit.*

tant de fois qu'on se plonge dans l'eau et qu'on en ressort avant cinq heures d'immersion ; mais après ce laps de temps, on est radicalement guéri, et l'on peut impunément s'exposer au contact de l'air, si l'on a eu soin de maintenir le bain à la température la plus convenable, qui est celle de + 13 à 15° R., car l'expérience m'a prouvé que l'eau trop froide et trop chaude retarde plus ou moins la guérison. »

Je pense, toutefois, que l'abaissement de la température de l'eau peut et doit être porté plus loin que ne le croit notre confrère, dans certains cas de brûlures bornées, situées aux extrémités, alors que nulle contre-indication au froid n'existe chez le patient. Au reste, sans parler ici de ma propre pratique (1), je renvoie sur ce point à celle de MM. Tanchou et Josse, et aussi à celle de quelques anciens, de Rhazès en particulier. Le travail de notre honorable confrère de Bellême, nous fournira quelques observations très-concluantes dans le sens de nos idées. Quant au froid intérieur, est-il besoin d'en signaler l'opportunité en cas de complication gastro-intestinale imminente ou réalisée? Elle n'est que trop à redouter à la suite des brûlures ; c'est une remarque faite par tous les bons observateurs, et que Dupuytren n'a pas manqué de renouveler.

« En 1815, la domestique de M. Michel, horloger à Bourbonne-les-Bains, tomba les bras dans un grand chaudron d'eau bouillante, et fut brûlée de l'extrémité des doigts jusqu'à l'épaule. Lorsque j'arrivai, il y avait trois quarts d'heure

(1) Pourtant je possède sur ce sujet d'assez riches matériaux, auxquels s'est ajoutée tout récemment l'observation fort intéressante d'une cuisinière dont le pied et la jambe avaient été *dépouillés* en enlevant le bas, après une épouvantable ustion, déterminée par de la friture bouillante tombée sur le membre abdominal droit, et qui a guéri en quelques jours par cette méthode. Pendant la convalescence, cette cuisinière a manifesté longtemps, sous l'influence de l'exercice, et surtout d'une station prolongée, une disposition à l'œdème du pied, œdème qui parfois devenait énorme, et empêchait toute flexion ; mais la compression, la gradation lente dans le retour à ses habitudes ordinaires, et surtout les fomentions froides plusieurs fois renouvelées dans le jour, d'abord avec les chlorures, puis *avec l'eau blanche*, ont assez promptement triomphé de ce petit inconvénient.

que cette fille était en proie aux douleurs les plus aiguës, que les remèdes employés n'avaient fait qu'exaspérer; dès qu'elle eut les bras plongés dans un grand baquet plein d'eau fraîche, les souffrances cessèrent à l'instant; et, après cinq heures d'immersion, elle fut guérie si complétement, que dès le soir elle reprit son travail habituel, et ne s'est jamais ressentie de cet accident.

« Un jeune homme, dont une brûlure couvrait la main entière, et qui n'eut recours à l'immersion qu'après plus de deux heures de grandes souffrances, fut guéri de même : ces deux exemples prouvent que si l'on a trop tardé à employer le remède, il ne faut pas pour cela renoncer à son application, attendu qu'il est moins fâcheux de brûler pendant huit heures que pendant huit jours... Tant qu'on souffre, on peut être certain que les parties de la peau envahies ne sont pas encore désorganisées, et que l'air a de l'action sur elles : l'eau, en faisant cesser cette action, ne guérit pas le mal fait, mais prévient son aggravation.

« Une jeune enfant de deux ans, fille de M. Besnadière, juge de paix de Bellême, a été complétement guérie par l'application de compresses mouillées d'eau froide, renouvelées constamment par injection d'eau continue. La brûlure était tellement vive que la cornée de l'œil atteint avait totalement blanchi : cinq heures de traitement ont suffi pour la guérison parfaite. — Dans le courant de l'été de 1830, j'arrivai un jour chez une dame du Vieux-Bellême, dont la domestique venait d'avoir l'œil gauche brûlé par un éclat de coque d'œuf enflammée, qui frappa précisément sur la pupille, altéra la cornée et lui fit perdre sa transparence, au point qu'on crut que c'était un morceau de la coque d'œuf qui était restée sur cette membrane et en couvrait le centre. Avec un petit tampon de linge mouillé, on essaya d'enlever ce prétendu corps étranger; mais on reconnut que ce qu'on prenait pour lui n'était que l'empreinte qu'il avait faite. Je fis plonger à cette fille l'œil ouvert dans un gobelet plein d'eau fraîche, en lui recommandant de remuer de temps en temps la paupière. Après cinq heures d'immersion, la guérison fut complète, et l'œil ne portait pas la moindre trace de brûlure. Je me suis servi d'un verre et non d'une baignoire, parce que de quart d'heure en quart d'heure, on substituait un autre verre au premier, dont on renouvelait l'eau, opération qu'il eût fallu répéter de minute en minute avec une baignoire, afin que l'eau ne s'échauffât pas, ce qui aurait retardé la guérison.

« Le docteur Jousset, qui avait été témoin de cette cure, eut, quelques semaines après, l'occasion d'en opérer une pareille sur la petite de M. Herbelot, ingénieur du cadastre, qui s'était brûlé l'œil droit avec un fer à repasser. La cornée, qui était blanche comme une feuille de papier, avait perdu toute sa transparence, et la cécité de cet œil était complète. Comme on ne pouvait astreindre un enfant de deux ans, qui avait toujours l'œil fermé, à le tenir dans l'eau, le docteur Jousset ne put appliquer le remède que par compresses, et desespérait de la guérison. On passa toute la nuit près de cette petite; on renouvela très-souvent les compresses, qu'on arrosait presque sans discontinuité, ce qui ne l'empêcha pas de dormir, et ce ne fut que le lendemain matin, quand elle se réveilla, qu'on vit qu'elle était si bien guérie, qu'il était impossible de distinguer l'œil brûlé de celui qui ne l'avait pas été.

« Quelques jours après cet accident, la cuisinière de madame Colin en éprouva un beaucoup plus grave. Comme elle voulait retirer de dessus un fourneau un plat de raie au beurre noir, qui bouillait trop fort, le plat éclata, et le beurre bouillant lui inonda les deux yeux, qui furent brûlés au point que non-seulement il y aurait eu cécité, mais ulcération, fusion et destruction entière de l'organe et des paupières... Comme on se servit de verres à liqueur au lieu de verres de table, la guérison exigea sept heures d'immersion, mais n'en fut pas moins complète. Les yeux étaient aussi sains qu'avant l'accident, dont cette fille ne s'est jamais ressentie depuis (1). »

---

(1) MAGNIN de Grammont : *Journal des connaiss. util.*, sept. 1834, p. 228.

De la gangrène.

§ 309. Sans doute la gangrène présente des indications particulières pour l'administration du froid *intùs et extùs*, suivant la cause qui l'a produite : selon qu'elle dépend de *l'excès d'inflammation d'obstacles à la circulation* par compression ou maladie du système artériel ; *de l'ergotisme*, *de la congélation*, etc. Mais quelle que soit cette cause, la maladie produite étant une inflammation, même dans la gangrène sénile comme l'ont fort bien établi les travaux de MM. Dupuytren, Marjolin, Larrey, Bégia, Josse fils, etc.), l'application du froid peut être très-favorable, sinon pour en obtenir la guérison immédiate et directe, au moins pour en borner les progrès et préparer l'emploi de moyens énergiques, ou de l'amputation lorsqu'elle est indiquée. M. Josse, que nous venons de citer tout à l'heure, rapporte dans son remarquable travail quelques observations qui confirment pleinement cette opinion, et auxquelles nous renvoyons le lecteur sans les reproduire, à cause de leur étendue, une analyse n'en pouvant donner une idée suffisante (1).

Quant au mode d'administration du froid, il présente quelques conditions relatives à la cause productive de la maladie. Dans la gangrène résultant de la congélation, il faut, ainsi que l'ont établi les bons praticiens, et que nous le recommandait instamment le professeur Lisfranc dans ses excellents cours de chirurgie, établir une progression lente et graduée dans la température des liquides employés pour les frictions, mais dans un ordre inverse à la progression habituelle, c'est-dire en élevant cette température, du moins dans les premiers moments, et préalablement à toute réaction ; car il ne s'agit pas encore ici d'une gangrène proprement dite, mais plutôt d'une *asphyxie* des tissus. Nous rapporterons, comme exemple, l'observation publiée par Vicq d'Azir, bien qu'elle soit connue de la plupart des médecins ; parce qu'elle nous

---

(1) Josse fils : *Op. cit.*, p. 197 et suivantes.

semble tout à la fois une induction logique de la nature de la maladie, et un modèle parfait à suivre en pareil cas.

« Un homme est trouvé gelé pendant la nuit sur un rocher, sur lequel il avait été jeté par un naufrage. Les pieds paraissaient comme brûlés par le froid ; tous les doigts étaient noirs, excepté le pouce du pied droit : les jambes, les bras, les mains, la poitrine, le ventre étaient très-froids; les mâchoires serrées et inséparables, les yeux saillants et immobiles. Point de pouls sensible, point de respiration; un reste de chaleur encore sensible au creux de l'estomac fit naître l'espérance, et détermina à administrer des secours. Ces secours furent l'application de linges mouillés d'eau froide sur les extrémités, des frictions avec des flanelles, d'abord très-peu chaudes, sur l'ombilic, sur la poitrine et sur le creux de l'estomac. On les réchauffait à mesure que la chaleur vitale semblait s'accroître. Partout où passaient de grosses artères, on faisait des frictions avec des teintures toniques pour réveiller l'action des parties irritables. Enfin quand le malade put avaler, on lui fit passer quelques cordiaux, mais on ne couvrit les extrémités de linges chauds que lorsqu'elles cessèrent d'être gelées; jusque-là on continua toujours l'application de linges imbibés d'eau froide.

« La région ombilicale et la poitrine commençaient à s'échauffer, mais on ne s'apercevait encore alors d'aucune respiration sensible. Ce ne fut qu'au bout de quatre heures de soins, vers les deux heures du soir, que le mouvement de cette fonction commença à s'annoncer : le pouls ne devint sensible qu'une heure et demie après, c'est-à-dire vers les trois heures et demie. Au bout d'une heure encore, les mâchoires se desserrèrent : survint une légère sueur et un peu de rougeur aux joues. A cinq heures du soir, les yeux commencèrent à se mouvoir, et les bras à six heures. A huit heures, le malade parla d'abord peu distinctement; et quand on put l'entendre, il délirait encore. Les doigts des pieds n'étaient plus noirs; mais les pieds étaient toujours froids. A dix heures du soir, il commença à les remuer, mais avec douleur; ils étaient encore froids, et on les enveloppa de nouveau avec des linges imbibés d'eau froide. La nuit, il y eut du sommeil; les pieds n'étaient plus ni froids ni douloureux; le pouls était fort et élevé; le malade avait soif. A midi, le pouls était devenu plus doux, et il y eut quelques selles suivies de sueur et de sommeil. Le soir le malade se leva; et, quoiqu'il souffrît un peu, il put se rembarquer. »

On suit pas à pas dans cette histoire le retour de la chaleur et de la vie, du centre à la circonférence, et la manière dont l'art doit se conformer à la nature dans le rétablissement de la chaleur et du mouvement.

Des furoncles, des boutons de la face, etc.

§ 310. Il reste peu à ajouter à ce qui a été dit ailleurs sur ces affections (§ 190); insistons toutefois sur cette proposition : que dans ces sortes de productions pustuleuses métastatiques, le canal digestif est ordinairement plus ou moins malade; et c'est des conditions où se trouve ce viscère que se déduit en pareil cas l'utilité du froid soit au dedans, soit au dehors.

De l'anthrax.

§ 311. Cette affection n'étant que l'exagération de la précédente, ramène encore davantage l'attention du praticien sur les médications du froid, relativement surtout à la complication viscérale admise ici (parce qu'elle est plus évidente) par la plupart des chirurgiens et par le professeur Marjolin (1) entre autres qui, de plus, dit textuellement au traitement de cette maladie : « J'ai vu un malade arrêter les progrès d'un anthrax benin, et faire cesser promptement la douleur insupportable qu'il ressentait, en appliquant sur la tumeur, des compresses trempées dans de l'eau très-froide (2). »

---

(1) MARJOLIN (Jon.) : *Dictionnaire de médecine* en 21 vol., article ANTHRAX.

(2) DU TRAITEMENT DE L'ANTHRAX PAR L'EMPLOI DU FROID.

« Paris, le 23 juin 1864.

« Monsieur et très-honoré confrère,

« A propos du débridement sous-cutané proposé par M. Alphonse Guérin, comme procédé opératoire dans le traitement de l'anthra

Du charbon (*anthrax malin*) et des pustules malignes (1).

§ 312. Indépendamment de l'inflammation locale et des complications viscérales possibles, il existe en cette maladie un principe particulier, puissamment destructeur; le froid

---

permettez-moi de signaler à l'attention de vos lecteurs une méthode fort usitée en Allemagne, et que je ne saurais trop recommander d'après mon expérience personnelle. Elle consiste dans l'application méthodique *du froid*, et voici comment on y procède :

« Dès le début d'un furoncle (simple ou multiple), on couvre le point enflammé d'une vessie ou d'un sachet rempli de glace pilée. La soustraction du calorique due à l'emploi de la glace fondante reste-t-elle insuffisante, l'on y substitue alors le *mélange frigorifique de Schmucker*, constitué par un mélange de deux parties de glace avec une partie d'eau, mélange que l'on a soin de remuer prestement et d'introduire ensuite dans un nouet de mousseline ou de tout autre tissu assez clair, toutefois, pour permettre le prompt écoulement de l'eau.

« A l'aide de ce procédé convenablement employé, on peut abaisser la température des tissus jusqu'à 15°-19° au-dessous de zéro, et y supprimer non-seulement le travail phlegmasique, mais en *anesthesier* en même temps la sensibilité à un point tel qu'il devient possible d'en exprimer, sans douleur, le contenu, et d'y pratiquer les incisions voulues sans que le malade accuse la moindre souffrance.

« Dès le moment que le froid commence à déplaire au malade, on le remplacera par des topiques d'abord tièdes, puis chauds, ou bien on couvrira la tumeur d'un emplâtre anodin, tel qu'un emplâtre de savon, emplâtre de protoxide de plomb, mais on se gardera de l'emploi des irritants, trop souvent employés en pareil cas, surtout du sparadrap de diachylon gommé qui aurait l'inconvénient de faire revivre l'inflammation éteinte par le froid.

« Les praticiens habitués à traiter les furoncles par les épithèmes, chauds ou irritants, nous opposeront, il est vrai, les avantages d'une prompte suppuration; mais ils ne contesteront pas, en revanche, que ces avantages ne sont habituellement compensés par les sérieux inconvénients d'une tuméfaction bien plus étendue à la fois et notablement plus douloureuse des points affectés, de même que par une durée plus prolongée de l'affection. En ce qui concerne cette dernière (la durée), on peut affirmer, en effet, qu'elle ne dépassera guère, pour les furoncles habituels, le terme de deux à quatre jours, lorsque le mé-

(1) Très-peu de personnes connaissent le charbon ou l'anthrax.

PUSTULE MALIGNE.

Le froid est très contraire et c'est pendant la saison froide et humide que cette maladie se produit.

L'extirpation de la tumeur et les toniques pris intérieurement sont seuls indiqués (Baron LARREY).

extérieur n'y peut être employé que comme auxiliaire, mais le froid intérieur (lavements frais, boissons acidulées) y sera sagement administré, ainsi que le conseillent *les chirurgiens physiologistes*, au premier rang desquels on doit placer M. Lisfranc (1).

---

lange frigorifique est appliqué trois à quatre fois par jour, et que, dans les intervalles, on couvre le furoncle d'épithèmes glacés à la température de la glace fondante.

« Pour les cas où la suppuration d'un furoncle paraît inévitable, je ne saurais trop recommander l'usage local du chlorure de calcium cristallisé (que l'on ne confondra pas avec le chlorure de chaux), sel préconisé comme investi d'une espèce de spécificité anti-furonculaire, par Rademacher, et que, à l'exemple de ce praticien, j'ai bien souvent employé avec succès sous forme de solution aqueuse dans la proportion d'un centième. Dès que l'on aura reconnu, en effet, l'impossibilité de juguler, par la réfrigération continue, le furoncle, l'on joindra utilement aux topiques glacés des compresses imbibées d'une solution réfrigérée de chlorure calcique. En renouvelant fréquemment ces compresses (recouvertes, au besoin, d'une vessie contenant de la glace pilée), on ne tardera pas de voir les tissus sous-jacents se cribler d'une multitude de pertuis, précurseurs rapprochés de la brèche par laquelle le tourbillon furonculaire devra s'échapper.

« Pour en revenir, finalement, à la méthode des incisions et des débridements, je dois dire que, dans le traitement du furoncle et même dans celui de l'anthrax, je ne saurais, à aucun titre, y adhérer autrement que comme à un regrettable expédient. Il m'est impossible, en effet, de ne pas reconnaître au pus, ou pour mieux dire, à l'exsudat furonculaire des propriétés virulentes et, dans certaines conditions au moins, inoculables, et, me fondant sur une série d'observations qui me paraissent concluantes, je me suis rallié à l'opinion de ceux qui pensent que la diathèse furonculaire ne succède que trop fréquemment à l'emploi sanglant de l'instrument tranchant. Feu M. le docteur Feldmann a publié sur cette question une brochure que consulteront avec fruit ceux des praticiens qui désireront se remémorer les faits acquis à cet égard à la science.

« Dr SCHUSTER. »

(L'*Union médicale* du 28 juin 1864).

(1) Nous recevons la lettre suivante qui indique un nouveau mode de traitement pour les pustules charbonneuses, et nous nous faisons un devoir de la publier :

« Monsieur,

« J'ai lu dans votre feuille du 1er juillet une lettre du docteur Hoffmann et un avis de M. Avrault, ayant trait l'une et l'autre au charbon occasionné par la piqûre des mouches. Je n'ai rien à dire sur les traitements que ces messieurs proposent. Je vous prie simplement de publier également celui qui suit que j'ai appris des Indiens dans un long voyage que j'ai fait au Mexique.

« Lorsque j'habitais Mareil, près de Saint-Germain, dans les an-

Du phlegmon.

§ 313. Je ne reviendrai pas ici sur ce que j'ai dit en médecine (§ 192) du froid *intùs et extrà* dans le phlegmon; mais je dirai que rien ne peut l'y remplacer, quand il est tôt et convenablement administré : ni la cautérisation trop vantée, ni les cataplasmes empiriquement employés (1), ni la phlébotomie dont l'action est trop générale, ni les saignées locales qui irritent lorsqu'on les pratique trop près de la tumeur, et qui plus loin sont insuffisantes, ni enfin l'incision, moyen suprême, qui n'est pas toujours d'ailleurs applicable et dont il s'agit surtout d'épargner la douleur au malade.

---

nées 1852 et 1853, un homme très-vigoureux et une femme vinrent me prier de guérir un bouton, disaient-ils, qu'ils avaient l'un au bras, l'autre à la main. Ces soi-disant boutons étaient des pustules charbonneuses; celle de l'homme déjà grosse comme une noisette, noire, avec une auréole d'un violet foncé, causait un sentiment de brûlure atroce; celle de la femme était moins avancée et moins intense.

« Je fis tirer un seau d'eau du puits et fis mettre dedans le bras du malade avec ordre de ne l'ôter que pour le mettre dans une autre eau nouvellement tirée, et de continuer ainsi de demi-heure en demi-heure toute la journée. Le soir, j'ordonnai de continuer la nuit le même traitement, le jour suivant encore, encore la nuit, et tous les symptômes alarmants disparurent. Le bubon, qui avait alors la grosseur d'une petite noix, se détacha peu à peu du vif, et je traitai la plaie comme une plaie simple, qui fut bientôt guérie.

« La femme parcourut les mêmes phases, avec moins d'intensité, et guérit également.

« Voilà deux cas qui m'ont prouvé que ce moyen simple, mais énergique, réussit aussi bien en France qu'au Mexique, et je n'hésiterais pas à l'appliquer encore avec confiance si l'occasion s'en présentait de nouveau.

« Agréez, etc.

« Dr MISTOGO. »

(*Journal des Villes et des Campagnes* du 11 juillet 1863).

(1) Je pense, en effet, avec M. Josse fils (*op. cit.*, p. 73), qu'on abuse beaucoup trop de ces topiques en chirurgie, et particulièrement dans le phlegmon; et je crois devoir rappeler ici la double proposition que cet auteur a formulée à cet égard. « Toutes les fois, dit ce chirurgien distingué, qu'une inflammation occupe la peau seule, ou que celle-ci participe plus ou moins à l'irritation des parties sous-jacentes, les cataplasmes (chauds) sont nuisibles... Lorsque l'irritation est située au-dessous de la peau, plus ou moins profondément, et que celle-ci est saine, les cataplasmes sont d'une grande utilité. »

Je sais bien, ainsi que le professe M. Lisfranc (1), qu'il est, pour cette affection, un *modus faciendi* important et délicat à saisir; et que le froid extérieur, quel que soit même son mode d'administration, est dangereux si la maladie, existant depuis quelques jours, la phlegmasie est fort intense; si surtout elle tend à la gangrène; si l'individu est pléthorique ou s'il est porteur d'une irritation pulmonaire, etc.; toutefois ce sont là des exclusions communes à presque toutes les maladies, et sur lesquelles nous nous sommes suffisamment expliqué en temps et lieu; mais, *rien ne peut dans le phlegmon remplacer le froid, lorsqu'il est physiologiquement administré*... Je possède plusieurs preuves authentiques à l'appui de cette vérité thérapeutique, et les auteurs en contiennent un bon nombre; cependant je me bornerai à citer les deux observations suivantes, à mon estime suffisamment concluantes.

Theden (2), s'étant piqué le bout d'un doigt avec son bistouri en ouvrant un dépôt fistuleux à l'anus, la douleur, d'abord légère, devint bientôt intolérable; le mal se propagea le long de l'avant-bras, envahit l'articulation cubito-humérale, qui devint fort douloureuse; le membre se tuméfia considérablement, et la fièvre s'alluma. Enfin, en peu de temps les progrès de la maladie furent tels que Theden était déterminé à se faire amputer le bras... Mais, se ressouvenant des bons effets de l'eau froide, il voulut, avant de se résigner à ce douloureux sacrifice, en tenter l'emploi; et le succès fut si remarquable que contre son attente, il guérit promptement et complétement de cette affection.

« Un jeune dragon, âgé de vingt-deux ans, reçut à la partie antérieure de la jambe droite un coup de pied de cheval, qui donna lieu à une solution de continuité d'un pouce d'étendue, dans la direction de la crête du tibia. Ce militaire entra à l'Hôtel-Dieu deux jours après l'accident : on pansa la plaie avec des bandelettes aglutinatives; un large cataplasme enve-

---

(1) Lisfranc : *Gazette des hôpitaux* du 21 juin 1837, p. 33.
(2) Theden : *Op. cit.;* Berlin et Stettin, 1782.

loppa toute la partie antérieure du membre, qui avait aussi éprouvé une forte contusion. Malgré cette application, un gonflement inflammatoire s'empara bientôt de toute la plaie, et s'étendit au loin sur les parties environnantes. Vingt-cinq sangsues appliquées sur la jambe, donnèrent une grande quantité de sang. Les cataplasmes furent supprimés et remplacés par des compresses trempées dans l'eau froide.

« Ce traitement déplut au malade, et fut par conséquent mal employé; les compresses étaient rarement appliquées pendant le jour, et point du tout pendant la nuit. La fluxion cependant ne fit pas de progrès sensibles. Pour satisfaire au désir du malade, on reprit l'usage des cataplasmes; l'inflammation, qui était restée jusqu'alors presque stationnaire, se développa en peu de jours d'une manière tellement violente, qu'elle faisait craindre la formation prochaine d'un abcès dans toute l'étendue de la jambe, qui s'était gonflée d'une manière démesurée. L'articulation du pied et celle du genou participaient à l'état inflammatoire, et présentaient un phénomène remarquable, celui de gonflement et de douleurs arthritiques. La récrudescence de la maladie, qui avait suivi le changement du traitement, dut faire désirer de revenir à la première médication. Cette fois la docilité du malade permit l'application convenable du traitement : la jambe fut placée sur une toile cirée, et abondamment baignée d'eau froide le jour et la nuit.

« Après vingt-quatre heures de ce traitement, le gonflement inflammatoire était considérablement diminué, et deux jours après, la jambe et les articulations avaient repris leur état normal; la plaie fut pansée avec de la charpie sèche et se cicatrisa, en fort peu de temps, sous l'influence de l'eau froide. Depuis quatre jours il n'existait plus aucun signe de la phlogose qui avait occupé la jambe droite, lorsqu'une inflammation arthritique, accompagnée de rougeur de la peau et de chaleur, se montra sur le genou gauche. Le gonflement était considérable et la douleur violente. Le genou fut à son tour couvert de compresses trempées dans l'eau froide : ce moyen suffit pour faire disparaître la maladie. Le lendemain la guérison de ce militaire était complète; et la suite prouva qu'elle était solide (1). »

Quelque grave qu'il soit, le paraphimosis n'est jamais, pour sa réduction, soumis par M. Desruelles (2) à l'incision du prépuce; ce praticien distingué se borne à malaxer le gland et le prépuce sous un filet continu d'eau froide, et à faire avec les deux mains des mouvements en sens inverse pour engager le gland et le ramener sous le limbe prépucien. Quand il existe des adhérences, il lui suffit de les déchirer avec le pouce.

Du panaris.

§ 314. A son début le panaris (violente inflammation érysipélato-phlegmoneuse, lorsqu'il est consommé) peut, selon Aëtius parmi les anciens, et selon MM. Hufeland, Werneck, Lisfranc (3) et quelques chirurgiens dont l'opinion est la nôtre, être arrêté par l'action continuée, pendant quelques heures, du froid porté graduellement de + 10° à 0° R. Si le praticien a été appelé trop tard, ou qu'il ait échoué dans ses efforts préventifs et que l'inflammation soit caractérisée, alors les sangsues en grand nombre, ou l'hémorrhagie permanente maintenue à leur aide au niveau supérieur du mal, doivent, selon le chirurgien de la Pitié et selon MM. Amussat (4), Roux (5), etc., être aussitôt mises en usage, et par applications répétées si besoin est. Mais aux saignées locales j'ai toujours joint, avec beaucoup d'avantage, le froid à l'aide de compresses fines imbibées d'eau à zéro ou environ, simple ou mélangée à une solution aqueuse d'extrait gommeux d'opium.

---

(1) Josse fils : *Op. cit.*, p. 81.

(2) *Lettres écrites du Val-de-Grâce sur les maladies vénériennes*, par le docteur Desruelles (8e lettre).

(3) Lisfranc (Jean) : *Cours de clinique chirurgicale*, etc. *Traité de méd. opérat.*, etc., inédits.

(4) M. Amussat nous a même affirmé à la dernière séance (2 août du comité médical de la société protestante, avoir ainsi obtenu la résolution du panaris suppuré... Je l'ai également entendu dire maintes fois à M. Broussais dans ses cours, et plus d'une fois j'ai profité utilement de cet avis.

(5) Roux : *Op. cit.*, art. Panaris.

Le froid à l'intérieur n'est pas moins utile pour combattre les violentes réactions que déterminent souvent sur les premières voies le panaris profond, par les phénomènes inflammatoires extrêmes et la douleur inouïe qui l'accompagnent ordinairement (1).

Des abcès (*chauds et froids ou par congestion*).

§ 315. Tant que la cause qui a présidé à la maladie, à la formation de la collection purulente, subsiste, c'est-à-dire tant qu'il y a de l'inflammation, ou en d'autres termes, quand il s'agit d'un *abcès chaud*, le froid est utilement applicable au dehors et même intérieurement ; car ces affections aussi sont souvent des *crises*, des *métastases*, ou des *décharges* d'irritations viscérales, du canal digestif en particulier... Certains auteurs anciens, rares à la vérité, et quelques modernes plus rares encore, parmi lesquels on distingue, toutefois, MM. Assalini, Werneck, Josse d'Amiens (2), ont constaté ce point de doctrine chirurgicale. Après avoir établi l'importance de la résolution des abcès, surtout des abcès du cou et des aînes, dont les cicatrices, lorsqu'on n'obtient pas cette résolution, restent comme d'indélébiles stigmates de débauche ou de mauvaise constitution, M. Josse ajoute : « Pour éviter ces graves inconvénients, il faut tout tenter avant que la fluctuation devienne sensible. Le repos parfait, les sangsues, quelquefois les saignées générales, mais surtout l'eau froide, appliquée constamment sur la partie et renouvelée sans cesse, parviennent souvent à atteindre ce but. Ce dernier moyen surtout procure fréquemment la résolution des tumeurs phlegmoneuses de l'aîne, même quand la fluctuation est déjà sensible. »

---

(1) Pour le panaris, je fais les mêmes réflexions que pour l'érysipèle.

Le remède des bonnes femmes qui est l'eau bouillante, dans laquelle on recommande, à l'invasion de la maladie, de tremper le doigt une fois, suivie d'un bandage compressif dont les bandelettes seraient trempées dans du laudanum, suffisent pour faire avorter la maladie. (Baron Larrey).

(2) Josse fils : *Op. cit.*, p. 106.

Des scrofules.

§ 316. Je n'ai rien à ajouter ici à ce que j'ai dit ailleurs (§ 265) du froid dans les scrofules, si ce n'est que, comme je l'ai établi dans le paragraphe précédent, on peut et l'on doit combattre par le froid les maladies extérieures que le principe scrofuleux détermine, tant qu'elles présentent des phénomènes d'irritation inflammatoire.

De l'arthritis, du rhumatisme et de la goutte.

§ 317. Ces maladies qui nous ont déjà fourni quelques indications médicales quant à l'usage du froid (§ 193), n'en offrent point de particulières en chirurgie. On sait avec quel succès on a recours aux applications réfrigérantes dans l'arthrite traumatique ; la goutte et le rhumatisme proprement dit, se résolvent rarement en conséquences chirurgicales.

Du squirrhe et du cancer.

§ 318. Ces deux états morbides, qui ne sont que les stades d'une même lésion (cancer occulte des anciens, cancer ulcéré, cancer proprement dit), issus le plus souvent d'une sub-inflammation, semblent, au premier abord, ne réclamer le froid qu'avec une très-grande modération. Mais comme, d'une part, les irritations squirrho-cancéreuses sont fréquemment liées à d'autres irritations viscérales, de l'appareil digestif en particulier (§ 288) ; et que, d'autre part, ce mode inflammatoire est ordinairement accompagné de beaucoup de chaleur et de violentes douleurs, le froid interne et extérieur convient également, et pour modifier localement la maladie, et pour prévenir ou combattre les complications splanchniques, surtout la gastro-entérite qui suffit pour rendre cette maladie fatale.

Ainsi, quel que soit le siége du cancer, mais principalement s'il réside dans la peau, le froid, en même temps qu'il sera donné à l'intérieur, sera largement appliqué au dehors. Tel était le sentiment de Pouteau (1), qui l'a justifié par la plus heureuse pratique; tel est aussi celui de plusieurs chirurgiens modernes, de MM. Treille, Tanchou et Brandis en particulier; sentiment que notre expérience traduit en principe thérapeutique; pour le corroborer, les faits ne font point défaut; nous citerons le suivant, puisé dans notre pratique:

Vers la fin de l'année dernière, le général ***, éprouvant, du côté des voies urinaires, quelques phénomènes insolites qui lui faisaient craindre une maladie de ces organes, me fit appeler, à titre de médecin ordinaire. D'après ce que le général me raconta, je crus à l'existence d'une pierre dans la vessie: ce qui fut confirmé par l'un des plus habiles lithotripteurs de la capitale. Toutefois ce malade étant extrêmement *nerveux*, et ayant le canal de l'urètre fort irritable, la présence de la sonde le remua fortement et détermina une *orchite*. Je combattis cette complication par le traitement antiphlogistique approprié; mais la pierre étant toujours là comme une cause d'irritation permanente, et le général n'ayant pas voulu se soumettre assez longtemps au repos absolu, la résolution complète de la congestion glandulaire ne s'effectua pas, et le testicule resta volumineux et assez sensible. Plusieurs mois s'étaient écoulés, cet état restait stationnaire, lorsque le général s'étant un jour froissé le testicule en montant à cheval, la sensibilité s'y exalta; des douleurs lancinantes s'y manifestèrent, et il me fit appeler de nouveau.

Le testicule était alors gros comme un très-fort œuf de poule; il présentait quelques bosselures, était lourd et sensible au toucher, et la maladie semblait se propager au cordon, qui, lui-même était sensible et un peu augmenté de volume. Je mis le malade au lit, et le condamnai impitoyablement à un repos absolu que je lui annonçai devoir être de plusieurs semaines, après lesquelles il lui faudrait constamment porter un bon suspensoir; je lui fis appliquer, à diverses reprises et à quelques jours d'intervalle, de vingt à cinq sangsues alternativement et en nombre décroissant, au périné

---

(1) POUTEAU : *Op. cit.*, § 1er, p. 95, 109 et 151.

et sur le cordon testiculaire malade ; puis la chaleur, la sensibilité, la congestion, en un mot l'inflammation étant apaisée, je voulus tenter la compression d'après la méthode du docteur Frike (1).

Mais le général prit, je ne sais pourquoi, ce moyen en antipathie, et ne voulut pas le continuer plus de deux jours. Alors les symptômes persistant, je recouvris mollement la tumeur de compresses imbibées de décoction froide de racines de guimauve et de têtes de pavots, maintenues constamment humides et contenues par un sac en toile cirée, afin d'éviter de mouiller la couche du malade. Un régime assez sévère était prescrit, et je donnais en même temps les boissons adoucissantes et rafraîchissantes, et la glace elle-même en sorbets aux fruits. Après douze jours de ce traitement, les douleurs et la moitié du volume de la tumeur avaient disparu. Dès lors l'application du froid devint intermittente, et le général put se lever au bout de vingt jours, parfaitement guéri, puisqu'il n'a pas senti depuis son testicule, bien que cet organe soit resté un peu plus volumineux et plus dur que son congénère.

Schwediaur (2), à l'exemple de Pouteau, rapporte quelques cas analogues appartenant à des médecins anglais ; et M. Treille, que je citais tout à l'heure, en a publié un remarquable dans les *Annales*. Dans un cas de cancer ulcéré du sein, M. Tanchou produisit aussi, à l'aide du froid en topique, une amélioration marquée et la cessation des douleurs atroces qui tourmentaient la pauvre malade.

« Madame ***, de Paris, âgée de vingt-quatre ans, brune, d'une taille ordinaire, sujette, dès son enfance, à de fréquentes attaques de coliques, fut réglée de bonne heure et sans aucune difficulté. Peu de temps après l'époque de sa première menstruation, elle fut sujette à quelques pertes blan-

(1) Frike, homme excellent et fort habile chirurgien, dont la ville de Hambourg et l'Allemagne entière s'honorent, et au caractère et au talent duquel je suis heureux de rendre ici un hommage public.

(2) Schwediaur (F.-X.) : *Traité complet des maladies syphilisiques*; Paris, 1798.

ches, qui devinrent plus abondantes après trois couches qui eurent lieu dans l'espace de quatre ans. Les enfants qu'elle mettait au jour étaient beaux et biens constitués. Elle faisait ordinairement passer ses pertes blanches par des injections d'une dissolution aqueuse d'acétate de plomb. Un an avant une quatrième grossesse, qui eut lieu il y a environ deux ans, madame éprouvait des douleurs pendant l'*acte*. Les douleurs étaient parfois très-vives, mais très-passagères. A cette époque, les règles étaient beaucoup plus abondantes qu'auparavant; elles étaient accompagnées, les premiers jours, de douleurs fort aiguës qui s'étendaient aux lombes et jusqu'au milieu des cuisses. Madame était, tous les matins à son réveil, plongée dans un profond accablement ! Elle exprimait cet état par le mot *rompue*. La quatrième grossesse fit disparaître la douleur dont je viens de parler. Elle se porta très-bien jusqu'au neuvième mois, époque où madame eut deux pertes rouges qui furent accompagnées de douleurs très-vives à la matrice et aux cuisses. Des demi-bains furent pris, et les douleurs disparurent. L'accouchement fut accompagné de douleurs violentes pendant une heure et demie, après quoi une contraction soudaine de la matrice expulsa l'enfant en bloc. Il était du sexe féminin, très-viable et bien constitué.

« Trois jours après l'accouchement, madame se plaignit d'une violente douleur au côté gauche, près de l'aîne et dans toute la vessie. Les accoucheurs, MM. Éverat et Moreau, firent appliquer des cataplasmes émollients. La douleur fut excessivement aiguë pendant quarante-huit heures, puis elle disparut peu à peu. Dans le mois de juillet 1820, à peu près un an après la dernière couche, madame fut saisie de nouvelles douleurs, plus vives que de coutume, à la matrice, aux lombes et aux cuisses (bains de Barèges sans aucun succès). Le 15 septembre de la même année, les règles parurent comme de coutume, mais elles se supprimèrent dans la journée, et des douleurs atroces se firent sentir à la matrice (les demi-bains, les cataplasmes, les injections émollientes et les fomentations narcotiques furent employés sans succès) : tels sont les principaux documents que j'ai pu obtenir de madame. Son état me paraissant fort grave, je demandai que MM. Broussais et Dupuytren fussent appelés. Ces messieurs se réunirent à moi le 25 septembre 1820. Madame avait une fièvre des plus ardentes; la gastro-entérite la plus aiguë était manifeste; les douleurs de l'utérus étaient intolérables, et il sortait de la vulve une matière abondante, épaisse et sanieuse. Le col de l'utérus était gonflé, chaud et sensible au toucher; un de messieurs les consultants (M. Dupuytren) crut y reconnaître quelque peu d'érosion.

« L'état de madame étant bien constaté, je procédai au traitement que je vais exposer, en y relatant, jour par jour, tous les phenomènes que j'eus lieu d'observer. Le 26 septembre 1821, gastro-entérite violente, caractérisée par l'ardeur de l'épigastre, la soif, l'inappétence, la rougeur de la langue, l'accablement, la fréquence du pouls; douleurs intolérables à la matrice, matière semi-purulente très-abondante (diète absolue, eau de chiendent, sirop de groseilles ou eau sucrée; trente sangsues au périnée, laisser couler le sang). Soulagement sensible. Le 27 septembre (même régime; de la glace sur la région hypogastrique et autour des grandes lèvres). Le 28, madame se trouve mieux; la gastro-entérite est très-diminuée, ainsi que les douleurs de la matrice; il n'y a pourtant pas d'appétit, la bouche est pâteuse; la malade ne peut se lever que pour prendre ses remèdes à la graine de lin (elle veut se les administrer elle-même), et pendant que l'on s'occupe à faire son lit, elle est obligée de se tenir sur une chaise longue, ne pouvant rester debout à cause de ses douleurs, et d'une pesanteur à la matrice, qui lui paraît très-grosse (vingt sangsues aux aînes et près des lèvres, sans arrêter le sang, même régime). Le 29, la gastro-entérite et les grandes douleurs de la matrice son dissipées. Le sommeil, que madame avait perdu depuis plusieurs semaines, est revenu, l'appétit se prononce (application de glace sur la région hypogastrique et autour des grandes lèvres, diète absolue et boisson rafraîchissante). Madame se trouve fort bien dans la matinée et dans la journée; mais pendant la nuit, elle éprouve des douleurs d'entrailles très-vives, qui sont enlevées par des remèdes émollients et par des applications de même nature sur l'abdomen. Le 30, la perte sanio-purulente continue, l'appétit est moins prononcé (diète absolue, seize sangsues au creux de l'estomac, cataplasmes émollients sur les piqûres de sangsues). Le 1er octobre, madame ne ressent que des douleurs sourdes à la matrice ; les pertes continuent. Elle éprouve des *maux de cœur* continuels, et des nausées qui la font vomir des *flegmes* et de la bile ; elle rejette aussi toutes les boissons qu'elle prend (diète absolue, boire à petite gorgées ; de la glace sur le bas-ventre et autour des grandes lèvres).

« Le 2, madame se trouve mieux ; elle n'éprouve que quelques douleurs sourdes à la matrice : la perte sanio-purulente continue (léger bouillon d'herbes, une pomme cuite qui est rejetée). Le 3, les vomissements ont disparu, la nuit a été bonne ; les douleurs sourdes de la matrice ne se font sentir que lorsque la malade veut se tenir debout ; la perte cesse d'être sanieuse (bouillon d'herbes, une pomme cuite, eau sucrée). Le 4, la langue n'est plus rouge, elle est très-pâteuse, le colon paraît gorgé de *fecès* : les lavements n'avaient jamais entraîné après eux que très-peu de matières ; l'appétit est nul ; il y a accablement, mais la matrice est sans douleur. Je fais prendre une potion purgative avec séné commun et sulfate de magnésie. Elle procure huit à dix selles très-copieuses ; mais elle réveille les douleurs de la matrice, surtout au côté droit. Il est à remarquer que madame avait beaucoup plus souffert de ce côté que du gauche ; que les sangsues y saignaient beaucoup mieux, et que la glace y fondait plus vite. Le 5, glace sur l'hypogastre et autour des grandes lèvres. Cette application est sans effet appréciable. Le 6, la nuit a été agitée, il y a du ténesme ; néanmoins l'appétit revient (douze sangsues, le matin, à l'anus ; le soir, un demi-bain émollient ; cataplasmes émollients sur le bas-ventre, une pomme cuite). Le 7, madame se trouve bien, elle a bien dormi ; l'appétit est bon, les douleurs de la matrice sont presque nulles ; je touche sans faire éprouver de douleur ; mais je trouve l'utérus très-volumineux (diète, eau sucrée ou de groseille ; cataplasme émollient). Le 8 (trente sangsues aux aînes et aux lèvres, demi-bain pendant que le sang coule ; la malade en perd beaucoup, mais elle n'éprouve pas de syncope). Toutes les douleurs disparaissent, et la malade se trouve si bien qu'elle proclame sa guérison.

« Le 9, la nuit a été bonne : il n'y a plus de douleurs; l'écoulement purulent est très-peu de chose, l'appétit est très-prononcé (deux bouillons d'herbes et deux pommes cuites; application locale de la glace à la matrice, et le soir un bain d'herbes émollientes). Le 10, madame se dit très-bien ; elle a grand appétit et ne se trouve pas très-faible (deux poires crues et une demi-livre de raisin; eau sucrée ou de groseille, demi-bain émollient. Le 4, la matinée se passe bien ; mais madame ayant éprouvé une vive contrariété, *parce qu'elle est devenue très-nerveuse* (ce sont ses propres expressions), et ayant été obligée de monter en voiture, éprouve le soir de petites douleurs à la matrice. Le 12, la nuit a été mauvaise ; les douleurs de la matrice ont pris quelque intensité ; la perte est augmentée et elle est sanio-purulente (trente sangsues au bas-ventre, qui saignent peu, même dans un demi-bain émollient). Néanmoins les douleurs sont complètement enlevées. Le 13, madame est fort bien, l'appétit bon (une once de pain en soupe à l'oseille, deux pommes cuites, eau sucrée ; un demi-bain émollient, et un remède qui fait évacuer beaucoup de *fecès*). Le 14, même état que le 13, à l'exception du sommeil qui a été mauvais. Le toucher ne fait éprouver aucune douleur, et la matrice me paraît moins volumineuse (même régime et même traitement que la veille). Le 16, le mieux se soutient ; la malade peut se tenir debout sans éprouver de douleur à la matrice (deux onces de pain qu'elle mange, l'une dans une soupe maigre, et l'autre avec de la salade de mâches ; de la glace sur le bas-ventre et autour des grandes lèvres ; deux remèdes émollients et un demi-bain le soir).

« Le 16, M. Broussais est appelé en consultation. Le toucher ne fait éprouver aucune douleur ; mais le côté droit (le point ou la glace fondait toujours le mieux) est quelque peu sensible (trois onces de pain ; quelques légumes, tels qu'épinards, choux-fleurs ou chicorée ; la salade de laitue ou de mâche est également prescrite; mais pas le moindre bouillon gras). Le 17, la nuit a été très-bonne; madame ayant été réveillée de bonne heure, éprouve un violent mal de tête qui dure peu (une tasse de lait sucré, trois onces de pain dans la journée, deux soupes maigres et un peu d'épinards; le soir, un remède et un demi-bain). Le 18, la nuit a été mauvaise; il existe du mal de tête, et le côté fait souffrir (vingt-cinq sangsues sur le point douloureux: elles donnent beaucoup de sang; diète). Le 19, la nuit a été agitée : il existe un malaise général que madame attribue à l'époque des règles, qui effectivement viennent de paraître (repos et peu d'aliments). Les 20, 21, 22, 23, 24 et 25, les règles ont continué (augmentation des aliments, nuls médicaments). Le 26, une diarrhée assez forte se déclare; elle est accompagnée de quelques coliques (diète, vingt sangsues à l'anus). Le 27, il n'existe plus de diarrhée; tous les phénomènes morbides de la matrice, et ceux qui s'étaient sympathiquement manifestés ont disparu, madame ne souffre absolument de rien. Sa convalescence a marché franchement; elle a été courte; madame a pu se livrer, sans en éprouver d'inconvénients notables, à tous les genres de divertissements que l'on trouve, surtout en hiver, dans la capitale, et il y a quelques mois qu'elle est partie bien portante pour faire un voyage en Angleterre et en Allemagne. Une lettre qu'elle m'a écrite depuis peu me confirme sa guérison radicale (1). »

Je possède aussi quatre observations fort remarquables de malades à sub-inflammations désorganisatrices de l'utérus, dont une surtout a la plus grande analogie avec la précédente, et pour les symptômes et pour le traitement, à cette exception près que les sangsues et le froid furent portés jusque sur le col de l'utérus lui-même; les premières, à l'aide du spéculum brisé de M. Lisfranc et du petit tube de M. Amussat; et le second, sous forme de petits cataplasmes de riz très-cuit contenu dans une gaze très-fine, et refroidis à l'aide de la glace; elles ont toutes également guéri. Deux de ces

(1) TREILLE : *Op. cit., Annal. de la méd. physiol.;* t. 1er, p. 260.

malades, dont l'état avait le plus alarmé, ont été vues par M. Lisfranc ; cet examen remonte pour l'une d'elles (madame C***, rue de l'Ouest, nº 1) au 18 novembre 1829 ; et pour l'autre (madame B***, rue de Lille) au 22 mars 1836 ; ce chirurgien avait désespéré de sauver la première. J'aurais bien désiré consigner encore ici ces exemples, qui attestent l'importance immense du traitement antiphlogistique et du froid en particulier, quand il est convenablement appliqué, en chirurgie non moins qu'en médecine. Mais les bornes de ce travail nous défendant un long détail, force nous est de les énoncer brièvement.

« Mademoiselle F*** portait depuis plus d'un an un petit bouton entre le nez et la pommette. Il était rouge, enflammé, entouré d'une éruption miliaire ; il était le siége d'un prurit et d'une démangeaison continuels fort désagréables, et quelquefois même de petites douleurs lancinantes. Ces symptômes augmentaient surtout à l'approche de la menstruation. Ce tubercule était dur à sa base, indolent au toucher. Il n'y avait point encore d'ulcération ; mais la petite tumeur, élevée un peu au-dessus du niveau de la peau, menaçait à chaque instant de s'excorier. Mademoiselle F*** n'y faisait que peu d'attention. Quelques médecins, même sans l'avoir attentivement examinée, avaient cru devoir la rassurer. Cependant le mal faisait des progrès, les douleurs devenaient plus pongitives. Ce fut alors qu'elle me consulta ; je ne partageai point l'avis de mes confrères, et j'engageai mademoiselle F*** à ne point rester indifférente à cette affection naissante, qui pourrait devenir très-sérieuse. Elle est jeune et jolie, et il n'en fallait pas davantage pour éveiller ses craintes, et quelque temps après elle vint pour me prier de l'en débarrasser.

« Je commençai par rafraîchir la malade et la tenir à quelques moyens généraux ; j'attaquai une vieille gastrite, et quand elle fut détruite, je m'occupai de la tumeur. J'appliquai à son pourtour quatre sangsues. Quand elles eurent bien coulé, je la couvris avec un cataplasme de son très-froid, et renouvelé plusieurs fois dans la journée et pendant la nuit. La première application de sangsues produisit un effet merveilleux : la rougeur et l'inflammation diminuèrent beaucoup. Je continuai les applications froides pendant quelques jours ; je revins une seconde fois aux sangsues, toujours avec le même succès. J'insistai encore pendant longtemps sur le froid ; aujourd'hui même, elle en fait encore usage de temps en temps ; mais la rougeur, le prurit, les boutons, la tumeur, tout a disparu : il serait difficile de distinguer quel côté en était le siége. Je dois, dans cette circonstance, payer un juste tribut de reconnaissance aux docteurs Treille et Clerc (1), qui m'ont aidé de leur amitié et éclairé de leurs conseils (2).»

De l'œdème et des hydropisies en général.

§ 319. Rien à ajouter ici, quant à la théorie ou à l'étiologie de ces maladies, à ce que nous en avons dit ailleurs (§ 301) ; mais j'invoquerai quelques autorités et quelques faits nouveaux à l'appui de l'opinion qui proclame le froid *intùs et extrà* comme utile, indispensable dans maintes nuances des œdèmes et des hydropisies. Hippocrate, Alexandre de Tralles (3), Lazare Rivière (4), Bartolli (5), Baker (6), Daignan (7), Millmann (8), Stoll (9), Strambio (10) ; MM. Broussais,

---

(1) Clerc (Louis) : Citoyen et chirurgien également recommandable, et l'un des disciples distingués de M. Broussais.

(2) Tanchou : *Op. cit.*, p. 122.

(3) Alexandre de Tralles : *Paraphrasis in libros omnes*, etc. ; Bâle, 1533-41, in-fol.

(4) Rivière (Lazare) : *Praxis medica ;* Paris, 1640-47, etc.

(5) Bartolli (Seb.) : *Thermologiæ arag. prodr. phleg, cum. chorog. et usu Thermarum*, etc. ; Naples, 1679, in-4.

(6) Baker (Georg.) : *An antidotary of select medicines ;* Londres, 1579, in-4.

(7) Daignan (Guill.) : *Remarques et observations sur l'hydropisie ;* Paris, 1776, in-8.

(8) Millmann : *Prælectiones in diversos morbos chronicos ;* Vienne, 1789, 2 vol., etc.

(9) Stoll (Max.) : *Aph. de cognosc. et curand. febr. ;* Vind., 1786 in-8. — *Ratio medendi*, 1777.

(10) Strambio : *Giornale analitico di medicina*, t. XII, p. 217, rapporte une belle observation d'œdème guéri par l'emploi du froid, conséquemment à ces principes.

Lisfranc, Rayer (1), après avoir démontré la nature fréquemment irritative des œdèmes et des hydropisies, insistent pour le traitement antiphlogistique, et plusieurs d'entre eux citent des cas de guérison de ces maladies sous l'influence du froid. « Toutes les boissons aqueuses, dit ce dernier auteur, connues sous le nom de *diurétiques doux* ; les infusions de tilleul, de manne, de pariétaire, de bourrache, de cerfeuil, etc.; l'*eau pure*, l'eau nitrée, etc.; les décoctions de chiendent, de queues de cerise, etc., sont utilement employées pour *désaltérer les malades*... » Parmi les cas d'hydropisie où la thérapeutique réfrigérante peut trouver place, ne pouvons-nous pas ranger toute la classe des supercrétions que M. Andral désigne sous le nom d'hypercrinies, et que les anciens appelaient hydropisies actives? Elles reconnaissent pour cause réelle une irritation plus ou moins vive: combattre celle-ci, c'est alors tarir la source de l'épanchement. M. Heurteloup (2) rapporte l'histoire d'une hydropisie spontanée qui fut guérie par un bain général froid. J'ai cité, au § 196, la guérison d'une *phlegmasia alba dolens* par l'immersion du membre malade dans l'eau froide. Je connais quelques cas d'œdèmes partiels, d'hydropthalmies traumatiques, d'hydrocèles, etc., ainsi guéris par l'emploi sagement combiné du froid *intùs et extrà*. Voici du reste un exemple remarquable de ces cures, dont l'autorité ne sera suspecte à personne.

« Une hydrocèle de la tunique séreuse gauche avait été opérée, il y a quelques années, sur M. B***, par un habile chirurgien de cette ville ; une injection de vin avait été pratiquée; néanmoins la maladie a récidivé. Quelque temps après, deux hydrocèles, l'une de la membrane séreuse, l'autre d'un kyste développé sur un point plus élevé, se sont manifestées et ont acquis un volume plus considérable. M. Moulinié les a opérées et guéries l'une et l'autre par incision et excision partielles. La première hydrocèle, traitée par injection vineuse, a acquis un volume prodigieux ; le malade est venu plusieurs

(1) RAYER (P.) : *Op. cit.*, art. HYDROPISIES; *Traité des malad. de la peau;* Paris, 1835, 3 vol. in-8.

(2) HEURTELOUP : *Op. cit.*, note au chapitre VI, t. 1er, p. 112.

fois réclamer la cure palliative. Une ponction ayant été faite, le liquide évacué, un certain laps de temps s'écoulait sans qu'elle devînt de nouveau nécessaire. Le 31 octobre 1834, M. B*** se présenta dans l'amphithéâtre de clinique de l'hôpital, pour se faire pratiquer la ponction, qu'il avait déjà plusieurs fois subie.

M. Moulinié après l'avoir exécutée, se détermina à remplacer la sérosité écoulée par de l'eau froide naturelle : en trois fois, une bouteille environ de ce liquide fut injectée. Le malade ressentit bientôt des douleurs rénales, comme cela arrive dans les injections vineuses, alcooliques, etc. Alors l'eau introduite fut évacuée, et le malade sortit pour reprendre son système de vie habituel. Au bout de quelques jours, il se représenta à l'hôpital ayant un gonflement et une vive inflammation sur le lieu de l'opération. Une incision fut pratiquée pour donner issue à du pus qui s'était formé : on reconnut qu'il contenait des débris de la tunique séreuse. Bientôt les accidents inflammatoires se dissipèrent graduellement. La tuméfaction a diminué, l'adhésion s'est établie, et la cavité séreuse étant effacée, le malade est guéri.

« Est-ce là de la chirurgie homœopathique, que l'application de l'eau contre la collection d'un fluide aqueux? On sait bien que les éléments chimiques de ces deux fluides diffèrent essentiellement, et que c'est la variété de principes et de température qui a déterminé l'action médicatrice.... Il est curieux de voir une injection d'eau pure avoir plus d'efficacité que celle d'un vin stimulant, susciter une inflammation plus vive et une guérison plus complète. Cela mène à penser qu'il suffit, dans beaucoup de maladies, de multiplier d'une manière quelconque la sensibilité des organes, et que, dans le traitement de l'hydrocèle, tout agent hétérogène est un modificateur puissant. *L'air peut être cet agent* dans l'opération par incision, et *l'eau peut avoir une efficacité suffisante* (1),

(1) Quand on veut donner à l'eau simple plus d'énergie, on peut avec avantage y ajouter la teinture d'iode, à la dose de un demi à un gros par once d'eau.

comme le prouvent d'ailleurs les applications qu'en ont faites des parliciens d'Angers, au rapport de Béclard, et les faits relatés par M. Cruveilhier (1), que M. le professeur Velpeau a cités dans son ouvrage sur la médecine opératoire (2). »

CHAPITRE II.

Du froid curatif chirurgical dans les tumeurs.

§ 320. Que l'irritation sub-inflammatoire qui engendre les tumeurs reçoive son impulsion de l'inflammation, ou qu'elle se développe primitivement, toujours est-il que le développement de ces productions morbides est constamment précédé et accompagné d'une sur-excitation locale, interstitielle, qui peut être favorablement modifiée par le froid extérieur (§ 264). Mais il est clair que l'utilité de cet agent se mesure encore ici sur le degré de la sur-excitation. « Pour le traitement des tumeurs externes, comme pour celui de toute altération de tissus, dit le professeur Broussais (3), les indications fondamentales sont : 1° tant que l'élément inflammatoire existe, de le combattre par les moyens connus, l'eau froide, les douches, les irrigations, etc. On les (tumeurs) refroidit au moyen de la glace, des irrigations, des douches, des topiques réfrigérants, répercussifs, astringents, etc. »

Si la compression vantée et prescrite dans ces affections diverses, par plusieurs praticiens distingués de notre époque, tels que MM. Récamier, Lisfranc, Roux (4), Velpeau, etc., est favorable après l'usage du froid, quand le mouvement con-

---

(1) Cruveilhier (Jean) : *Médecine pratique*, etc., 1822, in-8, etc.

(2) Hôpital Saint-André de Bordeaux, service de M. Moulinié ; *Gazette des hôpitaux*, etc., 4 décembre 1834, p. 375.

(3) Broussais : *Op. cit.*, t. V, p. 250 et 251.

(4) Roux (P.-J.) : divers travaux, depuis ses *Mélanges de chirurgie et de physiologie*, en 1809, jusqu'à ses *Considérations cliniques*, etc., en 1830.

gestif est assez modéré pour ne pas faire craindre la gangrène sous l'influence de ce moyen, c'est que ce moyen continue pour ainsi dire l'action du froid et agit à sa manière en empêchant l'abord des fluides dans la partie tuméfiée, qu'il finit par flétrir.

Des taches de la peau.

§ 321. Parmi les diverses taches de la peau, il en est qui demeurent réfractaires à l'action du froid; telles sont les macules de naissance; son action ne se fait guère sentir, parmi les accidentelles, que sur les taches dites de rousseur, produites chez certains individus par l'insolation excessive, ou reflet d'irritations gastro-duodénales. Dans ce dernier cas on le donnerait à l'extérieur ou à l'intérieur, ou par ces deux modes à la fois, suivant les indications. On peut d'ailleurs consulter avec fruit, sur ce point de thérapeutique, comme sur tant d'autres, le travail intéressant de M. Brandis, déjà tant de fois cité.

On sait, au reste, que c'est par l'action permanente pendant plusieurs jours (8 ou 10); par l'espèce de macération que font subir à l'épiderme endurci quelques préparations molles et humides (les cataplasmes, par exemple), que certains *sots parvenus*, honteux de leur origine ou de la profession pénible à laquelle ils doivent leur fortune et leur récente élévation, se recouvrent les mains de ces topiques, et se procurent ainsi, en quelques jours, la peau douce et fine des *gens nés* et des *oisifs*.

Des maladies siégeant sur les follicules sébacés de la peau.

§ 322. Cette maladie, plus ou moins circonscrite, qui, de quelques follicules, peut envahir une très-grande étendue de la peau, et quelquefois même toute la face, où elle s'observe plus particulièrement, et qu'elle recouvre alors d'un masque dégoûtant, est liée à un état d'irritation de l'enveloppe cutanée; car, à part la loi générale de production des affections de cet ordre, on remarque qu'elle s'observe plus particulièrement et presque exclusivement dans les pays chauds et chez les individus à cuir épais et sur-excité, particulièrement chez les nègres. D'où l'on doit induire que l'usage des lotions, des fomentations et des bains froids la préviendra, ou la fera avorter à son début. Comme aussi ces irritations folliculaires étant fréquemment liées à une *hypersthénie* des muqueuses, gastrique surtout, on conçoit de quel avantage l'usage intérieur du froid pourra également être dans leur traitement.

Un médecin était adonné depuis sa jeunesse aux excès de la gastronomie ; il fut, jeune encore, atteint d'une lèpre hideuse, et ce fut en vain que, pendant trente années, il fit tous les remèdes prescrits par ses confrères et par lui-même... Il en était à se désespérer, lorsque, après ce temps, on lui conseilla une diète sévère. Ce docteur sentant la nécessité de se *résigner*, ne but, pendant six semaines, que de l'eau gommée, et ne mangea, par jour, que six échaudés... Aussi fut-il récompensé de la violence morale qu'il s'était ainsi sagement imposée, car il guérit parfaitement. (*Periodico de la Academia de medicina de Mexico* — 1838.)

Des tumeurs érectiles ou fongueuses sanguines.

§ 323. Que ces affections prédominent dans les tissus artériels ou veineux, ou qu'elles participent de l'un et de l'autre de ces tissus : en d'autres termes, qu'il s'agisse de *fongus anévrysmatiques* ou *variqueux*, *anévrysmato-variqueux* ou *hématodes*, elles entraînent un travail irritatif plus ou moins prononcé, et quelquefois même fort intense et douloureux. Alors les divers modes du froid extérieur ordinairement utiles dans une nuance inflammatoire moins saillante, sont toujours ici d'un très-grand secours. Abernethy (1) rapporte que dans un cas où l'affection siégeant au voisinage de l'orbite, la compression dans une certaine étendue était impossible, la soustraction de la chaleur par l'usage continuel d'un liquide très-volatil fit diminuer la tumeur par degrés, et assez rapidement pour que, au bout de quelques mois, il n'en restât pas vestige.

---

(1) ABERNETHY (John) : *Surgic. observat. on the constitut.*, etc. ; London, 1817, in-8.

— Quant au froid intérieur, il est encore ici favorable, aux conditions et pour l'objet pré-indiqués.

Des loupes.

§ 324. Qu'il s'agisse d'un lipôme ou d'un stéatôme (supposé que d'après Littre et Boyer, et contrairement à l'opinion de Louis et de Delpech, ces deux affections soient distinctes), il est évident que l'action topique du froid ne pourra être utile qu'en raison du degré d'irritation que ces tumeurs pourront offrir. Toutefois le professeur Lisfranc, se fondant sur l'induction physiologique et sur plusieurs succès de sa pratique, nous conseillait dans ses cours d'attaquer préalablement les loupes par les antiphlogistiques.

Des varices.

§ 325. Les varices, arrivées à leur entier développement, ne peuvent être que faiblement modifiées par l'action du froid, à moins qu'elles ne soient plus ou moins enflammées; mais « quand elles ne sont pas encore très-prononcées, dit le chirurgien de la Pitié, on leur oppose avec avantage l'eau froide, l'eau à la glace, l'eau végéto-minérale à la même température, etc. » Pour moi, et je le dis par anticipation, j'ai obtenu maintes fois les meilleurs résultats des lavements froids dans les varices hémorrhoïdales; et le professeur Jules Cloquet (1) fait observer que « les bains froids, les topiques résolutifs et les toniques astringents produisent une diminution momentanée de la tumeur du varicocèle, etc. » J'ajouterai que cet avantage serait plus durable si ces moyens étaient employés en temps et lieu, avec méthode et persévérance, principalement sur les membres, où ils peuvent être aidés de la compression.

Des hémorrhoïdes.

§ 326. Constituées par une inflammation locale permanente de la terminaison du rectum, laquelle correspond ordinaire-

(1) CLOQUET : *Op. cit.*, art. VARICOCÈLE.

ment, comme l'a fort bien fait remarquer le professeur Broussais, à une gastro-duodénite chronique avec réaction sur le foie (d'où la constipation, d'où les hémorrhoïdes), les hémorrhoïdes réclament presque toujours le froid *intùs et extrà*. A leur début, en même temps que par les boissons froides et la glace à l'intérieur, on combat la gastro-duodénite, on donne de une à trois fois par jour, des quarts de lavement à température graduellement décroissante : de + 15° R. à zéro, et rendus plus ou moins narcotiques, selon l'intensité de la douleur. On y joint aussi les ablutions anales et les bains frais, pendant lesquels on facilite, en écartant les sphincter, l'introduction et la sortie répétées de l'eau dans le rectum. « J'ai vu, chez des soldats, des tumeurs hémorrhoïdales passer à l'état inflammatoire, et des abcès en être la suite. Rien de plus efficace, comme moyen curatif et préventif, que de faire des lotions avec l'eau froide, et d'appliquer entre les fesses une éponge ou un linge imbibé, qu'on rafraîchit souvent (1). »

Les émissions sanguines nécessaires, générales ou locales, selon l'urgence, ayant été pratiquées, « les douleurs exigent l'application de l'opium très-rapprochée et à fortes doses : si les strictures ne cèdent pas à ce moyen, aux douches et aux irrigations d'eau froide, il faut recourir à la chirurgie (2). » C'est alors que l'on pratique l'excision, ou mieux, lorsqu'elle suffit, et qu'il n'existe pas de dégénération cancéreuse, la *ligature en masse*, et préférablement *bi* ou *trifide*, selon le procédé de M. Amussat. Après quoi le froid devient encore utile, l'opéré devant être mis, ainsi que le fait ce dernier chirurgien, dans un demi-bain frais, renouvelé, pendant quatre, cinq, six heures et plus, selon les indications. J'ai fréquemment mis ces principes en pratique, et je puis affirmer que j'en ai obtenu des résultats remarquables, soit en arrêtant la maladie à son début, soit en la guérissant lentement lorsqu'elle était depuis longtemps déjà établie.

(1) MORICHEAU-BEAUPRÉ : *Op. cit.*, p. 290.
(2) BROUSSAIS : *Op. cit.*, t. V, p. 514.

Des anévrysmes.

§ 327. Avant, mais surtout depuis Valsalva et Albertini (1), le froid fut fréquemment employé dans les anévrysmes *spontanés*, et même quelquefois dans les anévrysmes *traumatiques* (*faux primitifs*, *consécutifs* ou *variqueux*); alors que les accidents ne réclamant pas immédiatement la ligature, on croyait devoir tenter préalablement la compression, lorsqu'elle était praticable. Dans ces cas, on l'aidait puissamment de l'action du froid. Toutefois c'est principalement contre les anévrysmes spontanés, *internes* et *externes*, mais surtout contre ces derniers, bien qu'on l'ait aussi utilement employé contre les premiers, ainsi que l'histoire de l'art l'atteste et que j'en produirai un exemple de plus; c'est, dis-je, principalement contre les anévrysmes spontanés externes que cet agent a été recommandé : sous forme de glace pilée, d'eau glacée, de neige; d'eau végéto-minérale, d'eau vinaigrée, de dissolutions non irritantes, de sels déliquescents, de décoctions de plantes astringentes, etc., mais toujours froides.

Thomas Bartholin et quelques anciens souvent cités par nous; Guérin de Bordeaux (2), Sabatier (3), Pelletan (4), Larrey, Dupuytren, Boyer, Marjolin, Amussat, etc., ont tour à tour employé et conseillé cette méthode, à l'aide de laquelle ils ont parfois obtenu la guérison complète d'anévrysmes des artères carotides, sous-clavières, fémorales et poplitées. J'ai aussi eu le bonheur d'en retirer le même avantage dans un cas d'anévrysme manifeste du premier de ces vaisseaux; résultat que je dois toutefois en partie à la coopération assidue et aux conseils éclairés du chirurgien justement célèbre que je citais tout à l'heure, M. le docteur Amussat.

---

(1) ALBERTINI (Hip.-Franç.) : *Animadv. sup. quibusd. diff. respirat. vitiis*, etc.; *Hist. de l'instit. de Bologne*.

(2) GUÉRIN, associé de l'Académie royale de méd. de Paris.

(3) SABATIER (R.-B.) : *De la médecine opératoire;* Paris, 1796, 1821-24.

(4) PELLETAN (Ph.-J.) : *Clinique chirurgicale*, et *Mémoires;* Paris, 1810, 3 vol. in-8, figures.

S'agit-il d'un anévrysme externe, la compression, si elle est praticable, peut concourir efficacement à l'action du froid; on l'exercera au-dessous de la tumeur, sur celle-ci même ou à distance, selon le procédé d'Arnaud, de Hunter, de Boudon, de Foubert, et surtout de celui de Guattani; mais dans tous les cas, l'action du froid doit être graduée; et il est quelquefois nécessaire, lorsque le traitement se prolonge, de lui associer quelque principe astringent, végétal ou minéral. Quant au froid intérieur, les faits et l'induction en démontrent également l'utilité, surtout dans les cas de complication gastro-intestinale ou cardio-intestinale; il est précieux par la sédation qu'il exerce sur le système circulatoire, et, pour réaliser plus promptement cette dernière modification physiologique, on lui associe parfois, chez les sujets à tube digestif intact, la digitale ou les sels de soude et de plomb.

Le 20 octobre 1828, madame B***, rue du Cherche-Midi, vint réclamer mes soins pour une tumeur qu'elle portait au cou, du côté gauche, et qui, disait-elle, ne lui laissait pas un instant de repos par les douleurs et les battements continus dont elle était le siége. Après avoir constaté *l'individualité* de madame B***, et reconnu qu'elle était âgée d'environ trente-six ans, de stature élevée, assez grêle, tempéramment sanguino-lymphatique; organisation cérébrale, à penchants dominants; constitution fatiguée, avec hypertrophie du ventricule gauche du cœur et une certaine nuance de gastro-entérite...; je procédai à l'examen attentif de la tumeur, dont la position et les symptômes accusés par la malade avaient singulièrement éveillés mon attention.

Cette tumeur située sur le trajet et à l'origine de la carotide externe, était ovoïde et de la grosseur d'un fort œuf de pigeon; souple quoique rénitente, disparaissant lorsqu'on la comprimait pour reparaître lorsqu'on cessait de la comprimer; lors même qu'on cherchait à la déplacer, elle faisait sentir des battements isochrones à ceux du cœur, irréguliers et intermittents comme les siens, sur tous les points accessibles de sa surface; d'autre part, elle donnait lieu à de violentes douleurs de tête, à des vertiges, à des pulsations fortes dans l'intérieur du crâne, et à tel point qu'il était impossible à la malade de dormir la tête appuyée à gauche sur l'oreiller... Il existait même déjà des phénomènes de compression du larynx, du pharynx, de la trachée-artère et de la veine jugulaire interne : cette tumeur était donc pour moi un anévrysme spontané de la carotide externe. L'histoire du passé de cette femme : son goût pour le chant, la vivacité de ses passions, ses chagrins cuisants, la maladie du cœur, etc., tout cela me confirmait dans cette idée...

J'exposai donc à la malade mon opinion sur la nature de sa maladie, dont je lui fis, jusqu'à un certain point, sentir la gravité, afin de la disposer à accueillir avec confiance et à suivre avec persévérance le traitement long et délicat que j'aurais à lui prescrire. Toutefois, afin de mieux la convaincre, et de l'encourager dans cette résolution, je lui proposai de faire prononcer définitivement sur son état par quelque *autorité chirurgicale*, et M. Amussat fut choisi et adopté de part et d'autre.

Le lendemain 21, je conduisis madame B*** chez ce chirurgien. La consultation devait être suivie, ce jour-là, de l'une de ces leçons remarquables sur quelques questions de l'art, ordinairement à l'ordre du jour, que M. Amussat fait entendre parfois à ses amis, à l'occasion du séjour à Paris de quelqu'illustration chirurgicale étrangère ; et son brillant et savant auditoire confirma comme lui mon diagnostic. J'exposai alors le système de traitement que je me proposai de suivre : il fut publiquement discuté, et, après un long débat, ainsi finalement formulé : 1° pratiquer une saignée générale du bras, et y revenir si besoin était ; faire diverses applications de sangsues sur la tumeur, au nombre décroissant de quinze à cinq, à huit, dix et quinze jours d'intervalle, hors le temps des règles ; recouvrir mollement cette tumeur de compresses imbibées d'eau froide, d'abord à la température de l'appartement, puis à $+ 6°$, et enfin à zéro ; remplacer alors les compresses par des sachets remplis de glace pilée, d'hydrochlorate d'ammoniaque, etc., en permanence ; 2° prescrire un régime adoucissant fort sévère ; 3° maintenir le repos physique et moral aussi absolu que possible; 4° l'estomac étant refroidi et l'irritation gastro-intestinale vaincue, donner à l'intérieur, par la bouche et l'anus alternativement, la poudre de digitale, les sels de soude et de plomb; 5° pratiquer, sur la région du cœur, des frictions avec la teinture éthérée, iodurée et laudanisée de digitale, etc.

La malade, d'abord effrayée des rigueurs et de la gravité de ce traitement, s'y soumit pourtant avec résignation, et malgré quelques petits *extrà*, tels que écarts de régime, courses au dehors, réactions morales vives, etc., elle tint bon contre les insinuations des commères, encouragée d'ailleurs qu'elle était par le succès inespéré dont nous étions tous les témoins étonnés; et elle était si parfaitement guérie vers la fin de décembre, qu'il n'existait plus aucune trace de la maladie, l'artère ayant repris son volume normal, et tous les accidents, même ceux du cœur, ayant disparu. Et cette guérison a été solide, puisque l'affection depuis tantôt dix ans ne s'est pas reproduite, malgré plusieurs maladies aiguës des entrailles et des poumons, et de violents chagrins qu'a depuis encore éprouvés cette malheureuse femme.

De le Boë (1) donne aussi l'histoire intéressante d'une tumeur anévrysmale, qu'il a guérie par l'emploi simultané de la compression, de la méthode débilitante et des épithèmes de glace pilée.

Des tumeurs blanches.

§ 328. Dans ces maladies, où l'ensemble de la constitution aussi bien que les tissus affectés ne possèdent qu'une médiocre énergie de réaction, le froid extérieur ne doit être mis en usage qu'avec beaucoup de tact et de réserve; ce précepte acquiert plus de rigueur encore, quand l'affection a marché, qu'elle a envahi les os, ou qu'elle a débuté par eux... Hippocrate n'a-t-il pas dit: *Frigidum inimicum ossibus*, etc? (2).

---

(1) BOE (F. de le): *Dissertation sur l'anévrysme;* Montpellier, 1814.
(2) HIPPOCRATE: Sect. V, soph. 18.

Mais toutes les fois qu'il existe dans la tumeur beaucoup de chaleur et d'inflammation, et qu'il n'existe pas d'ailleurs de complication contraire à l'usage du froid, je ne crains pas d'affirmer que cet agent peut être fort utile, conjointement avec la compression et les émissions sanguines locales, prescrites avec une intelligente sobriété. Cette pratique semble découler par une naturelle induction de ce passage d'un chirurgien fort distingué, relatif au traitement des tumeurs blanches; passage qui se trouve ainsi complété : « Pour combattre, dit M. Roux (2), les douleurs vives, modérer l'état d'irritation, l'état fluxionnaire que présentent, ou d'une manière continue ou seulement par intervalles, quelques tumeurs blanches, les malades devront être tenus à une diète sévère : on pourra pratiquer quelques saignées générales, en même temps que l'on aura recours à des saignées locales plus ou moins abondantes et plus ou moins répétées, suivant les cas, et aussi suivant l'âge et la force des malades. L'effet de ces premiers moyens devra aussitôt être secondé par l'usage des émollients et des narcotiques employés de toutes les manières possibles, sous la forme de bains locaux et généraux, de douches, de liniments et de frictions, d'embrocations, de fomentations, de cataplasmes, etc.»

Le froid intérieur sollicite, dans son application aux tumeurs blanches, une égale discrétion, et se donne en raison directe du degré d'inflammation ou d'irritabilité de l'appareil digestif. Je ne possède point de faits rédigés assez complets pour être produits à l'appui de mon opinion dans l'espèce ; mais elle ne repose pas moins sur l'observation, et nous en avons puisé en grande partie les éléments dans la clinique et les leçons du professeur Lisfranc, qui a tant fait pour le progrès du traitement de cette terrible maladie ! — Ces lignes étaient écrites, quand MM. Broussais et Bérard jeune, avec qui je venais de m'entretenir du sujet qu'elles concernent, appelèrent mon attention sur un article des *Archives géné-*

(1) Roux : *Op. cit.*, art. Tumeurs.

rales.(1) et sur la thèse de M. Ichon (2). Les remarques judicieuses et les faits intéressants consignés dans ces deux écrits, confirment si bien nos idées émises *à priori*, que nous sommes heureux de les étayer par quelques citations empruntées à cette double source : « Il est aisé de voir, dit M. Ichon, que les tumeurs articulaires non ulcérées, qu'Hippocrate conseille de traiter par les douches d'eau froide, ne sont autre chose que les tumeurs blanches des auteurs modernes. Avicenne préconise l'eau froide contre les maladies articulaires. Bartholin et Tissot ont aussi beaucoup vanté les affusions du même liquide dans les gonflements arthritiques, etc. — La connaissance exacte des parties malades dans cette affection qui fait le désespoir de la chirurgie, explique le mode d'action de l'irrigation continue momentanée ; elle détermine une réaction salutaire, redonne aux parties la souplesse et le ton qu'elles avaient perdues..., et, comme l'a dit Lombard, resserre les tissus et rappelle l'énergie dans la fibre, etc.

« Lahaye, âgé de seize ans, cultivateur, d'un tempéramment lymphatico-sanguin, vit, le 15 mai 1834, à la suite d'un refroidissement subit, le corps étant en sueur, son genou droit se tuméfier : une douleur aiguë occupait l'articulation malade. Un bain très-chaud enleva le gonflement et la douleur ; mais dans la même journée, l'articulation radio-carpienne se prit. Pendant plusieurs jours il continua ses travaux, malgré la douleur et la difficulté qu'il éprouvait à mouvoir le poignet. Le médecin qu'il consulta prit l'arthrite rhumatismale pour une entorse, et la traita par les résolutifs. Le mal ne fit qu'augmenter, et, cinq mois après, le jeune homme pouvant à peine remuer le poignet, vint à la consultation. On lui fit appliquer quatre vésicatoires volants et dix-huit sangsues autour de l'articulation malade. Le 10 octobre, il entra à l'hôpital : l'articulation du poignet était considérablement tuméfiée, surtout à

(1) *Archives générales*, etc., mars 1837, p. 355 : *Observations* de M. A. Godin, interne de l'hôpital Necker, service de M. Bérard aîné.

(2) Ichon (Ch.) : *De l'irrigation continue de l'eau froide dans le traitement des plaies des articulations et des tumeurs blanches*; Paris, 1836, n° 285, Thèse.

la face dorsale. La peau était blafarde, la douleur vive et exagérée par le plus léger mouvement : les doigts et la main étaient presque immobiles. Après six applications successives de sangsues, dans l'intervalle desquelles on promenait des vésicatoires volants autour de l'articulation malade, la tumeur blanche resta stationnaire. La main fut placée sur une palette, et une compression méthodique établie depuis le pli du coude jusqu'à l'extrémité des doigts : le pouce seul resta libre.

« Le malade se plaignit de ressentir une douleur vive à la partie antérieure du poignet; on sentit une fluctuation bien manifeste, et une incision d'un pouce et demi d'étendue donna issue à un pus d'assez mauvaise nature. On continua de panser la plaie simplement, la main toujours étendue sur la palette, jusqu'à la fin de janvier. A cette époque, le gonflement s'accrut beaucoup, toute la main participait à l'inflammation; la suppuration était très-abondante, la fièvre intense et les doigts complétement immobiles : une application de sangsues fut faite sur la face dorsale de la main. Tous les modes de traitement mis en usage dans des cas semblables ayant échoué, il ne restait plus que l'amputation de l'avant-bras... Mais avant d'en venir à cette extrémité, M. Bérard aîné voulut essayer l'irrigation continue d'eau froide. Le 20 mars, l'appareil fut mis en jeu et maintenu pendant cinq jours. La tuméfaction diminua, les douleurs se calmèrent, et la tranquillité, que le malade avait perdue depuis plusieurs jours, reparut.

« Quelques jours après, l'amélioration se soutenait; on fit une nouvelle irrigation de cinq jours de durée, et les symptômes diminuèrent encore. On soumit l'articulation à quatre autres irrigations de cinq jours de durée chacune et à quinze jours d'intervalle : le mieux augmenta. Le 20 juin, après un séjour de six mois et demi environ, le malade demanda sa sortie : la plaie n'était pas entièrement fermée et donnait, par la pression, quelques gouttelettes de pus de bonne nature. De retour chez lui, il fit encore cinq irrigations, seulement pendant la journée; il les continua cinq jours de suite et de quinze en quinze jours. Au mois d'août, la plaie était complétement cicatrisée, le gonflement et la douleur avaient disparu; le poignet offrait, ainsi que tout le membre thoracique du même côté, une atrophie assez prononcée, dépendant du défaut d'exercice; les mouvements étaient plus faciles et la faiblesse un peu moindre. Pendant l'hiver, il continua les bains d'eau tiède, faits avec des plantes aromatiques, il y laissait le membre pendant sept heures; le mouvement revint graduellement dans la main et les doigts. Au mois d'avril 1836, il commença à se servir de sa main. Je l'ai vu le mois dernier (juillet) dans les champs; les doigts sont très-flexibles et jouissent de toute leur mobilité : la main conserve un peu de roideur. L'articulation radio-carpienne, qui d'abord avait présenté une immobilité complète, se meut imparfaiment; l'exercice lui rendra très-probablement sa mobilité première; le membre thoracique a repris sa force et son volume normal. C'est un des résultats les plus heureux et les plus surprenants que l'on puisse obtenir.

« Un jeune homme de vingt-cinq ans, d'une constitution médiocrement développée, entre à l'hôpital portant une tumeur blanche déjà ancienne au poignet. L'irrigation continue, employée pendant dix jours, enleva les accidents inflammatoires pour lesquels le malade était venu réclamer les secours de la chirurgie : le gonflement avait surtout diminué. — On obtint le même résultat chez un jeune homme de dix-huit ans, qui portait une tumeur blanche de l'articulation tibio-tarsienne. Tous deux, après une amélioration momentanée, sortirent de l'hôpital, et ne se sont plus offerts à notre observation. — Il est permis de penser que, soumis à des irrigations continues multiples, on eût obtenu une guérison aussi parfaite que celle du jeune homme cité plus haut.

« M. Gerdy a rapporté, dans une de ses leçons de clinique, le fait suivant : L'année dernière, il traita, par l'irrigation continue, une jeune fille affectée de tumeur blanche du genou. La maladie avait fait des progrès tels, que les ligaments de l'articulation étaient ramollis, et les mouvements n'étaient plus possibles dans aucun sens; sous l'influence de l'eau froide, les liens articulaires se raffermirent, le volume du genou diminua considérablement; la station et la progression peu prolongée, il est vrai, s'exécutaient déjà. Enlevée alors à son observation, il ne doute pas que la malade n'ait pu, plus tard, se servir de son genou comme de celui du côté opposé. »

Je fus appelé, le 13 juillet dernier, près d'un jeune homme de vingt-six ans, lymphatico-sanguin, mais assez robuste, homme de peine chez un négociant de mes clients, en proie à un énorme phlegmon de l'articulation tibio-fémorale gauche, à la suite de fatigues extrêmes (il traîne une petite voiture dans Paris). Un médecin demeurant dans la maison, mandé le lendemain du jour où les accidents ont débuté, attaque la maladie par les moyens convenables (les saignées locales, les cataplasmes émollients, les boissons délayantes et rafraîchissantes, la diète et le repos absolus, etc.), mais avec trop de timidité, et elle marchait avec une effroyable rapidité. Le maître de ce jeune homme désira mon avis : c'était le troisième jour. Le malade était dans une anxiété extrême... Il avait une fièvre assez vive, une soif prononcée, avec constipation; anxiété profonde et réaction manifeste sur le canal digestif, si toutefois l'irritation viscérale n'avait précédé, ce que je suis porté à croire d'après le commémoratif du malade... Le genou, énormément tuméfié, chaud et sensible, était excessivement douloureux, et se refusait au poids et à la chaleur des cataplasmes et même des couvertures. Je fais sur-le-champ appliquer cinquante grosses sangsues dans l'espace circonscrit entre le centre de la tumeur et sa partie supérieure; je recommande de les faire saigner autant que possible, et, l'écoulement ayant cessé, de recouvrir le genou avec des compresses imbibées d'une décoction émolliente et narcotique, à une assez basse température et fréquemment renouvelées; lavement frais, immobilité la plus complète; le reste, *ut suprà*.

Le lendemain 14, une amélioration marquée s'observe dans la santé générale comme dans les phénomènes locaux : elle est telle, que le malade a l'imprudence d'*essayer*, dit-il, sa ambe; de la poser sur le carreau, et de tenter la marche... Mais il est bientôt *averti* de sa sotte témérité par le renouvellement des douleurs et des accidents inflammatoires. Pourtant, le matin, je ne trouve point d'indication bien nette à une nouvelle émission sanguine, et je prescris : *ut suprà*, moins les sangsues, faisant cependant abaisser graduellement la température de la décoction qui imbibe les compresses du genou. Pendant la nuit, le malade est agité : son genou a repris de la chaleur et du volume; il dessèche les compresses en un instant, et si le malade fatigué s'endort, épuisé par la douleur et l'insomnie, il est réveillé par une exacerbation de tous les symptômes aussitôt que les compresses sont sèches; il les imbibe, et il s'endort de nouveau pour être bientôt réveillé par cette douleur et cette chaleur incessantes. J'ordonne une seconde application de quinze sangsues sur un point circonscrit de la partie interne de l'articulation, où l'inflammation semble se concentrer; d'ailleurs, *ut suprà.* Le 16, un peu d'amélioration : le malade demande du bouillon; l'estomac est mieux, la langue plus nette, moins rouge et moins lancéolée : je lui permets un certain *bouillon* de chou et de laitue, dont il a une *envie* extrême, et qu'il réclame à grand cris. Le 17, rien de remarquable; l'application du froid est maintenue avec persévérance par le malade, qui y attache une haute importance : *ut suprà.* Mais la cuisinière change, de son autorité privée, le bouillon aux herbes en bouillon de bœuf, *qui*, dit-elle, *sera bien plus fortifiant...* Le 18, les accidents se sont renouvelés ou plutôt accrus, car ils n'avaient pas cessé; une collection purulente articulaire est imminente... Je remets le malade à la diète et j'ordonne de nouveau vingt-cinq sangsues.

Mais le malade, fort affaibli, et ayant éprouvé une syncope en se levant le matin pour laisser faire son lit, *proteste...* Son maître aussi paraît ébranlé : je propose une consultation; le professeur Lisfranc est appelé; mais il ne peut venir que le lendemain. Pendant ce temps la maladie marche... Je ne puis qu'insister sur le froid, la diète et le repos absolus. Le 19, M. Lisfranc confirme l'indication des sangsues; il constate la formation d'une collection purulente, qu'il signale toutefois, à son grand étonnement et à sa vive satisfaction, être extra-articulaire. En effet, la rotule est refoulée en dedans et en bas, et le liquide est évidemment interposé entre elle et la capsule d'une part, et la peau d'autre part. Il ordonne d'ouvrir cet abcès le surlendemain, si la résolution sur laquelle il compte peu n'a pas lieu : *ut suprà.* Le 20, nouvelle amélioration; la tumeur, moins chaude et moins sensible, semble aussi moins volumineuse ; mais la fluctuation est toujours appréciable. Le 21, état à peu près stationnaire; mais une fièvre lente persiste avec tous les symptômes généraux de l'influence de la maladie locale et de la résorption purulente sur les centres viscéraux, et en particulier sur les surfaces de rapport; le malade lui-même réclame l'ouverture de l'abcès, *convaincu*, dit-il, *que tout ira bien ensuite.....*

Je pratiquai une ponction avec un bistouri droit, au côté interne de la tumeur et au centre de la rotule : un flot de pus sanguinolent, mais pourtant d'assez bonne nature, s'écoule. Je place une mèche dans la plaie, et j'enveloppe le genou d'un large cataplasme, après avoir en grande partie vidé le foyer; je permets un bouillon de viande pour le soir. Le 22, le malade est fort bien : tous les symtômes gastro-intestinaux, la constipation exceptée, ont disparu; l'appétit se manifeste ; une quantité extraordinaire de pus s'est encore écoulée pendant la nuit, et a souillé profondément le lit du malade, qui en paraît enchanté : continuation du bouillon animal, dans lequel on fait un léger potage au vermicelle; un lavement *minoratif* pour le lendemain matin : *ut suprà.* Le 23, le progrès est marqué : le genou reprend sa forme naturelle; deux potages. Le 24, marche accélérée de la guérison ; les selles, qui avaient été répétées et abondantes la veille, reprennent leur régularité : augmentation graduée des aliments. Le 25, le malade meut sa jambe sans douleur aucune; le foyer paraissant épuisé, j'enlève la mèche ; et le 27, il demande avec instance à se lever dans sa chambre : je l'y autorise. Enfin, le 29, je lui permets de partir, en voiture, pour une campagne *extrà muros*, demeure d'un membre de sa famille, où j'apprends que la guérison s'est promptement achevée et la santé entièrement rétablie.

Des hernies.

§ 329. Le froid, manié avec discernement et à propos, peut être d'un très-grand secours dans la hernie, par étranglement ou relaxation; mais dans le premier genre de hernie, l'emploi inopportun de ce moyen pourrait avoir des suites promptement funestes, et il est de la plus haute importance de préciser nettement les indications. Toutes les fois que l'étranglement existera depuis plus de douze heures, et qu'il sera accompagné d'une violente inflammation, le froid devra être banni comme insuffisant, dangereux et même quelquefois mortel... Les saignées locales ou l'opération sont, dans cette grave occurence, la seule ressource médicale qui reste à l'homme de l'art. Dans presque tous les autres cas cet agent peut être un puissant auxiliaire du taxis ou en préparer le succès. Theden, disciple et ami de Hahn, nous apprend que d'après les conseils de cet excellent praticien, il a fait avec le plus grand succès l'application du froid et de la glace sur les hernies incarcérées; Reuss et Brandis s'applaudissent également d'en avoir usé dans des cas semblables. « C'est à l'aide d'un tel moyen, dit M. Bécourt (1), qu'on réduit quelquefois la hernie étranglée : j'ai guéri ainsi un dragon attaqué de cette maladie depuis trente-six heures. » — « On a recours, dit aussi M. Guersent (2), aux propriétés astringentes et réfrigérantes de la glace dans certaines hernies par engouement, on l'applique alors, soit sur le ventre, soit encore mieux sur le scrotum, à nu ou dans une vessie ; mais ce moyen serait très-dangereux dans les étranglements inflammatoires. »

« Dans les cas où on ne peut obtenir de réduction, dans un étranglement par engouement, dit encore M. Lisfranc, il est des auteurs qui ont conseillé l'emploi des astringents : J.-L. Petit obtint la réduction dans un cas semblable, en jetant sur

---

(1) Bécourt *Op. cit.*, p. 20.
(2) Guersent : *Op. cit.*, art. Glace.

la tumeur un seau d'eau froide. Ces astringents ont l'avantage de coercer les gaz dans l'organe ou la portion d'organe étranglé, et d'occasionner la constriction des parties par le resserrement qu'ils font éprouver directement à la peau et sympathiquement aux tissus sous-jacents, mais l'emploi de la glace doit être rejeté toutes les fois qu'il y a beaucoup d'inflammation ; et même dans l'étranglement par engouement, son application ne doit pas être permanente ; car s'il y avait dans la tumeur des parties d'épiploon (ce qui est du reste facile à constater), on en déterminerait la mort. On l'appliquera donc quatre à cinq minutes, on la supprimera, puis on la réappliquera et ainsi de suite, etc. Dans la hernie par relaxation, un moyen autrefois très-vanté, plus tard négligé injustement, puis remis en vogue dans ces derniers temps, est l'emploi des *douches* ; mais il faut pour cela qu'elles ne produisent pas de douleur. Dans le cas contraire, on emploie préalablement les antiphlogistiques ; puis, sous leur influence, la sensibilité étant disparue, on commence par des douches ascendantes, dont la colonne de liquide est d'abord très-ténue ; puis, peu à peu, on emploie les douches horizontales et enfin les douches descendantes (1). »

« M. Zepte, de Vesel, en Prusse, âgé de vingt-cinq ans, d'une constitution chétive, portait depuis sa tendre enfance une oscheo entéro-épiplocèle droite, devenue au fur et à mesure tellement volumineuse, que la verge elle-même était confondue dans la tumeur : elle était extrêmement dure, surtout à la partie inférieure continuellement irritée par le passage de l'urine ; elle était sillonnée en avant d'érosions qui, jointes à la pesanteur de la masse herniaire, à des coliques fréquentes et vives, tourmentaient cruellement le malade. Divers moyens avaient été proposés et tentés en divers lieux ; tous avaient échoué, et la hernie était déclarée irréductible. Des cataplasmés émollients et de doux laxatifs m'ayant paru d'abord rendre à la tumeur une partie de la mobilité qu'elle

---

(1) LISFRANC : *Cours inédit de clinique chirurgicale*, au chapitre DES HERNIES.

avait perdue, j'essayai le taxis; mais une douleur extrêmement vive éprouvée par le malade, vers la face externe de la tumeur, me força de suspendre les tentatives. Les parties herniées avaient-elles contracté des adhérences, ou bien la difficulté de les réduire tenait-elle à un engorgement passif, à un embarras de la circulation des organes composant ou continuant la tumeur? M'arrêtant à la dernière idée, je fais coucher le malade dans l'attitude exigée pour le taxis; j'embrasse également la tumeur avec un suspensoir d'un tissu solide, et la soulève de manière que la partie inférieure devienne la supérieure.

« Dans cette position et à l'aide d'une fontaine placée à six pieds au-dessus du malade, je fais arriver sur elle, pendant un quart d'heure, un filet d'eau froide. La tumeur diminue d'une manière sensible; le suspensoir qui avait servi à l'opération est remplacé par un suspensoir sec et plus petit. Le malade ne tarde pas à s'endormir d'un long et profond sommeil, débarrassé des coliques qui l'avaient travaillé jusqu'alors. L'effet de la première douche fut tel que, six heures après, la verge avait repris assez de longueur pour que l'urine pût s'écouler au dehors, sans se répandre au-devant de la tumeur. Le malade va même jusqu'à accuser de l'appétit, contre l'état ordinaire des choses.

« Pendant quinze jours, la tumeur fut soumise, deux fois par jour, au même traitement; la douche du soir étant toujours, pour plus de succès, précédée d'un lavement émollient. La tumeur était réduite au tiers de son volume primitif, mais elle était encore bien dure. A cette époque, il s'y manifeste des spasmes, avec éructations flatueuses par le haut; le tout cède aux antispasmodiques, aux boissons miellées et aux laxatifs, qui provoquent des selles de matières noires et dures. Trois jours après, et pendant neuf jours consécutifs, on reprend l'emploi des douches; la tumeur continue à diminuer, mais lentement, quand tout à coup, et après la douche du soir, un gargouillement s'opère dans les bourses, une douleur vive, déchirante, se fait sentir dans l'anneau inguinal et la hernie rentre. Le malade n'éprouve bientôt plus de douleurs; une ecchymose, suite probable de la rupture des vaisseaux qui alimentaient les adhérences, envahit insensiblement le scrotum, et cède aux compresses imbibées de vin rouge et chaud. L'usage d'un bandage herniaire a mis depuis le malade à l'abri d'une rechute.

« Le fils du maire de Thionville, âgé de huit mois, avait une entéro-épiplocèle congéniale du côté gauche, qui a été guérie par le même traitement (1). »

M. Verdier, chirurgien herniaire fort distingué, de Paris, compte aussi de remarquables et nombreux succès obtenus sous l'influence du même moyen (2).

Je possède un cas analogue de guérison d'une hernie ombilicale, chez le fils de l'un de mes amis, âgé d'un an environ, obtenue à l'aide de l'application de compresses imbibées d'eau froide maintenues pendant quelques semaines par un petit bandage fait *ad hoc* par M. Jalade Lafond (3).

---

(1) *Observations* de M. VANDERBACH, chirurgien en chef de l'hôpital militaire de Thionville : *Annales de la méd. physiol.*, janvier 1831, p. 46.

(2) *Traité pratique des hernies, déplacements de la matrice*, etc., par P.-L. VERDIER, chirurgien herniaire de la marine royale, etc.; Paris, 1840.

(3) ÉTRANGLEMENT HERNIAIRE GRAVE RÉDUIT SANS OPÉRATION, PAR LE DOCTEUR J. VENOT DE BORDEAUX.

Guéri par le froid.

« Dans un des derniers numéros du *Journal de médecine* de Bordeaux, un de nos jeunes et laborieux confrères, le docteur Labat, publiait deux cas d'accidents herniaires à issue différente; et la cause de cette différence semblait tenir, pour deux circonstances à peu près identiques, au seul fait de la pratique mise en œuvre. — Dans le premier cas, étranglement non opéré : guérison; — dans le second, herniotomie méthodiquement exécutée : mort du sujet.

« Cette étude faite à l'hôpital de Saint-André de Bordeaux, dans un service public, et sous les auspices d'une clinique éclairée, me sert de point d'analogie pour un étrange accident du même genre recueilli dans ma pratique civile, aux premiers jours de mai dernier.

« Voici le fait :

« M. N..., maître faïencier, 42 ans, d'une faible stature, d'un tempérament nerveux très-marqué, maigre, chétif, mais énergique, vif, emporté, est, depuis quinze ans environ, porteur d'une hernie inguinale à droite, volumineuse, négligemment contenue, sortant et rentrant avec cette facilité qui donne aux malades une trompeuse sécurité et leur fait trop souvent oublier les plus simples précautions de

Du varicocèle.

§ 330. Si «les bains froids, les topiques résolutifs, les topiques astringents ne produisent qu'une diminution momenta-

---

la prudence. M. N... est un des exemples frappants de cette fâcheuse insouciance. Dans son atelier, il va, vient, porte de lourds fardeaux, s'anime au feu des fourneaux sans être muni de son bandage qu'il laisse habituellement accroché à la cheminée de son cabinet de travail; et, lorsque, par un de ces exercices un peu forcés, sa hernie tombe dans le scrotum, il s'arrête et procède à la rentrée de l'anse intestinale déplacée, pour, bientôt après, recommencer son fatigant labeur.

« Le 14 mai dernier, cette facilité trompeuse et dont il faisait souvent trophée avec les gens qui l'avertissaient du danger, ce privilége de *s'opérer lui-même*, comme il disait, lui manqua tout à coup : dans un vif effort pour soulever un seau plein d'argile en mortier, il sentit un fort craquement dans l'aîne droite, et soudain une tumeur plus considérable qu'à l'ordinaire se développa sous la peau du scrotum. Des tentatives de taxis furent inutilement exercées par le malade, très-surpris de ne pouvoir, selon l'usage, avoir raison de cet accident. Après plusieurs heures employées à ce vain travail, M. N... me fit appeler. Je le trouvai déjà fatigué et très-souffrant; je renouvelai, après l'avoir fait coucher, un taxis modéré et continu sur cette hernie qui remplissait toute la bourse droite et refoulait le testicule avec force. L'apparence d'un léger effacement m'encouragea à continuer assez longtemps cette manœuvre, reprise dans la soirée par mon fils sans aucun succès réel. Mis dans un bain, le malade s'endormit; au réveil la douleur et le volume de la tumeur avaient repris leur premier état. — Une friction mercurielle belladonnée et un cataplasme opiacé furent administrés.

« Le 5 mai. La nuit a été agitée, sans sommeil; la douleur est vive, incessante et caractérisée par des tiraillements dont l'anneau est le point de départ. La tumeur est dure, bosselée, très-sensible au toucher. On reconnaît le prolongement de cette tumeur dans le ventre en suivant avec le doigt le trajet du cordon spermatique. Il s'est produit dans la nuit des éructations abondantes, des nausées et des vomissements d'un liquide bilieux. Trois jours avant l'accident, M. N..., habituellement constipé, n'avait pas eu de selle. — Dix sangsues *loco dolenti;* demi-bain après leur chute, friction napolitaine belladonnée, lavement de follicules de séné; eau de Seltz par gorgées.

« A la visite du soir, l'état général a pris une fâcheuse teinte. Le malade est fort abattu, ses traits sont crispés, sont front est inondé d'une sueur froide et visqueuse; le pouls est très-déprimé, les vomissements plus fréquents et singulièrement odorants. Je propose l'opération, qui est vivement repoussée par le malade. La tumeur est toujours volumineuse et très-dure. — Pilule d'extrait thébaïque, fragnée de la tumeur (varicocèle), qui reparaît dans tout son volume après la cessation de ses moyens (1), » je suis convaincu que, appliqué plus tôt ou maintenu avec plus de persévérance, le froid fournirait ici des résultats plus favorables. J'ai déjà

---

ment de glace à l'intérieur, friction mercurielle belladonnée; cataplasmes de riz glacé; demi-lavement miellé avec une goutte d'huile de croton tiglium.

« Le 6 mai au matin, aggravation manifeste, sueurs colliquatives, crampes dans le membre abdominal correspondant, vomissements stercoraux, suivis de tiraillements profonds et d'accès de syncope. J'insiste pour pratiquer l'opération; le malade s'y oppose formellement. — Médication *ut suprà.* — Le soir, les symptômes ont un caractère plus alarmant encore; la parole, déjà altérée depuis deux jours, s'éteint presque entièrement. Par un mouvement automatique, le malade non-seulement refuse toute idée d'opération, mais encore rejette tout moyen de traitement. Il ne veut souffrir que les compresses imbibées d'eau glacée, et trouve à les renouveler souvent une sorte de calme momentané. Il continue de vomir des matières stercorales de plus en plus accentuées. Son abattement est extrême, le pouls imperceptible, le hoquet incessant, la face cadavéreuse. Il demande un prêtre et reçoit l'extrême-onction.

« Le soir, les vomissements paraissent se ralentir, mais la faiblesse et la résolution sont arrivées à leur dernier terme. Le malade peut à peine témoigner, par les fugitives et anxieuses contractions des muscles de son visage, de la cruelle et profonde souffrance qu'il endure. On attend sa dernière heure, lorsque, vers minuit, le sentiment semble renaître un peu dans ce corps inanimé : le regard s'éclaire, la bouche laisse échapper quelques plaintes, la peau est un peu moins froide, la radiale donne quelques faibles pulsations, en un mot, la vie se rallume et la douleur prend une direction nouvelle. De fortes coliques se déclarent et sont le prélude heureux de deux selles abondantes.

« Arrivé le matin du 7, j'interroge la tumeur, qui a singulièrement diminué, n'est plus aussi sensible, est souple et permet à la main d'exercer de favorables pressions. Un lavement miellé, une fomentation émolliente sur l'abdomen, quelques gorgées d'infusion de fleurs de camomille favorisent cette étonnante crise, qui, avec des soins hygiéniques bien compris, et le calme moral du malade, se trouve complètement décisive au bout de trois ou quatre jours. En définitive, la hernie est rentrée dans ses limites ordinaires, le testicule se dessine nettement. Le mouvement défécateur se régularise et la santé de M. N..., beaucoup plus prudent désormais, a repris son rhythme primitif.

« Cette observation, dont, je le sais, on retrouve beaucoup d'analogues dans les fastes de la pratique, n'est-elle pas une nouvelle preuve de la nécessité d'attendre le dernier mot de la nature dans ces accidents herniaires qu'une chirurgie souvent trop diligente s'empresse de *passer par les armes?* Si encore cette grave et sanglante façon d'agir

(1) CLOQUET : *Op. cit.*, art. VARICOCÈLE.

quelques faits qui, bien qu'incomplets encore, me portent, indépendamment du raisonnement, à cette conclusion. Le froid aiderait certes puissamment aussi l'opération par la méthode de M. Breschet. Il est essentiel, conformément à ces données, que le suspensoir destiné à supporter la tumeur, soit que le malade s'en serve pour la marche et la station, lorsqu'elles ne lui sont pas interdites, soit qu'il le destine seulement à soutenir cette tumeur pendant le repos horizontal; il est essentiel, dis-je, que le suspensoir soit de tissus frais (de fil ou de soie), et en filet à larges interstices, pour faciliter le passage de l'air libre, et prévenir dans la poche du bandage l'accumulation du calorique. J'ai conseillé à quelques malades d'y maintenir des corps froids, ou des compresses souvent imbibées d'un liquide légèrement astringent et à basse température, et ils m'ont dit s'en être toujours bien trouvés.

---

avait la certitude du succès pour résultat; mais il y a longtemps que les statistiques opératoires, soit dans les cliniques, soit dans la pratique civile, ont démontré le contraire. J'avoue, avec franchise, que, dans le cas qui m'occupe, en me voyant obligé de proposer l'opération, en considérant le devoir qui m'était tracé par une si formelle indication, je m'estimais heureux, *in petto*, de la répulsion instinctive du malade; son refus obstiné me plaisait; car, sans en convenir ouvertement avec la famille, je ne manquais pas d'énumérer les incertitudes d'un moyen dont le patient accusait les chances meurtrières. Il avait, disait-il, depuis qu'il était affligé de sa hernie, si souvent calculé et si sérieusement médité les motifs de sa répugnance, qu'il aimait mieux mourir de la maladie que de l'opération.

« Je n'ignore pas les hautes et puissantes objections que l'art peut formuler contre un point aussi peu orthodoxe dans la déduction théorique et doctrinale du fait; mais, après s'être mis suffisamment en garde contre les éventualités d'une abstention forcée, le praticien ne doit-il pas convenir que, dans une situation poussée aussi loin, la volonté bien arrêtée du malade est une sauvegarde précieuse et un élément de responsabilité qui le met à l'aise? Dans l'espèce, après les quarante-huit premières heures d'étranglement, et la gravité rapidement effrayante des symptômes, les chances d'une opération heureuse diminuant, je me félicitais, je l'avoue, de l'opposition que je trouvais chez le malade. Au surplus, je dois le répéter en terminant, cette opposition était moins de sa part un acte de pusillanimité que la conclusion logique d'un raisonnement ferme et décidé. Dans tous les cas, elle devenait pour l'opérateur un sûr abri et un palladium contre tout fâcheux commentaire. »

(*L'Union médicale* du 19 juillet 1864).

CHAPITRE III.

Du froid chirurgical dans les plaies.

§ 331. Que les plaies soient *simples* ou *compliquées* (de poisons virulents, de corps étrangers, de suppuration, etc.), *pénétrantes* (dans les cavités splanchniques ou les articulations), ou *non pénétrantes, accidentelles* (suites de blessures), ou *intentionnelles* (suites d'opération); qu'elles soient par instruments *tranchants, piquants* ou *contondants* ou *par arrachement*..., le froid, par sa propriété éminemment anticongestive, peut souvent leur être appliqué avec avantage; c'est ainsi qu'il est indiqué toutes les fois qu'il se manifeste plus ou moins d'irritation inflammatoire, ou en d'autres termes, que le degré de réaction convenable pour la guérison, pour la cicatrisation médiate ou immédiate, est ou paraît devoir être dépassé.

Cette doctrine touchant l'action du froid dans les plaies, bien que moderne quant à l'appréciation physiologique, a été depuis longtemps admise *à priori* et par empirisme, sous la seule évidence des faits. Ainsi depuis Hippocrate, qui énumère longuement les cas où l'eau froide lui a été utile dans les maladies internes ou externes, on voit, après l'interrègne de la barbarie et la période polypharmaque des Arabes et des Romains, Blondus, Palazzo, Laurent Joubert (1), François Martel (2), Lamorier (3), Chirac (4), Schmucker (5), Theden,

(1) JOUBERT (Laurent): *Op. Latin.*, t. I et II; Lyon, in-fol.; Francfort, 1569, etc.

(2) MARTEL (François) : *ses Œuvres*, publiées avec celles de Philippe de FLESSELLES; Paris, 1635, in-12.

(3) LAMORIER (Louis): *Recueil de l'Acad. des sciences*, deux *Mémoires* insérés en 1770 et 72, et sa *Thèse* soutenue à Montpellier en 1732.

(4) CHIRAC (Pierre): divers travaux publiés à Montpellier en 1688, et à Paris en 1724 et 1744, in-8 et in-12.

(5) SCHMUCKER (Jean Leberect): *Mélanges de chirurgie*, etc.; Berlin et Stettin, 1774-76 et 82, 6 vol. in-8.

Danter, Sancassani (1), Lombard, Percy, MM. Larrey, Laurin, Roubeaud, Treille, Vincent de Kern (2), Josse, Breschet, Bérard, Sanson, Velpeau, Jobert, Baudens, Blandin, Legouest (3), etc.; on voit, dis-je, l'élite chirurgicale de France d'Allemagne et d'Angleterre employer et prescrire le froid en applications, en affusions, en irrigations, en submersions, etc., dans les plaies simples, par les armes à feu et autres. « En ce temps-là, disent les historiens contemporains, on vit surgir de nombreux guérisseurs et enchanteurs qui prétendaient guérir toutes les plaies par la seule application de l'eau enchantée. Durant le tant mémorable siége de Metz, rapporte le naïf Brantôme, il était dans la place un chirurgien nommé Doulcet, lequel faisait d'étranges cures avec du simple linge blanc et belle eau claire venant du puits ou de la fontaine; mais il s'aidait de sortiléges et de paroles enchantées, et un chacun venait à lui, bien qu'il fût au lieu maître Ambroise Paré (4)..... »

En 1785, un meunier alsacien s'étant présenté à l'armée comme possesseur d'une *eau merveilleuse*, fut admis à traiter plusieurs blessés qu'il guérit très-promptement. Toutefois Lombard ayant reconnu que *son eau* n'était autre chose que l'eau commune, voulant déjouer ce charlatan et saisir l'occasion de proclamer une vérité nouvelle en chirurgie, il demanda à traiter publiquement trentre-deux militaires dans les mêmes conditions que ceux du meunier, et par l'eau simple, et il les guérit avec plus de promptitude encore que lui: « En sorte que, dit plaisamment Percy, le meunier fut renvoyé à son moulin..... »

Mais ce n'est que dans ces derniers temps que, deversant sur la chirurgie les lumières de la doctrine physiologique, agrandissant la sphère de ses utiles applications, on a constaté

(1) SANCASSANI (Denys-André): *In chirone in campo o siasi vero e sicuro modo di medicar di feriti nell armate*, etc.; Ferrare, Venise et Rome, 1708-13-29-31-33-37-38, 6 vol. in-8 et in-fol.

(2) KERN (Vincent de): *Avis aux chirurgiens*, etc.; Vienne, 1809; Stutgard, 1810. Voir la *Gazette des hôpitaux* du 3 février 1835.

(3) L. Legouest : *Traité de chirurgie d'armée*; J.-Baillière et Fils, Paris, 1863.

(4) ROBERTY : *Op. cit.*, p. 6, art. AMPUTATIONS.

l'avantage du froid dans les cas particuliers, et tracé définitivement les règles d'emploi de ce nouveau et puissant modificateur; c'est incontestablement à MM. Broussais, Roubaud, Treille, Josse, Bérard jeune, Breschet et de Kern qu'en revient toute la gloire; car ce sont eux qui ont établi, et par les faits et par le raisonnement, dans leurs propres écrits et par l'organe d'élèves distingués, en particulier de MM. Ichon et Roberty, ces importantes vérités, à savoir : 1° que le froid, loin de s'opposer à la réunion médiate ou immédiate des plaies, la favorise, au contraire, puissamment; 2° que la suppuration, parfois un peu retardée, s'établit toujours avec plus de sécurité; qu'elle est moins abondante, se maintient dans de meilleures conditions; et que, de plus, continuellement emportée par le liquide, elle ne reste point à la surface de la plaie, et ainsi disparaît avec elle une source féconde d'inconvénients et même de dangers que peut occasionner sa présence; 3° que la levée du premier appareil après les amputations ou les opérations, peut être impunément retardée de beaucoup, et les pansements rendus plus rares; circonstance d'un haut intérêt pour la cicatrisation et en définitive pour la guérison; 4° que la réorganisation des tissus est plus rapide; 5° que les parties sont moins atrophiées et conservent plus de liberté dans les mouvements; 6° que, comme Sancassani et Lombard l'ont depuis longtemps constaté, la guérison est beaucoup plus prompte et plus heureuse; enfin, qu'on peut, à l'aide de ce moyen, tenter et obtenir la conservation de membres ou d'organes jusqu'ici voués à une amputation nécessaire ou à une perte certaine.

On sait d'ailleurs quels avantages les habiles chirurgiens que nous avons cités, et au nombre desquels il faut comprendre MM. Maunoir (1), de Genève, Mayor de Lausanne, et MM. les professeurs Mojon (2) et Alquié (3), ont retirés du

(1) Maunoir (J.-P.): *Mémoires physiol. et pratiques sur l'anévrysme et la ligature des artères*; Genève, 1802, etc.

(2) Mojon, § 255.

(3) Alquié : « Oui, dit ce chirurgien distingué dans la lettre qu'il nous a adressée (§ 233), j'ai, dans une foule de circonstances, retiré des avantages *quasi merveilleux* de l'action de l'eau froide et de la glace,

froid dans les amputations! Et j'ai maintes fois constaté l'heureux emploi qu'en font chaque jour MM. Bérard frères, Amussat (1), Sanson, Roche, Begin (2), Sichel (3), Carron du Villards, Rognetta (4), etc., soit après la ligature ou l'excision

---

dans des cas de lésions traumatiques graves. En 1823, lorsque je dirigeais le service médico-chirurgical de l'hôpital de Perthus, je dus à ce moyen la guérison de plusieurs plaies d'armes à feu, situées aux pieds et aux mains. Chez un tambour du 8e léger, dont le pied droit avait été traversé par une balle, qui avait brisé le premier cunéiforme et produit de grands désordres, je n'obtins la cessation des accidents que par l'application continue du froid sur le membre blessé.

« C'est surtout dans les grandes plaies contuses que ce moyen m'a été utile. Alors que j'étais chirurgien-major du 6e dragons, un capitaine de ce régiment, M. David, reçoit à Pontivy un coup de pied de cheval à la partie moyenne de la jambe droite. Une large plaie, de quatre pouces d'étendue, résulta de la déchirure oblique de la moitié interne des muscles jumeaux et des téguments. Le périoste d'une portion du tibia avait été râclé par le fer, qui avait fait une entaille au bord interne de l'os : c'était une horrible plaie! *L'eau à la glace*, appliquée pendant soixante heures, prévint tout développement inflammatoire, et cette vaste solution de continuité se réunit presque sans suppuration : *Il semblait que nous réglions le degré d'inflammation sur la condition nécessaire pour la réunion.*

« Je pourrais citer des faits presque semblables, observés chez les dragons du 6e, et plusieurs autres à l'hôpital de Toulon et d'Alger...»

(1) AMUSSAT : *Auct. cit.*, à qui la chirurgie française est redevable de plusieurs découvertes importantes, entre lesquelles c'est ici le lieu de citer la *torsion des artères* comme le premier des hémostatiques, et peut-être le plus beau titre de gloire de cet habile chirurgien.

(2) BÉGIN (L.-J.) : *Nouveaux éléments de chirurgie et de médecine opératoire;* Paris, 1824, etc.

(3) « L'eau froide, dit M. SICHEL, doit être non-seulement employée dans les ophthalmies traumatiques produites par les accidents, mais elle est surtout utile pour assurer le succès des opérations pratiquées sur l'organe de la vision. C'est ainsi que, par exemple, après l'opération de la cataracte, de la pupille artificielle, et, en un mot, à la suite de presque toutes les opérations oculaires, nous appliquons continuellement et pendant plusieurs jours de suite, des fomentations d'eau froide et même d'eau glacée sur les paupières, jusqu'à ce que tout danger d'inflammation soit entièrement passé; et nous n'avons qu'à nous féliciter des résultats que nous procure cette méthode, appliquée conjointement avec les autres moyens antiphlogistiques. » (*Note communiquée.*)

(4) A ces noms recommandables, on ne saurait sans injustice ne pas joindre ceux du professeur ASSALINI, l'un des chirurgiens les plus distingués d'Italie, et de M. CLOT-BEY, chef-général du service de santé

des tumeurs hémorrhoïdales, soit après les opérations diverses des voies urinaires, des yeux, etc. Peut-être aussi devrais-je ici constater quelques succès qui me sont propres; mais, dans l'intérêt de la cause, j'aime mieux, je le répète, évoquer de plus imposantes autorités... Quant au froid intérieur, son emploi dans les plaies, comme dans presque toute maladie, est en raison de l'irritation ou de l'imminence d'irritation de l'appareil digestif.

« Le 23 mai dernier, un jeune homme de dix-huit ans, employé dans le commerce, s'ouvrit la plante du pied en sautant pour se baigner dans une rivière peu profonde; la plaie avait environ deux pouces et demi d'étendue; l'aponévrose plantaire et les parties sous-jacentes avaient été intéressées : une assez grande quantité de sang s'était écoulée depuis la blessure; et, à mon arrivée, le liquide tombait encore goutte à goutte. Rien au reste n'annonçait la lésion d'une artère importante. Après l'emploi des moyens généraux, la plaie fut recouverte de compresses imbibées d'eau froide, arrosées de quelques gouttes de laudanum. Pendant les huit premiers jours, la blessure paraissait s'améliorer; une suppuration de bonne nature et pas trop abondante, permettait de s'en tenir à ce moyen, quand tout à coup une inflammation subite s'empare du pied, et une tumeur rougeâtre, légèrement molle, paraît à la partie antérieure et inférieure de la malléole.

« Le malade était en proie aux douleurs les plus vives, qu'il manifestait par des cris continuels. Un peu surpris de la violence et de la promptitude des symptômes, je pensai à opérer un débridement, que jusqu'alors j'avais regardé comme peu nécessaire. Un consultant fut appelé; il fut du même avis, d'autant plus que, d'après l'inspection des parties, il soupçonnait un foyer purulent sous-jacent à la tuméfaction, opinion que je ne pus partager, d'après les antécédents et les soins minutieux que j'avais chaque jour apportés à l'examen de la blessure. A l'aide de la sonde, je pénétrai jusque sous la tu-

du vice-roi d'Égypte, et digne représentant de la chirurgie et du nom français en Orient.

meur, et l'incision fut prolongée jusqu'au prétendu foyer. L'opération n'amena la sortie d'aucun amas purulent. Le pied fut ensuite recouvert de cataplasmes émollients ; le lendemain la tumeur était affaissée. Vers le quatrième ou cinquième jour, à dater de l'incision, la jambe devint tout à coup gonflée, chaude, œdémateuse, et le malade fut de nouveau repris de douleurs dans toute cette partie.

« Après avoir fait appliquer des sangsues en grand nombre sur les points les plus malades, la jambe fut placée sous un courant continuel d'eau froide. La chaleur et la douleur diminuèrent d'abord, et le lendemain, le malade assura que, vers la nuit, il s'était senti soulagé. La réaction générale dura environ quatre jours; pendant ce temps, le malade ne put goûter de repos que vers la fin des nuits, quoique les douleurs de la jambe eussent été enlevées dès le lendemain. Le gonflement œdémateux du membre disparut, mais avec plus de enteur que chez le sujet de l'observation précédente. Les jours suivants n'offrirent rien de remarquable; les bords de la plaie s'affaissèrent peu à peu; la suppuration ne fut point abondante relativement à son étendue. Le 12 juin, le gonflement avait disparu, la cicatrice était alors presque achevée. Le 18, la guérison était parfaite; le malade retourna dans sa famille (1). »

« Gérard, âgé de trente-deux ans, coloriste, entra à l'hôpital Saint-Antoine, le 15 février 1835, portant sur la face dorsale du doigt annulaire gauche une eschare noirâtre, résultant de l'introduction de parcelles d'arsenic. M. Bérard aîné, pensant que l'articulation était saine, crut devoir favoriser la chute de l'eschare, et prescrivit des émollients. Le 1er mars, elle n'était pas opérée ; les parties environnantes s'enflammèrent; le tendon était compris dans l'eschare et l'inflammation avait envahi la synoviale qui revêt la face postérieure. Le 6 mars, le chirurgien essaya d'exciser l'eschare, mais elle était encore trop adhérente. Le 9, une vive inflammation, accompagnée de céphalalgie, de fièvre, de soif intense, fut com-

(1) Josse fils : *Op. cit.*, p. 160.

battue par deux saignées et quelques bains locaux. Le 12 mars, les accidents augmentent de plus en plus. On désarticule le quatrième métacarpien avec l'annulaire, quoique l'eschare siége au niveau des première et deuxième phalanges : on trouve la synoviale de l'articulation métacarpo-phalangienne fongueuse, les cartilages peu adhérents ; la deuxième phalange était cariée, et l'on pénétrait dans son intérieur avec la plus grande facilité ; les parties environnantes étaient pâles et comme lardacées. Le soir de l'opération le malade souffrait peu. Pendant la nuit, la douleur devint très-intense, et le matin, à la visite, il était en proie à une fièvre des plus violentes ; toute la main était chaude, et la douleur se faisait sentir à la face palmaire.

« Le 13, on établit l'appareil à irrigation ; le malade éprouva du soulagement pendant la journée ; la nuit, le frisson et la douleur furent moindres. Le 14, la pression était douloureuse, surtout à la face dorsale ; la céphalalgie, qui était prononcée au moment de la visite, diminua pendant la journée et disparut complétement pendant la nuit ; les frissons ne reparurent plus... Le 15, la chaleur et la rougeur sont moins prononcées que la veille : on ajoute un deuxième tube. Le 16, l'amélioration est des plus manifestes ; la douleur et la chaleur sont presques nulles ; un léger frisson a reparu pendant la nuit. Le 17, le malade offre tous les phénomènes d'un embarras gastrique. La main est chaude, mais non douloureuse ; la plaie est presque réunie ; il ne reste plus qu'un pertuis qui, par la pression, livre passage à un pus de bonne nature : un purgatif dissipe tous les symptômes généraux. Le 20, l'irrigation est cessée après sept jours de son emploi. Le 25, le malade sortit de l'hôpital ; la plaie était complétement cicatrisée. L'irrigation a puissamment contribué à amener la guérison (1). »

« Un homme âgé de cinquante ans, d'une forte constitution, habitant une commune des environs d'Amiens, fut pris en rentrant chez lui d'une douleur violente autour de l'ongle

(1) Ichon : *Op. cit.*, p. 21.

et du gros orteil du pied droit, qui offrait en même temps une légère rougeur. Cet homme, que sa profession de colporteur forçait de parcourir continuellement les communes environnantes, attribua cette douleur à une chaussure trop courte, et, malgré ses souffrances, il continua de marcher. Quinze jours après, il aperçut à l'extrémité du doigt une tache brune, entourée d'un petit cercle rouge et accompagnée d'un léger gonflement des parties voisines. La douleur avait sensiblement augmenté; elle était semblable, suivant le dire du malade, à celle que fait éprouver un courant intérieur d'eau bouillante; la chaleur du lit la rendait quelquefois insupportable. La position de fortune de ce malade, et les besoins de sa famille l'obligèrent à continuer ses travaux pénibles; le développement très-lent de la maladie le permettait encore.

« Cependant l'affection fit toujours des progrès, et, quelques semaines plus tard, la dernière phalange du pouce, entièrement tombée, laissait voir à nu et nécrosée l'extrémité intérieure de la première phalange de ce même doigt. Les parties mortifiées étaient entourées d'un cercle rouge de quelques lignes d'étendue; une légère tuméfaction occupait le reste du gros orteil et s'étendait jusqu'à son articulation métacarpo-phalangienne, qui présentait déjà quelques signes d'altération. C'est alors, dans les premiers jours du mois de mars 1833, que cet homme vint consulter mon père; l'invasion de la maladie datait de trois mois, et il s'était écoulé un mois depuis la chute de la dernière phalange du gros orteil. Malgré toutes les instances qui lui furent faites pour l'engager à entrer à l'hôpital, le malade voulut retourner à ses occupations, et continuer à se livrer à ses fatigues habituelles. La gangrène alors marcha avec plus de rapidité, et, malgré le courage dont le malade était doué, vaincu par la douleur, il revint quelques jours après réclamer la faveur d'être admis à l'Hôtel-Dieu.

« Pendant ce peu de temps, la mortification avait fait des progrès bien sensibles; le cercle inflammatoire occupait l'articulation métatarso-phalangienne du pouce; ce qui restait du gros orteil était noir et contracté ; le gonflement œdémateux s'avançait sur le coude-pied ; les douleurs étaient très-violentes, et, la nuit, elles devenaient intolérables. Malgré cela, il est à noter qu'il n'y avait pas de fièvre. Le malade accueilli, des évacuations sanguines, générales et locales, furent pratiquées ; des opiacés, une diète convenable furent prescrits ; on couvrit le pouce d'un plumasseau de charpie enduit de cérat, et le pied de compresses trempées dans l'eau froide ; ce traitement ayant fait cesser sensiblement les souffrances et arrêté les progrès de la mortification, pendant près de deux semaines, on conçut l'espérance de voir la gangrène se borner, et le malade guérir par une opération peu importante ; mais alors la maladie reprit sa marche progressive, et augmenta avec tant de rapidité, qu'en moins de quinze jours les quatre derniers orteils furent frappés de mort, et que le sphacèle s'étendit sur le coude-pied, jusque près de la ligne osseuse des cunéiformes.

« Les moyens antiphlogistiques employés avec une nouvelle énergie, un courant continu d'eau froide dirigé sur la partie, firent cesser les douleurs et semblèrent enrayer encore la marche de la désorganisation. Cette amélioration cependant fut de courte durée, et la gangrène eut bientôt gagné l'articulation tibio-tarsienne : toutefois la plante du pied et le talon ne souffraient pas d'altération manifeste. La maladie sembla encore vouloir se borner en cet endroit ; les parties frappées de mort diminuèrent de volume ; une légère démarcation se dessina sur le coude-pied ; mais les douleurs persistèrent ; cette circonstance ne permit de considérer cette nouvelle amélioration que comme un temps de halte et non comme le prélude de la terminaison entière de la maladie. En effet, malgré la sévérité du régime et la continuation des moyens antiphlogistiques, une recrudescence violente eut lieu quelques jours après, et la gangrène, en peu de temps, eut dépassé l'articulation du pied, et le gonflement s'éleva sur la jambe, surtout en avant ; les douleurs parurent augmenter encore et ne permettaient point au malade de prendre le plus léger repos sans l'emploi des opiacés à haute dose.

« Obéissant aux règles établies par les *grands maîtres*, on avait jusqu'alors combattu cette affection funeste pied à pied, quoique avec désavantage, et toujours dans l'espérance que la gangrène se bornerait; cependant, voyant que les désordres marchaient avec rapidité, que bientôt ils auraient envahi toute la jambe; pensant que l'amputation de la cuisse laissait une infirmité beaucoup plus grave que celle de la jambe; croyant aussi d'après la marche de la maladie jusque-là chronique, qu'elle ne se propageait que par continuité de tissus, et désespérant de la voir se borner, puisque, quoique ayant plusieurs fois paru vouloir céder aux efforts réunis de l'art et de la nature, elle avait continuellement acquis une violence plus grande, mon père pensa qu'il fallait agir, si l'on ne voulait rester spectateur de la mort certaine de ce malheureux, se fondant d'ailleurs sur ce précepte de Celse : « *Melius est anceps remedium experiri quam nullum...* » Le malade depuis longtemps demandait l'amputation de sa jambe. Cependant mon père, avant d'agir, désira fortifier notre opinion de celle de MM. Barbier et Rigollot, médecins de l'Hôtel-Dieu, et de celle aussi de plusieurs jeunes professeurs de l'école secondaire de médecine. Voici quel était l'état du malade, à cette époque, deux mois après son entrée à l'hôpital et cinq mois après l'invasion de la gangrène.

« Tout le pied, jusqu'à l'articulation tibio-tarsienne, était atteint par la gangrène; il était sensiblement diminué de volume, les tissus étaient desséchés, la peau froide et noire, l'épiderme détaché, deux eschares assez étendues occupaient les malléoles. Ces eschares étaient séparées en avant par une portion de peau encore vivante, mais teinte d'une rougeur particulière caractéristique, indice certain d'une mortification prochaine. La plante du pied, quoique mortifiée et douloureuse, conservait encore un reste de chaleur. Le tiers inférieur de la jambe présentait une tuméfaction pâteuse, et çà et là de petites plaques d'un rouge violet, signe précurseur d'un nouvel envahissement de la gangrène. Pouls petit, accéléré, fébrile; langue couverte d'un enduit épais, d'un jaune sale, un peu rouge sur les bords, appétit presque nul, soif vive, sensation pénible, gêne à la région épigastrique, légère céphalalgie, douleurs continuelles avec exacerbation pendant la nuit. Le malade cependant avait conservé de la force ; l'expression de sa physionomie était peu altérée : son état général était assez satisfaisant. L'opinion des médecins consultants, sous le rapport de l'amputation, fut conforme à la nôtre ; mais il fut arrêté qu'avant d'en venir à ce dernier moyen, pendant que la marche lente de la gangrène et le lieu où elle était arrivée le permettaient encore ; il fut arrêté, dis-je, qu'on tenterait la compression aidée des affusions froides. Ce moyen sembla encore, pendant cinq ou six jours, ralentir la marche de la maladie ; mais bientôt il devint impuissant, et de nouveau la gangrène fit des progrès rapides. La plante du pied fut bientôt désorganisée en entier, ainsi que l'articulation tibio-tarsienne. La tuméfaction s'étendit en arrière jusqu'au milieu de la jambe, et en avant presque jusqu'au lieu où l'amputation doit être faite. Il n'y avait plus de temps à perdre pour concevoir quelque espoir de guérison ; nous pratiquâmes l'amputation sans retard par la méthode circulaire ordinaire.

« Les chairs étaient saines, quoique d'une couleur très-foncée ; mais elles n'avaient rien perdu de leur fermeté ni de leur forme. La peau présentait au-devant du tibia une légère altération : elle était épaissie, infiltrée, pâteuse dans l'étendue d'un pouce environ ; ce qui ne laissa pas sans crainte de récidive. L'artère tibiale antérieure ne donnait point de sang ; ses parois étaient épaissies, avaient une couleur blanchâtre, comme transparente ; elles avaient l'aspect et la consistance du fibro-cartilage ; son ouverture, quoique rétrécie, n'était pas entièrement oblitérée. L'artère tibiale postérieure donnait encore un très-petit filet de sang : elle fut liée par précaution. Elle offrait du reste le même aspect que la tibiale antérieure ; ses parois cependant étaient peut être un peu plus jaunes et proportionnellement moins épaisses. Aucun autre jet de sang ne parut ; le peu de ce liquide qui s'écoula était noir et épais ; il était fourni par les chairs ; la plaie fut couverte d'un léger gâteau de charpie sèche ; deux bandelettes aglutinatives en rapprochèrent les bords et lui donnèrent une forme ovalaire dont une des extrémités du plus grand diamètre répondait au-devant du péroné, et l'autre au côté interne et postérieur du moignon, de telle sorte qu'en couchant celui-ci sur le côté externe, la plaie était maintenue dans la position la plus favorable à la réunion. Le pansement fut terminé comme nous le faisons ordinairement, avec un gâteau de charpie recouvert de compresses longuettes; une bande circulaire servit à maintenir tout l'appareil. On eut grand soin, toutefois, d'éviter la compression la plus légère, qui aurait, dans ce cas, été plus funeste encore que dans tout autre. Le malade supporta l'amputation avec le plus grand courage; son pouls ne changea point; il ne fut ni plus vif ni plus concentré. Cependant il ressentit vivement, pendant plusieurs heures, les douleurs cuisantes qui suivent les grandes opérations.

« Le lendemain, à la vérité, le malade se trouvait dans l'état le plus satisfaisant, il avait pris du repos pendant la nuit; la tension et la petitesse du pouls avaient cessé. De légères percussions faites sur le moignon n'accusant rien de pénible, suffirent pour éclairer sur l'état de la plaie; l'appétit se faisant sentir (deux bouillons de veau, tisane d'orge, émulsion). L'état du malade ne présenta rien de particulier jusqu'au cinquième jour. A cette époque, une légère douleur se fit sentir au-devant du tibia, sans déterminer de fièvre. Cependant cette douleur augmentait manifestement par une faible percussion. On dirigea sur le moignon un courant d'eau froide; on supprima les bouillons de veau; le lendemain, la douleur avait cessé et la plaie était parfaitement indolente. Le malade éprouvait un grand désir d'aliments (deux bouillons gras, demi-panade matin et soir, mêmes boissons). On continue l'usage de l'irrigation. Du septième au douzième jour, même traitement, en augmentant graduellement, toutefois, l'alimentation.

« Le douzième jour, l'appareil étant presque entièrement déplacé, cette circonstance mit dans la nécessité de le lever. La plaie était d'un rouge vermeil, bien régulière, couverte d'un pus bien formé, mais tout à fait à la partie antérieure du moignon; au lieu où, lors de l'amputation, la peau avait paru infiltrée, il existait une eschare gangréneuse qui comprenait toute l'épaisseur de cette portion des téguments ; l'os qu'elle recouvrait était nécrosé. Cette circonstance donna beaucoup d'inquiétude sur le succès définitif de l'opération. Cependant, comme une ligne de démarcation semblait déjà vouloir s'établir entre le mort et le vif, car on n'apercevait pas au delà de l'eschare ce gonflement pâteux, précurseur d'une nouvelle mortification, tout espoir ne fut pas encore détruit. Une incision divisa la peau malade ; la plaie fut pansée avec de la charpie sèche, et l'usage de l'eau froide continué. Au pansement suivant, qui eut lieu deux jours après, l'eschare était parfaitement formée, et détachée en partie ; la portion du tibia sous-jacente était entièrement nécrosée dans la même étendue. A dater de ce moment, la plaie fut pansée tous les jours ; les affusions furent remplacées par des arrosions fréquentes que le malade faisait lui-même ; la ligature de l'artère tibiale postérieure tomba le seizième jour, et la plaie marcha rapidement vers la cicatrisation. La guérison aurait eu lieu, sans aucun doute, avant quarante jours, si la portion nécrosée du tibia n'y avait mis obstacle. Cependant, cette pièce d'os ayant pu être extraite, la guérison n'éprouva plus de retard, et fut complète deux mois après l'opération (1). »

« Salle Sainte-Agnès est un terrassier, âgé de cinquante ans, d'une constitution robuste. Il eut, il y a dix ans, une hémorrhagie, et, il y a quatre mois, des douleurs rhumatismales vagues, qui durèrent six semaines. La cause de sa maladie actuelle est inconnue ; il dit seulement s'être souvent heurté la joue droite en travaillant. Il y a deux mois environ qu'il commença à éprouver des douleurs dans le côté droit de la face : ces douleurs, partant de la joue, s'irradiaient en élancements dans le front et la tempe. Elles s'accrurent graduellement et le forcèrent enfin de suspendre ses travaux. Il fut admis à l'Hôtel-Dieu vers la fin du mois de décembre dernier. Le siége et le caractère des douleurs firent regarder de

(1) JOSSE fils : *Op. cit.*, p. 201.

prime abord la maladie comme une névralgie des nerfs sous-orbitaire et facial, ayant succédé à une affection rhumatismale. Une saignée fut prescrite et un vésicatoire appliqué à la nuque; il y eut d'abord un grand soulagement; mais, au bout de huit jours, les douleurs reprirent leur intensité. Un examen plus approfondi fit alors reconnaître les symptômes suivants : en déprimant les parties molles qui recouvrent la fosse canine droite, on sent une tumeur très-peu saillante, arrondie, dure et très-douloureuse. La voûte palatine et l'arcade dentaire sont dans l'état normal, à part l'absence d'une molaire et de l'incisive latérale, qui ont été arrachées il y a longtemps. La fosse nasale droite est obstruée, l'air y passe difficilement. Quelquefois il en sort un peu de mucosité purulente. Dès lors il est évident que la maladie consiste en une tumeur développée dans le sinus maxillaire, et que les douleurs accusées dans toutes les parties où se rend le nerf sous-orbitaire, étaient dues à la compression de ce nerf. Mais quelle était la nature de cette tumeur? Était-ce une hydropisie ou un abcès du sinus maxillaire? Était-ce un polype, une tumeur fibreuse développée à son intérieur? Etait-ce enfin une altération cancéreuse des os qui le constituent?... les symptômes actuels ne pouvaient résoudre cette importante et complexe question.

« Quelques jours furent consacrés à l'observation de ce malade, auquel on administra seulement des opiacés pour calmer la violence de ses douleurs. Mais, pendant ce laps de temps, celles-ci devinrent atroces; la tumeur prit un léger accroissement; elle devint aussi un peu moins résistante, sans pourtant qu'il s'y manifestât de fluctuation. La partie postérieure et droite de la voûte palatine semblait elle-même se ramollir et s'affaisser. Une opération fut alors regardée comme le seul moyen de soulager ce malade; elle fut proposée et adoptée avec empressement. Voici le plan que M. Robert crut devoir adopter : faire une ponction exploratrice de la tumeur par la fosse canine; enlever largement la paroi antérieure du sinus, si l'ouverture agrandie montre une tumeur fibreuse, une production polypeuse qu'on puisse enlever. En troisième lieu, faire l'ablation de l'os maxillaire, si les recherches précédentes font découvrir une affection cancéreuse de la membrane interne du sinus maxillaire, ou des parties osseuses qui lui servent d'enveloppe. Ce projet fut exécuté le mercredi 22 octobre. Le malade assis, la tête fixée contre la poitrine d'un aide assis derrière lui, la lèvre supérieure fut fortement relevée, et un bistouri plongé perpendiculairement sur la partie la plus saillante de la tumeur : aucun liquide ne s'en écoula; l'incision fut alors agrandie transversalement, et le doigt indicateur fut introduit dans la cavité du sinus. Celle-ci fut trouvée pleine de végétations ayant la consistance et la friabilité de la matière cancéreuse. M. Robert engagea alors MM. Sanson, Josse d'Amiens et Pinel-Grandchamp, présents à l'opération, à vouloir bien répéter cette exploration.

« Tous ayant été d'accord sur la texture cancéreuse du mal, et sur la nécessité d'enlever l'os maxillaire, il y fut immédiatement procédé de la manière suivante : une incision, longue au moins de six pouces, fut obliquement dirigée de la commissure droite de la bouche, à quelque distance au-devant de l'oreille du même côté, divisant toute l'épaisseur de la joue. Deux jets de sang fournis par les artères faciale, transverse et maxillaire externe, furent immédiatement réprimés à l'aide de la torsion. Le lambeau supérieur fut alors rapidement détaché des parties sous-jacentes, de manière à mettre à découvert l'arcade zygomatique, l'os malaire, le bord inférieur de l'orbite et la fosse canine; un cri perçant que poussa le malade annonça la section du nerf sous-orbitaire : l'artère du même nom donnait du sang, elle fut tordue. Pour préparer la section de l'arcade zygomatique et de l'apophyse orbitaire de l'os jugal, il fallut inciser l'aponévrose temporale, détacher une partie de l'insertion supérieure du muscle masséter, et couper les parties molles qui séparent le globe oculaire de la paroi externe de l'orbite.

« M. Robert rejeta l'emploi du ciseau et du maillet comme causant des ébranlements douloureux et fracturant les os. Il leur substitua la scie à molette récemment inventée par

MM. Thompson et Charrière, et nous devons dire que cet instrument a paru abréger et simplifier beaucoup ce temps de l'opération. Il restait encore à diviser l'apophyse montante, la paroi interne de l'orbite et la voûte palatine. Pour y parvenir, l'opérateur souleva fortement le lambeau et le détacha de l'os maxillaire, jusqu'au niveau de l'angle interne de l'œil. Le bord postérieur de l'aile du nez fut ensuite séparé de l'ouverture nasale antérieure, et la lèvre supérieure détachée de l'arcade alvéolaire. Les tenailles incisives eurent bientôt partagé en travers l'apophyse montante de l'os maxillaire, et quelques légers coups de maillet ont divisé les lames osseuses minces qui constituent la cloison orbito-nasale. La scie à molette fut alors placée entre les deux dents incisives médianes, et, en un clin d'œil, elle pénétra entre les deux os maxillaires. Le ciseau, employé comme levier, en acheva la disjonction, ainsi que des os palatins. La tumeur ne tenant plus qu'en arrière, il fut facile de l'ébranler et de la faire basculer en bas et en avant. On put voir alors et couper le nerf sous-orbitaire séparé de la gouttière qui le loge, et l'on détacha enfin le voile du palais, en rasant avec un bistouri le bord postérieur de la voûte palatine.

« Devenu maître de la tumeur, le chirurgien acheva de l'attirer au dehors en coupant avec des ciseaux les parties molles qui la soutenaient. On vit alors une vaste cavité formée en dedans par la cloison des fosses nasales, en bas par la langue, en haut par le globe oculaire, et en arrière par le voile du palais, l'apophyse ptérygoïde, etc. Au-dessus et en dehors de cette dernière, il se trouvait encore quelques tissus affectés de dégénérescence cancéreuse; ils furent consumés par le cautère actuel. Quelques instants de répit ayant été accordés au malade pour le reposer de ses souffrances, et pour voir s'il s'écoulait du sang, le lambeau supérieur fut rabattu, et la plaie extérieure réunie à l'aide de sept épingles et de la suture dite entortillée. La tumeur examinée comprenait la totalité de l'os maxillaire supérieur, du palatin, du malaire et du cornet inférieur. Son volume n'était guère plus considérable que celui de ces os ; la cavité du sinus maxillaire avait disparu; elle était remplacée par une substance rougeâtre, homogène, s'écrasant avec facilité sous le doigt, de nature évidemment encéphaloïde. On ne trouvait plus de traces de tissus osseux dans la tubérosité maxillaire, l'os palatin, le cornet inférieur et la portion canine du maxillaire supérieur; ces parties étant converties en une substance analogue à celle qui remplissait le sinus maxillaire.

« Trois heures après l'opération, il survint une légère hémorrhagie par laquelle le malade perdit environ une palette et demie de sang; mais comme il s'en était écoulé très-peu pendant l'opération, on ne se hâta pas de l'arrêter, et on se contenta de pratiquer quelques injections d'eau fraîche à l'aide d'une petite seringue introduite dans la narine : infusion de tilleul; potion avec le sirop diacode. Le soir, peau chaude, pouls fréquent, céphalalgie; douleur modérée de la plaie : pédiluve, peu de sommeil. Le lendemain, peau fraîche, pouls normal, céphalalgie moindre; gonflement léger du côté droit de la face : applications de compresses imbibées d'eau fraîche; injections dans la plaie : pédiluve. Le troisième jour, la céphalalgie est augmentée sans qu'il y ait de chaleur à la peau ni de fréquence du pouls : continuation des irrigations froides et des pédiluves; lavement avec sulfate de soude, une once. Le quatrième jour, la plaie de la joue étant cicatrisée, on enlève les six aiguilles supérieures; le côté droit de la face est toujours un peu tuméfié; la céphalalgie est moindre. Le cinquième jour, douleur assez vive dans la gorge et le côté droit de la tête, gonflement de la région sous-maxillaire : quinze sangsues au-dessus de l'oreille droite, cataplasmes, irrigations fraîches dans la plaie, pédiluves. La septième et dernière aiguille est enlevée, la réunion étant complète. Le sixième jour, état très-satisfaisant; le gonflement de la face commence à diminuer : deux bouillons et une semoule. Le septième jour, même état : deux potages. Le malade a marché rapidement à la guérison (1). »

(1) Hôtel-Dieu de Paris, service de M. BRESCHET, suppléant M. ROBERT : *Gazette des hôpitaux*, etc., du 4 novembre 1834, p. 523.

« J'ai ouvert à deux fois différentes, sur un homme âgé de cinquante-cinq ans, l'articulation du genou gauche dans sa partie supérieure et interne, pour donner issue à une énorme quantité de sang grumelé qui s'y était accumulée à la suite d'une forte contusion causée par une chute. Je montrai ce malade à un de mes collègues, M. Abadie, chirurgien-major à l'armée d'Italie, qui désira le voir et qui conçut des craintes sur les suites de l'ouverture de l'articulation, que je tins enveloppée pendant quarante-huit heures avec des compresses imbibées d'eau à la glace. Il ne se manifesta aucun signe d'inflammation, pas même la plus légère douleur. Les plaies des incisions se réunirent comme toute autre plaie simple, et le malade guérit parfaitement (1). »

« Il vient de se présenter dans cet hôpital un fait d'autant plus curieux qu'il est très-rare, d'autant plus intéressant qu'il était grave quant aux conséquences qui pouvaient en résulter et à la difficulté qu'il offrait dans le diagnostic. Dans le courant du mois de mars dernier, un jeune homme d'une forte constitution se présenta à l'hôpital de la Charité avec une plaie pénétrante, dans laquelle on voyait une tumeur assez volumineuse, mollasse et légèrement livide. Cette solution de continuité pouvait avoir deux pouces d'étendue, et correspondait au troisième espace intercostal inférieur; la tumeur n'était autre chose qu'une portion d'épiploon de la grosseur d'une petite noix. Le malade, interrogé sur la cause de sa plaie, répond que le soir il a été arrêté par des hommes; qu'il s'est querellé, puis battu; s'est senti porter un coup dans le ventre qui l'a coupé : la plaie, dit-il, a beaucoup saigné... Comme le lendemain du jour de son entrée il a un mouvement fébrile assez prononcé, on lui pratique une saignée du bras.

« Le 2, cette masse intestinale adhère dans l'espace intercostal : elle est gangrénée. M. Velpeau fait remarquer combien, dans ce cas, le diagnostic est difficile. En effet, cette masse peut appartenir à la graisse sous-cutanée; mais un raisonnement basé sur des connaissances anatomiques, apprend qu'a-

(1) Mauricheau-Beaupré : *Op. cit.*, p. 369.

lors elle serait mobile; sa position, assez rare d'ailleurs dans cette région, peut être le résultat d'une hernie d'une portion du poumon; mais il n'y a pas eu d'accidents confirmatifs d'une pneumonie, et la tumeur n'est pas crépitante; à la vérité elle est d'une consistance granuleuse, mais mollasse; elle est immobile pendant la respiration. Quelles sont donc les parties que l'instrument tranchant aura lésées? Les dispositions anatomiques de la région dans laquelle se trouve la plaie, font présumer qu'il aura traversé les attaches du diaphragme, et qu'alors cette masse ne peut être davantage une hernie du poumon, mais bien une portion d'épiploon qui s'est engagée dans la plaie. C'est un fait inouï dans la science, car l'estomac pouvait être blessé, et d'autant mieux qu'il avait atteint un plus grand volume, puisqu'au dire du malade lui-même, il venait de bien boire et bien manger avec quelques-uns de ses camarades; et il était évident que ce viscère n'avait pas été atteint, puisqu'il n'y avait aucun symptôme de perforation.

« Qu'on procède donc par voie de diagnostic ou par voie d'élimination, et il sera facile de reconnaître une portion étranglée du grand épiploon à la présence des plaques et lamelles séreuses, de flocons jaunâtres, de matières celluleuses, et enfin de vaisseaux veineux qui rampent dans la tumeur qu'on doit enlever. Quels sont maintenant les accidents qui peuvent se manifester, si on attend de la nature la guérison d'une telle blessure? 1° Il me semble, dit le professeur, qu'on peut redouter l'extension de la phlegmasie du côté de l'abdomen; 2° le développement d'accidents locaux; 3° en supposant que la suppuration se déterge et que la plaie se cicatrise dans trois semaines ou un mois, il restera nécessairement une tumeur incolore, dure et indolore, une espèce de loupe dont le malade sera toujours gêné; 4° la suppuration peut fuser dans l'abdomen et causer une péritonite, ou s'organiser dans la tumeur de manière à former un kiste; tandis qu'en débridant en haut et en bas les téguments, puis en isolant à droite et à gauche la tumeur, après avoir enlevé les portions décollées de ceux-ci, on peut exciser le pédicule de la tumeur, de telle sorte qu'il ne restera plus qu'une plaie simple, d'autant plus facile à cicatriser, qu'elle se trouve dans une région uniforme.

« Pendant quelques jours, le malade ayant hésité à se faire opérer, la plaie se trouvait dans un état assez défavorable lorsqu'il s'y fut enfin décidé. En effet, le centre de la tumeur était entré en suppuration; cette tumeur avait acquis un plus grand volume, la peau s'était décollée excentriquement, et il y avait de petits et nombreux foyers de pus autour de celui dont il vient d'être question. M. Velpeau n'a cependant pas cru devoir se laisser intimider par des circonstances qui, au premier abord, auraient pu faire naître l'idée d'une contre-indication à tout opérateur peu expérimenté. Aussi, le 25 du même mois, a-t-il procédé à l'opération, en circonscrivant la portion étranglée dans une incision elliptique, et excisant ensuite la plus grande partie de la tumeur; nous disons *la plus grande partie*, car M. Velpeau voulait en laisser une portion au dehors, afin de ne pas s'exposer peut-être à une hémorrhagie interne qui aurait eu lieu infailliblement, car le lendemain le malade en a éprouvé une assez forte. La suppuration a eu de la peine à s'établir. Aussi les accidents locaux ont-ils été assez graves, puisque, pendant quelques jours, il s'est manifesté une très-vive et large inflammation, qu'on a maîtrisée au moyens des cataplasmes et des *réfrigérants* alternativement employés. La cicatrisation s'est fait attendre quelque temps, et une petite toux sèche s'était emparée du malade. Cependant la plaie s'est fermée lentement, et le malade est sorti guéri il y a déjà plusieurs jours (1). »

« Decoux, âgé de vingt-deux ans, maçon, d'une constitution robuste, entra à l'hôpital Saint-Antoine, le 5 novembre 1834. La veille au soir, dans un état complet d'ivresse, une de ses mains, brusquement projetée en avant pour éviter une chute, avait rencontré un clou solidement fiché dans un mur. L'articulation métacarpo-phalangienne du pouce était largement ouverte; l'extrémité supérieure de la première phalange et

(1) Hôpital de la Charité de Paris, clinique de M. Velpeau : *Gazette des hôpitaux*, etc., du 28 mai 1835.

l'inférieure du premier métacarpien étaient fracturées; la peau et les muscles de l'éminence thénar avaient été labourés; le tendon du muscle long fléchisseur du pouce flottait librement hors de la plaie : on en excisa plus de deux pouces d'un coup de ciseau. M. Dieffenbach (1), qui était présent, pensa qu'il était urgent de désarticuler le premier métacarpien. M. Bérard aîné (2), ne voulant pas exposer la vie du malade, n'hésita pas à soumettre le blessé à l'irrigation continue. Plus de vingt-quatre heures s'étaient écoulées avant d'établir l'appareil; aussi l'inflammation fit-elle des progrès pendant la journée, et ne permit pas au malade de goûter un seul instant de sommeil. Le lendemain, l'avant-bras et la main étaient plus rouges et plus tuméfiés que la veille; les phénomènes généraux n'étaient pas moins prononcés : la face et les yeux étaient injectés; le pouls fort, fréquent; la douleur excessive. La plaie fut soigneusement réunie à l'aide de bandelettes de diachilon. L'irrigation fut établie trente-six heures environ après l'accident. Au bout de quelques heures, tous les phénomènes inflammatoires disparurent comme par enchantement, et le lendemain, le pouls était calme, la face naturelle; le blessé avait reposé pendant la nuit; la rougeur était moindre; il n'y avait plus de douleur; il existait un peu d'engourdissement au doigt, sans perversion de la sensibilité. L'irrigation fut continuée pendant dix jours, et après cet espace de temps, les bords de la plaie étaient affaissés, sans inflammation : on avait eu soin d'échauffer graduellement l'eau avant d'enlever l'appareil. L'articulation ouverte se recouvrit bientôt de bourgeons charnus, vermeils, sécrétant un pus de bonne nature. Les pansements furent continués pendant six semaines; la suppuration était presque nulle : la main était placée sur une palette pour favoriser la réunion des os fracturés. Le malade sortit, parfaitement guéri, dans les premiers jours de janvier, conservant

(1) DIEFFENBACH, chirurgien du plus haut mérite et citoyen non moins recommandable, dont l'Allemagne s'honore à juste titre!

(2) BÉRARD (P.-H.) : *Traité de physiologie* de RICHERAND, annoté; Paris, 1833.

de la roideur dans l'articulation métacarpo-phalangienne du pouce. Lors même que son pouce resterait enkylosé, ne serait-ce pas encore avoir obtenu un beau résultat que de le lui avoir conservé, et surtout de l'avoir soustrait aux chances d'une opération fréquemment mortelle? Cette observation prouve en outre avec quelle promptitude l'irrigation dissipe les accidents inflammatoires les plus formidables... (1) »

« J'obtins, il y a sept ans (en 1809), les plus heureux effets de l'application de l'eau pure sur les plaies d'armes à feu. Une circonstance très-remarquable me força de n'employer que ce moyen. J'avoue que, d'abord, je ne fus pas sans quelques inquiétudes sur les résultats ; mais je fus bientôt rassuré par le succès. Voici le fait : Après la bataille de Beylen (Andalousie), je restai sur le champ de bataille seul chirurgien pour y panser cinq cents blessés. Privé de tout médicament, j'arrosai toutes les plaies avec de l'eau pure. Je continuai mes pansements de cette façon pendant vingt-et-un jours que nous restâmes sur le champ de bataille, ne recevant que du linge et des aliments. Comme il m'aurait été impossible de panser seul cinq cents blessés par jour, j'en fis trois sections : j'en pansais une chaque jour, les malades des deux autres se pansaient eux-mêmes. Sept à huit plaies seulement se gangrenèrent; et je n'eus que deux tétanos... (2). Qu'on fasse attention à la circonstance où je me trouvai, et l'on verra ce que l'on doit penser de l'eau simple dans le traitement des plaies récentes! En effet, cinq cents blessés, couchés sur la terre depuis le 19 juin jusqu'au 10 juillet 1808, sous le ciel brûlant de l'Andalousie; n'ayant pour tout ombrage que les faibles rameaux de l'olivier; livrés à la merci des habitants de la Sierra-Morena, qui tous étaient en armes et fort irrités contre nous, privés de l'espoir consolateur de revoir la patrie (3)... »

(1) Ichon : *Op. cit.*, p. 20.

(2) « Quoique j'aie soigné un grand nombre de blessés, je n'ai eu l'occasion d'observer dans ma pratique que sept tétanos. A quoi cela pourrait-il tenir, si ce n'est aux précautions que je prenais de n'arroser les plaies qu'avec de l'eau pure, et au soin de les débarrasser des liens importuns qui les comprimaient?... »

(3) Treille : *Op. cit.*, p. 12 et 22.

« Le remède qui doit immédiatement succéder à la saignée (locale ou générale), dans les congestions traumatiques cérébro-oculaires, c'est l'arrosement continu d'eau froide sur les parties blessées. J'ai une telle confiance dans l'efficacité de ce moyen, que j'ose quelquefois confier à lui seul tous les frais du traitement. Cette confiance m'a été inspirée par le fait suivant : Un jeune homme, emballeur de la rue Neuve-des-Mathurins, a été blessé assez grièvement à l'angle palpébral externe, par une planche qui lui est tombée sur cette partie. Il s'est refusé à être saigné ; j'ai donc été obligé de me contenter, pour toute médication, du simple arrosement d'eau fraîche, qu'on a pratiqué par dessus l'appareil, à l'aide d'une éponge qu'on y exprimait à chaque quart d'heure. Je m'attendais à une vive réaction ; il n'en a été rien cependant ; le blessé a guéri sans accident, et dans un laps de temps beaucoup plus court que je ne croyais. Cette dernière manière d'arroser d'eau fraîche la blessure est ici préférable à celle qui consiste à y faire tomber d'une hauteur plus ou moins considérable un filet de ce liquide. J'ai développé ailleurs les raisons qui me font adopter cette opinion (1). »

« Vingt-quatre ans, brun, constitution athlétique, un fusilier au 2e de ligne passait, le 25 juin, dans les rues de Versailles; un moellon de la grosseur d'une marmite (au dire de ses camarades) détaché d'une cheminée en réparation, lui tombe sur la tête, brise son schako, qui s'enfonce jusque sur les épaules. Il est emporté sans connaissance et sans mouvement. Le chirurgien du corps arrivé près de lui après dix minutes, pratique une saignée du bras, à la suite de laquelle il reprend un peu connaissance : il le fait transporter à l'hôpital. Arrivé à midi et demi, une heure après l'accident, M. Rambaud est appelé et le trouve dans l'état suivant : pâleur générale, flaccidité du corps, froid sans frissons, pupille très-dilatée et insensible à l'action de la lumière; vomissements abondants d'aliments à demi digérés provenant de son repas du matin;

(1) Rognetta : *Op. cit., du traitement des lésions traumatiques de la région péri-orbitaire.*

pouls faible, déprimé et d'une lenteur remarquable; hébétude, quoiqu'il réponde assez juste et par monosyllabes aux questions qu'on lui adresse. Une large ecchymose occupe tout le synciput et laisse percevoir au toucher une fluctuation tellement profonde qu'on croirait presque à l'enfoncement de la voûte du crâne, et à la mobilité des fragments, si une pression assez forte sur la tumeur ne rectifiait pas cette partie du diagnostic en n'augmentant en rien les accidents. M. Rambaud fait raser la tête : il fend la tumeur dans toute son étendue antéro-postérieure, dans le double but de faciliter les moyens d'exploration et d'obtenir une émission sanguine locale. En effet, en même temps que cette incision de quatre pouces d'étendue donnait issue au sang coagulé dans la tumeur, la branche postérieure de la temporale, qui avait été divisée transversalement à la partie moyenne et supérieure de la tête, fournit abondamment un écoulement de sang artériel qu'on laissa librement sortir jusqu'à fournir deux litres environ.

« Le doigt promené sur la surface osseuse mise à découvert ne perçoit aucune fêlure ni aucune mobilité de la voûte crânienne. Le malade est enveloppé de couvertures chaudes; sinapismes aux pieds; glace sur la tête après la cessation de l'hémorragie; dix grains d'émétique dans quatre onces d'eau, à prendre par cuillerées à bouche toutes les heures; limonade pour boisson. A huit heures et demie du soir, chaleur douce et coloration rosée de la peau; pouls relevé mais souple et peu fréquent; idées plus libres; moins de somnolence; un seul vomissement a suivi presque immédiatement la première cuillerée de potion qui, à cette heure, est achevée : limonade seulement pour la nuit, et continuation de la glace sur la tête. Le 26 au matin, urines claires et abondantes pendant la nuit; pouls souple, à 75 pulsations; peau légèrement halitueuse; encore un peu de somnolence : limonade; douze grains d'émétique dans huit onces d'infusion de feuilles d'oranger; glace sur la tête. Le 27, la journée a été bonne : sommeil la nuit; pas de vomissement, urines encore abondantes; mais il y a toujours de l'étonnement dans le regard; pouls vif et un peu dur; sensation douloureuse dans le col et les épaules :

même prescription à laquelle on ajoute une saignée de douze onces. Le 28, pouls souple et normal; une garderobe dans la nuit, plutôt molle que liquide; toujours point de vomissements; encore des urines, sentiment de courbature générale; mêmes moyens : dix grains d'émétique, deux lavements émollients. Le 29, huit grains d'émétique; soupe grasse qui, malgré l'emploi simultané du tartre stibié, est parfaitement digérée. Le 30, M. Rambaud cesse toute médication; l'alimentation est progressivement augmentée. Au bout de dix jours, la plaie du cuir chevelu est presque cicatrisée, il ne reste au malade qu'une roideur douloureuse du cou et des épaules, qui motive son envoi en congé de convalescence pour trois mois (1).»

« M. le général Trezel, qui reçut mes soins au moment où il venait d'être blessé près du pont de la porte d'El-Cantara (Afrique), à la tête des colonnes qu'il dirigeait bravement, avait eu la nuque traversée par une balle; ce projectile avait rasé la face postérieure de la colonne vertébrale, dont une apophyse épineuse avait été ébréchée. Je sondai avec le doigt le trajet parcouru par le plomb : j'attirai au dehors quelques morceaux de drap; la plaie, pansée simplement fut arrosée d'eau froide pendant plusieurs jours; et, lors de notre retour à Bone, le général touchait à une prochaine guérison.

« Le 1er avril 1836 (expédition de Medeah), A***, fusilier au bataillon de zouaves, eut le corps traversé par une balle qui avait son entrée à deux pouces en dehors de l'appendice xiphoïde du côté droit, et sa sortie à trois travers de doigt de l'apophyse épineuse de la dixième côte. L'examen de la blessure à l'aide de mon index, me fit reconnaître une solution de continuité du fibro-cartilage de la douzième côte, sans perte de substance, déprimée fortement, et que je redressai sur-le-champ. Pendant cette manœuvre, je sentis distinctement la face convexe du foie, que le projectile avait labourée; il s'échappa par cette ouverture quelques onces d'un sang très-noir; je fis une incison de deux pouces sur la plaie de

(1) Hôpital militaire de Versailles, service de M. Rambaud, aide major, *Gazette des hôpitaux*, etc., du 1er octobre 1836.

sortie. La dixième côte était fracturée; et je retirai des esquilles. La sortie de l'air mélangé à du sang ne me permit pas de douter de la perforation de la cavité thoracique. La persistance de l'issue de ce gaz après plusieurs inspirations forcées, la plaie étant ouverte pour lui donner accès au dehors, et fermée pendant l'inspiration, pour s'opposer à sa rentrée, prouva que la base du poumon avait été perforée. Après ces préliminaires indispensables pour juger de la blessure et la mettre dans de bonnes conditions, je procédai au pansement : compresse fenêtrée enduite de cérat, gâteau de charpie, compresses carrées, bandage de corps serré et arrosé d'eau froide pendant plusieurs jours consécutifs. Il y a toux avec expulsion de sang; vomissements bilieux, sueurs froides, pouls petit, fréquent, frissons. Au bout de quelques heures, ces phénomènes dus à l'hémorrhagie cessèrent pour faire place à ceux de la réaction. La gêne de la respiration et les douleurs de la région du foie, douleurs s'étendant à tout le membre thoracique, m'engagèrent à faire saigner le malade. La veine fut ouverte dans la soirée, le lendemain et le surlendemain.

« Les déplétions sanguines enrayèrent les accidents inflammatoires. La péripneumonie, la péritonite et l'hépatite, n'étant pas entretenues par la présence de corps étrangers, parcoururent leurs phases sans orages. De la suppuration de bonne nature s'échappa par les plaies, pendant près de trois mois, d'un jaune safrané par celle d'entrée, et blanche par celle de sortie de la balle. Peu après l'ictère s'effaça; la matité de la base de la poitrine, due à l'épanchement et au refoulement du poumon, se dissipa, et on put entendre graduellement l'air en distendre le parenchyme. Après trois mois de séjour à l'hôpital, ce militaire sortit guéri. — Ce fait démontre que la double lésion des cavités abdominale et thoracique peut guérir par des moyens bien simples, la saignée générale et les réfrigérants (1). »

(1) Baudens : *Op. cit.*, *Gazette des hôpitaux*, etc., 24 septembre 1836 et 20 février 1837.

« Nous reçûmes, en 1800, à l'hôpital militaire de Pavie, un canonnier d'artillerie à cheval, qui, dans une manœuvre de petite guerre, eut le bras gauche emporté et tronqué net à trois travers de doigt au-dessus de l'insertion du deltoïde, par l'effet de l'explosion subite de la pièce, qui chassa l'écouville. Le moignon présentait un cône ; il était dénudé des téguments, surtout du côté du bord antérieur de l'aisselle, qui avait été violemment froissé. L'hémorrhagie fut peu considérable ; l'artère axillaire souffrait une telle rétraction, qu'on n'en aperçut pas le bout, ce qui joint à un caillot volumineux qui bouchait son ouverture, suffit pour suspendre l'écoulement du sang. Le chirurgien-major redoutant une hémorrhagie très-grave, consulta le professeur Scarpa et le docteur Léveillé, qui était alors chirurgien-major à l'armée d'Italie, et chargé du service d'un des hôpitaux de Pavie. Il fut décidé qu'on se bornerait à appliquer de temps en temps sur le caillot des plumasseaux imbibés d'eau très-froide, avec addition d'une certaine quantité d'alcool. Il ne survint point d'hémorrhagie, et la plaie marcha vers la guérison, comme dans une amputation faite d'après les règles de l'art. La guérison complète fut seulement retardée jusqu'à l'exfoliation de l'extrémité de l'humérus, nécrosé dans l'étendue de deux pouces et demi. — On peut en agir de même toutes les fois qu'il est difficile ou impossible de lier un vaisseau, et qu'un caillot bien formé en bouche l'ouverture... Plusieurs exemples ont prouvé que les blessés restés après une affaire étendus sur la neige avant qu'on ait pu les relever, ont dû leur salut à ce que le froid avait suspendu l'effusion du sang (1). L'eau fraîche et l'alcool, coagulant promptement la fibrine de ce fluide, sont très-propres à consolider le caillot (2). »

« La fille Gorin (Geneviève-Victoire), âgée de vingt-deux ans, petite, mais assez fortement constituée, était occupée à la fabrique de poudre fulminante du Bas-Meudon, le 10 juin 1836.

---

(1) Les champs de batailles d'Iéna, de la Moskowa, etc., ont offert beaucoup d'exemples de ce genre.

(2) MORICHEAU-BEAUPRÉ : *Op. cit.*, p. 315.

Elle tenait une boîte en cuivre renfermant une certaine quantité de poudre qui, probablement remuée sans précaution, fit explosion. La boîte fut projetée au loin, sans toutefois être brisée; Gorin ne ressentit d'abord aucune douleur, mais bientôt elle s'aperçut de l'état dans lequel étaient ses mains. Elle fut transportée à l'hôpital Necker (salle Notre-Dame, n° 8), où elle arriva cinq à six heures après l'accident, à onze heures et demie du soir. La main gauche est dilacérée dans une grande étendue; le pouce a été enlevé avec son métacarpien; l'indicateur ne tient plus que par quelques parties charnues, il y a fracture du second métacarpien vers son tiers inférieur, et saillie en arrière du fragment supérieur. Les chairs, les tendons sont horriblement déchirés; tout est norci par l'explosion. Le médius offre deux ou trois déchirures profondes sur sa face palmaire; je retranchai avec des ciseaux et le bistouri les lambeaux déchirés de l'indicateur, qui seraient inévitablement tombés en gangrène, et quelques autres parties molles dont la position à la paume de la main eût trop gêné la cicatrisation. Je liai la radiale qui avait été ouverte pendant cette résection, puis une autre petite artère de la paume de la main. Je rapprochai ensuite légèrement les parties déchirées; faute d'instrument convenable, je dus laisser la partie saillante du deuxième métacarpien. La paume de la main, dans sa partie interne qui semble exister encore, est déjà énormément tuméfiée; les deux derniers doigts, à part une brûlure superficielle, sont sains; à la face palmaire de la partie supérieure de l'avant-bras gauche, est une plaie fortement contuse, large de deux pouces et demi. L'aponévrose est déchirée; les muscles font un peu hernie : brûlure en divers points du membre.

« La main droite est moins maltraitée; mais le pouce est fracturé en trois ou quatre endroits; l'articulation métacarpo-phalangienne est largement ouverte; l'espace inter-osseux déchiré, ainsi que l'articulation carpo-métacarpienne. Le premier métacarpien est fracturé. Je crus devoir enlever ce pouce et son premier métacarpien; ce que j'exécutai en taillant un ambeau externe, qui dut nécessairement être un peu court en raison du délabrement des parties molles. Aucune ligature ne fut nécessaire. Je rapprochai le lambeau, mais je ne mis point de bandelettes aglutinatives, à cause de la violence de la contusion. J'enlevai ensuite une portion saillante de la deuxième partie du doigt médius, qui n'était plus recouverte par les chairs, ce qui fut fort difficile en raison du peu de prise que j'avais sur l'os à retrancher, et que je fus obligé de saisir avec des pinces, pour entrer dans l'articulation de la deuxième phalange avec la première. L'index offre à sa face palmaire une large plaie; les deux autres doigts n'ont pas été atteints. Le cou et une partie de la face sont le siége d'une brûlure superficielle avec des taches noires dues à la présence de la poudre (potion diacodée; pansement avec un linge enduit de cérat; compresses trempées dans l'eau froide : on les arrose du même liquide à époques rapprochées; nous n'avions pas de tubes en état de fonctionner; deux paillassons recouverts d'alèses soutiennent les bras de la malade).

« Le 11, la malade a dormi; pas de réaction fébrile. M. Bérard la voit, et fait établir l'irrigation continue à l'aide de deux tubes; dans la journée, ni douleur ni réaction fébrile. Le 12, le gonflement de l'avant-bras gauche est augmenté; on établit un troisième tube qui est dirigé sur la plaie de la partie supérieure de l'avant-bras, tandis que les deux autres tubes, partant du même seau, conduisent l'eau sur les deux mains. Le quatrième, le cinquième et le sixième jour de l'irrigation, la surface des plaies de la main gauche est le siége d'eschares superficielles. Il s'en exhale une odeur fétide, et sous l'eau qui recouvre ces eschares, on voit se former de petites bulles d'air : on a de sérieuses inquiétudes pour la conservation du membre; mais bientôt les parties mortifiées, extrêmement superficielles, sont détachées par la suppuration qui est établie des deux côtés; le gonflement tombe tout à fait. Jusqu'au 20, l'irrigation est continuée sans interruption notable; l'état de la malade est on ne peut plus satisfaisant; aucune réaction physique; point de chagrin. Dès le deuxième jour, on donne un bouillon, puis successivement des aliments en quantité modérée. Le 20 juin, on suspend l'irrigation : pansement à sec, linge troué enduit de cérat, qu'on recouvre de charpie. La main gauche est mise dans un appareil de Scultet (sans atelles ni paillassons); la droite est pansée à l'ordinaire et à l'aide d'une bande.

« Pendant quinze jours ce pansement fut répété tous les matins; chaque fois on enleva une quantité considérable de pus, et on lava la plaie avec de l'eau aiguisée d'alcool camphré; bientôt la suppuration diminua tout en conservant un caractère louable. A mesure que la plaie marche vers la cicatrisation, la paume de la main se reforme en partie, par le tiraillement de la peau du bord cubital vers le bord radial. Vers le trentième jour, on peut mettre des bandelettes de diachilon sur la plaie de l'avant-bras; en même temps, on repousse la saillie que fait la lèvre antérieure de la plaie de la paume de la main de ce côté, à l'aide de compresses graduées placées un peu en dehors de l'éminence hypothénar. Les plaies sont toujours fort douloureuses, en particulier celle du moignon du médius droit; mais toutes se cicatrisent avec rapidité pendant les vingt premiers jours de juillet. Le lambeau externe, résultat de l'amputation du pouce droit, est déjà recollé. A gauche, la paume de la main est en grande partie reformée : les mouvements des doigts sont très-bornés. Le 20 juillet, frictions de cérat camphré sur les parties qui ne sont plus le siége d'aucune suppuration. Le 11 août, des bains de bras. Le 12 et le 14, on y ajoute du sous-carbonate de soude. M. Bérard trouvant que sous l'influence de ce moyen, l'aspect de la plaie devient blafard, le fait cesser, et fait exécuter chaque jour quelques mouvements à la malade, qui se frictionne aussi journellement avec du cérat camphré.

« A la fin d'août, il se détache une esquille constituée par la portion saillante du deuxième métacarpien. Il se forme aussi à la face antérieure de l'avant-bras et à la paume de la main, deux petits abcès dus à la présence de fragments de bois profondément enfoncés par l'explosion. Je les enlevai et la cicatrisation s'opéra. Aucun accident nouveau n'entrava la marche de la guérison, et la malade sortit le 10 septembre dans l'état suivant : toutes les plaies étaient fermées à l'exception d'un point situé au bord externe de la main gauche; la cicatrice à l'entour était solide. La traction opérée par le travail de cicatrisation sur la partie de l'enveloppe cutanée restée saine, en avait beaucoup diminué l'étendue; les mouvements commencent à prendre de l'extension. La malade se représente à l'hôpital le 27 : la plaie était entièrement cicatrisée. La surface (à gauche) de formation nouvelle, inégalement convexe, répond au bord radial de la main et n'a guère que deux pouces et demi de circonférence; elle est lisse et polie, de couleur rouge; on y voit encore une saillie peu prononcée, formée par l'extrémité inférieure de la portion restante du deuxième métacarpien. Le médius est fortement fléchi, surtout dans l'articulation de la deuxième avec la première phalange, de manière à former une espèce de crochet dont l'extrémité est un peu tournée vers le bord cubital de la main. Les articulations sont ankilosées, et la peau de la face palmaire de ce doigt est le siége de plusieurs cicatrices. Les deux derniers doigts ont recouvré tous les mouvements; la malade les oppose à la face dorsale du médius, qui cependant la gêne beaucoup. Elle peut serrer très-fortement les doigts. La malade se sert de tous les doigts qui restent à l'autre main, avec beaucoup d'agilité (1). »

« Rosalie Paris, âgée de vingt-huit ans, cotonnière, d'une forte constitution, entre à l'hôpital Saint-Antoine le 14 mars 1835. La main droite avait été prise dans les engrenages d'une machine à carder le coton : il en était résulté un arrachement des parties molles de la face dorsale du carpe et du métacarpe. La plaie semi-lunaire avait sa circonférence tournée vers le poignet, tandis que son diamètre répondait aux articulations métacarpo-phalangiennes, les parties molles étant renversées sur la face dorsale des doigts; les tendons extenseurs de l'indicateur et de l'annulaire sont arrachés, leurs premières phalanges sont mises à nu. Ces doigts sont immobiles, leurs arti-

(1) Observations de M. Godin : *Archives générales*, citées, p. 344.

culations avec les métacarpiens correspondants sont ouvertes; les autres doigts, à l'exception du médius, dont le tendon est mis à découvert, ont conservé leur tendon et leur mobilité. La malade ressent dans toute la main un refroidissement et un engourdissement considérables.

« En voyant l'énormité de la plaie, on songea d'abord à l'amputation. Outre les désordres ci-dessus mentionnés, les symptômes généraux déjà développés donnaient à craindre qu'une inflammation des plus intenses n'emportât la malade; mais, plein de confiance dans l'irrigation, M. Bérard essaya de conserver la main, et, après une saignée pratiquée le matin 15, la plaie abstergée, les lambeaux réunis avec soin, l'appareil fut établi avec deux filets d'eau. Dans la journée, la malade éprouva une légère amélioration. Pendant la nuit, un des siphons vint à s'oblitérer, et la douleur et l'inflammation, qui avaient diminué, reparurent avec beaucoup d'intensité. Le 16, la main et l'avant-bras sont chauds et douloureux, surtout à la pression. Le 17, même état. Le 18, on ajoute un troisième tube destiné à arroser l'avant-bras. Le 20, la main a perdu de sa chaleur, la douleur de l'avant-bras est moindre. Le 21, il reste à peine de la douleur et de la chaleur. On enlève l'appareil. Les jours suivants, on appliqua des compresses arrosées d'eau froide, et des bains locaux furent donnés. Le tendon du médius s'amincit de jour en jour et finit par tomber; on coupa les lambeaux de peau gangrenés; on pansa la plaie avec l'eau tiède, légèrement aiguisée d'eau-de-vie camphrée.

« Sous l'influence de ce mode de traitement, la suppuration diminue; la plaie se couvre de bourgeons charnus vermeils. Le 29, l'articulation métacarpo-phalangienne de l'annulaire, ainsi qu'une partie de la plaie sont recouvertes de bourgeons charnus. Le 30, la malade accuse une douleur sur le trajet de l'indicateur et de son articulation métacarpienne, qui est restée ouverte. Le 5 avril, on ouvre un abcès formé dans la région hypothénar, et on résèque la tête du second métacarpien. Le 15 avril, la plaie est en partie cicatrisée, la main roide, un peu tuméfiée; les trois doigts du milieu sont immobiles; l'articulation fournit, à la pression, une petite quantité de pus. Le 20, la malade quitte l'hôpital. Un mois après, elle s'offrit à notre observation : la plaie de l'articulation était fermée en totalité; la main conservait toujours une roideur considérable, les doigts exécutaient quelques mouvements de flexion. Il est hors de doute que si on n'eût pas connu un moyen d'étouffer l'inflammation, on eût sacrifié la main en cette circonstance. On remarque dans cette observation que la suspension de l'irrigation donna promptement lieu à la réaction inflammatoire (1). »

Il nous serait aisé de multiplier les observations et d'en puiser encore dans les auteurs qui nous ont fourni les précédentes. Notre pratique personnelle nous offrirait aussi son contingent de faits; mais contentons-nous d'en avoir produit, et des plus concluants, pour chacune des variétés des importantes affections qui nous occupent (2).

Nous avons insisté ailleurs (§§ 248-259) sur l'influence du

---

(1) ICHON : *Op. cit.*, p. 24.

(2) Toutefois je ne saurais résister au désir d'en reproduire une fort intéressante, non-seulement à notre point de vue, mais sous beaucoup d'autres rapports, observation que je rencontre dans la *Gazette des hôpitaux*, etc. (16 juin 1838) ; l'opération heureuse qui en fait le sujet, bien que tentée autrefois par Ledran, Montaulieu, Delaporte et Morand, est devenue fort rare de nos jours. — « Depuis trente ans que j'exerce, dit M. Jeaffreson, j'ai vu vingt cas d'hydropisie de l'ovaire; tous se sont terminés par la mort. Ayant, en 1833, ouvert le cadavre d'une femme qui était morte d'ulcération à la glotte, et ayant trouvé une ulcération ovarienne, je voulus étudier ce cas sous le rapport thérapeutique. Je mis le sac à découvert, à l'aide d'une incision d'un pouce et demi de longueur, j'y plongeai un trois-quarts et j'évacuai le liquide; ensuite je tirai doucement par l'ouverture toute la poche et même une grande partie de la trompe de Fallope, à laquelle elle adhérait. Cette manœuvre me fit présumer qu'elle pourrait être pratiquée avec succès pendant les premiers temps de la maladie, lorsque la tumeur n'a pas encore contracté des adhérences avec les viscères voisins. » — L'occasion d'appliquer cette idée n'a pas tardé à se présenter, et, en mars 1836, M. Jeaffreson la réalisa de la manière la plus complète. « L'opération terminée, dit-il, j'ai de suite administré deux grains d'opium en poudre; une potion contenant un gros de teinture de *foxglosse, et j'ai appliqué constamment sur l'abdomen des serviettes trempées dans de l'eau froide*, etc. Quelques accidents gastro-intestinaux se manifestèrent le troisième jour, mais ils furent arrêtés, et la malade, guérie complètement, n'a pas tardé à reprendre ses occupations habituelles. »

froid dans les maladies par suite de l'absorption des *virus* contagieux, des poisons animaux, et même des sucs vénéneux de certains végétaux, qui, introduits dans l'économie, soit par des lésions extérieures, soit par la voie des absorbants, y causent des altérations profondes dans les solides comme dans les fluides, et nécessairement de graves désordres fonctionnels qui, parfois, entraînent promptement la mort...; mais je suis bien aise de consigner, à ce sujet, l'opinion d'un médecin dont j'ai déjà plusieurs fois, dans cet écrit, invoqué le témoignage, bien que je la croie, en cette occasion, susceptible de quelques modifications.

« L'eau froide ou glacée ne ferait-elle dans ces cas, dit-il, que procurer du soulagement par sa propriété sédative ? n'affaiblirait-elle pas encore la qualité du venin introduit dans la plaie?... je suis porté à croire que l'une et l'autre chose ont lieu. Il est possible aussi que la suspension de la faculté d'absorption (§ 96), résultant de l'action permanente du froid, s'oppose à l'introduction ultérieure du venin... Ce n'est point par des suppositions gratuites que je suis conduit à augurer des bons effets des applications froides et glaciales à l'extérieur, prolongées ou renouvelées pendant vingt-quatre, trente-six ou quarante-huit heures dans toutes les plaies dites envenimées ou empoisonnées, et à considérer leur emploi comme propre à rendre les plus grands services, à simplifier le traitement de ces lésions, et à dispenser peut-être même des incisions et des cautérisations douloureuses, qui ne mettent pas toujours le malade à l'abri du danger. Je n'ai, jusqu'à présent, aucun fait qui me soit propre, à alléguer en faveur de cette opinion; mais on sait que le froid interne affaiblit l'action des venins, des virus et des miasmes contagieux; que chez nous le venin de la vipère perd de sa force dès les premiers froids de l'hiver; que c'est aussi à raison de l'influence du froid que ce même venin possède moins d'activité dans le nord, où les animaux vénéneux sont très-rares, et où les végétaux reconnus pour malfaisants sont de peu d'effet (§ 93). — « On a souvent observé, dit Van-Swieten dans ses commen-« taires sur Boërhaave, que des individus qui avaient été « mordus par un chien enragé au commencement de l'hiver,

« n'ont donné aucun signe d'hydrophobie pendant la durée « de cette saison, mais seulement au printemps.....

« Pour ne rien négliger de ce qui peut venir à l'appui de la proposition par laquelle je cherche à fonder non-seulement les apparences, mais encore la réalité de l'heureux succès du froid dans la rage, il convient de rapprocher ici quelques-uns des faits déjà cités. Il est dit aussi, dans certains auteurs, que des inflammations vénériennes locales et récentes ont été apaisées et anéanties dès leur principe par des applications froides. Si les faits sont véridiques, les conséquences qu'il est tout simple d'en déduire doivent nous engager à faire l'essai d'une méthode qui promet des avantages, et à ne la rejeter qu'après avoir réuni un certain nombre de preuves de son inutilité ou de son insuccès. Je ne regarderai point, d'après cela, comme vaine, l'espérance de pouvoir étouffer la contagion rabique à l'aide d'un bain froid local ou général, et à rendre nulle l'action du virus vénérien, en faisant, de suite après le coït, une injection d'eau glacée dans le canal de l'urètre, et en baignant la verge et le scrotum pendant un certain temps dans cette eau. Ce dernier moyen serait peut-être, de tous ceux proposés jusqu'à ce jour, le plus sûr et le plus efficace pour prévenir l'infection syphilitique. Les anatomistes qui se livrent quelquefois aux dissections sur des cadavres qui commencent à entrer en putréfaction, ou sur des corps d'individus morts des maladies contagieuses; les accoucheurs, qui sont exposés à contracter la syphilis, des fièvres de mauvais caractère et la gangrène par des lésions aux doigts, peuvent, au moyen de l'application de l'eau la plus froide, de la neige et de la glace, faire avorter les symptômes développés par la funeste inoculation.

« On ne doit point seulement se tenir en garde, au moyen des applications froides, contre les accidents graves et alarmants qui accompagnent les plaies faites par des animaux venimeux, mais encore contre ceux qui résultent de la piqûre et de la morsure des animaux qui ne le sont pas, ou qu'on croit ne pas l'être. Les suites fâcheuses tiennent-elles, dans cette dernière circonstance, à la disposition physique ou morale de la personne piquée ou mordue, ou bien à une qualité particulière de la salive des animaux irrités ou affamés? Le fait est que les exemples malheureux sont très-multipliés. La morsure de l'homme sain a causé l'hydrophobie (1). J'ai vu périr à l'hôpital militaire de Bologne, de la mortification de l'extrémité supérieure gauche, avec symptômes nerveux, un jeune soldat qui, tenant pendant le sommeil le bras étendu hors du lit, fut mordu par une souris à l'extrémité du petit doigt. Je mettrais, certes, dans tous les cas semblables, la plus grande confiance dans l'effet stupéfiant de l'eau froide ou de la glace appliquées de suite, afin d'enrayer les accidents et de prévenir le danger (2). »

Mais ce n'est pas seulement dans les solutions de continuité de tissus également vivants et adhérents à l'économie, que l'emploi du froid peut être favorable, il est encore éminemment indiqué dans le cas de division complète ou presque complète de ces mêmes tissus, ainsi que le prouve la lettre suivante adressée à la *Gazette des hôpitaux* (3) par M. Raciborski, jeune chirurgien polonais, fort distingué; lettre qui contient des faits qui méritent de faire suite aux faits semblables publiés par Garengeot, par l'Italien Tagliacozzi, et par MM. Dupuytren, Rust et Graëfe, de Berlin.

A M. le rédacteur en chef de la Gazette des hôpitaux, etc.

« MONSIEUR,

« Dans le numéro du 5 de ce mois, vous avez inséré une observation sur *la réunion immédiate et le recollement d'un doigt* entièrement divisé. Ayant pris connaissance de deux autres cas analogues et non moins intéressants dans un mémoire polonais (*Compte-rendu de la clinique chirurgicale de l'Univer-*

---

(1) « Un individu en colère mord son camarade qui devient hydrophobe. — Il est fait mention, dans les *Transactions philosophiques de Londres*, d'un homme qui, sortant du jeu, désespéré d'avoir tout perdu, se mordit au poignet et mourut de la rage... »

(2) MORICHEAU-BEAUPRÉ : *Op, cit.*, p. 371.

(3) *Gazette des hôpitaux*, etc , du 9 août 1834.

sité de Cracovie, en 1832, par M. Bierkowski, professeur de cette clinique), je m'empresse, monsieur, de vous les communiquer, et je désire qu'ils puissent, par la voix de votre journal, encourager les praticiens à tenter la réunion immédiate des parties presque complétement séparées avant de se décider à les amputer.

« *Première observation.* Kijouka, âgé de trente-huit ans, travaillant le 2 décembre 1831, laissa tomber par maladresse, sur sa main gauche, une hache qui lui coupa les premières phalanges des doigts indicateur, médius et annulaire. Le petit doigt fut divisé par une incision profonde, portant obliquement sur la deuxième phalange de manière que les deux moitiés de celle-ci n'étaient réunies que par une mince languette de peau et des muscles, ayant deux lignes de largeur et une ligne d'épaisseur. Ce n'est qu'un quart d'heure après l'accident que le malade entra à la clinique : les vaisseaux des doigts blessés donnaient encore du sang. Après avoir posé les ligatures, les plaies nettes et égales des trois doigts coupés furent pansées comme les plaies provenant de l'amputation circulaire des membres dans leur continuité. Dès qu'on eut arrêté l'hémorrhagie, excisé les parties déchirées et nettoyé la plaie du petit doigt, on réunit, au moyen de quelques points de suture, la moitié pendante de la deuxième phalange avec celle qui était articulée avec la première ; on maintint le doigt dans cette position au moyen de quatre atelles en carton fixées par un bandage convenable. On plaça la main sur une planchette, et on la soumit à l'action du froid. La fièvre traumatique fut forte et exigea une saignée copieuse, et d'autres remèdes reconnus comme antiphlogistiques. Le quatrième jour, on changea le premier pansement ; les deux moitiés de la phalange étant déjà bien réunies, et on ôta les sutures. On continua encore, pendant quarante-huit heures, des applications froides ; on se contenta de tenir le membre dans la position déjà décrite. Quinze jours après l'accident, le petit doigt n'exigeait plus aucun soin, et le malade pouvait bien s'en servir. Ce ne fut que dans quatre semaines que les plaies des autres doigts furent cicatrisées.

« *Deuxième observation.* Frasinska (Catharina), âgée de vingt-six ans, est entrée à la Clinique le 9 mars 1832, pour se faire amputer le petit doigt, qu'elle écrasa trois jours auparavant en fermant la porte, de manière que la deuxième phalange de celui-ci était séparée en deux moitiés, réunies seulement au moyen d'un faisceau d'une ligne et demie de largeur et d'une ligne d'épaisseur, et constitué par la peau de la face palmaire de cette phalange et le tendon à moitié coupé du muscle fléchisseur commun. L'artère collatérale interne et inférieure, ainsi que le nerf qui l'accompagne, furent divisés. Pendant les trois jours après l'accident, la malade se contenta d'appliquer sur la plaie une pâte composée de pain et de toile d'araignée. L'auteur du compte-rendu avait perdu l'espérance de sauver le doigt blessé ; cependant, appuyé des autorités de MM Dupuytren, Rust et Groëfe, il a jugé convenable la réunion des parties. Après avoir nettoyé la plaie et séparé les esquilles de l'os, il a réuni les deux moitiés de la phalange au moyen de cinq points de suture : le reste de l'appareil fut le même que dans l'observation précédente. Le traitement ultérieur consistait en des applications froides. Trois jours après on changea le pansement ; on ôta les trois sutures les deux autres jours après. Le dixième jour, les deux parties étaient déjà complétement réunies, excepté un point vers la face supérieure du doigt, où les bords offraient encore une solution dans l'étendue à peu près d'une ligne et entre l'écartement desquels on voyait une esquille de l'os. La partie saillante de celui-ci fut excisée avec des ciseaux, et l'extrémité restant au niveau de la plaie n'a pas tardé à se couvrir de bourgeons charnus ; bientôt la plaie fut entièrement cicatrisée. Le 10 mai, la malade quitta l'hôpital, son doigt ayant conservé sa longueur normale, n'ayant rien perdu de sa sensibilité et pouvant se fléchir assez facilement.

« Les deux observations dont il s'agit sont une nouvelle preuve de l'avantage de la réunion immédiate, même dans les cas désespérés. La deuxième observation, où la tentative de cette réunion trois jours après l'accident fut couronnée d'un succès complet, nous paraît si extraordinaire qu'il nous serait très-difficile de la concevoir sans la présence de quelque vaisseau plus considérable établi dans le faisceau qui réunissait les deux bouts de la phalange, si l'auteur de ce compte-rendu n'avait constaté lui-même la division de l'artère et du nerf. Nous terminons cette lettre, monsieur, en exprimant l'opinion de M. Bierkowski sur les motifs qui l'ont engagé à préférer l'emploi des applications froides à celui des fomentations chaudes et aromatiques proposées par quelques praticiens : « Les fomentations chaudes et aromatiques, dit l'auteur, pro- « duisent, il est vrai, l'excitation dans la partie réunie avec le « reste du corps, mais elles sont loin de la produire au même « degré, ou même ne la produisent pas du tout dans la partie « qui ne reçoit que très-peu de nerfs et de vaisseaux. Il « résulte donc de là une désharmonie dans la vie de ces deux « parties qui doivent se réunir, d'où il résulte que, dans la « plupart des cas, la partie privée de vaisseaux tombe en « gangrène. L'emploi du froid, au contraire, baissant l'acti- « vité de la vie dans la partie réunie avec le reste du corps, « s'approche davantage de celle qui existe à un faible degré « dans la partie séparée; ainsi les deux moitiés dont la vita- « lité est au même degré, se réunissent plus facilement... » — Nous n'avons rien à ajouter à cette explication pour le moins ingénieuse. »

« Agréez, etc. »

CHAPITRE IV.

Du froid chirurgical dans les ulcères.

§ 332. La surexcitation, l'irritation nerveuse et surtout sanguine étant, dans une maladie, la condition essentielle, *sine quâ non*, du succès des antiphlogistiques et du froid en particulier, et les ulcères étant loin d'être au premier rang parmi celles qui présentent ces caractères sthéniques, il est évident que notre agent ne constituera pas le premier moyen thérapeutique de ces affections. Hippocrate parlant, il est vrai, des ulcères vieux et atoniques, a même dit : *Ulceribus frigidum quidem mordax*, etc... (1).

Néanmoins, soit qu'ils proviennent, selon la division du professeur Marjolin (2), d'une cause *locale ou externe*, (1° ulcère fistuleux; 2° ulcère calleux; 3° ulcère variqueux; 4° ulcère fongueux; 5° ulcère verruqueux; 6° ulcère vermineux; 7° ulcère cancroïde; 8° quelques ulcères cancéreux), soit qu'ils dépendent d'une *cause générale ou interne* (1° ulcère vénérien; 2° ulcère scrofuleux; 3° ulcère dartreux; 4° ulcère psorique; 5° ulcère scorbutique; 6° ulcère cancéreux; 7° ulcère cachectique), comme les ulcères peuvent tous être compliqués de plus ou moins d'inflammation, le froid peut souvent trouver une place utile dans leur traitement. Et je ne parle pas seulement ici du froid extérieur; car les ulcères, particulièrement ceux du second ordre, étant le plus souvent liés à des irritations viscérales permanentes (gastro-intestinales principalement), dont ils sont une sorte de moyens de balancement ou de dérivation, le froid interne est, dans le traitement de ces lésions, des dernières surtout, d'une efficacité précieuse pour détruire ou prévenir les phlegmasies viscérales qui leur succèdent si souvent, lorsqu'on ne tient pas compte en chirurgie des données si vraies, si nécessaires de la médecine physiologique.

J'ai, plus d'une fois, heureusement vérifié ces principes dans la pratique; et c'est avec bonheur que je les vois enfin dominer dans la nouvelle génération chargée de la belle mission d'appliquer à la chirurgie française ces grandes et fécondes idées de l'école moderne, qui, en peu d'années, ont fondé déjà tant et de si légitimes renommées! C'est ainsi que le chirurgien de la Pitié, l'un des propagateurs les plus courageux et les plus éclairés de ces principes, en retire, dans ces affections surtout, dans sa pratique comme dans les hôpitaux, depuis plus de vingt ans, les plus heureux effets; c'est

(1) HIPPOCRATE : Sect. v, aph. 20.
(2) MARJOLIN : *Op. cit.*, art. ULCÈRES.

ainsi que MM. Treille, Casimir et François Broussais, Clerc, Devergie aîné, Desruelles (1), Sorlin (2), Richond des Brus (3), Ricord (4), etc., ont enrichi l'art d'excellentes observations; c'est ainsi qu'un chirurgien de l'armée d'Afrique, mûri par une expérience rapide et multiple, s'en est servi avec intelligence pour apporter d'importantes modifications dans le traitement des plaies par armes à feu, et en particulier dans le traitement des plaies avec ulcères dues à l'action du boulet : « Le désir d'éviter les accidents précités (l'énorme suppuration consécutive et ses conséquences, la durée de la maladie, etc.), dit M. Baudens, m'a suggéré les modifications qui suivent en faveur du traitement des plaies de cette nature.

« Afin de prévenir l'engorgement du membre, j'ai soin d'appliquer, à partir de son extrémité digitale et en remontant jusqu'à la lésion, un bandage roulé contentif; puis, à l'aide de ciseaux et d'un bistouri, j'enlève tous les tissus frappés de mort pour mettre la plaie au vif, et dans des conditions favorables à sa guérison, sans suppuration éliminatoire. Cette opération facile et simple ne saurait être douloureuse, puisqu'on ne doit retrancher que des parties privées de la vie. Après ces préliminaires, je m'efforce de réduire la surface de la plaie le plus possible, en rapprochant de tous côtés les téguments que je maintiens rapprochés à l'aide de nombreux points de suture, soutenus eux-mêmes par le bandage unis-

---

(1) Desruelles (H.-M.-J.) : *Mémoire sur le traitement sans mercure, employé au Val-de-Grâce contre les maladies vénériennes;* Paris, 1827, in 8, etc.; chirurgien aussi modeste que distingué (*).

(2) Sorlin, ancien chirurgien-major de la garde impériale, citoyen et médecin également recommandable.

(3) Richon des Brus : *De la non exist. du virus vén.;* Paris, 1826.

(4) Ricord (Philip.) : *Mémoires et observations,* 1834; et *Gazette des hôpitaux,* 1837.

(*) Dans les *adénites* sous-aponévrotiques, M. Desruelles, après avoir incisé largement la tumeur, dès qu'il y perçoit une fluctuation même obscure, en exprime le pus et y fait faire plusieurs fois dans la journée des injections avec de l'eau froide. Quand ce moyen échoue et qu'il existe dans le trajet fistuleux trop d'irritation, il panse avec des émollients jusqu'à ce que la suppuration ait beaucoup diminué, et alors à l'eau froide il ajoute une forte solution de nitrate d'argent.

sant. Un linge fenêtré, enduit de cérat, recouvre la plaie, et l'appareil est complété par de la charpie et quelques compresses. Une à deux saignées générales doivent être faites avant même l'apparition de la fièvre traumatique, si faire se peut. On arrose tout le membre d'eau froide plusieurs jours de suite sans discontinuer, et on ne change le premier pansement que le plus tard possible. Ce traitement, continue M. Baudens, m'a valu des succès inespérés. Des plaies de dix pouces de diamètre se sont trouvées immédiatement réduites à vingt ou trente lignes : la chance des accidents à redouter a éprouvé une réduction proportionnelle, et le temps nécessaire à la guérison a toujours été ainsi immédiatement abrégé (1). »

A part l'action médicamenteuse des oxides de calcium et de sodium, employés depuis longtemps avec avantage par le professeur Lisfranc, et les lames de plomb mises dernièrement en pratique aux Invalides, également avec succès, par M. Pasquier, je ne doute point que leur basse température ne soit une des conditions de leur réussite. C'est encore, nous l'avons déjà fait remarquer (§ 320), à raison de son mode d'action analogue à celui du froid, que la compression, suivant la méthode de Theden, de MM. Wathely et Baynton, compte aussi de très-beaux résultats dans le traitement des divers ulcères, et surtout des ulcères calleux et variqueux.

« Un invalide, âgé de soixante ans environ, portait un large ulcère atonique à la jambe gauche. La méthode antiphlogistique (repos, saignée du bras, sangsues, etc.), combinée avec la compression d'après la méthode anglaise, ont d'abord procuré une grande amélioration; l'ulcère a marché vers la cicatrisation; mais il devint bientôt stationnaire, et les bandelettes de Baynton paraissaient l'irriter singulièrement; on l'a recouvert simplement avec une lame de plomb, et la cicatrisation s'est accomplie avec une rapidité remarquable.

(1) BAUDENS : *Clinique des plaies d'armes à feu;* Paris, 1836.

Il est très-probable qu'en s'oxidant à la surface de l'ulcère, la lame de plomb exerce une action astringente, tonique et dessiccative; voilà pourquoi ce moyen échoue, en général, lorsqu'on l'applique sur les ulcères non atoniques où enflammés... D'après Baynton, les bandelettes imbriquées agissent antiphlogistiquement en empêchant l'action des humeurs dans les bourgeons charnus, en les atrophiant et en permettant, par conséquent aux bords de l'ulcère de marcher de la circonférence au centre. Suivant quelques modernes, ce moyen agirait en désorganisant la membrane pyogénique qui existe dans toute brèche suppurante. Il est cependant d'expérience que tout ulcère des jambes ne cède pas à cette médication; c'est ce qui souvent a lieu lorsque le mal est entretenu par un principe spécifique. »

M. P. Boyer a prouvé dans son intéressante brochure (*Nouveau mode de traitement des ulcères des jambes ;* Paris, 1831), qu'en chargeant dans ce cas les bandelettes aglutinatives de telle ou telle substance appropriée aux circonstances de la maladie, et en ne pansant les malades que tous les huit ou dix jours, sans les astreindre à garder le lit, la guérison était aussi certaine que durable. Cette dernière méthode, qui offre le double avantage aux malades de permettre de marcher et de procurer une cicatrice plus solide, nous vient aussi d'Angleterre : elle est due à Underwood, et mérite, selon nous, plus d'attention que les praticiens ne paraissent lui en donner généralement chez nous (1). »

Le 7 juin 1834, je fus appelé près de M. P***, propriétaire, rue Saint-Honoré, pour un ulcère variqueux de la jambe gauche. Cet homme, âgé d'environ soixante-cinq ans, bilioso-sanguin, de forte constitution, portait en outre une hypertrophie du cœur, accompagnée d'athsme, c'est-à-dire d'obstacle à la circulation, et, de plus, une certaine nuance de gastro-duodénite; maladies contractées, disait-il, sous l'influence de violents chagrins qu'il avait éprouvés, et qui s'étaient multi-

---

(1) Hôpital des Invalides, service de M. PASQUIER ; *Gazette des hôpitaux*, etc., 29 décembre 1836, p. 617.

pliés depuis bien des années. L'affection des viscères datait de longtemps déjà, et l'ulcère depuis deux ans. Plusieurs médecins avaient été tour à tour consultés, et divers traitements suivis, mais toujours en vain, disait M. P***, qui, pour être juste, aurait aussi dû accuser en partie son indocilité du médiocre succès des moyens jusque-là conseillés, bien qu'ils n'eussent pas, à mon estime, été tous fort rationnels.

Je pratiquai d'abord une saignée générale ; j'appliquai trois cautères en triangle sur la région précordiale, que je maintins en suppuration (1) et ne supprimai que lentement et successivement ; je prescrivis un régime sévère et le repos aussi absolu que possible, et j'ordonnai quelques légers minoratifs contre une constipation opiniâtre, que je m'appliquai toutefois à combattre plus sûrement par la proscription du vin et des *ingesta* surexcitants de tout genre, solides ou liquides ; par l'usage de l'eau aux repas ; de petites tasses d'eau gommée à la troisième heure de la digestion, et de sorbets aux fruits, le soir, la digestion étant complétement terminée. Puis, comme moyens locaux, je fis appliquer vingt-cinq sangsues au-dessus et au voisinage de l'ulcère qui était chaud, douloureux et d'un mauvais aspect ; je fis maintenir, pendant quelques jours, des cataplasmes émollients et narcotiques à sa surface, que je remplaçai par des compresses imbibées d'eau

(1) Cette précaution est, selon nous, toujours nécessaire lorsqu'on tend à guérir un ulcère, alors surtout qu'il existe chez un vieillard, et qu'il est compliqué d'une phlegmasie viscérale chronique, ou d'une affection organique... On peut, en effet, ce nous semble, formuler nettement cette proposition : *les suppurations artificielles ou exutoires* (vésicatoires, cautères, moxas, sétons, cautérisation transcurrente, etc.) *et le régime, sont au traitement des phlegmasies chroniques des divers tissus de l'économie et surtout des viscères, ce que les émissions sanguines et la diète sont à leurs phlegmasies aiguës.....*

Mais l'exutoire doit toujours être fixé sur un point aussi éloigné que possible du siége de l'ulcère, et particulièrement lorsque ce dernier existe vers les extrémités pelviennes. J'ai vu quelquefois l'oubli de ce précepte physiologique suivi des accidents les plus graves, et des *éléphantiasis*, par exemple, succéder, soit dans la plaie nouvelle, soit dans la plaie ancienne, à l'application d'un exutoire à une jambe déjà atteint d'un ulcère variqueux ou autre....

de cerfeuil à température graduellement décroissante, et, plus tard, l'irritation étant tout à fait détruite et la plaie ramenée à de bonnes conditions, par de l'oxide de sodium à 3° chloromètre Gay-Lussac. J'aidai ces dernières applications de la compression vigoureuse, selon la méthode de Theden, et dès lors je permis l'exercice modéré.

Le professeur Lisfranc, appelé en consultation par la famille surprise de la nouveauté de ce traitement, le sanctionna sans restriction; et le 29 du même mois, après vingt-deux jours de soins assidus, M. P***, étonné lui-même autant que satisfait de sa guérison, fut débarrassé d'une maladie jusque-là rebelle, qui lui imposait des privations sans nombre, le rendait incapable de tout exercice actif: immense privation pour lui, autrefois *célèbre* et infatigable chasseur! et qui, en un mot, disait-il, lui rendait la vie tellement à charge depuis quelque temps, qu'il avait plusieurs fois résolu de se donner la mort...; résolution médiocrement redoutable toutefois, car M. P*** est loin d'offrir les *conditions phrénologiques* nécessaires pour l'accomplir.....

CHAPITRE V.

Du froid curatif chirurgical dans les irritations des os, ou dans leurs maladies proprement dites.

§ 333. *Frigidum inimicum ossibus..... calidum vero utile...*, a dit Hippocrate (1). Je crois difficile ici d'appeler de cette sentence. En effet, les phénomènes vitaux sont si peu actifs dans le système osseux, même irrité, qu'on risquerait de les éteindre par l'application d'un agent aussi *antivital* que le froid. Il est cependant, à cette règle comme à toutes autres, des exceptions; et lorsque sous l'influence d'une sub-inflammation, de l'exostose, de la carie ou de l'ostéo-malaxie, par exemple, les os ont été dénaturés et convertis en une subs-

(1) HIPPOCRATE: Sect. v, aph. 18.

tance cancéreuse ou autre, où les douleurs et les phénomènes de surexcitation sont extrêmes, alors le froid peut être fort utile par la sédation qu'il procure. C'est ainsi que plusieurs auteurs, Zacutus (1), Avicenne, etc., l'ont conseillé dans l'odontalgie, contre laquelle ils pensaient qu'il n'est point de meilleur moyen que la neige ou la glace; et que Giannini (2) a consacré un long paragraphe pour développer ses idées relativement à l'utilité des immersions dans cette affection. Quant au froid intérieur il est d'un grand secours contre les affections viscérales et gastro-intestinales en particulier, qui fréquemment compliquent ces maladies.

CHAPITRE VI.

Du froid curatif chirurgical dans les luxations.

§ 334. *Primitives* ou *consécutives*, *complètes* ou *incomplètes*, les luxations peuvent être fort utilement modifiées par le froid extérieur; mais c'est surtout dans les luxations incomplètes, dans les *diastasis* des extrémités que cet agent est vraiment héroïque. Toutefois, bien que dans les luxations complètes et compliquées, il soit parfois nécessaire de faire précéder le froid par les émissions sanguines, il n'en est pas moins utile pour être secondairement employé. Quelques chirurgiens même, appliquant le raisonnement physiologique à la pratique, et considérant les qualités astrictives et indirectement fortifiantes du froid, en ont conclu qu'il rendra d'importants services dans les luxations anciennes et aussi dans les luxations spontanées. « Cette propriété bien évidente du froid de resserrer, de contracter la fibre musculaire, dit M. Jauffret (1), ne devrait-elle pas le faire employer plus sou-

---

(1) Zacutus (Ab.): *Lib. prim obs.* 79; *et Hist. princip. méd.*, t. I, obs. 46.
(2) Giannini : *Op. cit.*, t. II, p. 18 et suivantes.
(1) Jauffret : *Op. cit.*, p. 55.

vent pour prévenir les luxations spontanées, maladie très-rare dans les pays froids?... »

Dupuytren, conséquemment à ces principes, maintes fois vérifiés par son expérience pratique « conseille dans la luxation originelle ou spontanée de la tête des fémurs, l'usage journalier des bains entiers froids, hors le temps des règles et des sueurs. Il prescrit d'immerger fréquemment tout le corps jusqu'à la tête, que l'on doit avoir soin d'envelopper d'un taffetas vernissé, dans de l'eau simple ou salée pendant trois ou quatre minutes seulement chaque fois. Il pense que ces bains doivent avoir pour effet de fortifier les parties qui environnent l'articulation, et de s'opposer par conséquent avec plus ou moins d'efficacité au mouvement ascensionnel de la tête des fémurs (2). »

Nous ne trouvons point, dans notre expérience personnelle, la sanction de l'utilité du froid extérieur dans les luxations de cet ordre; mais nous possédons, avec la plupart des praticiens de notre époque, bon nombre de faits qui l'établissent irrévocablement pour les luxations primitives, complètes ou incomplètes. Je me bornerai à consigner ici l'un de ces faits concernant ces dernières luxations, et qui me semble fort intéresssant à plus d'un titre. — Pour ce qui est du froid intérieur dans ces affections, mêmes considérations que pour les cas précédents.

Je n'étais encore qu'élève, lorsqu'en 1823, me trouvant en vacances à la campagne chez un ami, on me mit un matin en rapport avec le chirurgien du lieu, *archiâtre important*, qui venait d'être appelé pour une luxation incomplète, mais violente de l'articulation tibio-tarsienne que s'était donnée, il y avait seulement quelques instants, la cuisinière en descendant à la cave. Cette fille, âgée de vingt-cinq ans, sanguine et de forte constitution, chargée d'un seau de lait, avait fait un faux pas sur l'avant-dernière marche de l'escalier, qui était ébréchée, et qui avait, par une singulière fatalité, quinze jours

---

(2) DUPUYTREN : Clinique chirurgicale de l'Hôtel-Dieu de Paris, *Gazette des hôpitaux*, etc., 5 août 1834, p. 367.

auparavant, occasionné le même accident à l'une de ses compagnes, encore au lit en ce moment fort malade des suites de cet accident. Le pied droit de cette pauvre fille, fortement luxé en dehors, était déjà très-tuméfié, rouge et d'une sensibilité telle qu'au moindre mouvement ou à la moindre pression la malade jetait les hauts cris. Le DOCTEUR (vieil officier de santé de l'empire, qui n'avait pas trop profité des leçons de ses illustres maîtres) formulait pour cette malade, un traitement conforme de tout point à celui qu'il avait prescrit pour la première : c'est-à-dire de larges cataplasmes de farine de graine de lin, *chauds*, enveloppant tout le pied et le tiers inférieur de la jambe; une *boisson pectorale* et un bon petit régime *fortifiant et analeptique*, pour soutenir les forces et aider la nature dans sa lutte avec une *affection hyposthénique*.....

On m'avait déjà fait voir la première malade, qui, sous l'influeuce de ces moyens insensés, loin d'obtenir la résolution de sa congestion articulaire, avait déjà passé par divers degrés de l'inflammation progressive non suppurative, en marche vers la tumeur blanche, accélérée par une certaine nuance de gastro-entérite, triple produit du repos absolu, de la réaction morale triste et surtout du régime super-stimulant sottement prescrit et machinalement suivi (la malade était gourmande), malgré les observations dictées par le bon sens du maître de la maison. Affligé et irrité tout à la fois par le triste exemple de désorganisation que je voyais s'accomplir sous mes yeux, grâce à l'ignorance et aux préjugés, je hasardai quelques réflexions à MONSIEUR LE DOCTEUR, qui les accueillit avec une suffisance et un sourire protecteur qui me disaient assez le cas qu'il en faisait, et qui les repoussa définitivement ainsi que les moyens (inverses de ceux qu'il conseillait) qui en étaient la conséquence logique. Alors, encouragé du regard par mon ami, je *persistai* de mon côté avec énergie et je demandai hautement qu'on appelât, de la ville voisine, *tantas componere lites*..., un chirurgien distingué que je savais y résider.

Ma proposition ayant été unanimement admise malgré la

mimique peu approbative du docteur, on manda sur-le-champ M. Le P***, élève estimé de Dupuytren, qui vint le soir même et arrêta le traitement suivant : 1° saignée du bras de trois palettes ; 2° vingt-cinq sangsues appliquées immédiatement au-dessus de l'articulation malade ; après leur chute, plonger le pied dans une décoction émolliente à une douce température graduellement abaissée à mesure que diminuera l'écoulement du sang, et dans laquelle on laissera le pied pendant six à huit heures; après quoi on le retirera pour le placer, élevé et peu couvert, sur un coussin de balle d'avoine et enveloppé de compresses imbibées d'eau froide; 3° lavement adoucissant et frais; 4° boissons acidules froides; 5° potion avec l'eau de laitue et le sirop de diacode; 6° diète et repos absolus.

Bien qu'évidemment contempteur de ce traitement, le médecin *défendeur* fut bien obligé de se soumettre à un jugement sans appel. Les douleurs disparurent comme par enchantement, et la malade se trouva fort bien le lendemain, ayant pu dormir quelques heures pendant la nuit. Chaque jour son état s'améliora. On remplaça bientôt les compresses froides simples par quelques fomentations, également froides, avec l'eau blanche, matin et soir; et, plus tard, lorsque toute sensibilité eut disparu, on substitua à celles-ci la compression selon la méthode de Theden. Au bout de dix jours, la malade commençait à marcher, tandis que sa malheureuse compagne, progressant dans une direction contraire, serait infailliblement arrivée à la tumeur blanche et peut-être à l'amputation, si, profitant de la présence du docteur Le P***, on ne lui avait aussi demandé son avis pour elle, avis qui consista dans le mode de traitement rationnel indiqué alors dans les cours du professeur Lisfranc, et depuis si avantageusement mis en pratique à la Pitié (sangsues répétées et variées dans leur nombre, suivant les indications; pommades iodurées, saturninées, stibiées, etc.; compression avec l'agaric substituée aux compresses graduées; repos absolu et régime bien entendu, moyens auxquels il a efficacement ajouté, dans ces derniers temps, le calomélas uni à l'opium, et surtout le muriate de baryte, selon la méthode des docteurs O'Beiren et Pirondi, soumise aux restrictions de la médecine physiologique).

« Dans deux cas de luxations du pied avec ouverture de l'articulation et saillie de l'astragale, cités par le même chirurgien (service de M. Breschet), l'irrigation continue fut également suivie de guérison (1). »

CHAPITRE VII.

Du froid curatif chirurgical dans les fractures.

§ 335. Nous ne répèterons point ici ce que nous avons déjà dit maintes fois, et en particulier au paragraphe (§ 331) *des plaies*, sur l'influence génésique immense du froid dans les lésions de tissus; mais nous ajouterons, avec MM. Josse, Breschet et Bérard, 1° que, soit qu'il s'agisse des fractures *simples*, soit qu'il s'agisse des fractures *composées* ou *compliquées*, le froid concourt puissamment à calmer les douleurs aiguës qui les accompagnent quelquefois; 2° que, par la prévention ou la répression des phénomènes inflammatoires, il empêche une foule d'accidents (l'étranglement et la gangrène par excès d'irritation entre autres) jusque-là si fréquents; 3° enfin que, au lieu d'enchaîner ou de retarder la formation du cal, il l'accélère d'une manière remarquable. Ce sont là des résultats qui ressortent de l'expérience clinique, et qui n'exigent plus aucune démonstration.

« Un jeune garçon de quatorze ans, étant dans une charrette, s'amusait, pendant qu'elle marchait, à frapper les rayons de la roue; son pied glissa sur les rais, et fut accroché par une tige métallique qui s'élevait sur le moyeu. La jambe, entraînée par le mouvement de la roue, fut brisée à son extrémité inférieure; les cris de l'enfant avertirent le conducteur, qui arrêta aussitôt les chevaux. La jambe était déjà tellement

---

(1) ICHON: *Op. cit.*, p. 26.

prise entre les rais et le moyeu, qu'on fut obligé de faire reculer la voiture pour pouvoir la dégager; elle eût été infailliblement arrachée si les chevaux eussent encore fait un pas. Cet enfant fut apporté à l'Hôtel-Dieu le lendemain de l'accident. Les désordres étaient tels, que la plus minutieuse description ne pourrait en donner une idée bien exacte : une plaie longitudinale occupait le bord externe du pied. Les lèvres de cette plaie, surtout la lèvre interne, étaient relevées et comme roulées sur elles-mêmes, et laissaient à découvert la face plantaire des trois derniers os métatarsiens. Deux de ces os étaient fracturés. Une plaie oblique s'étendait sur tout le coude-pied, depuis l'extrémité postérieure du petit orteil jusqu'à l'articulation tibio-tarsienne : on voyait au-dessus de la malléole externe une plaie transversale, profonde, de plus de deux pouces d'étendue. Au niveau de cette plaie, le péroné était fracturé, sans toutefois que cette fracture fût comminutive. Plusieurs plaies larges et contuses existaient en avant et à la partie externe de la jambe, qui offrait, en outre, des marques de contusions profondes dans toute son étendue. Des désordres aussi considérables ne devaient laisser aucun espoir de guérison; les accidents produits par les réactions qu'une inflammation violente suscite habituellement dans les cas de cette nature, devaient être formidables, et l'amputation immédiate du membre paraissait être le seul moyen d'y soustraire le malade.

« Cependant des guérisons inattendues, obtenues déjà depuis plusieurs années par l'usage de l'eau froide, dans des cas à peu près semblables, engagèrent à tenter ce moyen, avant de prendre l'extrême parti de l'amputation. Les affusions furent mises en usage avec la certitude qu'elles modéreraient assez puissamment les mouvements réactifs pour que les jours du malade ne fussent pas compromis, et qu'on aurait toujours le temps d'amputer le membre, si des désordres étaient tels que la vie ne pût plus s'y entretenir. La jambe fut posée à demi-fléchie sur le côté interne, et placée sur un paillasson de balle d'avoine couvert de toile cirée et de linge; on lui donna la rectitude voulue; la sensibilité extrême des plaies ne permit pas d'appliquer un bandage contentif. La jambe fut laissée libre, les plaies furent couvertes de charpie sèche et de quelques pièces de linge légèrement posées sur celle-ci.

« Dès le lendemain, la rougeur inflammatoire qui s'était emparée des plaies, avait déjà diminué d'une manière notable. Le malade souffrait beaucoup moins; il avait dormi; point de fièvre. On conçut alors l'espoir de conserver la jambe. Le malade fut mis au *quart*. Aucun signe de réaction, soit générale, soit locale, ne se manifesta; mais au quinzième jour du traitement, les affusions cessèrent pendant toute la nuit. Aussitôt perte d'appétit, fièvre, agitation, délire, tuméfaction considérable de la jambe et du pied, rougeur, sensibilité vive des plaies; les affusions, reprises aussitôt avec soin, ne suffisent plus, quoique doublées, pour arrêter la marche de la réaction inflammatoire. La suppuration devint plus abondante, le gonflement de la jambe augmenta considérablement; les nuits étaient agitées; la fièvre continuait. Le plus petit ralentissement dans les affusions exagérait les souffrances du malade. La mère de cet enfant, qui ne quittait pas le chevet de son lit, s'apercevant du bien-être que produisait l'augmentation du courant d'eau, eut la pensée de l'augmenter encore, en s'assujettissant à verser constamment un flot d'eau sur le membre du malade. Cette idée fut couronnée de succès; en moins de trois jours toutes les réactions avaient cessé, et les plaies avaient repris le meilleur aspect; l'appétit et le sommeil étaient revenus. Bientôt les affusions ordinaires suffirent, et il ne se présenta plus rien de particulier jusqu'à la guérison. Le malade sortit au cinquantième jour de l'hôpital; trois mois après la blessure, il marchait parfaitement sans avoir conservé aucune difformité (1). »

« Salle Sainte-Jeanne, n° 34, est un homme de peine dans un roulage, âgé de trente-deux ans, de constitution athlétique, entré à l'Hôtel-Dieu le jour même de son accident. Le bras gauche offrait au niveau de l'articulation du coude

(1) Josse fils : *Op. cit.*, p. 151.

une tuméfaction considérable avec épanchement de sang sous les téguments; à la partie externe du coude existait une petite plaie par laquelle s'écoulait une assez grande quantité de sang d'aspect veineux; les mouvements de l'articulation étaient très-douloureux, et donnaient lieu à une crépitation profonde. Existait-il une fracture comminutive des extrémités articulaires? On conçoit qu'il était d'une haute importance de décider cette question, avant de prendre un parti qui pouvait être rigoureux dans un cas d'affirmative. L'engorgement et la tension étaient tellement considérables, que le toucher, exercé au niveau de l'articulation, ne rapportait aucune sensation distincte. Un stylet boutonné et une sonde de femme, successivement introduits par la plaie, glissaient derrière les os de l'avant-bras, et ne pouvaient parvenir ni dans l'articulation ni sur les surfaces fracturées. Il fallait donc, afin de ne pas s'exposer à vouloir tenter la conservation impossible du membre, et surtout aux chances d'une gangrène qui n'aurait plus permis l'amputation en temps et lieu utiles; il fallait, dis-je, mettre en usage un moyen qui fournît un diagnostic suffisant.

« La plaie fut donc débridée pour favoriser l'introduction du doigt, et l'on put reconnaître que l'olécrane avait été fracturé près de sa base, sans écartement et sans esquille, et qu'il n'existait point d'autre fracture comminutive ni d'autre lésion grave de l'articulation. Le sang épanché ayant été évacué par l'ouverture artificielle, on rapprocha les lèvres de la plaie par des bandelettes aglutinatives; on plaça dessus un emplâtre de diachylon; le membre fut posé demi-fléchi sur un oreiller formant plan incliné de l'avant-bras au tronc, et recouvert par une toile cirée; incessamment on arrosa le membre et l'appareil avec de l'eau froide. Le malade fut saigné largement : deux applications de sangsues au nombre de quarante chacune, suffirent pour combattre une inflammation qui s'était développée dans les premiers jours. Toutefois un abcès de peu de volume se forma aux environs de la plaie, qui s'était réunie en grande partie par première intention; cet abcès fut ouvert; dès ce moment, la guérison marcha rapidement, et le malade sortit de l'hôpital peu de temps après, ayant recouvré les mouvements de flexion du membre (1). »

« D***, vingt-deux ans, forte constitution, reçut à l'expédition de Mascara une balle qui lui traversa l'avant-bras, à sa partie moyenne, d'avant en arrière, avec fracture du radius. A l'aide de deux incisions prolongées sur l'entrée et la sortie du projectile, dans une étendue de trois pouces et jusqu'au radius, je retirai dix esquilles de différentes longueurs; l'une d'elles avait trois pouces deux lignes, sur six lignes de largeur. L'extraction de toutes ces pièces d'os, que j'évalue à cinq pouces environ de perte de substance du radius, rendit la plaie simple, de compliquée qu'elle était; aussi n'ai-je point craint d'affronter par deux points de suture les lèvres de la plaie, pour en tenter la réunion par première intention. Le pansement fut simple et arrosé d'eau froide pendant trois jours. Le blessé était d'une forte constitution, et une saignée générale lui fut pratiquée. A la levée de l'appareil, le douzième jour, les lèvres de la plaie sont parfaitement réunies, et livrent à peine passage à un pus rare et de bonne nature. Au quarantième jour, un pertuis qui jusque-là avait laissé suinter quelque humidité, permit d'extraire une petite esquille secondaire; et dès le quarante-cinquième jour, la guérison était complète.

« Les mouvements de pronation et de supination sont peu développés et douloureux; la main, inhabile à ses fonctions, redevient chaque jour plus apte à les remplir, et j'ai lieu de croire que les eaux thermales sur lesquelles ce militaire a été dirigé, lui auront été efficaces. Il existe une dépression très-marquée à la partie moyenne de l'avant-bras, provenant de la perte osseuse, et du rapprochement des fragments vers le cubitus; rapprochement auquel je ne me suis pas opposé, de crainte de troubler le travail de cicatrisation; et d'ailleurs à quoi bon? puisque les fragments ne pouvaient pas se réunir, n'était-il pas avantageux de les laisser se rapprocher du

---

(1) Hôtel-Dieu de Paris, Clinique de M. SANSON: *Gazette des hôpitaux*, etc., du 5 janvier 1836, p. 7.

cubitus pour prendre sur lui une véritable greffe, un point d'appui et d'insertion (1)? »

« L'un des négociants les plus riches et les plus recommandables d'Alexandrie, M. T***, reçut un violent coup de pied de cheval qui lui fractura les deux os de la jambe gauche, à la partie moyenne, avec une forte contusion. Le membre fut mis dans un appareil ordinaire, et l'inflammation prévenue par l'application de la glace et par une saignée au bras. Aucun accident ne se manifesta; l'appareil fut renouvelé plusieurs fois. Au cinquante-septième jour je l'enlevai. La jambe était dans sa rectitude naturelle, sans difformité ni raccourcissement. Seulement, le cal n'ayant pas acquis la solidité nécessaire, ce que j'attribuai à l'âge avancé du malade et à sa faible constitution, je remis un appareil contentif, j'ordonnai la continuation du repos, et j'envoyai le malade à la campagne pour respirer un air plus pur. Et les cancans d'aller!... Le vulgaire causeur se prit à dire que la saignée avait été faite à contre-temps; que l'application de la glace avait retardé la guérison; que l'appareil avait été trop serré; que... Le chapelet des *que* ne finirait pas. De la part d'hommes étrangers à la science et frondeurs par désœuvrement, ce langage n'a rien qui étonne; mais un docteur, compatriote de M. T***, vint donner de la consistance à ces bruits, et ajouta gravement *qu'il se serait brûlé la cervelle, s'il avait éprouvé pareil échec...* — Il est probable qu'il venait de puiser ces inspirations dans les bouteilles de Porto; car, si j'en crois les *on dit*, il est sectateur de Bacchus autant au moins que d'Esculape.

« Mais ce Vatel de la médecine manquait-il de poudre ou de capsules, alors que, grâce à sa savante pratique, il allégeait chaque jour le poids du navire sur lequel il était employé?... Bien prit à l'amiral Osman-Pacha, pour conserver ce qui restait à l'équipage, d'envoyer notre Brownien administrer ailleurs aux dyssentériques son punch et ses macaroni!... Assurément, mon Aristarque n'est pas l'homme de l'association et

(1) Hôpital d'instruction d'Alger, M. BAUDENS, professeur: *Gazette des hôpitaux*, etc., 15 septembre 1836, p. 438.

du progrès... Quand l'Académie des deux nations et les deux nations elles-mêmes se donnent la main, lui, stationnaire dans les vieilles idées de nationalité, s'avise de prétendre que les Français n'entendent rien aux traitements des fractures. On voit bien que le cher homme n'est pas plus riche d'érudition que de succès dans sa pratique. S'il avait seulement lu l'ouvrage élémentaire de Samuel Cooper, il saurait que son illustre compatriote ne pense pas comme lui. Pour ce qui est de moi, ma réponse à la critique de M. L*** sera courte; qu'il ouvre les yeux, qu'il voie : M. T*** marche, et il ne conserve de sa chute que le souvenir (1). »

Est-il besoin de citer ici d'autres cas heureux de traitements de fractures par l'emploi du froid? nous les trouverions en grand nombre dans les ouvrages ou dans la pratique de MM. Josse père et fils, Berard frères, Breschet, Vincent de Kern, Roux, Sanson, Velpeau, Mayor de Lausanne, Sédillot et Malgaigne (2), etc., sans parler de quelques faits qui nous sont propres; mais ce travail doit avoir ses bornes, et les observations que nous avons relatées doivent paraître suffisantes pour établir la conviction dans les esprits les plus prévenus contre un modificateur qu'il ne sera désormais plus permis, en chirurgie comme en médecine, de négliger par dédain ou par ignorance.

---

(1) CLOT-BEY : *Auct. cit.*, *Gazette des hôpitaux*, etc., 15 mai 1835, p. 229.

(2) SÉDILLOT et MALGAIGNE, jeunes chirurgiens de grande espérance; auteurs de fort bons travaux sur divers points de chirurgie (fractures, luxations, etc.), que nous regrettons d'avoir connus trop tard pour leur rendre, en cet écrit, la justice qui leur était due.

CONCLUSION DE LA PARTIE CHIRURGICALE.

Ce qui précède, nous montre les applications du froid plus restreintes en chirurgie qu'en médecine ; dans le traitement des lésions externes, cet agent intervient ordinairement plutôt comme auxiliaire qu'à titre de moyen essentiel, décisif. Il est telle affection dite médicale que le froid seul peut maîtriser et qui n'exige point d'autres ressources thérapeutiques que l'usage opportun du froid ; il n'est aucune maladie dite chirurgicale, les entorses exceptées, qui cède au seul emploi de ce modificateur. Mais si, considéré comme topique, il n'a que des applications limitées et ne promet au chirurgien que des résultats secondaires, il conserve toute son importance dans la médecine des blessés et des opérés. Il est rare, en effet, qu'un désordre traumatique de quelque étendue, ne réagisse point sur les principaux viscères ; l'étude des complications internes qui se joignent aux traces de violences externes ou succèdent aux opérations, éclaire singulièrement sur les services que peut rendre en chirurgie la médication réfrigérante. Qui ne sait avec quelle facilité s'irrite à divers degrés le canal alimentaire chez les blessés, chez les opérés ? Tantôt c'est la portion supérieure, tantôt c'est la section inférieure de ce tube qui reçoit l'irradiation sympathique et la traduit par les multiples nuances de la phlogose membraneuse. Si cette complication ne se produit point par le retentissement immédiat de la lésion traumatique, elle se développe souvent plus tard sous l'influence de l'inflammation secondaire qui naît du désordre local ; les causes morales, les écarts de régime, le seul séjour de l'hôpital peuvent y donner lieu, et l'on peut dire avec assurance que la plupart des blessés et des opérés succombent plutôt aux suites de cette irritation viscérale qu'à la gravité même des accidents ou des tentatives opératoires.

Or, c'est dans ces cas nombreux que se retrouve, avec autorité, la salutaire indication du refroidissement ; c'est ici que la médecine reflue sur la chirurgie et la déborde pour ainsi dire par l'importance de ses indications... « *Je le pansay, Dieu le guarit,* » ne peut plus être la devise des chirurgiens; leur œuvre ne se borne plus au maniement facile des instruments, à l'application ingénieuse des appareils : il faut que leur regard aille au-delà du désordre local et plonge dans les organes internes, dont les conditions dominent l'issue de l'affection chirurgicale, et sollicitent de lui autant de sagacité que celle-ci d'habileté manuelle. Pour résumer les bons offices que le chirurgien peut tirer de la thérapeutique réfrigérante, il faudrait donc redire ici tous ceux qu'elle rend à la médecine interne. L'irritation du tube digestif et de ses annexes est en effet, avec celle des organes encéphaliques, la complication la plus ordinaire des accidents qui se présentent au chirurgien. La gastro-entérite, la méningo-céphalite, l'hépatite avec ou sans ictère, la colite si fréquente surtout chez les opérés, sont autant d'occasions pour le déploiement heureux des moyens réfrigérants. Le tétanos, cet autre et formidable incident qui menace sans cesse les blessés, peut en espérer quelque chose; et, pour notre part, nous regrettons que les praticiens n'aient pas encore songé à les opposer à la phlébite : si leur efficacité se révèle contre ce fatal épiphénomène, elle aidera à résoudre le problème de la résorption purulente, considéré par les uns comme le résultat, par les autres comme la cause de l'inflammation veineuse.

Le froid, envisagé dans la constitution atmosphérique, élément saillant de certains climats, modificateur général de l'économie, suscite une autre question dont la solution est d'un haut intérêt en thérapeutique chirurgicale : le climat froid est-il plus favorable à la guérison des accidents traumatiques, au succès des opérations, que les latitudes tempérées ou chaudes ?... C'est la statistique qui doit ici répondre, et cette statistique n'existe point. L'expérience des chirurgiens qui ont suivi nos armées à travers les contrées les plus opposées par leurs conditions météorologiques, pourrait fournir d'importantes données pour amener à fin ce litige pratique; mais il ne faudrait point les puiser dans les désastres d'une campagne mémorable où la disette, la démoralisation, la typhus et vingt autres fléaux ont sévi en même temps qu'une température d'une rigueur extrême, sur nos malheureux blessés. Peut-être la comparaison des résultats généraux recueillis dans des climats différents, sera-t-elle peu concluante; peut-être la statistique devra-t-elle ici descendre dans le détail des cas spéciaux; l'influence du froid se montrera, comme celle de tout autre modificateur hygiénique, favorable à des conditions déterminées, fâcheuse à d'autres conditions : certaines plaies, certaines opérations, certains sujets gagneront des chances de réussite dans un milieu d'une température plus ou moins basse; et si, en l'absence des faits suffisants, nous sommes réduits à conjecturer plutôt qu'à discuter les effets du froid climatérique sur la santé des blessés et des opérés, il est aisé néanmoins d'entrevoir que nulle règle fixe, souveraine, ne pourra surgir à cet égard des expériments de la chirurgie nationale ou étrangère.....

Toutefois, il nous semble résulter et des faits religieusement évoqués, et de notre travail impartialement scruté, que si pour le malade atteint d'une affection externe ou interne, tant soit peu grave, et par cela même condamné à la diète, au repos absolu, etc., en un mot à la privation de la plupart de ses moyens de calorification; si, dis-je, pour un tel individu, un *milieu normal*, une douce température (+ 15° R. environ pour l'Européen) est nécessaire à l'accomplissement de ses fonctions, à la conservation de sa puissance relative de réaction..., les viscères, les organes, les tissus lésés ne sont pas moins favorablement modifiés par le froid local comme par le froid général, si leur lésion présente ou conserve un certain degré d'irritation... D'ailleurs le froid atmosphérique excessif, dont on se garantit plus facilement que de la chaleur extrême, est loin de provoquer, soit dans le point malade, soit dans les principaux viscères, des réactions vitales ou physico-chimiques aussi violentes, aussi dangereuses que cette dernière; d'où l'on doit inférer, en attendant les formules précises de la statistique, que les températures très-froides sont moins directement contraires aux lésions chirurgicales que les températures très-chaudes; et que, pour cet ordre d'altérations comme pour celles dites médicales, pour l'individu sain comme pour l'individu malade, pour son physique comme pour son moral, la température moyenne est, entre toutes, la plus favorable (1).....

---

(1) Au total, l'ouvrage de M. La Corbière est plein d'érudition et très-important pour un professeur d'hygiène; mais on y a exagéré les propriétés du froid ou son efficacité dans la thérapeutique médicale et chirurgicale. (Baron LARREY).

Par respect pour mon illustre et regretté *critique*, je n'ai jusqu'à ce moment voulu et ne voudrai répondre autrement à ses *remarques*, d'ailleurs presque toujours *favorables*, laissant à notre juge naturel, le public médical, le soin de prononcer entre nous sur les points contestés... Mais en ce qui concerne la note 1, page 205, relative au traitement de Casimir PÉRIER, je ne saurais garder le silence sous peine de participation ou d'acquiescement à une grave erreur médico-historique, touchant un fait pathologique des plus importants de notre époque! Quoi qu'on en ait dit ou pu dire alors et depuis, — accusations injustes contre lesquelles je n'ai cru devoir protester, et trop sévèrement, je le confesse, qu'une seule fois, peu de temps après la mort de notre illustre malade, — Casimir PÉRIER n'est point mort *de par l'abus des émissions sanguines*.... Celles qu'il a subies, c'est moi, son médecin ordinaire, qui les lui ai pratiquées, et cela de concert avec MM. Broussais père et fils (Casimir) et Lanyer, après nous être *religieusement recueillis* et avoir assumé toute la responsabilité qui pesait sur nous: quelques sangsues *abdominales* et une simple application de *ventouses scarifiées* à la nuque, à un intervalle assez long, et un régime mesuré à la fois sur l'état pathologique et la répugnance profonde du malade pour toute alimentation, voilà les cruels et inintelligents abus dont les médecins *systématiques* de ce grand homme se seraient rendus coupables..... Certes, nulle *doctrine* ou *pratique médicale* n'eût pu le sauver : PÉRIER, comme je l'ai déjà dit, exténué, *anémisé* par ses ardentes luttes parlementaires sous la Restauration, par une hygiène et surtout une diététique sans exemple, — tant il prenait, sous ce rapport, peu de soin de sa personne, — et accablé par le poids immense de sa redoutable position, PÉRIER devait inévitablement succomber...... Homme de tête et de cœur, tout à la fois puissante, noble et irritable nature, les événements étaient loin alors, comme auparavant, de marcher à son gré, et la direction des affaires, dont il ne s'était chargé que par dévouement, était évidemment au-dessus de ses forces physiques, mais non de son courage et de ses hautes facultés!....

QUATRIÈME PARTIE.

DU FROID

CONSIDÉRÉ EN LUI-MÊME.

§ 336. Ce travail resterait incomplet, si le lecteur ne trouvait ici l'indication des moyens qu'il convient d'employer pour produire et conserver le froid. Il est des circonstances multiples où cet agent est instantanément nécessaire; il faut en quelque sorte l'improviser : la chimie nous vient heureusement en aide, et sait nous mettre sous la main des quantités de puissances réfrigérantes, qui suffisent pour les cas individuels. Les ressources ingénieuses et les féconds artifices de cette science ne rendent pas moins importante néanmoins la conservation du froid naturel sous forme de glace. Ce dernier objet constitue, dans nos grandes cités, une véritable industrie, grâce aux raffinements de l'économie domestique et aux exigences d'une hygiénique sensualité. La conservation de la glace en dépôts plus ou moins considérables, peut seule assurer à la thérapeutique active des hôpitaux, la libre dispensation de cet agent précieux dans les cas nombreux qui en sollicitent l'emploi. Les études qui conduisent le médecin à l'exercice de son art, le familiarisent de bonne heure avec les notions de physique et de chimie, desquelles relèvent les procédés de conservation et de production du froid; toutefois, les progrès de ces deux sciences jumelles les ont assez modifiés ou enrichis, pour qu'il ne soit pas inutile de les mettre sous les yeux des confrères qui nous liront : entraînés par le tourbillon des intérêts et des affaires, ils sont contraints trop souvent de sacrifier aux sévères nécessités de la vie sociale le labeur intellectuel qu'exige incessamment la vive et rapide allure de notre science. Pour eux donc, aussi bien que pour les hommes du monde, que le soin de leur hygiène privée ou l'absence possible des secours médicaux doit fléchir à la lecture de ce livre, les détails suivants réuniront le faible mérite de l'exactitude et de l'opportunité.

SECTION UNIQUE.

DU FROID CONSIDÉRÉ COMME AGENT HYGIÉNIQUE ET MÉDICO-CHIRURGICAL.

§ 337. Plus les applications du froid sont nombreuses et utiles, plus il est nécessaire de pouvoir se le procurer aisément. L'efficacité d'un agent thérapeutique est au prix d'une administration opportune. C'est en médecine pratique surtout que l'on peut dire : *Occasio præceps*... Il est donc indispensable de faire en sorte que cet agent soit toujours, et sous les formes les plus multipliées et les plus convenables, à la portée du médecin ou de quiconque en a besoin et peut en user avec discernement. Ce qui suit a pour objet de satisfaire à cette double condition.

CHAPITRE PREMIER.

Des divers modes de génération du froid.

§ 338. Depuis le rafraîchissement de l'air par la ventilation, par la vaporisation de l'eau, etc., jusqu'à la congélation du mercure par Pelletier (§ 11) ou de l'acide carbonique par M. Thilorier (1), il existe une immense échelle à parcourir dans la production des divers degrés de froid artificiel. A part les circonstances locales, les causes déjà indiquées (§ 25) qui peuvent contribuer à la production du froid, telles que la nature du terrain, l'élévation du sol, la disproportion des surfaces liquides ou solides, les vents, etc., circonstances dont

---

(1) M. Thilorier est parvenu, à l'aide d'un appareil fort simple, à produire instantanément et avec économie des masses d'acide carbonique solide de quinze à vingt grammes, et dont la chimie expérimentale peut tirer sûrement quelque utilité. Il a trouvé depuis peu un procédé bien préférable à celui qu'il employa d'abord. La boule d'un thermomètre ayant été introduite dans le centre d'une petite masse d'acide carbonique solide, au bout d'une ou deux minutes l'index thermométrique est devenu stationnaire et a marqué 90° au-dessous de zéro. L'éther forma, avec l'acide carbonique solide, un mélange à moitié liquide et de la consistance de la neige à moitié fondue; mais l'alcool, en s'unissant à l'acide carbonique solide, se congèle, fait remarquer et produit une glace dure et brillante d'une demi-transparence. Cette congélation de l'alcool anhydre n'a lieu qu'à son état de mélange avec l'acide carbonique solide. Placé isolément et dans un tube d'argent, au milieu d'une masse d'acide carbonique solide, l'alcool n'éprouve aucun changement d'état. Le mélange d'alcool et d'acide carbonique solide commence à fondre à 85° au-dessous de zéro; et, à partir de ce point, la température ne varie plus. On peut obtenir ainsi, dans cette extrême limite, un terme aussi fixe que celui qui est donné par la glace fondante.

Si, après avoir formé une petite coupelle d'acide carbonique solide, on y verse dix à douze grammes de mercure, on voit celui-ci se coaguler en peu de secondes, et persister en cet état tant qu'il reste un atome d'acide carbonique solide, c'est-à-dire pendant vingt ou trente minutes, si on a employé une coupelle de huit à dix grammes. L'addition de l'éther ou de l'alcool peut augmenter beaucoup les effets thermométriques, en donnant à l'acide carbonique la propriété de mouiller les corps et d'adhérer plus intimement à leurs surfaces. Un volume d'acide carbonique solide, sur lequel on verse quelque gouttes d'éther ou d'alcool, devient capable de congeler quinze à vingt fois son poids de mercure. La promptitude avec laquelle s'opère la solidification du mercure, la masse sur laquelle on agit, et qui peut facilement dépasser un quart de kilogramme, et la persistance de ce changement d'état, qui se maintient aussi longtemps qu'on le désire, avec la seule précaution de placer le culot métallique sur une couche d'acide carbonique solide, porte l'auteur à croire que ce moyen de solidification du mercure sera désormais substitué à tous ceux qui ont été en usage jusqu'ici. (*Mémoire de M. Thilorier, présenté à l'Académie des sciences dans sa séance du 9 octobre* 1836.)

il est quelquefois possible de profiter et que l'art peut souvent imiter, la physique et la chimie nous enseignent un grand nombre de moyens de production de cet agent. Ainsi dans les pays chauds, on abaisse la température des appartements par les courants d'air et la vaporisation de l'eau, et on rafraîchit ce liquide en le renfermant dans des vases très-poreux dits *alcarazas* (§ 36), dont il traverse incessamment les parois par l'effet de la vaporisation; ou en le plongeant renfermé dans un vase bien bouché à l'émeril autant que possible, dans de l'eau de puits, et mieux dans un mélange d'acide sulfurique et de chlorhydrate de soude, etc. Ainsi encore, sous l'influence du refroidissement de l'eau des vases occasionné par le refroidissement nocturne, dans l'Inde on obtient de la glace en exposant pendant la nuit, dans un endroit un peu abrité des courants d'airs horizontaux, des vases larges, peu profonds et remplis d'eau, lorsque, par un ciel serein, la température de l'atmosphère n'est que de 7° ou 8° au-dessus de zéro.

Mais d'un côté ces modes de production de la glace sont d'une puissance et d'une application limitées; des conditions de localités s'opposent quelquefois à ce qu'on l'obtienne à l'état naturel : circonstances d'autant plus fâcheuses qu'elle devient de jour en jour d'un usage plus général en industrie comme en hygiène et en thérapeutique; de plus, la clémence de plusieurs hivers successifs sous notre zone peut exposer une grande partie du continent européen à la disette de cette précieuse substance; la science et l'art ont donc un intérêt commun à s'occuper des moyens de suppléer ici la nature, et de parer à une véritable calamité. Aussi, dans ces derniers temps, plusieurs chimistes distingués n'ont-ils pas trouvé indigne de toute leur attention et de toutes leurs lumières, cette grave question de la genèse du froid artificiel.

« M. Boutigny d'Évreux a publié dernièrement une modification d'un procédé de M. Courdemanche pour la préparation de la glace artificielle. L'appareil dont il se sert est ainsi composé : 1° une caisse en bois de chêne de treize pouces six lignes de longueur, de trois pouces de largeur et de six pouces de hauteur (toutes ces mesures prises en dedans de la boîte); 2° deux boîtes en fer-blanc construites dans la même forme, mais ayant chacune douze pouces de longueur, sept lignes de largeur et six pouces et six lignes de hauteur. La boîte en bois doit contenir le mélange frigorifique, et les boîtes en fer-blanc l'eau que l'on veut convertir en glace. Le mélange frigorifique se compose de trois livres d'acide sulfurique affaibli par une addition d'eau et marquant 41° au pèse-acides. On peut arriver à ce résultat en mêlant en poids sept parties d'acide sulfurique du commerce, qui marque 66°, avec cinq parties d'eau. On devra faire ce mélange dans un vase un peu résistant, tel qu'un vase de grès, et le faire lentement en raison de la chaleur assez considérable qui se développe en cette circonstance, lorsque le mélange sera revenu à la température de l'atmosphère, et il convient autant que possible d'opérer à une température de trois degrés environ; on verse cet acide dans la boîte à la dose de trois livres, puis on y ajoute quatre livres de sulfate de soude bien pulvérisé et non effleuré; on agite un instant ce mélange à l'aide d'un bâton et on y plonge les deux boîtes de fer-blanc remplies d'eau pure et nette : ces deux boîtes devront être isolées l'une de l'autre, et laisser entre elles et les parois de la caisse un espace suffisant pour que le mélange puisse circuler autour d'elles.

« L'effet du mélange produit presque instantanément un abaissement de température de près de treize degrés; au bout de dix minutes, l'eau contenue dans les boîtes de fer-blanc commence à se troubler, et bientôt des glaçons se forment contre leurs parois intérieures; quinze minutes après, l'eau des boîtes et le mélange frigorifique étant ramenés à une même température, il convient de procéder à un nouveau mélange que l'on substitue au premier et dans lequel les boîtes de fer-blanc baignent de nouveau; les glaçons augmentent de volume, et afin de mettre toute l'eau des boîtes en contact avec le mélange, on a soin de détacher les glaçons en pressant les feuilles de fer-blanc qui ferment le grand côté des boîtes, et en les rapprochant ainsi l'une l'autre; cette précaution est de la plus grande importance pour le succès de l'opération. En général, au bout de quarante ou cinquante minutes, l'eau est complétement convertie en glace. Si le résultat était imparfait, on devrait recourir à un troisième mélange; on obtient ainsi deux tablettes d'une glace très-pure et très-solide du poids d'une livre et demie chacune. Il est important, lorsque l'on opérera en été, de le faire à la cave et d'y laisser séjourner quelque temps les instruments et les substances avec lesquelles on devra opérer, afin qu'ils puissent se mettre de niveau avec la température de ces localités, qui est ordinairement de dix degrés lorsque les caves sont profondes (1). »

« La congélation artificielle de l'eau, qui n'a qu'un intérêt scientifique dans les grandes villes, acquiert une grande importance pratique dans les localités où l'on ne peut se procurer facilement de la glace. Celle-ci compte alors au nombre des médicaments que l'on va demander au pharmacien; c'est un besoin de la thérapeutique qu'il est appelé à satisfaire. M. Malapert s'est assuré par l'expérience qu'il y a avantage à laisser les vases dans lesquels on opère exposés à l'effet du contact de l'air, plutôt qu'à les entourer de linges mouillés. Il a essayé aussi quels étaient les bois les plus favorables pour l'emploi, comme étant plus mauvais conducteurs du calorique, et il a été amené à employer de préférence des vases en bois de peuplier ou de sapin. Enfin il a voulu déterminer quelles étaient les proportions les plus favorables d'acide sulfurique et de sulfate de soude dont on pouvait se servir, ainsi que le degré de dilatation de l'acide qui donnait le plus grand froid. Il a employé pour chaque mélange deux onces de sulfate de soude cristallisé et réduit en poudre, et il a obtenu les résultats suivants :

Degrés de l'acide à l'aréomètre.	Abaissement de température.			
42°	de	170°	à	11°,15
43°		19°		12°
44°		17°		12°,75
45°		14°		16°
46°		17°		12°

(1) *Journal des connaiss. méd.;* octobre 1834, p. 80.

« L'acide sulfurique à 45° dissout une plus grande proportion de sulfate de soude qu'à 46° ou 44° et au-dessous : c'est ce qui explique l'abaissement de température auquel il donne lieu. On l'obtient en mêlant trois parties d'acide à 66° et deux parties d'eau. Douze parties d'acide ainsi étendu dissolvent dix-sept parties et demie de sulfate de soude ; et, au moment où la dissolution se fait, le thermomètre descend de + 14 à — 17°, si le sulfate est en poudre fine. L'appareil où se fait la congélation se compose : 1° d'une boîte en bois blanc, dont les planches ont quatre lignes d'épaisseur, et qui a elle-même quinze pouces de hauteur, douze pouces de longueur et huit pouces six lignes de largeur ; cette boîte porte un couvercle également en bois ; 2° d'une deuxième boîte en fer-blanc, moins grande que la première, dans laquelle elle doit entrer en laissant un intervalle libre ; on remplit cet intervalle avec du coton cardé, c'est dans cette seconde boîte que l'on met le mélange réfrigérant. L'eau est congelée dans des moules en fer-blanc peu épais, allongés et légèrement coniques, que l'on tient plongés dans le mélange réfrigérant. Tout l'appareil est verni de manière à être imperméable à l'eau.

« En se servant de six livres douze onces de sulfate de soude pulvérisé, et de quatre livres huit onces d'acide sulfurique à 45°, et en distribuant l'eau dans deux moules qui contiennent chacun une livre d'eau, on obtient deux livres de glace en quarante minutes. Si après avoir relevé la glace on remet huit onces d'eau dans l'un d'eux, on obtient en cinquante ou soixante minutes huit onces de nouvelle glace. On peut, du reste, en se servant de vases plus grands, obtenir en moins de temps une quantité plus considérable de glace ; M. Malapert recommande de ne pas détacher les glaçons à mesure qu'ils se forment contre les parois des moules ; il a remarqué qu'alors les glaçons n'étaient pas aussi fermes, que le pain de glace n'était pas aussi compact que lorsqu'on laissait la congélation s'opérer tranquillement. Il y a avantage à se procurer ainsi de la glace très-solide, parce qu'elle met alors plus de temps à fondre en présence de l'air chaud (1). »

(1) *Journal des connaissances utiles*; août 1836, p. 165.

Je dois à la bienveillante amitié de M. le professeur Caventou le procédé suivant, qu'il a souvent conseillé, à leur grande satisfaction, aux personnes qui habitent à demeure ou séjournent l'été à la campagne, depuis qu'il le donna pour la première fois au général Lamarque, déjà atteint de la maladie à laquelle il a succombé, et qui maintes fois l'en remercia. « Voici, m'écrit ce chimiste distingué, un procédé qui ne m'appartient point, mais dont j'ai souvent fait usage avec succès pour obtenir de la glace dans l'espace de quelques minutes.

« Sulfate de soude en petits cristaux, tel qu'on le trouve dans le commerce. Q. V.

Pulvérisez grossièrement le sel, mettez-le dans un vase profond en porcelaine, faïence ou grès; et ajoutez de l'acide hydrochlorique du commerce, en remuant la masse saline avec un bâton de bois ou un tube de verre, de manière à former un tout *demi-liquide*. Plongez alors dans ce mélange le vase de verre contenant l'eau que l'on veut congeler, ou refroidir à zéro. Au bout d'un quart d'heure au plus, l'eau se trouve glacée, ou tout au moins à une température voisine de 0° du thermomètre (1). »

CHAPITRE II.

Des divers modes de conservation du froid.

§ 339. S'il est nécessaire de savoir produire le froid, il ne l'est pas moins de savoir le conserver. Les moyens que l'expérience nous recommande pour atteindre ce dernier but, sont d'une exécution aussi facile que peu dispendieuse : les

---

(1) On sait que le commerce de la glace prend de plus en plus d'extension; aussi a-t-il fallu songer à en fabriquer d'une manière artificielle et sur une échelle commerciale importante. Nous apprenons, dit à ce sujet le *Pratical Mechanic's Journal*, qu'aujourd'hui, sur les rives du Cuyhoga, aux Etats-Unis, on emploie avec succès un moyen extrêmement simple de fabriquer artificiellement la glace. La machine, qui sert à produire une tonne d'un seul coup, n'est autre

vulgariser, c'est travailler à la propagation de la médecine réfrigérante. Quand on considère les nombreux avantages qu'elle fournit, et la facilité d'en multiplier et d'en conserver la base, on ne sait s'il faut s'étonner ou s'indigner de la pénurie de glace qui existe souvent dans les grands établissements hospitaliers. La nature et l'art nous livrent abondamment cette substance; des procédés simples nous en assurent la manutention : c'est par un bienfait providentiel qu'il nous est ainsi donné de produire ou de garder sous main les moyens les plus simples et les plus efficaces à la fois que nous puissions diriger contre l'immense série des maladies de notre espèce; car en économie domestique comme en économie politique, il ne suffit pas de créer... Je ne reproduirai donc point ici ces raisonnements, et je me bornerai à extraire du recueil qui me semble (fidèle à son titre) s'être le plus *utilement* occupé de cette question, les divers procédés qu'il enseigne pour la résoudre (1).

---

chose qu'une citerne rectangulaire entourée d'une épaisse enveloppe de charbon.

Dans la chambre ainsi formée est tout un système de boîtes à congélation en fonte, portées, sur des barreaux ouverts de telle sorte, que de tous côtés il y avait des espaces vides. Une machine à vapeur sert à manœuvrer une pompe à air qui aspire celui de la citerne, et, quand le vide est fait, on laisse passer le long des vides qui existent de chaque côté des congélateurs un courant d'éther, et alors l'eau qui y est contenue se trouve convertie en glace solide, 30 livres par boîte ou à peu près. Moins d'une heure après le commencement de l'opération, le mercure du thermomètre placé dans la citerne descend de + 53° Fahrenheit à — 24°. Cet appareil permet de produire la glace au prix de 3 dollars la tonne.

(*Journal La Vérité* du vendredi 20 février 1857).

(1) CONSERVATION DE LA GLACE EN PETITES QUANTITÉS

L'usage de la glace, dit le *Moniteur industriel*, s'est fort répandu de nos jours, et notamment comme objet de médication dans différentes maladies. S'en procurer en tout temps est chose assez facile; mais la difficulté jusqu'ici consistait à la conserver lorsqu'on n'en possédait qu'une petite quantité. On se procurait avec beaucoup de peine, par exemple, cinq kilogrammes : un quart de cette quantité sert peut-être au malade pendant l'espace d'un jour. Le lendemain tout le reste sera fondu, et l'on a de rechef le désagrément et la peine de s'en procurer d'autre, et cela à de nouveaux frais. Je vais donc

« GLACIÈRE DE MÉNAGE. — L'appareil est très-simple : Prenez une futaille vieille ou neuve, peu importe, faites-là bien relier; au fond de cette futaille, égalisez deux à trois pouces de charbon en poudre. Dans cette première futaille mettez-en une autre de moitié de capacité, de manière à pouvoir intervaller entre les deux, et tout au pourtour également de chaque côté, deux pouces de charbon en poudre. Cette seconde futaille intérieure doit être, lorsqu'elle est mise en place, de trois pouces moins élevée que celle qui la contient, afin de pouvoir y placer un couvercle. Ce couvercle est d'une confection facile ; du bois de trois lignes d'épaisseur suffit. Faites deux fonds pareils, percez l'un des deux seulement d'un trou de deux pouces de diamètre. Réunissez ces deux fonds en les tenant à distance de deux pouces au moyen de petits tasseaux assujettis par des pointes, et achevez ensuite l'assemblage, en clouant au pourtour une bande de ferblanc ou de zinc, large de quatre pouces, de manière à ce que cette feuille, qui fera saillie sur l'une des faces du fond, puisse, par cet effet, entrer dans la poussière de charbon et s'opposer plus efficacement à la communication de l'air extérieur. Vous aurez eu soin de fermer la saillie de zinc du côté dont le fond n'a pas été percé. Cette ouverture étant destinée à l'usage suivant : d'abord à l'introduction du charbon en poudre dans l'intérieur de ce couvercle, et ce but rempli, un bouchon de bois formant saillie,

---

indiquer un moyen de conservation extrêmement simple, que l'on se procure facilement dans tous les ménages.

Mettez la glace que vous voulez conserver dans un plat, un pot, etc., couvrez celui-ci avec une assiette, placez le pot sur un lit de plumes, un oreiller, et placez au-dessus un autre coussin de plumes. On sait que les plumes sont les plus mauvais conducteurs du calorique. Elles concentrent la chaleur du corps humain et le réchauffent par conséquent. Mais, par la même raison, elles retiennent la chaleur amenée de l'extérieur et empêchent ainsi la fusion de la glace. Il ne se formera par la fonte que des quantités d'eau très-insignifiantes, qu'on a soin de verser avant de se servir de la glace. J'ai conservé ainsi, par une température de printemps, pour l'usage d'un malade, une quantité de trois kilogrammes pendant huit jours.

Dr SCHWARTZ.

(*Le Conseiller de la Maison* du 10 juin 1865).

servira de poignée pour ouvrir et fermer cette glacière de ménage.

« Glacières usuelles. — La glace fait partie de l'hygiène ; la médecine nouvelle en recommande souvent l'emploi ; elle entre dans l'économie usuelle comme mode de conservation des aliments ; et, dans l'économie rurale, elle sera bientôt appelée à protéger les vers à soie contre les grandes chaleurs qui en détruisent des quantités si considérables. La conservation de la glace coûtant si peu, on ne s'explique pas comment la plus grande partie des villes de France est dépourvue de glacières ; c'est le fait d'une négligence ou d'une ignorance municipale sans excuse, sur lesquelles il suffira sans doute d'appeler l'attention publique pour déterminer les villes à mettre la construction des glacières au rang des établissements utiles, partout où l'industrie n'en aura pas déjà fait une branche de spéculation, etc.

Fig. 1.

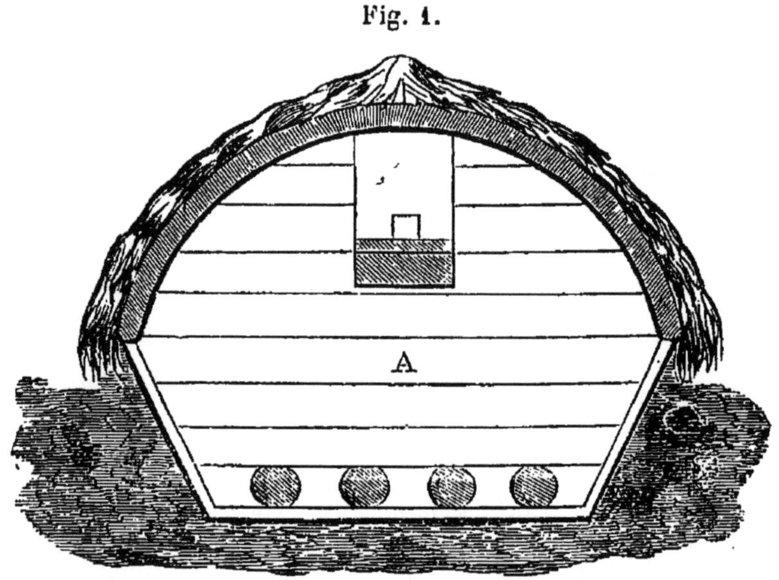

« Voici, pour des glacières particulières, un des modes les plus simples, garanti par trois années d'expérience. Nous en devons la communication à M. le comte de Lamberty. A l'ombrage de plantations ou d'un bâtiment élevé, creusez une fosse circulaire de douze pieds de diamètre et de quatre pieds de profondeur, et jetez régulièrent autour du cercle la terre sortie de la fouille pour en garnir plus tard le pied de la toiture en chaume.

« Au milieu de cette glacière, pratiquez un puisard de trois à quatre pieds de diamètre et autant de profondeur, afin de faciliter la filtration de l'eau produite par la fonte inévitable d'une partie de la glace. Au fond de la glacière, placez un lit de fagots d'épines. Lorsque les gelées auront amené la glace à deux ou trois pouces d'épaisseur, commencez à emmagasiner. Placez les morceaux de glace le plus régulièrement possible les uns à côté des autres; achevez de remplir les intervalles avec de la neige ou de la glace bien pilée, et versez sur chaque lit trois arrosoirs pleins d'eau pour opérer la soudure de la masse. Continuez à empiler avec la même régularité jusqu'au niveau du point A de la première figure : à cette hauteur et en face de l'ouverture destinée à la glacière, placez à la suite l'une de l'autre sur la glace, deux barriques défoncées pour y conserver au besoin les aliments que vous avez à conserver. Continuez à remplir de glace, et à forme arrondie comme l'indiquent les traits de la figure première. La couche supérieure doit être parfaitement remplie dans tous ses vides; et, si le temps est bien prononcé au froid, n'hésitez pas à arroser pour former une croûte résistante. La glace ainsi disposée, recouvrez d'une couche de paille d'un pied d'épaisseur, soutenue par des perches, en quantité suffisante pour que cette première toiture ne s'écroule pas à mesure de la consommation de la glace.

« La figure 2 indique l'assemblage des perches sur laquelle devra s'établir la deuxième toiture en chaume, selon la méthode ordinaire.

Fig. 2.

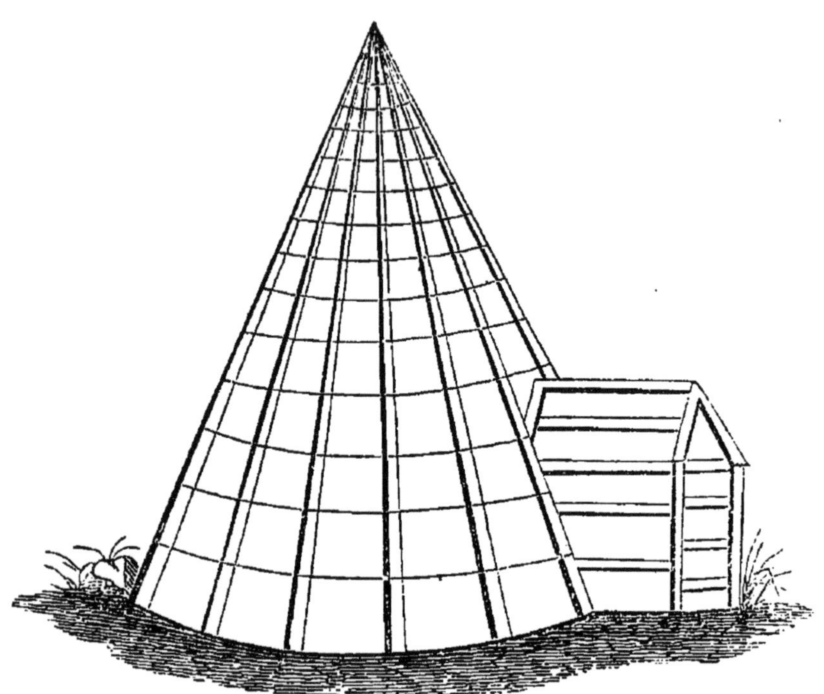

« Enfin la troisième figure représente la glacière parfaite. C'est alors que la terre, jetée en réserve sur les bords de la glacière, va trouver son emploi. Tout le pourtour de cette toiture en paille sera recouvert en terre, à deux pieds d'épaisseur; et cette terre bien tassée et toujours élevée en talus à la plus grande hauteur possible, protégera longtemps la glacière contre l'ardeur du soleil, si surtout, après avoir bisé la terre, on peut lui donner, à peu de frais, une couleur blanchâtre. — L'entrée de toutes les glacièrces doit être à l'exposition du nord; il faut avoir soin d'y ménager deux portes, et de n'y entrer qu'avant le lever et après le coucher du soleil. — La glacière décrite, protégée par quelques arbres, a suffi, depuis trois ans, aux besoins de la maison de M. de Lamberty; les aliments crus ou cuits s'y conservent parfaitement quinze à vingt jours.

Fig. 3.

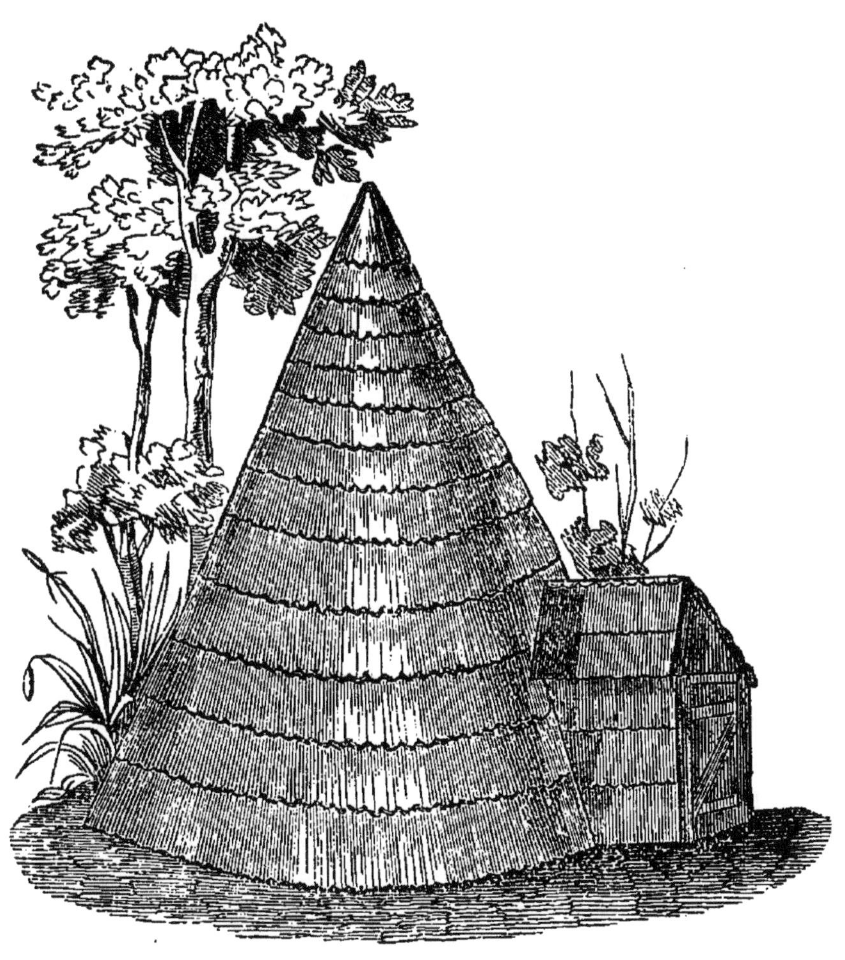

« Conversion des puits inutiles en glacières : Les gelées étant survenues, il faut se hâter d'empiler de la glace sur un plancher établi à deux pieds au-dessus du niveau le plus élevé des eaux de puits; de porter ensuite cet emmagasinage jusqu'à quatre pieds au-dessus du niveau du sol : à cette hauteur, couvrir d'une couche de paille de six pouces, poser un second plancher sur la paille, et pilonner à force de la terre fraîche jusqu'à la margelle du puits, etc. — Une des conditions importantes du succès, consistera à laisser la glace tassée dans le puits jusqu'au mois de juillet, époque de la consommation.

Alors surtout, il faudra à six pieds de distance de la glacière, percer une ouverture de neuf pieds de profondeur sur trois pieds de large. A ce niveau, ouvrez une galerie souterraine de trois pieds de diamètre pour arriver en communication avec la glacière : nous supposons nécessairement que tous ces travaux s'exécutent dans les terrains solides, puisque autrement il y aurait danger. Ces fouilles exécutées, on les assurera au moyen économique de futailles placées les unes sur les autres; méthode simple, au moyen de laquelle nous avons vu établir des puits dans beaucoup de localités; on trouve partout des barriques vides d'essence, très-propres à cet usage. On assurera par le même moyen la galerie horizontale conduisant àl a glacière, pour prévenir le cas de l'éboulement des terres. Toutes ces précautions prises, la galerie souterraine devra, à ces deux extrémités, être fermée par deux portes et deux bouchons de paille. L'ouverture perpendiculaire servant de descente, sera fermée à plat par un épais paillasson, et en outre, enclose et recouverte par une chaumière bien fournie, dans laquelle on ne pénètrera qu'avant et après le coucher du soleil, et par une ouverture au nord.

« Résumé : 1° Dans les terrains et les lieux bas et humides, il n'y a de moyen de conservation de la glace qu'à l'aide de la citerne avec pompe d'épuisement, dont nous donnons aujourd'hui la description; 2° dans tous les terrains solides et élevés, la construction d'une glacière est toujours possible sans maçonnerie; il suffit, après avoir disposé le fond comme il a été exposé plus haut, de tasser la glace en garnissant le pourtour d'un peu de paille; 3° une glacière carrée de six pieds de toutes faces sur dix-huit pieds de profondeur, suffisant à la consommation d'une forte maison, n'exige qu'un simple mouvement de terre de soixante francs au plus; 4° enfin, après avoir recouvert l'ouverture de quelques solives et d'un plancher goudronné, remis et tassé en talus sur le plancher toute la terre sortie de la fouille, il suffit tous les ans d'un passage d'homme au milieu de ce talus pour renouveler la glacière sans détruire la butte entière. Donc une glacière qui contient trois toises cubes de glace peut ne coûter que cent cinquante francs, et rapporter annuellement une somme égale au capital déboursé.

« M. Bellanger, architecte, a fait avec succès, dans le département de l'Eure, l'application des moyens que nous avons indiqués pour la formation d'une glacière de ménage ; il suffira de rapprocher la description qu'il en donne, et que nous reproduirons, de celle que nous avons publiée :

« Ayez une tonne comme celles qui servent à transporter de l'huile de Marseille chez les épiciers, et qui sont cerclées en fer. Faites défoncer cette tonne par le haut, et pratiquez par le bas et le milieu un trou de la grandeur d'un bouchon de liége ; introduisez-y une tinette de bois, de forme à peu près semblable à celles qui servent à battre le beurre, excepté qu'il la faut d'un tiers plus large et plus haute ; posez-la sur deux pièces de bois en forme de petits chantiers, qui empêchent que son fond ne touche à celui de la tonne ; et quand cette tinette sera bien établie, faites remplir les intervalles de la tinette à sa circonférence, et le fond de la tonne, de charbon pilé ou écrasé. Coiffez la tinette d'un couvercle qui se lève au moyen d'une poignée, et qui contienne en dessous un ou deux crochets, pour attacher, par suspension, les bouteilles ou tout autre objet qu'on veut faire rafraîchir. Sur ce couvercle, mettez un sac de deux pieds carrés, également rempli de poussière de charbon, et, pardessus le tout, un second couvercle qui ferme l'orifice de la tonne.

« La tinette étant remplie de glace pilée ou de neige bien foulée, dans le temps des dernières gelées on place la tonne, ainsi disposée, dans une cave très-fraîche, de manière à ce qu'elle soit enfoncée dans la terre des quatre cinquièmes de sa hauteur. Les terrains humides, ou qui pourraient être baignés par l'eau, ne sont pas propres à la conservation de cet appareil ; les terrains sableux conviennent beaucoup mieux. Chaque fois qu'on veut avoir du liquide à la glace, on lève le premier couvercle de la tinette ; on suspend, par un cordon, sa bouteille au crochet du couvercle et on referme le tout pendant une demi-heure : ce temps suffit pour obtenir le plus grand degré de froid. On peut mettre quatre ou cinq bouteilles à la fois; on peut glacer également un plat de crème, de gelée de fruits ou d'autres friandises demi-liquides, en les plaçant sur une toile en forme de suspensoir, dont les cordes s'attachent aux crochets du couvercle. Si l'on veut que l'opération obtienne une parfaite réussite, il faut avoir soin de fermer exactement toute communication de l'air extérieur avec la glace. Une soupape pratiquée au fond de la tinette, est indispensable pour faciliter l'écoulement de l'eau de la glace qui se fond. On fera bien de peindre à l'huile, au noir de charbon et à plusieurs couches, à l'extérieur, les douves de la tonne, pour lui donner plus de durée.

« Voici une autre forme de glacière économique, exécutée dans le département de la Moselle. Sa forme est absolument celle d'un œuf dont le gros bout serait enfoncé en terre ; la partie exhaussée a dix-huit mètres de diamètre, trois pieds six pouces de profondeur, et le cône intérieur qui forme la toiture, douze pieds de hauteur. Au milieu de la partie creusée en terre, on pratique un puisard de trente pouces de profondeur et de trente-six de diamètre. Ce creux est destiné à recevoir les filtrations de l'eau et de la glace. Si le terrain est argileux, il est nécessaire d'établir un déchargeoir ou puisard, en pratiquant un petit canal pour faciliter l'écoulement des eaux; mais si la position du local s'y oppose, c'est-à-dire si le terrain n'a aucune pente, alors on construira l'échafaudage de la glacière entièrement hors de terre, et on couvrira la base à la hauteur indiquée, au moyen du transport d'autre terre prise dans le voisinage, de manière qu'elle soit enfoncée de trois pieds six pouces. On place plusieurs morceaux de bois sur le puisard, afin que la glace ne puisse pas y toucher et empêcher la filtration. On garnit les parois de la partie qui est en terre d'une épaisseur de quatre à cinq pouces de paille. On dispose ensuite le couvercle en forme de cône avec des perches, à la distance d'environ deux pieds, réunies par le haut. C'est sur les perches qu'on établit la toiture en paille; à l'un des côtés, le plus opposé au soleil, on pratique une porte qui a la forme d'une fenêtre en mansarde; cette porte est fermée au moyen de deux paillassons. C'est par cette porte qu'on introduit la glace, et par des ouvertures que l'on fait momentanément dans le cône, afin de la remplir jusqu'au sommet. On a soin de recouvrir la glace d'une couche d'environ trois pouces de balle de blé, et de mettre par-dessus cette balle le plus de paille possible, c'est-à-dire de remplir l'intervalle qui se trouve entre la glacière et la couverture.

« On voit par ce détail que le plus petit propriétaire peut trouver, à peu de frais, dans les champs qu'il cultive, les matériaux nécessaires pour construire une semblable glacière, sans avoir le soin de recourir à des hommes de l'art pour les mettre en œuvre. En cet état, la glace se conserve parfaitement d'une année à une autre. Dans les campagnes qui manquent d'eau en été, les habitants ne boivent que des eaux croupies et malsaines; de quelle ressource ne seraient point alors des glacières qui coûtent si peu à établir, et qui, par conséquent, sont à la portée des personnes les moins aisées (1). »

CONCLUSION.

Ce n'est assurément point par un mobile d'intérêt matériel ou de puérile vanité que j'ai cru devoir, après tant d'années, reproduire un travail depuis longtemps épuisé, et sans doute de *beaucoup* oublié..., mais bien dans un intérêt *purement scientifique*, la question du froid étant aujourd'hui pour moi, de même qu'il y a trente ans, une des plus importantes de l'hygiène, comme de la *thérapeutique*.... Aussi n'aurais-je point tant retardé cette réimpression si, dès 1847, forcé, pour cause de santé, de quitter Paris et le rude labeur du médecin, — qui n'embrasse pas seulement la pratique du sacerdoce médical, mais y ajoute encore le travail redoutable du

(1) *Journal des connaissances utiles:* Nécessités et avantages de l'établissement d'une glacière dans toutes les villes qui en sont dépourvues; t. I, p. 160; t. II, p. 231. — Février et mars 1834, p. 51 et 65; mars et octobre 1835, p. 67 et 291.

cabinet, — je ne m'étais borné, au milieu de la vie active des champs, du *chasseur* et du *vigneron,* à quelques travaux physiologiques.

Quoi qu'il en soit, et avant d'arriver au *terme fatal,* j'ai voulu reprendre cette intéressante étude *du froid,* comme je me propose de reprendre aussi plus tard celle de la *physiologie du cerveau;* et pour cela faire, je me suis tenu, autant qu'il a été en moi, et bien qu'éloigné de Paris, au courant des travaux modernes, et en ai fait, comme la première fois, l'*inventaire* le plus complet et le plus consciencieux qu'il m'a été possible... Toutefois, soit que quelques-uns de ces travaux me soient restés inconnus, soit qu'ils me soient parvenus trop tard, soit enfin que je n'en aie pas tiré le *meilleur parti,* on trouvera sans doute dans mon livre plus d'une lacune regrettable...; mais la perfection n'est pas de ce monde; ces lacunes ne seront pas, je pense, d'une importance majeure, et j'aurai fait du moins tout ce qui aura dépendu de moi pour les atténuer.....

Aux noms *illustres* ou *méritants* d'un ordre plus ou moins élevé que j'ai cités dans mes tables *chronologiques* ou *alphabétiques,* n'ayant eu ni le temps, ni le lieu d'en faire les mentions légitimes, je me fais un plaisir et un devoir d'ajouter ici ceux de MM. Charles Martins, professeur d'histoire naturelle médicale à la faculté de médecine de Montpellier (1), docteur Schnepp, ancien inspecteur des *Eaux-Bonnes* (2), docteur Delmas (3), docteur Gillebert d'Hercourt (4), Pouchet, de Rouen (5), etc.

---

(1) *Du froid thermométrique et de sa relation avec le froid physiologique dans les plaines et sur les montagnes;* et quelques autres travaux sur la matière; Montpellier, 1853, 1854 et 1859.

(2) Entre autres travaux sur la matière : *Climat de l'Afrique septentrionale, de l'Italie et du midi de la France;* Paris, Laîné, rue des Saints-Pères.

(3) *Observations intéressantes d'ataxie locomotrice, offertes à la société d'hydrologie médicale de Paris;* séance du 13 novembre 1855.

(4 *Obervation de goître exophthalmique, traité par l'hydrothérapie,* cité sans la clinique médicale du professeur Trousseau.

(5) *Conclusions adressées à l'Académie des sciences touchant les*

Au nombre des observations intéressantes que j'aurais désiré ajouter à mon travail, et qui y feront défaut, malgré moi, par renseignements insuffisants, il en est quelques-unes que je ne saurais pas au moins mentionner : ainsi plusieurs affections du cœur (*anévrysmes* ou *hypertrophies*) bien constatées par mon vieil ami, le docteur Hérisson, au moyen de son ingénieux instrument d'*induction pathologique*, le sphygmomètre, et dans le traitement favorable desquelles le froid a joué le rôle essentiel; ainsi un cas de guérison remarquable de l'un de nos jeunes amis, le baron de V***, atteint, il y a deux ans, d'une violente fièvre typhoïde, arrivé aux derniers degrés de l'anémie, du marasme qui suit cette redoutable affection, lorsqu'elle est grave et prolongée, et qui, d'après le conseil de l'un de ses médecins, professeur célèbre à la Faculté de Paris, fut tout à coup, et comme par enchantement, guéri sous l'empire d'une immersion d'eau froide; ainsi de nombreux cas de *gastro-entérites* aiguës et chroniques, traitées avec un avantage manifeste par le froid, uni aux émissions sanguines générales ou locales, à un régime et à une hygiène sagement entendus, etc., etc.....

Maintenant, et sans vouloir *faire réclame* des comptes-rendus de mes juges naturels, les rédacteurs ou collaborateurs des journaux médicaux ou politiques qui ont bien voulu apprécier mon œuvre devant le public, je veux et dois au moins citer ici leurs noms, alors déjà distingués, et dont quelques-uns sont, depuis, devenus justement célèbres. Tels sont, dans l'ordre de publication de leurs articles plus ou moins élogieux, mais toujours indépendants et consciencieux, les docteurs Charbonnier (1); M. L. (2); *** (3); *** (4); Amédée Latour (5); Michel Lévy (6), etc.

---

phénomènes physiologiques produits par le froid sur les animaux, (*Union médicale* du 25 novembre 1865).

(1) *Gazette des hôpitaux*, des 12 septembre et 3 décembre 1839.

(2) *Gazette médicale de Paris*, du 9 novembre 1839.

(3) *Journal le Temps*, du 22 novembre 1839.

(4) *Hygie, gazette de santé*, du 25 novembre 1839.

(5) *Gazette des médecins praticiens*, du 10 décembre 1839.

(6) *L'Esculape, journal médico-chirurgical*, du 12 janvier 1840.

Mais en exprimant toute ma gratitude aux auteurs de ces divers comptes-rendus, je dois dire tous mes regrets à ceux dont j'ai égaré ou ignoré les articles (en particulier à mes savants confrères, les docteurs Paul Gaubers et Caffe) touchant le *Traité du froid;* les priant de croire, — et cela quel que soit leur libre sentiment, — à ma vive reconnaissance, et voulant espérer que, de même que les écrivains aimés que je viens de citer, Dieu les aura conservés en joie et santé pour entendre aujourd'hui mon sincère témoignage!

Toutefois, si par une discrétion dont on me tiendra compte, j'espère, je n'ai pas voulu reproduire textuellement les favorables jugements de mes bienveillants critiques, je croirais manquer tout à la fois à mes lecteurs et à l'auteur distingué qui a bien voulu, loin de la patrie, se livrer à une étude approfondie de mon livre et m'en adresser la touchante et intéressante expression, si je ne donnais ici, et pour terminer, cette remarquable appréciation du *Traité du froid,* appréciation, du reste, qui résume toutes celles qu'il m'a paru convenable de taire.....

Cordillière de la Tijura, près de Rio de Janeiro.

1er avril 1842.

Monsieur, et très-honoré confrère,

« Vous dire tout ce que j'ai éprouvé d'étonnement et de plaisir à la lecture de votre *Traité du Froid*, me serait impossible. Mon étonnement est bien légitime en voyant les immenses recherches, les lectures sans nombre que vous avez faites pour prouver que depuis Hippocrate jusqu'aujourd'hui, le froid a été considéré par les bons observateurs comme un des puissants modificateurs de l'économie animale. A tant d'observations rassemblées avec art, vous avez joint votre large contingent, et avez formé un ensemble de preuves capables de convaincre les plus incrédules, et d'enhardir les plus timides à marcher dans une voie qui leur promet de nombreux et brillants succès. A mon sens les preuves que vous avez réunies sont si nombreuses, si positives si certaines, qu'elles doivent « établir la conviction dans les esprits les plus prévenus contre un modificateur qu'il ne sera désormais plus permis, en chirurgie comme en médecine, de négliger par dédain ou par ignorance.» Mon plaisir a égalé mon amour pour l'humanité en voyant que désormais ses ministres avaient en leur puissance un moyen sûr d'abréger et d'adoucir presque instantanément ses souffrances, ses misères. Une telle perspective, un tel espoir ne portent-ils pas la satisfaction, le bonheur dans l'âme!... Vous, cher docteur, qui avez rassemblé les étincelles, les feux épars, vous qui avez allumé le foyer lumineux qui embrasera les plus tièdes, que vous devez être heureux! Que l'envie, les petites passions par lesquelles on tâchera de rabaisser vos joies, ne vous touchent pas : vous êtes trop au-dessus d'elles pour vous en laisser atteindre. Je vous prédis la gloire de voir triompher la cause pour laquelle vous plaidez si avantageusement.

« Autrefois, le froid n'était considéré qu'à l'égal des nombreux moyens de la thérapeutique; mais on tremblait au seul penser de la difficulté de son application; aveuglés par les préjugés, presque tous les praticiens étaient plutôt intimidés par ses dangers, qu'enhardis par les avantages qu'en retiraient ses rares partisans. Aujourd'hui que vous avez rallié ce puissant moyen à la doctrine physiologique, son application devient facile, et bientôt les règles qui la concernent seront formulées avec autant de précision que de certitude pour la plupart des cas où il peut être avantageux.

« Qu'il est beau, qu'il est digne de vous, cher docteur, d'avoir rendu un hommage si éclatant, si pompeux à cette même doctrine, et à son immortel auteur, votre ami, qui vous a honoré en vous distinguant de la foule de ses élèves recommandables! Vous remplissez dignement la mission dont il vous avait en quelque sorte chargé, et vous l'accomplirez dans toute sa perfection en continuant vos recherches, vos étude, que vous transmettrez à la postérité, éclatantes de vérités, mise à la portée du public médical, qui en tirera d'immenses avantages et vous rendra, à juste titre, de nombreuses actions de grâces.

« Moi qui ai obtenu, il y a trente ans, mon grade en présentant à la faculté de Médecine de Paris une thèse sur le froid, je sens tout le prix des difficultés et de la valeur de votre travail; je viens ici, cher docteur, vous prier d'en agréer mes vifs et bien sincères remercîments, pour moi, pour l'humanité, sur qui j'en ferai rejaillir tout le bien que je pourrai, non-seulement en appliquant vos principes, fruits de vos veilles et de votre expérience, aux malades, mais aussi en en faisant part aux médecins qui ignorent d'aussi précieuses ressources. Oh! combien il sont nombreux, en Amérique! Que de pénibles réflexions leur incurie pour la science inspire à l'observateur philanthrope! Le croiriez-vous? Je n'ai pas trouvé aux États-Unis un seul médecin qui sache quelque chose sur le froid, sur son utilité en thérapeutique! Pas un seul à Rio-de-Janeiro!... Si la tâche n'était pas aussi difficile, si je ne la croyais pas au-dessus de mes forces, je traduirais en espagnol votre ouvrage, en l'abrégeant autant que possible, sans rien lui ôter de sa clarté; mais à ne rien vous déguiser, il me manque pour cela la conformation phrénologique, et le nerf de la guerre, indispensable pour toute entreprise.....

« A Washington, un gentleman malade, depuis 14 ans, de la moitié gauche de la mâchoire supérieure, avait parcouru une partie de sa patrie, demandant en vain du soulagement à ses celébrités médicales et chirurgicales. Vingt-six ont été consultées, plusieurs lui ont fait de cruelles opérations, extirpé des portions d'os, porté, à diverses reprises, le fer incandescent dans la tumeur ; lui ont fait avaler une partie des remèdes de la pharmacie, surtout du calomel, sans améliorer en rien sa désespérante position. La tumeur très-volumineuse, très-douloureuse, suppurait toujours. Le cerveau souffrait depuis longtemps, et successivement davantage; il était congesté, comprimé, la parole embarrassée, la mémoire nulle; la démarche si chancelante, que le malade n'était pas sorti de sa maison depuis plus d'un an, et ressemblait en tout point à un imbécile. Tout l'appareil digestif était très malade, y compris le foie; souvent les intestins se trouvaient pincés par une hernie ombilicale; le cœur était un peu hypertrophié. En voyant de tels désordres, si anciens, si longtemps avivés, je ne promis à M. B*** que du soulagement, dont il embrassa l'espoir avec transport, car, depuis des années, il était, selon son expression, « *hòpeless,* »

« La masse imposante de docteurs qui l'avait soigné, ne *l'ayant jamais interrogé sur son régime*, ne lui avait donc pas prohibé une *grande jatte de café noir*, qu'il prenait tous les jours après son déjeûner; de 3 à 6 petits verres de spiritueux qu'il buvait pour se fortifier, et plusieurs tasses de thé chargé dans la soirée. Je le mis au régime de la gastro-entérite autant qu'il est possible d'y mettre des Anglais, et leurs dignes descendants. En peu de jours je l'amenai à boire 8 à 10 litres d'eau très-froide en 24 heures. Il prit dans son jardin deux bains d'eau sortant d'un puits très-profond, dont la durée fut graduellement augmentée jusquà une demi-heure, et 6 à 8 de de bouche et de mâchoire de la manière suivante. Dans une grande cuvette était de l'eau à + 10° à + 12° R., et dans un un verre de l'eau à + 15° R.; il lavait continuellement sa bouche avec cette dernière, renouvelée à chaque instant et frottait la face avec la première pendant 10, 15, 20 minutes.

« L'effet de cette médication fut si prompt qu'il n'y eut pas de nécessité de recourir à la saignée, qu'après 15 jours il put sortir, et peu après il faisait 2 à 3 lieues par jour. Ses amis ne le reconnaissaient plus... Sa confiance croissant avec l'amélioration, il se soumit volontiers au régime imposé, et le système digestif se guérit complètement. Sa bouche, naguère autre infects devint fraîche, et n'exhalait plus la moindre odeur; la tumeur osseuse décroissait rapidement, ne suppurait plus. Trois mois s'étaient à peine écoulés que le malade était tout-à-fait rétabli, chantait mes louanges, me prodiguait des bénédictions, mais pas d'argent, selon la coutume des enfants émancipés, révoltés et tout-à-fait changés de John Bull.... Ce riche ingrat n'avait plus qu'un peu d'hypertrophie de l'os de la mâchoire, appréciable seulement quand on portait les doigts dans la bouche, et qu'on comparait les côtés. C'est alors que je quittai Washington, convaincu que cette affection pouvait disparaître complètement.

« La négresse de l'ami qui m'a recueilli à Rio-de-Janeiro, fut atteinte, peu de jours après mon arrivée, d'une gastro-entérite sous forme typhoïdo-adynamique; d'une broncho-pneumonie, avec toux très-forte, à un degré violent, tel que les malades y succombent en très-peu de jours, surtout avec + 28 à 30° R., constant, sans brise. Bien vite aussi le cerveau s'affecta consécutivement. Après avoir averti mon ami du danger que courait son esclave, je n'hésitai pas à employer les moyens les plus énergiques : bains frais prolongés jusqu'à sensation de froid (de 30 à 45 minutes); glace avalée aussi souvent que la réclamait la malade à qui elle était fort agréable; application sur tout le ventre de linges mouillés dans de l'eau très-froide, renouvelés de 15 en 15 minutes, car ils ne tardaient pas à devenir brûlants; diète absolue. Malgré cela les symptômes s'aggravent. Je fais une saignée de 6 palettes, et 6 heures après une réaction commençant m'engage à tirer encore 4 palettes de sang. Ici on ne sait pas appliquer les ventouses scarifiées, et les sangsues sont trop chères, et surtout trop faibles pour être employées pour juguler les maladies, si promptes à *juguler* les malades. Le froid dut aussi être mis sur la tête. Plusieurs vésicatoires appliqués sur la poitrine produisirent un effet prodigieux de résolution; enfin quelques autres moyens adaptés à la circonstance, triomphèrent de cette maladie compliquée, dont le danger fut écarté au cinquième jour. Néanmoins la bronchite continue encore une huitaine, ainsi que les symptômes gastriques qui étaient entés sur un état chronique de ces organes. L'air de la campagne aussi contribua à rendre à cette femme la santé florissante dont elle jouit, bien meilleure qu'avant sa maladie.

« Je suis maintenant à deux lieues de la capitale, dans la Cordillière de la Tijura, dans la magnifique vallée d'Andrai, pour y soigner un malade atteint, depuis plusieurs années, d'une gastro-entérite avec hypertrophie d'une partie du ventre, douleurs, jaunisse, constipation, hypocondrie, dyspeptie, maigreur extrême; broncho-pneumonie chronique, circonscrite, avec crachement de sang, difficulté de respirer, pesanteurs et douleurs de tête; vague dans les idées, perte de la mémoire, très-grande difficulté à s'expliquer; faiblesse extrême, etc., etc.

« Je commençai par une saignée de 6 palettes, commandée par l'état du pouls. Régime aussi sévère, aussi convenable que j'ai pu l'obtenir; mais privation absolue du vin, du café, du thé, des liqueurs, des épices, etc., recommandés par un docteur français, le Sydenham de Rio, comme modificateurs nécessaires d'une maladie asthénique !! En 1842, un docteur de l'Ecole française, âgé de 45 ans, *Brownien!...* Le croiriez-vous?....

« Deux heures de sueur, dans des couvertures de laine, pendant cinq jours, enlevèrent la toux, puis bain à peine tiède après la sueur pendant les trois jours suivants. La toux ne reparaissant pas, je passai aux bains frais pendant 3 ou 4 minutes, puis successivement pendant 10 ou 12; bains de pieds froids qui enlevèrent bientôt les symptômes cérébraux. Un linge mouillé, assujetti constamment sur le ventre, même pendant la sueur, vainquit la constipation, suscita une ou deux selles, assouplit le ventre, redonna de l'appétit, etc. L'humeur devint de moins en moins sombre, moins colère; le sommeil plus tranquille, plus réparateur; les forces revinrent rapidement avec l'amélioration générale. Après un mois de sueurs diurnes, je fis prendre chaque jour, à midi, sous un manglier frondosa, dans un petit torrent qui coule à quelques pas de la maison, un bain de 10 minutes d'abord, et peu à peu de 45. Il produisit le meilleur effet. A peine six semaines de ce traitement étaient-elles écoulées, que la convalescence commença. Encore autant de temps, et peut être moins, le malade aura recouvré la santé qu'il entretiendra au moyen des affusions froides, prises matin et soir, lors même qu'il s'abandonnerait un peu à son *alimentivité*, parce qu'il mène une vie très-active. Si malgré son incrédulité, son indocilité, ses écarts de régime, sa maladie a été curable en aussi peu de temps, n'est-ce pas au froid qu'il faut en faire hommage? En supposant qu'il fût possible de la vaincre par tout autre moyen, combien cela eût-il exigé de temps?... Un an, deux ans et encore ! Mais sa patience n'eût certainement pas été jusque-là.

« Depuis que j'ai eu le bonheur de lire, relire, de dévorer votre précieux ouvrage, mon cher confrère, j'ai fait bien d'autres cures, et j'espère ne pas en rester là. Je désire concourir à le faire connaître à Montévidéo, à Buénos-Ayres, et d'ouvrir les yeux sur le bienfait qu'il doit procurer à l'humanité. Par là je payerai quelque peu de la dette que tout homme de cœur croit devoir à la société.....

« Je ne vous tairai point le plaisir que m'a causé ce que vous dites à la page 408 sur les névralgies. Comme vous, je pense qu'on leur a beaucoup retranché de ce qui leur appartient, et qu'il y a infiniment à dire sur leur pathogénie. Je regrette que vous ayez tu ce que vous savez sur ce point. J'aime à me persuader que vous nous en ferez part quand vous aurez repris haleine. L'influence si décisive, si rapide du froid sur le système nerveux, dans l'état pathologique, n'amènera-t-elle pas cette conclusion: que l'état inflammatoire n'a pas lieu aussi souvent qu'on le pense, mais bien une modification *sui generis* encore inconnue, trouvable, peut-être, quand, l'esprit tendu vers ce point, on la recherchera avec ténacité. Il me serait bien intéressant de savoir si votre opinion sur le froid est toujours fixément arrêtée sur ce qu'il est d'autant plus utile que l'inflammation et le dégagement du calorique sont plus considérables; mais que, quand ces deux phénomènes manquent, il n'est plus d'aucun avantage. Si j'osais, je dirais avec timidité qu'il me semble que certains faits donnent à penser que les courants de calorique seuls, que le froid produit et accélère, déterminent la guérison de certaines affections où ne semblent pas exister l'inflammation, ni l'irritation; et d'ailleurs la guérison de cette exacerbation de l'état physiologique n'est-elle point accélérée par ces courants eux-mêmes?..... C'est ce que donne à croire l'excellent *Mémoire de M. Pelleteau sur les phénomènes de chaleur*. L'action médicamenteuse du froid ne se bornerait donc pas à une simple *sédation*; les courants de calorique qu'il détermine auraient à revendiquer une partie de ses héroïques vertus.

. . . .

. . . .

« Agréez, je vous prie, mon très-honoré confrère, etc.

BENIT.

D. M. P. (1)

---

(1) Malgré cette haute et sincère approbation de notre travail et des principes médico-hygiéniques qu'il renferme; malgré notre propre conviction, touchant la vérité de ces principes, nous n'en devons pas moins convenir que, dominé sans doute par notre sujet, et par cette loi de l'esprit humain, qui fait entrer toujours plus ou moins de passion et d'*absolu* dans la recherche d'une vérité ou dans la solution d'une question à laquelle on s'est consacré, nous avons sans doute péché nous-même de ce côté...

Peut-être aussi, dans cette œuvre à la fois de notre jeunesse et de notre âge mûr, ardent et ferme, courageux et dévoué, — j'ose le dire ici pour expliquer le caractère et les tendances de ce livre, — avons-nous trop et trop souvent juré *in verba magistri,* en sacrifiant outre mesure aux principes de la *doctrine physiologique*... Toutefois, profondément attaché pendant de longues années à son fondateur, à un maître si justement illustre, qui voulait bien nous distinguer entre tant d'autres, sans doute plus méritants que nous, ainsi *organisé,* et à une époque de transition et de luttes véhémentes dans la science comme dans la politique, nous avons dû subir l'action dominatrice d'une aussi énergique et aussi puissante nature!

Mais, quoiqu'il en soit et qu'il advienne de nos efforts, il nous restera la douce pensée d'avoir fait une œuvre de *conscience*; et, tout en exprimant librement et sans détour notre propre jugement en l'*espèce délicate,* d'avoir fourni à tous — partisans ou adversaires de nos principes, — les éléments essentiels, indispensables de toute bonne solution intellectuelle ou morale : des faits nombreux et bien observés... De plus, et quoiqu'en ordonne désormais de nous, chétif, le *Maître souverain,* nous restons et mourrons convaincu que l'*Idée* de Broussais souvent mal comprise et exagérée par des disciples passionnés ou peu judicieux, aura rendu d'immenses services à la science médicale, particulièrement à l'*anatomie pathologique* et à la *physiologie*, ses bases nécessaires et fondamentales, et dès-lors à l'homme pensant, *sain* ou *malade,* à l'humanité tout entière.......

FIN.

LISTE ALPHABÉTIQUE

DES AUTEURS, PHILOSOPHES, ETC.,

Cités dans cet Ouvrage.

C

D

E

F

G

H

M

N.

O.

P.

Q.

R.

S

T

V

W

Y

Z

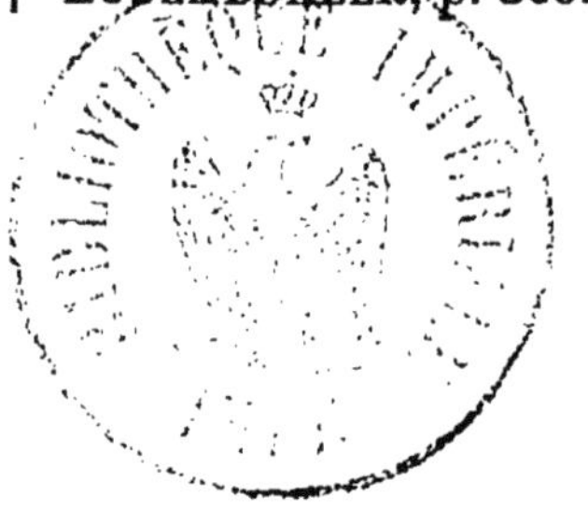

FIN DE LA TABLE ALPHABÉTIQUE DES AUTEURS.

TABLE DES MATIÈRES

PAR ORDRE ALPHABÉTIQUE.

(Le signe § indique le paragraphe, le P. la page, et l'N. la note.)

A.

D.

E.

G.

H.

I.

Beaugency. — Imp. F. Renou.

N.

O.

P.

Q.

R.

T.

FIN DE LA TABLE ALPHABÉTIQUE.

TABLE

DES MATIÈRES

(Le signe § indique le paragraphe, et le signe P. la page.)

§ P.

DEUXIÈME PARTIE.

TROISIÈME PARTIE.

QUATRIÈME PARTIE.

FIN DE LA TABLE DES MATIÈRES.

ERRATA

Page 30, Note (1)	Ajoutez à la liste des auteurs : C. Bonamy.
Page 139, Note (1), ligne 10	Au lieu de : *tutit*, lisez : *tulit*.
Page 140, Note (1), ligne 5	Au lieu de : *Car, si vis flere*, etc, lisez : Car : Si vis flere, etc.
Page 288	Au lieu de § 130, lisez : § 190.
Page 426	Au lieu de § 264, lisez : § 254.
Page 489, Note (1), ligne 3	Au lieu de : *Hypocondres*, lisez : *Hypochondres*.
Page 602, ligne 26	Au lieu de : M. *Jauffret* (1), lisez : M. *Jauffret* (3).
Page 612	Omission d'un cas remarquable de guérison d'une fracture comminutive, au moyen des affusions froides, par le professeur C. Bonamy.
Page 646	Après Cruveilhier, ajoutez : Cubiciotto.
Page 648	Supprimez : Gubiciotto.

FIN DE L'ERRATA.

Beaugency. — imp. F. Renou.

www.ingramcontent.com/pod-product-compliance
Ingram Content Group UK Ltd.
Pitfield, Milton Keynes, MK11 3LW, UK
UKHW021053270726
13967UKWH00012B/929